高等职业学校"十五五"规划临床医学专业新形态教材

供临床医学、预防医学、药学、药品生产技术、护理等专业使用

中医基础与适宜技术

Zhongyi Jichu yu Shiyi Jishu

U0641620

主 编 ◎ 肖文冲　陈 延　徐智广

副主编 ◎ 宫爱民　王 维　雷 云　余琴华　杨雪艳

编 者　（按姓氏笔画排序）

王 维（重庆三峡医药高等专科学校附属中医院）　　陈 延（常德职业技术学院）

王文忠（青海卫生职业技术学院）　　　　　　　　陈元芳（常德职业技术学院）

王世鑫（湖北恩施学院）　　　　　　　　　　　　周双双（湖北三峡职业技术学院）

叶汝萍（福建卫生职业技术学院）　　　　　　　　周红军（沧州医学高等专科学校）

刘洪波（海南医科大学）　　　　　　　　　　　　宫爱民（浙江中医药大学）

许照艳（邢台医学院）　　　　　　　　　　　　　袁 霞（铜仁职业技术大学）

李燕红（黄河科技学院）　　　　　　　　　　　　夏 雪（武汉市第一医院）

杨雪艳（保山中医药高等专科学校）　　　　　　　徐智广（沧州医学高等专科学校）

肖文冲（贵州中医药大学）　　　　　　　　　　　徐新华（湖北恩施学院）

余琴华（广州卫生职业技术学院）　　　　　　　　黄 蓉（常德职业技术学院）

张 倩（青海卫生职业技术学院）　　　　　　　　程西子（随州职业技术学院）

张家毓（广州卫生职业技术学院）　　　　　　　　雷 云（南阳医学高等专科学校）

编写秘书 ◎ 袁 霞

华中科技大学出版社
http://press.hust.edu.cn
中国 · 武汉

内 容 简 介

本书为高等职业学校"十五五"规划临床医学专业新形态教材。

本书共九章,主要内容包括绪论、中医学基础、针灸技术、推拿技术、拔罐技术、刮痧技术、方药技术、中医防治原则及常见病的中医治疗。

本书可作为高等职业学校临床医学专业教材,供临床医学、预防医学、药学、药品生产技术、护理等专业学生使用。

图书在版编目(CIP)数据

中医基础与适宜技术 / 肖文冲,陈延,徐智广主编. -- 武汉 :华中科技大学出版社,2025. 7. -- ISBN 978-7-5772-2176-2

Ⅰ. R22

中国国家版本馆 CIP 数据核字第 202587JF38 号

中医基础与适宜技术 肖文冲 陈 延 徐智广 主编
Zhongyi Jichu yu Shiyi Jishu

策划编辑:居 颖
责任编辑:张 寒 张宏赐
封面设计:廖亚萍
责任校对:刘 竣
责任监印:曾 婷
出版发行:华中科技大学出版社(中国·武汉)　　电话:(027)81321913
　　　　　武汉市东湖新技术开发区华工科技园　　邮编:430223
录　　排:华中科技大学惠友文印中心
印　　刷:武汉市洪林印务有限公司
开　　本:889mm×1194mm　1/16
印　　张:20.25
字　　数:576 千字
版　　次:2025 年 7 月第 1 版第 1 次印刷
定　　价:68.00 元

高等职业学校"十五五"规划临床医学专业新形态教材

丛书编委会

主任委员: 沈曙红

委　　员（按姓氏笔画排序）

编写秘书: 蔡秀芳　居颖　余雯

总　序

近年来,以习近平同志为核心的党中央高度重视教材建设,加强了党对教材工作的全面领导,明确教材建设国家事权,专门成立了国家教材委员会,充分体现出教材建设的重要性和紧迫性。《国家职业教育改革实施方案》《国务院办公厅关于加快医学教育创新发展的指导意见》等文件明确指出,要立足于服务基层医疗卫生服务体系,大力推进基层医疗卫生人才培养,助力乡村振兴,赋能健康中国。

为了进一步贯彻落实文件精神,适应临床医学职业教育改革发展的需要,服务"健康中国"对高素质技能人才培养的需求,充分发挥教材建设在提高人才培养质量中的基础性作用,华中科技大学出版社经调研后,在全国卫生健康职业教育教学指导委员会专家和国家"双高"院校建设核心团队的指导下,组织全国70余所高职高专医药院校的400余位老师编写本套高等职业学校"十五五"规划临床医学专业新形态教材。

本套教材积极贯彻教育部《"十四五"国家信息化规划》要求,推进教材的信息化建设,打造具有时代特色的"融合教材",服务并推动教育信息化。本套教材充分反映了各院校的教学改革成果和研究成果,教材编写体系和内容均有所创新,在编写过程中重点突出以下特点。

1. 专家指导,铸造精品　在全国卫生健康职业教育教学指导委员会专家的指导下,紧跟医学教育改革的发展趋势和职业教育教材建设工作,旨在打造一批具有鲜明的高等卫生职业教育特色的精品教材。

2. 岗课赛证,融通协同　对接健康中国战略,面向基层医疗确定教学内容,聚焦"岗课赛证"融通,贯穿以校企双元为依托,案例为载体,项目为导向,突出实用性,根据最新颁发的国家标准、规范、政策、准则要求,突出基于岗位胜任力进行编写,重点强调培养学生用理论去解决实际问题的能力,打造"书—岗—课—网"新形态一体化教材。

3. 课程思政,德育并举　落实立德树人的根本任务,注重医德医风教育,着力培养学生"敬佑生命、救死扶伤、甘于奉献、大爱无疆"的医者精神,以"融盐于水"的理念体现课程思政。教学中的思政元素包括职业素养、创新素养、科学精神、人文伦理、安全意识、规范意识、工匠精神、团队

I

精神等。

4.创新形态,理念先进 采用"互联网＋"思维编写教材,配套多样化数字资源,构建信息量丰富、学习手段灵活、学习方式多元的新形态一体化教材体系,推进教材的数字化建设。

本套教材得到了专家和领导的大力支持与高度关注,我们衷心希望这套教材能在相关课程的教学中发挥积极作用,并得到读者的青睐。我们也相信这套教材在使用过程中,通过教学实践的检验和实际问题的解决,能不断得到改进、完善和提高。

高等职业学校"十五五"规划临床医学专业新形态教材

丛书编委会

Foreword 序

　　《中医基础与适宜技术》一书，系由弟子肖文冲医师与陈延、徐智广等20余位作者集体编写而成。他们分别工作在我国大江南北近20所医学大专院校及医院，均具有扎实的理论功底和丰富的临床经验。本书的编写充分体现了校企合作和产教融合的理念。

　　本书共九章三十一节，既有系统中医理论，又有全面中医治法介绍，还融入课程思政内容。不离岐黄，与时俱进。无论外治内服，或涉内、外、妇、儿、皮肤诸科，均"巨细靡遗，实操性强"。读后深感该书深入浅出，循序渐进，丝丝入扣，启人心智。"嵌入"大量数字资源和结合病案导入是本书又一特点，故对医学师生非常实用，对临床中医工作者亦不失为案头必备好书，具"日就月将，温故知新"的作用。乐为其作序！

贵州省中医医院　吴文尧

乙巳年春

　　"中医药学是中国古代科学的瑰宝,也是打开中华文明宝库的钥匙。"习近平总书记强调,"要遵循中医药发展规律,传承精华,守正创新,加快推进中医药现代化、产业化,坚持中西医并重,推动中医药和西医药相互补充、协调发展,推动中医药事业和产业高质量发展,推动中医药走向世界,充分发挥中医药防病治病的独特优势和作用,为建设健康中国、实现中华民族伟大复兴的中国梦贡献力量。"2019 年 10 月,《中共中央 国务院关于促进中医药传承创新发展的意见》(以下简称《意见》)明确提出:"传承创新发展中医药是新时代中国特色社会主义事业的重要内容,是中华民族伟大复兴的大事。"这些从民族复兴的高度定义了中医药的崇高地位,对于打造中国特色卫生健康发展模式、推动我国生命科学实现创新突破、增强民族自信和文化自信等具有重要意义。

　　《意见》强调"将中医课程列入临床医学类专业必修课,提高临床类别医师中医药知识和技能水平"和"鼓励西医学习中医,允许临床类别医师通过考核后提供中医服务,参加中西医结合职称评聘",并提出"实施中医药文化传播行动,把中医药文化贯穿国民教育始终"。2020 年 9月,《关于加快医学教育创新发展的指导意见》重申"将中医药课程列入临床医学类专业必修课程"。党的二十大报告强调"促进中医药传承创新发展"。这些都为中医药传承与创新发展指明了方向、提供了根本遵循,也提出了更高要求。

　　《中华人民共和国中医药法》的正式实施,为传承中医药精华、促进中医药事业健康发展提供了有力的法律保障。2023 年 2 月,国务院办公厅印发《中医药振兴发展重大工程实施方案》提出,"中医药是我国重要的卫生、经济、科技、文化和生态资源",要"加快发展覆盖全生命周期的中医药健康服务,促进中西医协同发展"。2023 年 11 月,国家卫生健康委员会医师资格考试委员会印发《医师资格考试大纲(2024 年版)》,其中《临床执业医师大纲》的"医学及其相关知识"中已明确增加"了解

i

中国传统医学的基本理论、基础知识和诊疗原则"。这标志着中医学已正式纳入临床医学专业执业资格考试内容。

健康是涵盖了生理、心理、社会适应、行为规范以及生态环境协调性等多方位、多维度的立体式整体状态。因此,传承好、发展好、利用好中医药理论和技术体系这一伟大宝库,发挥中医药在全生命周期健康维护和健康促进中的独特优势,是教师育人、医学生习业、医务工作者济世的神圣、光荣而艰巨的使命,是以中国式现代化全面推进中华民族伟大复兴的"健康梦"的题中应有之义。基于此,如何组织编写好本书,也是全体编委共同关心和思考的核心课题。教材编写委员会充分讨论,广泛凝聚共识,分工定责,齐心协力,以期编写一本主题明确、内容精准、特色鲜明、形态新颖、实用好用的高质量教材。

本书分为三部分,上篇为基础理论,包括绪论、中医学基础;中篇为适宜技术,包括针灸技术、推拿技术、拔罐技术、刮痧技术、方药技术;下篇为具体运用,包括中医防治原则、常见病的中医治疗,形成了"基础理论指导-适宜技术支撑-临证运用检验"这一脉络主线。本书始终坚持以习近平新时代中国特色社会主义思想为指导,全面贯彻党的教育方针,落实立德树人的根本任务,坚持"传承精华、守正创新"原则,突显医防康养融合理念,强化校企合作共建,深化产教融合融入,彰显中医药文化自信,展示新形态、新功能、新风貌。

本书编写过程中得到了来自全国各地志同道合的同仁们的鼎力支持,同时得到了华中科技大学出版社领导和编辑的悉心指导,特别欣喜的是,贵州省中医医院主任医师、全国名老中医药专家吴文尧教授欣然为本书题序并予以高度肯定,弟子倍感欣慰和自豪,在此一并表达最崇敬的谢意!

尽管本书经过多环节审核把关,但由于编者水平有限,书中难免有错误和不足之处,敬请读者批评指正,以便再版时修正和完善。

肖文冲

目　录

MULU

上篇　基础理论

第一章　绪论　/3

第一节　概述　/3

第二节　中医学的发展简史　/5

第三节　中医学的基本特点　/10

第四节　中医学的学习方法　/11

第二章　中医学基础　12

第一节　中医基础知识　/13

第二节　中医四诊　/45

第三节　中医辨证　/64

第四节　经络与腧穴　/89

中篇　适宜技术

第三章　针灸技术　111

第一节　毫针刺法　/112

第二节　耳针疗法　/122

第三节　艾灸技术　/127

第四章　推拿技术　133

第一节　概述　/134

第二节　常用推拿技术　/138

第五章 拔罐技术   151

第一节 概述 /151
第二节 常用拔罐技术 /152

第六章 刮痧技术   154

第一节 概述 /154
第二节 常用刮痧技术 /156

第七章 方药技术   159

第一节 中药概述 /159
第二节 方剂概述 /165
第三节 常用中成药 /167

下篇　具体运用

第八章 中医防治原则   195

第一节 中医治未病 /195
第二节 中医治疗原则 /211
第三节 中医治法 /216

第九章 常见病的中医治疗   218

第一节 呼吸系统疾病 /218
第二节 消化系统疾病 /230
第三节 心脑疾病 /245
第四节 泌尿系统疾病 /254
第五节 气血津液疾病 /258
第六节 肢体经络疾病 /274
第七节 妇儿科疾病 /286
第八节 皮外科疾病 /302

主要参考文献 /309

·上 篇·
基础理论

第一章 绪 论

扫码看课件

学习目标

1. **素质目标**：能够自觉弘扬中医药文化，增强文化自信和职业自信，正确传播中医药知识。
2. **知识目标**：掌握中医学基本概念、基本特点及基本治则；熟悉中医四大经典等主要代表著作的名称及贡献，中医学的基本属性；了解中医学的发展简史及学习方法。
3. **能力目标**：培养学生在疾病防治过程中的整体观和辩证思维能力。

案例导入

案例 1-1

张××，女，34 岁，工人，已婚。主诉：反复间歇性上腹部疼痛 5 年，加重 1 个月，伴反酸，烧心，纳差，眠差易醒，大便稀溏，日行 2～3 次，尿黄。患者 5 年前因饮食不慎出现胃脘部隐痛，可忍，一般进食冰冷或生硬食物时易发作，未予系统检查及治疗。1 个月来，患者胃脘部疼痛加重，患者自行服用某药（具体不详），症状无明显好转，故前来就诊。查体：生命体征稳定，神志清楚，面色萎黄，舌淡，苔白微腻，脉细滑。皮肤及巩膜无黄染，口唇无发绀，心肺（一）。无痛胃镜检查显示：慢性萎缩性胃炎（C2 期）；胃窦多发糜烂灶；中度胆汁反流；贲门炎。

请你思考：

1. 结合所学知识，请你谈谈该患者的诊断（病名及证型）是什么。
2. 如果你接诊该患者，需进一步做哪些辅助检查？
3. 你认为可以选择哪些中医治疗方法？

知行领航站

第一节 概 述

中医学是在中国古代唯物论和辩证法思想的影响与指导下，通过长期医疗实践积累和反复总结逐渐形成的具有完备理论体系和独特技术体系的一门传统医学科学，是中国传统文化的重要组成部分，为中华民族的繁荣昌盛作出了巨大贡献，是中国和世界科学史上的一颗璀璨明珠。2021 年 5 月，习近平总书记在河南南阳调研时指出："中医药学包含着中华民族几千年的健康养

Note

生理念及其实践经验,是中华民族的伟大创造和中国古代科学的瑰宝。要做好守正创新、传承发展工作,积极推进中医药科研和创新,注重用现代科学解读中医药学原理,推动传统中医药和现代科学相结合、相促进,推动中西医药相互补充、协调发展,为人民群众提供更加优质的健康服务。"

一、中医学的基本概念

中医学(traditional Chinese medicine,TCM)是以中医理论为指导,研究人体生理病理及疾病诊治规律,以中药、针灸、推拿、拔罐、刮痧等技术为主要手段,来预防和治疗疾病的一门中国传统医学。

二、中医学的基本属性

1. 自然科学属性 自然科学是以观察和实验的经验证据为基础,研究自然界各种物质运动、变化和发展规律或本质的学科。中医学的研究对象是人及其生理病理现象,主要探讨人体的生、长、壮、老、已的全生命周期的有关规律,属于自然科学中的生命科学分支,因而具有自然科学属性。

2. 社会科学属性 社会科学是研究人类社会运动变化和发展规律的学科。马克思主义认为,社会科学产生于人类的社会实践,是人类认识社会和改造社会的经验总结。人生活在社会环境中,必然会受环境的影响而引起一系列有关健康和疾病的医学问题。人既具有自然物质属性,也具有社会属性,中医学的研究对象是人,因而具有社会科学属性。

3. 古代哲学基础 哲学是对世界最普遍、最基本问题的认识的科学,是世界观和方法论的统一。中医学在形成与发展过程中,运用中国古代哲学思维模式,如气一元论、阴阳学说、五行学说、精气学说等,归纳医学知识和临床经验,认识人体生命活动发生、发展和变化规律,阐述人体健康维护与疾病诊治等一系列医学问题,构建中医学独特的医学理论体系。

4. 多学科交叉渗透 除上述外,中医学理论体系的形成还受到古代的天文学、地理学、物候学、气象学、生物学、农学、植物学、军事学、音乐学、酿酒技术等多学科的影响。如天文学、地理学等对腧穴命名的影响;气象学对六淫病因学说的影响;兵法知识与疾病治则和方剂配伍密切相关;农学、植物学直接关系到中药的识别、种植和采摘等。

因此,中医学是一门以自然学科为主体、多学科知识相互交叉渗透的学科。

三、中医学的形成条件

1. 有利的社会文化背景 战国时期,生产关系的改变和生产工具的改进,提高了生产力发展水平,使西周时期形成的以农业为主的经济结构得到巩固和提升,与农业相关的科学技术也得到了相应的发展。天文学、植物学、矿物学、农学以及冶炼技术、酿造技术的进步和战国时期"诸子蜂起,百家争鸣"文化氛围的形成,对中医学理论体系的形成起到了积极的推动作用。

2. 扎实的医药知识积累 殷商时期,古人已发明了酒和汤液,在医疗实践中也应用了药物治病。春秋时期,治疗技术有所提高,据《左传》记载,针灸、药物治疗已是当时常用的治疗方法。战国时期,由于扁鹊等专业医生的大量出现,医学知识得到快速积累,对疾病有了一定的诊断方法。扁鹊通过"切脉、望色、听声、写形,言病之所在"来诊病,表明"四诊"方法在当时已基本形成。秦国名医医和给晋侯诊病时提出的"六气病源说",是中医病因病机的雏形。《五十二病方》记载了103 个病名,涉及内、外、妇、儿、五官等科,载药254 种、药方283 首,是我国现存最早的医学方书。这一时期,还形成了利用情绪变化治病的精神疗法。

3. 独特的理论理念催化 古人采用直接观察法和整体观察法去探求人体生命的奥秘及生命活动与自然环境的关系。一是采用解剖尸体的方法直接观察人体的结构和某些功能,《灵枢·经水》有"其死可解剖而视之"的记载。二是把人体作为一个整体来观察,通过分析人体对不同环境条件和外界刺激的不同反应,结合已有的解剖知识,并运用精气、阴阳、五行学说进行类比推理,从而认识人体生命活动规律,逐渐形成了藏象理论。人体内脏腑的生理病理变化可反映到体外,即"有诸内必形诸外",而观察人体外在生理病理征象,可以推知体内脏腑的变化,即"视其外应,以知其内藏"。

4. 宝贵的哲学思想渗透 先秦时期出现的精气、阴阳、五行等学说,作为思维方法渗透到中医学,对中医学理论体系的形成产生了积极的影响。精气学说作为古代哲学中朴素的唯物论思想,促进了中医学唯物主义生命观的建立,阴阳学说和五行学说作为古代哲学中的辩证法思想,推动了中医学理论体系和方法学体系的形成。

四、中医学的基本内容

1. 介绍中医基本理论 主要包括:阴阳学说、五行学说、精气学说等中医学的指导思想;中医四诊、辨证、藏象、体质、针灸、推拿、拔罐、刮痧、药膳食疗、中医功法等基本知识和基本技能。

2. 描述人体形态结构 认识人体的形态结构是医学生的基本功,也是习医济世的基本前提条件,学习中医学自然也不例外。主要包括:脏腑的解剖位置、形态大小、生理功能、形体官窍及其相互关系;经络组成及其循行分布、经气流注次序、经络的功能及其应用等;腧穴的分类、定位及其功能、配伍运用等。

3. 阐述脏腑生理病理 熟练掌握脏腑、经络的生理功能和病理变化特征,是学习中医学的重要任务之一,也是学好中医学的"重要法宝"。人体脏腑生理和病理变化规律,是中医学研究的最主要内容。因此,学习和掌握各脏腑的生理功能及其相互作用、各脏腑之间的相互关系、脏腑发生病变时的临床特征及其相互影响等知识,是学习、理解、运用中医学的基础。

4. 研究疾病诊治规律 研究疾病的诊治规律是任何一种医学科学的崇高使命。中医学将自身独特的理论体系和技术体系结合起来,通过复杂而有序、高深而精炼的辨证论治,广泛地应用于临床实践,致力于解决人体健康维护、疾病的最佳预防和精准诊治等相关问题。

5. 促进文化交流传播 习近平总书记强调:"文化自信,是更基础、更广泛、更深厚的自信。"党的二十大报告提出"促进中医药传承创新发展";《中共中央关于进一步全面深化改革 推进中国式现代化的决定》强调要"完善中医药传承创新发展机制",并提出"必须增强文化自信,发展社会主义先进文化,弘扬革命文化,传承中华优秀传统文化"等要求。国家有关部门将中医学作为临床医学专业的一门必修课程,其重要意义不仅是知识学习、技术拓展,更是丰富临证思维、加强文化传承与提升文化自信的重要考量。

第二节 中医学的发展简史

中医学作为一门独立而独特的学科,其形成和发展的过程,是中国人民几千年来为了维护和促进健康而与各种疾病抗争的辉煌史诗,产生了以《黄帝内经》《难经》《神农本草经》《伤寒杂病论》为代表的一系列中医典籍,为中华民族的繁荣昌盛和人类健康事业提供了巨大的支持,也必将在构建人类卫生健康共同体的征程上贡献中国智慧和中国力量。

中医学的发展史,大体可分为以下几个阶段。

一、先秦与秦汉时期(体系形成)

中医学是几千年来中华民族在生产生活实践和与疾病抗争过程中逐渐形成并不断丰富发展

Note

起来的原创医学体系。早期人类在采集植物与狩猎以获取食物的实践过程中,逐渐认识了植物药、动物药和矿物药等传统药物。在远古时期,人类发明了火,逐渐衍生了熨烫法和灸法等中医康复方法。新石器时代,人类开始制作各种生产工具,逐渐出现砭石、石针、骨针、竹针、陶针等可用于治疗疾病的针刺工具。随着各种祭祀、庆祝活动的出现,音乐、舞蹈、导引、按蹻等养生保健方法也逐渐产生和发展起来。

我国早期文字已记载了相关医疗活动。例如,甲骨文记载有"疾首""疾目""疾腹"等按部位命名的20余种疾病。《左传》中有"折肱""伤疾"等疾病名称。《山海经》已有"瘥""呕""疟""瘿""痹""嗌痛""腹痛"等40余种病名。《山海经·西山经》记载:"有草焉,其状如葵,其臭如蘼芜,名曰杜衡,可以走马,食之已瘿。"《庄子·杂篇·盗跖》提到孔子劝说柳下跖:"丘所谓无病而自灸也。"这是"灸"字的最早记载。此外,早期文字还记载了除虫、洗脸、洗澡等卫生保健知识。1950年山东省微山县出土的东汉画像石上的扁鹊针灸行医图,其题材来源于氏族公社时期的图腾崇拜。我国约在公元前2000年进入了青铜器时代,约在公元前500年进入了铁器时代。随着冶炼术的产生和发展,开始出现铜针、铁针、金针、银针等金属针具,如《帝王世纪》中有关于"伏羲创九针"的记载。金属针的创制,极大地扩大了针刺的治疗范围,提高了针刺疗效。

春秋战国时期,我国古代哲学思想的繁荣与发展促进了中医学理论的发展,推动了医学实践的进步。据《左传》记载,公元前581年,秦国太医令医缓为晋景公诊病,说:"疾不可为也,在肓之上,膏之下,攻之不可,达之不及,药不至焉,不可为也。"晋朝杜预注解:"攻"指艾灸;"达"指针刺。《周礼·天官》记载了周朝的医事制度和食养、药物、酒剂、针刺、火灸等治疗手段,表明了疾病的治疗手段进一步丰富。《庄子·刻意》载:"吹呴呼吸,吐故纳新,熊经鸟申,为寿而已矣。此道引之士,养形之人,彭祖寿考者之所好也。"说明当时人们就开始运用吐纳、导引等气功和运动疗法进行养生保健。据史料记载,扁鹊是中医学诊断方法的创立者,同时也擅长使用针刺和艾灸治疗疾病。

秦汉时期,中医学理论逐渐形成。《黄帝内经》作为我国现存最早的医学典籍,构建和发展了中医学的理论体系,确立了中医学的治疗原则,从而奠定了中医学的理论基础。《灵枢·九针十二原》载:"余欲勿使被毒药,无用砭石,欲以微针通其经脉,调其血气,营其逆顺出入之会……令各有形,先立针经。"这是我国古代医家创立针灸的经典阐述。其在论述痹证、痿证、口眼歪斜、胃痛等病症时,提出运用按摩、针灸、导引、热熨等方法进行治疗。《素问·五常政大论》载:"无代化,无违时,必养必和,待其来复。"反映了中医学重视扶助人体正气、调养机体自我康复能力。《神农本草经》是我国现存最早的药学著作,共载药物365种,根据药物毒性大小分上、中、下三品。上品药无毒,主益气;中品药有毒或无毒,主治病、补虚;下品药有毒,主除病邪、破积聚。书中概述了"四气、五味"的药物理论,确立了"治寒以热药、治热以寒药"的用药原则。同时,该书提出了单行、相须、相使、相畏、相恶、相反、相杀"七情和合"的药物配伍理论,为中药学理论体系的形成和发展奠定了坚实基础。东汉时期,医圣张仲景所著的《伤寒杂病论》是我国现存最早的中医临床专著,该书确立了包括理、法、方、药在内的中医辨证论治理论体系,从而奠定了中医临床医学的基础。后世将该书整理为《伤寒论》和《金匮要略》,前者以六经辨伤寒,后者以脏腑论杂病。《导引图》载有多种医疗体操,并注明了各种体操的名称及主治的疾病。三国时期的名医华佗,不仅开创了中药麻醉法,还创立了五禽戏。这些都表明,当时中医治疗与养生保健技术已逐渐丰富,并得到较为广泛的应用。

二、晋隋唐时期(快速发展)

晋隋唐时期,中医学在倡导药物治疗的同时,发展了许多非药物的治疗技术,针灸、饮食、气功、熨疗、导引、按摩、按蹻等方面的著作相继出现。晋代王叔和著《脉经》,确立了寸口诊脉法,是我国现存第一部脉学专著,丰富了脉学的基本理论。皇甫谧所著《针灸甲乙经》是现存最早的针灸学专著,该书全面论述了脏腑经络学说,载录了349个腧穴的名称、定位、归经、主治和刺灸操作要求,总结了晋以前有关针灸、按跷、导引的经验,是继《灵枢》之后对针灸学的再次系统总结。葛洪的《肘后备急方》是我国第一部临床急救手册,收录针灸医方109条,其中99条为灸方,广泛应用于内、外、妇、儿、五官科30多种疾病,还记载了饮食与药物治疗的内容。陶弘景的《养性延命录》对气功和按摩康复方法都有所发展。

隋代巢元方主持编撰的《诸病源候论》对多种疾病的病因、证候进行了详细的分析和论述,是世界上最早的病因、病理和证候学专著。全书记载200余种导引运动疗法,治疗偏枯、麻木、风湿痹痛、眩晕、消渴等病证。隋代设有按摩博士职务,唐代又设按摩科。唐初,针灸已成为专门学科,唐太医署掌管医药教育,内设针灸医学专业,设立针博士、针助教、针师等专门岗位。这一时期还出现了由政府专门为残疾人设立的"养病坊"。

唐代由官方组织,李勣、苏敬等人编纂的《新修本草》,是我国第一部政府颁行的药典,也是世界上最早的国家药典。唐代著名医药学家孙思邈编撰的《备急千金要方》,堪称我国第一部医学百科全书。书中详述了唐代以前的医学理论、方剂、治法等,代表了盛唐的医学发展水平。《备急千金要方》中绘制了"三人明堂图",把人体正面、侧面及背面的十二经脉用五种颜色标记,是历史上最早的彩色经络腧穴图。王焘的《外台秘要》载方6000余首,集初唐及唐以前医学之大成,详细描述了多种老年病的治疗方法,包括灸法、精神疗法、磁疗法、光疗法、冷疗法、热疗法、药熏法、贴敷法、导引法、泥疗法、水疗法等,对唐代及以前的治疗方法进行了总结。崔知悌的《骨蒸病灸方》也是这一时期灸疗法的重要代表作。

三、宋金元时期(进一步发展)

金元四大家对中医学理论的发展作出了重要贡献。刘完素(约1110—1200年),"河间学派"代表人,以火热立论,力倡"六气皆从火化""五志过极皆能生火",用药多寒凉,被称为"寒凉派",代表作《素问玄机原病式》。刘氏之火热理论促进了温病学说的发展。张从正(约1156—1228年)传河间之学,认为病由邪生,主张"邪去则正安",用汗、吐、下三法以攻邪,被称为"攻下派",代表作《儒门事亲》。李东垣(约1180—1251年)提出了"内伤脾胃,百病由生"的内伤学说,治疗重在升补脾阳,被称为"补土派",代表作《脾胃论》《兰室秘藏》。朱丹溪(约1281—1358年)重视相火妄动,耗伤真阴,提出"阳常有余,阴常不足",治病以滋阴降火为主,被称为"滋阴派",代表作《格致余论》。

这一时期,中医学及其治疗技术发展快,官方设立"安济坊""养济院"等收治老弱病残者的康复疗养机构。《太平圣惠方》《圣济总录》不仅收录了大量方剂,还重视对推拿疗法的分析和总结。王惟一于公元1026年撰成《铜人腧穴针灸图经》,并于次年主持铸造了两具铜人孔穴针灸模型,规范了经穴定位,对中医学的教学和临床实践有重要的指导意义。王执中所著《针灸资生经》倡导针灸兼药,创因证配穴来指导临床针灸治疗,同时重视灸术和压痛点在诊疗中的作用。滑伯仁所著《十四经发挥》将十二经脉与任督二脉合称为十四经脉,循经列穴,突出十四经在经络系统中的主体地位,为后世研究经络提供了宝贵资料。陈直所撰《养老奉亲书》收录了四时摄养方和食疗方160余首,论述了老年人的生理、病理特点,是有关老年人养生和疾病康复的专书。忽思慧的《饮膳正要》是我国古代最完备的饮食疗养专著。赵自化的《四时养颐录》、张锐的《鸡峰普济方》,以及《四段锦》《八段锦》《易筋经》《洗髓经》等,都是养生、气功、导引专著,对中医功法的推广应用与发展起到了重要作用。

四、明清时期(持续发展)

这一时期中医学理论和实践进一步发展与深化,名医辈出,流派纷呈,医学诸科开始分化,中

Note

医治疗范围已扩展至临床内、外、妇、儿各科,出现了众多集大成类的医学著作。如著名针灸学家杨继洲的《针灸大成》,载 359 个经穴,汇百家之长,是继《灵枢》《针灸甲乙经》以后对针灸学术的第三次系统总结。徐春甫的《古今医统大全》,辑录 230 余部医籍,包括丰富的中医理论及治疗方法。高武的《针灸聚英》,汇集了 16 世纪以前,10 余种针灸文献的理论和治疗经验。张景岳的《景岳全书》论述中医学理论与临床各科诊治方法,记载了大量的中医治法。李时珍历经近 30 年所著的《本草纲目》,全面总结了 16 世纪以前我国药物学方面的成就,是一部内容丰富、影响深远、世界公认的药物学巨著。

值得关注的是,这一时期温病学派的出现和发展,标志着中医学术发展取得了突出成就。吴又可创立了传染病病因学的"戾气学说"新概念,提出了治疗传染病的较完整的学术见解,著成《温疫论》,为温病学说的形成奠定了基础。叶天士著《温热论》,首创卫气营血辨证;吴鞠通著《温病条辨》,创三焦辨证;薛生白著《湿热病篇》,指出"湿热之病,不独与伤寒不同,且与温病大异"。这些温病学家突破了"温病不越伤寒"的传统观念,创立了以卫气营血辨证、三焦辨证为核心的一套比较完整的温病辨证论治的理论和方法,使温病学在症因脉治方面形成了完整的理论体系。温病学说和伤寒学说相辅相成,在治疗急性热病方面作出了巨大贡献,是中医疫病学的主要理论指导,至今仍然发挥着独特作用。

此外,龚廷贤所著《小儿推拿秘旨》总结了前人有关小儿按摩疗法的成就,并加入了作者的实践经验。冷谦的《修龄要旨》是一部内容丰富的气功与养生保健专书。薛己的《正体类要》记载正骨手法 19 种,集外科、方剂等于一体,技术与方法简明实用。吴谦的《医宗金鉴》把摸、接、端、提、按、摩、推、拿列为伤科八法。夏鼎的《幼科铁镜》重视对儿科推拿疗法的应用。沈子复的《养病庸言》是清代出版的有关中医康复技术的专著。李学川的《针灸逢源》强调辨证取穴,针药并重,并将中枢、急脉三穴确定为经穴,使经穴总数达 361 个。清代医书对刮痧的描述更为详细,如郭志邃《痧胀玉衡》载刮痧法:"背脊颈骨上下,及胸前胁肋两背肩臂痧,用铜钱蘸香油刮之,或用刮舌刨子脚蘸香油刮之。头额腿上痧,用棉纱线或麻线蘸香油刮之。"吴尚先《理瀹骈文》载:"阳痧腹痛……莫妙以瓷调羹蘸香油刮背,盖五脏之系,咸在于背,刮之则邪气随降,病自松解。"

五、近现代(创新发展)

随着鸦片战争爆发,外国列强入侵后,我国各地设立教会医院和医学院校,西方医学开始传入中国。由于西方科技和文化的传入,中西文化出现了碰撞,中医学理论的发展出现新旧并存的趋势:一是继续收集和整理前人的学术成果,如周松龄所著《小儿推拿辑要》,发展了按摩法在儿科杂病方面的应用;张振鋆所著《厘正按摩要术》介绍了各种按摩手法,并附有儿科推拿的取穴及手法图说。二是出现了中西汇通的思潮,如唐宗海的《中西汇通医书五种》、张锡纯的《医学衷中参西录》,均主张在研习中医学基础上学习西医内容,尝试汇通中医学与西医学。

中华人民共和国成立后,党中央、国务院高度重视中医药(民族医药)的发展,制定相关政策法规,采取有力措施,促进中医学的普及和发展,取得新进展。正如习近平总书记对中医药工作作出的重要指示指出:"新中国成立以来,我国中医药事业取得显著成就,为增进人民健康作出了重要贡献。"20 世纪 50 年代,卫生部发布《中医师暂行条例》,在全国各地建立中医院及中医药研究机构,开展中医学理论及临床研究。1956 年 8 月,党中央在北京、上海、广州、成都四地成立中医学院,开启了我国高等中医药人才培养的新征程。之后,各地陆续成立中医药高等院校或开办中医学、针灸学等相关专业,培养了一批又一批从事中医学事业的专门人才。改革开放以来,党的卫生工作方针是"坚持预防为主"和"中西医并重"。1982 年全国人大通过的《中华人民共和国宪法》中写入了"发展现代医药和我国传统医药",在法律上确立了中医学的合法地位。中医学这一宝贵遗产得到不断挖掘和整理。

Note

进入 21 世纪,中医学的发展迎来了大好时机。2003 年,国家实施《中华人民共和国中医药条例》。2006 年,新修订的国家标准《腧穴名称与定位》(GB/T 12346—2006),将印堂归入督脉,使经穴总数达到 362 个。2007 年 1 月,科技部、卫生部等十六个部门联合制定的《中医药创新发展规划纲要(2006—2020 年)》提出"通过科技创新支撑中医药现代化发展,不断提高中医药对我国经济和社会发展的贡献率,巩固和加强我国在传统医药领域的优势地位"等要求。在临床治疗与理论创新方面,如中西医结合治疗急腹症、小夹板固定治疗骨折、中医舌诊学、络病学、"新五行学说"等新技术、新成果的产生与应用,都说明中医药学这个伟大宝库值得进一步挖掘。

六、新时代(高质量发展)

党的十八大以来,以习近平同志为核心的党中央坚持以人民为中心的发展思想,高度重视中医药高质量发展。国家先后制定了一系列重磅文件、法律法规,取得了显著成效。屠呦呦获得诺贝尔生理学或医学奖。

2015 年 4 月,国务院办公厅印发的《中医药健康服务发展规划(2015—2020 年)》中强调要"充分释放中医药健康服务潜力和活力,充分激发并满足人民群众多层次多样化中医药健康服务需求,推动构建中国特色健康服务体系",并明确提出"将中医药知识纳入基础教育"。《"健康中国 2030"规划纲要》提出要"提高中医药服务能力""发展中医养生保健治未病服务""推进中医药继承创新"。2016 年 2 月,国务院印发的《中医药发展战略规划纲要(2016—2030 年)》中提出"开展临床类别医师和乡村医生中医药知识与技能培训";到 2030 年,中医药"在治未病中的主导作用、在重大疾病治疗中的协同作用、在疾病康复中的核心作用得到充分发挥"等要求。《中华人民共和国中医药法》的颁布与实施,更是为弘扬中医药文化、传承发展中医药、促进中医药事业高质量发展提供了法律保障。2019 年 10 月,《中共中央 国务院关于促进中医药传承创新发展的意见》中指出:"传承创新发展中医药是新时代中国特色社会主义事业的重要内容,是中华民族伟大复兴的大事。"

"中医药学是中国古代科学的瑰宝,也是打开中华文明宝库的钥匙。"2015 年 12 月,习近平总书记在致中国中医科学院成立 60 周年的贺信中指出:"希望广大中医药工作者增强民族自信,勇攀医学高峰,深入发掘中医药宝库中的精华,充分发挥中医药的独特优势,推进中医药现代化,推动中医药走向世界。"2016 年 2 月,习近平总书记在江西考察时强调:"中医药是中华民族的瑰宝,一定要保护好、发掘好、发展好、传承好。"同年 8 月,习近平总书记在全国卫生与健康大会上强调:"要发挥中医药在治未病、重大疾病治疗、疾病康复中的重要作用。"2019 年 10 月,习近平总书记对中医药工作的重要指示强调:"中医药学包含着中华民族几千年的健康养生理念及其实践经验,是中华文明的一个瑰宝,凝聚着中国人民和中华民族的博大智慧。"2021 年 3 月,习近平总书记在看望参加全国政协十三届四次会议的医药卫生界、教育界委员并参加联组会时指出:"要做好中医药守正创新、传承发展工作,建立符合中医药特点的服务体系、服务模式、管理模式、人才培养模式,使传统中医药发扬光大。"党的二十大报告强调要"促进中医药传承创新发展"。2024 年 10 月,《习近平关于健康中国论述摘编》出版发行。习近平总书记对中医药工作的重要指示和重要论述,为中医学的传承、发展、创新提供了根本遵循,对于推动新时代我国卫生与健康事业发展意义重大;一系列法规政策的颁布实施,为中医学的发展指明了具体路径。

当前,我国中医药学的发展进入了高质量发展时期,在人才培养、科学研究、临床实践等方面都得到了丰富与发展。我国中医学教育已形成了专科、本科、硕士、博士等层次的高等中医药教育体系。2020 年 9 月,《国务院办公厅关于加快医学教育创新发展的指导意见》重申"将中医药课程列入临床医学类专业必修课程"。中医学更是纳入临床医学专业《医师资格考试大纲(2024 年版)》。

第三节 中医学的基本特点

一、整体观念

整体是指事物的统一性和完整性，即从人体内部联系、人体与外界环境的联系去认识人体的生理活动、病理变化及诊治过程。中医学的整体观念，是中医学的"根""本""源"，主要体现在以下三个方面。

1. 人体自身是一个有机整体 首先，人体在形体结构上是由若干不可分割、相互联系的脏腑器官构成的有机整体。人体各个脏腑、组织或器官都有各自不同的生理功能，这些不同的生理功能又都是整体机能活动的组成部分，从而决定了机体的整体统一性。其次，精、气、血、津液是组成人体并维持人体生命活动的基本物质，它们在气化过程中相互转化，分布、运行于全身各脏腑器官，使各种不同的机能活动互根互用，协调和谐，密切联系。人体脏腑、官窍、皮毛、筋肉、骨骼等通过经络系统"内属于府藏，外络于肢节"，紧密联成一个统一的整体。中医学不仅从整体探索生命活动的规律，还从整体分析病证的病理机制，着眼于局部病变所引起的整体病理反应，将二者统一起来。

2. 人与自然环境休戚相关 人类生活在自然界中，自然界阴阳五行的运动变化，与人体五脏六腑之气的运动是相互通应的，可以直接或间接地影响人体，使机体发生相应的生理和病理改变。人类能主动地适应自然、改造自然，从而保持健康，这就是人体内部与自然环境的统一性。自然界中，四时气候、地理环境等均给予人的生命活动与疾病以深刻的影响。一是季节气候变化："人能应四时者，天地为之父母。"四时气候呈现出春温、夏热、秋燥、冬寒的节律性变化，人体也相应地发生了适应性变化，如"春弦夏洪，秋毛冬石，四季和缓，是谓平脉"。二是昼夜晨昏变化：人体气血阴阳的运动随着昼夜的变化而发生节律性的变化，如随着昼夜阳气的规律性的波动，在病理上也呈现"旦慧，昼安，夕加，夜甚"的变化趋势。当然，个体对环境的适应能力是有差异的。中医学的"天人合一"思想强调人与自然环境的友好相处，方能保持机体内外平衡。

3. 人与社会环境密不可分 人的本质是一切社会关系的总和。人生活在社会环境之中，社会生态变迁与人的身心健康和疾病的发生有着密切关系。社会角色、地位的不同和社会环境的变动，影响人们的身心机能及疾病谱。《医宗必读》言："大抵富贵之人多劳心，贫贱之人多劳力；富贵者膏粱自奉，贫贱者藜藿苟充……劳心则中虚而筋柔骨脆，劳力则中实而骨劲筋强；膏粱自奉者藏府恒娇，藜藿苟充者藏府恒固。"良好的社会环境，可使人们心情愉快、精神振奋、生活规律，有利于身心健康，不易生病。人要适应社会，必须进行自我调节，与社会环境相适应，才能维持生命活动的协调。

总之，中医学在诊治疾病过程中，始终把人的生理、心理，以及人与自然环境、社会环境看成一个有机整体进行综合分析，从而取得良好的临床疗效。因此，中医学是世界上最早倡导"生物-心理-社会"医学模式的一门医学科学。

二、辨证论治

辨证论治是中医学诊治疾病的基本原则和认识、处理疾病的核心思想。辨证论治是中医学的"魂"，"证"是证候，包括了病变的病位、病因、病性及病势，是机体在疾病发展过程中某一阶段的病理概括。所谓"辨证"，就是对"望、闻、问、切"所收集的资料（症状和体征）进行综合分析，概括为某一证型。"论治"又称"施治"，则是根据辨证的结果，确定相应的治则、治法和方药。

辨证是决定治疗的前提和依据,论治是治疗疾病的手段和方法,论治的效果可以检验辨证是否正确。中医学在临床应用时,要牢牢树立辨证论治思想,科学制定技术方案,使治疗更加有的放矢。辨证论治既不同于一般的对症治疗,也不同于"辨病治疗"。中医治病主要着眼于"证的异同",而不是"病的异同"。因此,临床上"证同治亦同"或"证异治亦异",不同的人患了不同的疾病,辨证为同一证候,采用同一方法进行治疗的,称为"异病同治";相同的疾病,辨证为不同的证候,使用不同的方法进行治疗的,称为"同病异治"。

第四节 中医学的学习方法

一、端正学习态度,练好基本功底

习近平总书记强调:"我们要把老祖宗留给我们的中医药宝库保护好、传承好、发展好,坚持古为今用,努力实现中医药健康养生文化的创造性转化、创新性发展,使之与现代健康理念相融相通,服务于人民健康。"学习中医学,首先要端正学习态度,用历史的观点、发展的眼光、辩证的思维、更加开放的心态来认识和学习。其次,要注重理论体系的完整性、系统性,注意把握章节重点内容,对中医基本技能要反复训练,达到熟能生巧的目的。同时,在具备一定的中医基础知识后,可以结合《黄帝内经》《伤寒论》《金匮要略》等中医经典著作进行学习,以加深对中医理论的理解。

二、注重内涵领悟,增强文化自信

中医学博大精深,学习的难点主要体现在理论的"丰富""深邃"和"抽象"等方面。对于初学者,一是要做好"循序渐进"的心理准备,由浅入深,由易及难,不必急于求成,也不需望而生畏;二是要认真聆听课堂讲解,善于及时请教,不断领悟理论内涵及技术要领,适时消化所学内容;三是要提高思想认识和责任感,把学习中医学放在学习中国传统文化的高度来对待,放在以中国式现代化推进中华民族伟大复兴的战略高度来认识,不断增强文化自信和文化自觉。

三、强化联系学习,坚持中西医并重

作为临床医学专业学子,在学习本课程时,可以联系人体解剖学、生理学、全科医学概论、内科学、外科学等专业课程的相关内容进行学习领会,也可以结合临床具体案例进行思考,还可以参考教育部有关精品课程、优质课程等开放平台的教学视频,以加深对中医学相关内容的理解。学习过程中,既要坚持"中西医并重"的卫生方针,也要结合有关职业资格考试的要求把握重点。

(肖文冲)

目标自测

第二章　中医学基础

学习目标

1. **素质目标**:培养学生对中医药知识的热爱和中医药文化自信,树立治病救人、爱岗敬业的自豪感、使命感和责任感。

2. **知识目标**:能准确说出中医学、阴阳、五行、藏象、气血津液、病因病机、经络腧穴、体质、四诊的基本概念和特点,能阐述五行生克制化规律、脏腑生理功能及其病证特征、气血津液相互关系、六淫及内伤七情的特点、四诊内容、中医辨证基本方法、经络腧穴的组成及其功能、经络循行分布规律、常用腧穴的定位。

3. **能力目标**:培养学生运用中医思维学习中医基本理论,能运用中医四诊、八纲辨证、腧穴定位、体质辨识等基本技能。

案例导入

案例 2-1

患儿 3 岁,主诉:发热,怕冷,咳嗽 5 天,加重伴咳喘 2 天。患儿 5 天前因受凉出现微热,咳嗽,痰清稀,鼻塞流清涕,口服小儿止咳合剂效果不明显。自昨日开始发热、咳喘加重,痰黏稠变黄,伴鼻翼扇动,口渴喜冷饮,大便秘结,小便短赤。患儿经常感冒发热。查体:体温 39 ℃,面红,舌红,苔黄腻,脉滑数。呼吸 25 次/分,双肺呼吸音清晰,可闻及散在湿啰音。心率 120 次/分,心律齐,各瓣膜听诊区未闻及病理性杂音。实验室及辅助检查:白细胞 $15×10^9/L$,中性粒细胞 90% 以上。数字 X 射线摄影示:双肺纹理增粗。

请你思考:

1. 该患儿应诊断为何病?

2. 按中医的辨证理论,该患儿可以诊断为何证?

3. 如果选择腧穴治疗,你会选择何经何穴?

Note

第一节 中医基础知识

一、阴阳学说

(一)基本概念

阴阳是自然界中相互关联的事物或现象对立双方属性的概括。阴阳学说认为,宇宙间任何事物都具有既对立又统一的阴阳两个方面,并不断地运动和相互作用。《素问·阴阳应象大论》言:"阴阳者,天地之道也,万物之纲纪,变化之父母,生杀之本始,神明之府也。"这阐明了宇宙间一切事物的生长、发展和消亡都是事物阴阳双方不断运动和相互作用的结果。可见,阴阳学说是人们认识和掌握自然界规律的一种思想方法,人体的生理活动和疾病的发生发展也遵循阴阳变化的规律。因此,若要掌握疾病的发展过程,探求疾病的本质,从而获得理想的疗效,就必须探究人体的阴阳变化规律。

(二)阴阳的属性划分

阴阳是事物的两种属性,代表矛盾对立、统一的两个方面。这是自然界中相互联系的事物和现象对立双方的概括。一般而言,阳代表事物具有运动、活跃、刚强等属性的一方面,阴代表事物具有静止、沉寂、柔弱等属性的一方面(表 2-1)。

表 2-1 事物阴阳属性归类表

属性	空间(方位)	时间	季节	温度	湿度	重量	性状	亮度	事物运动状态				
阳	上外左南天	昼	春夏	温热	干燥	轻	清	明亮	化气	上升	动	兴奋	亢进
阴	下内右北地	夜	秋冬	寒凉	湿润	重	浊	晦暗	成形	下降	静	抑制	衰退

(三)阴阳变化的规律

1. 交感互藏 阴阳交感是指阴阳二气在运动中相互感应而交合(相互发生作用),是宇宙万物赖以生成和变化的根源。阳气升腾而为天,阴气凝聚而为地。天气下降,地气上升,天地阴阳二气相互作用,交感合和,产生宇宙万物,并使其发展变化。阴阳互藏是指相互对立的阴阳双方中任何一方都包含着另一方,即阴中有阳,阳中有阴。《素问·天元纪大论》曰:"天有阴阳,地亦有阴阳,木火土金水火,地之阴阳也,生长化收藏。故阳中有阴,阴中有阳。"阴阳互藏是阴阳双方交感合和的动力源泉,阴阳二气升降运动而引起的交感相错、相互作用,是宇宙万物发生发展变化的根源。阴阳互藏又是构筑阴阳双方相互依存、相互为用关系的基础和纽带。同时,阴阳互藏还是阴阳消长与转化的内在依据,阴中寓阳,"阴"才有可能向"阳"转化;阳中寓阴,"阳"才有可能向"阴"转化。

2. 互根互用 中医学有"阳根于阴,阴根于阳""孤阴不生,独阳不长"和"无阳则阴无以生,无阴则阳无以化"之说,意即阳依附于阴,阴依附于阳,阴阳之间存在着相互资生、相互依存的关系。任何一方都不能离开另一方单独存在,阴阳双方互相以对方的存在作为自己存在的前提和依据。以自然界为例,外为阳、内为阴;上为阳,下为阴等。如果没有上或外就无法说明下或内。以人体生理来说,功能活动属阳,营养物质(如津液、精血等)属阴。一方面,营养物质是机能活动的物质基础,有了足够的营养物质,功能活动就表现得旺盛。另一方面,营养物质来源于内脏的功能活动。

Note

3. 消长平衡 消长平衡指阴阳双方在对立互根的基础上永恒地运动变化着,表现为"阴消阳长"与"阳消阴长"的现象。这是事物运动发展和变化的过程。例如,四季气候变化,从冬至春至夏,是由寒逐渐变热的过程;由夏至秋至冬,则是由热逐渐变寒的过程。由于四季气候阴阳消长,才有寒热温凉的变化使万物得以生长收藏。如果气候失去了常度,出现了反常变化,就会产生灾害。

临床上常以阴阳偏盛偏衰来说明不同证候。例如,寒属阴,阴盛则见寒证,如受冷后出现的胃寒腹痛、腹泻等;热属阳,阳盛则见热证,如急性肺炎可出现高热口渴、皮肤红等热病症状。如果某脏腑的阴偏虚,称为"阴虚",此为阴消,此时"阳"相对地突出,因为热属阳,故阴虚见热证,这种现象称为"虚热"。如果某脏腑的阳偏虚,称为"阳虚",此为阳消,此时"阴"相对突出,因为寒属阴,故阳虚见寒证,这种现象称为"虚寒"。

4. 相互转化 相互转化指同一体的阴阳在一定的条件下,发展到一定的阶段,其双方可以各自向其相反方面转化的现象,即阴可以转为阳,阳可以转为阴。如果说"阴阳消长"是一个量变过程,那么转化便是一个质变的过程。正如《素问·阴阳应象大论》所言,"重阴必阳,重阳必阴""寒极生热,热极生寒"。如某些急性热病,由于邪热极重,大量耗伤机体正气,在持续高热的情况下,可以突然出现体温下降、四肢厥冷、脉微欲绝等一派阴寒危象,这种病证变化,即属阳转阴。若抢救及时,处理得当,使正气恢复,四肢转温,色脉转和,阳气恢复,为由阴转阳,病情好转。此外,临床上常见的各种由实转虚、由虚转实、由表入里、由里出表等病证变化,也是阴阳转化的例证。

(四)阴阳学说在中医学中的应用

1. 说明人体的组织结构 人体的组织结构,可按阴阳属性特征来划分。如体表为阳,体内为阴;人体上部为阳,下部为阴;背部为阳,腹部为阴;六腑为阳,五脏为阴。具体到每一脏,又有阴阳之分,如心阳、心阴,肾阳、肾阴等。

2. 说明人体的生理功能 人体的正常生理活动是阴阳双方调和平衡的结果,如《素问·生气通天论》所说:"阴平阳秘,精神乃治。"就物质和功能而言,物质为阴,功能为阳。物质是功能的基础,没有物质的摄入就不会产生相应生理功能;正常的生理功能活动,又能促进物质的消耗和化生。人体摄取饮食后,经过脾胃的腐熟运化,将营养物质运送至全身各处,使肉体增长强壮,生命力旺盛。

3. 说明人体的病理变化 人体阴阳失去平衡后,就会表现出各种症状,古人对症状的分类,也是用阴阳来代表和说明的。阳证一般表现为发热、口渴、脉数(快)等,又称热证。阴证一般表现为不发热,口不渴、手足冷、脉迟(慢)等,又称寒证。正如《素问·阴阳应象大论》所说:"阳胜则热,阴胜则寒。"

阴阳偏衰,是指阴或阳一方低于正常水平,而另一方保持正常水平,或双方都不同程度地低于正常水平,故出现虚证。阴不足、阳正常则阴虚生内热;阳不足、阴正常则阳虚生外寒;阴阳双方都有不同程度的不足,则虚寒、虚热并见或阴阳两虚。

4. 用于指导疾病的诊断 阴阳是辨证的总纲,《素问·阴阳应象大论》说:"善诊者,察色按脉,先别阴阳。"疾病虽然很多,但其属性不外阴阳两类,如按疾病发生部位可分为表证(阳)、里证(阴);按疾病性质可分为热证(阳)、寒证(阴);按疾病发展趋势可分为实证(阳)、虚证(阴)。

5. 用以指导疾病的治疗 疾病发生的根本原因是阴阳失调,因此,"谨察阴阳所在而调之,以平为期"就是中医治疗疾病的基本原则。针对阴阳盛衰,补其不足,泻其有余,如"寒者热之,热者寒之""实则泻之,虚则补之"等,促使失调的阴阳重新恢复到相对的平衡。药物的四气、五味以及升降浮沉等性能,都具有阴阳的不同属性。"四气"中温、热属阳,寒、凉属阴;"五味"中酸、苦、咸属阴,辛、甘属阳;"升降浮沉"中升浮属阳,沉降属阴。治疗疾病,需要根据病证的阴阳偏盛偏衰情况,确定治疗原则,并结合药物性能的阴阳属性选择适当的药物,调整阴阳的失调状态,从而达到治疗疾病的目的。

二、五行学说

（一）基本概念

"五行"是自然界中木、火、土、金、水五类物质的运动变化。"五行学说"是指以五行的相生、相克关系来解释事物之间相互关联及运动变化规律的学说。五行学说是中医学理论体系中的重要组成部分。

在中医学中，首先以归类的方法说明人体各部位之间及部位与外在环境之间的相互关系，其次是在五行归类的基础上，以五脏为中心，以五行的相生、相克关系，说明人体各部位之间在生理过程中的关系。在病理情况下，也以这种关系分析判断病情。

（二）五行的特征

五行的特性是古人在长期的生活和生产实践中，对木、火、土、金、水五种物质直接观察和朴素认识的基础上进行抽象归纳而逐步形成的理性认识，是分析归类各种事物和现象五行属性的基本依据。《尚书·洪范》中最早记述了五行的特性，指出"水曰润下，火曰炎上，木曰曲直，金曰从革，土爰稼穑"，这是对五行特性总的概括。实际上，五行的特性已超越了其本身的性质，而具有更广泛、更抽象的意义。自然界与人体五行归类见表 2-2。

表 2-2 自然界与人体五行归类简表

自然界							五行	人体						
五音	五味	五色	五化	五气	五方	五季		五脏	五腑	五官	五体	五志	五液	五声
角	酸	青	生	风	东	春	木	肝	胆	目	筋	怒	泪	呼
徵	苦	赤	长	热	南	夏	火	心	小肠	舌	脉	喜	汗	笑
宫	甘	黄	化	湿	中	长夏	土	脾	胃	口	肉	思	涎	歌
商	辛	白	收	燥	西	秋	金	肺	大肠	鼻	皮	悲	涕	哭
羽	咸	黑	藏	寒	北	冬	水	肾	膀胱	耳	骨	恐	唾	呻

（三）五行学说的基本规律

1. 相生 生有资生、助长、促进、"延续"之义。五行之间具有相互资生、相互助长的关系，称"五行相生"。五行相生的次序：木生火，火生土，土生金，金生水，水生木。

2. 相克 克有制约、阻抑、克服、"监视"之义。五行之间具有相互制约、相互克服、相互阻抑的关系，称"五行相克"。五行相克的次序：木克土，土克水，水克火，火克金，金克木。

3. 相乘 乘是乘虚侵袭的意思，是一种病理现象。相乘是指五行中的某一行对其所胜一行的过度克制。相乘与相克的次序是一致的，即木乘土，土乘水，水乘火，火乘金，金乘木。引起相乘的原因有二：一是五行相克中被克一方本身不足，如土虚木乘；二是五行相克中克者一方过度亢盛（太过），如木旺乘土。

4. 反克 反克也叫相侮，是欺侮的意思。反克是指五行中的某一行对其所不胜一行的克制。其次序与相克相反，即木反克（侮）金、金反克（侮）火、火反克（侮）水、水反克（侮）土、土反克（侮）木。引起反克的原因有二：一是五行中的某一行本身过强，使克它的一行相对较弱，反而被强者所克制；二是五行中的某一行本身（克方）过度虚弱，被克方相对过强，弱者不仅不能克制强者，反而被强者所克制。

在五行相生之中，同时寓有相克；在相克之中，同时也寓有相生，这是自然界运动变化的一般规律。因此，相生相克是一切事物维持相对平衡的两个不可缺少的条件。只有在相互作用、相互

Note

协调的基础上,才能促进事物的生生不息。

(四) 五行学说在中医学临床上的应用

1. 说明五脏的生理特性和功能 五行学说把脏腑分别归属于五行,并以此说明各脏的生理特性。如土性敦厚,有生化万物的特性;脾能运化水谷,营养机体,化生气血,故脾属土。

2. 说明五脏的相互关系 五脏相互资生关系的表现:心阳温煦可以助脾运化,脾运化精微上输于肺,肺气清肃下行有助于肾的纳气、主水,肾所藏之精能滋养肝之阴血,肝藏血可以济心之阴血。五脏相互制约关系的表现:心阳温煦可防止肺的清肃太过,肺的肃降可防止肝的升发太过,肝之疏泄可以疏达脾气以防壅塞,脾之健运可防止肾水的泛溢,肾水滋润上济可防心火亢盛。

3. 说明脏腑间的病理传变 在病理情况下,脏腑之间会产生某些相互影响,中医学称为"传变"。

(1) 相生关系的传变:病变顺着或逆着五行相生次序的传变。主要有"母病及子"和"子病犯母"两种类型。母病及子(顺传)指母脏的病变传变到子脏或累及子脏。子病犯母(逆传)又称"子盗母气",即病变由子脏波及母脏。

(2) 相克关系的传变:病变顺着或逆着五行相克次序的传变,包括"相乘"与"相侮"(即反克)两方面。若肝的功能过强(太过),肝气横逆犯脾,就可出现"肝木乘脾土"的病证;也可以脾虚(不及)而被肝乘,导致脾运化不健而肝气疏泄失常,即"土虚木乘",出现肝脾不和的病证。另外,如脾虚(不及)或肾水旺(太过)反倒出现了肾水侮脾,表现为肾水犯脾(或称"水多土流")的病证,这就属于反克的病理变化。

4. 指导疾病的诊断和治疗 五行学说用于指导治疗,主要是依据五行的生克制化及乘侮规律,采取相应的治疗措施来调整脏腑间相互关系,达到控制疾病的传变,恢复正常的生克制化关系的目的。具体运用如下。

(1) 控制疾病的传变:根据五行传变的理论,除需对病变的脏腑治疗处理外,还必须调整各脏腑间的关系,以防疾病进一步传变。如《难经·七十七难》所说:"见肝之病,则知肝当传之与脾,故先实其脾气。"

(2) 指导脏腑用药:根据药物的色、味,按照五行归属来指导用药。如黄色、甘味入脾,白术色黄味甘以补益脾气。

(3) 确定治则与治法:一是根据相生规律确定治则及治法,包括"虚则补其母"和"实则泻其子"。"虚则补其母"治则在临床上有"滋水涵木法""培土生金法""金水相生法"等;"实则泻其子"治则在临床上有"肝旺泻心法"。二是根据相克规律确定治则及治法。纠正相乘、反克所致病证的治则是"抑强""扶弱"。临床上常用的治法有"抑木扶土法""佐金平木法""泻南补北法""培土制水法"等。

总之,懂得这些规律,可以帮助加深对中医病因、病机的理解。治疗方面,同样可以利用五行关系,指导临床实践。

三、藏象学说

藏指藏于体内的内脏;象,即征象、形象。藏象的含义有二:一是脏腑器官的解剖形态,二是脏腑的生理活动及病理变化表现于外的现象。藏象学说,是通过对人体生理、病理现象的观察,研究人体各脏腑的生理、病理及其相互关系的学说。

藏象学说依据形态结构与生理功能特点,将内脏分为脏、腑和奇恒之腑三类。脏有五,即心、肺、脾、肝、肾,合称五脏。腑有六,即胆、胃、小肠、大肠、膀胱、三焦,合称六腑。奇恒之腑亦有六,即脑、髓、骨、脉、胆、女子胞。

五脏内部组织相对充实,共同生理功能是化生和贮藏精气;六腑多呈中空的囊状或管腔形态,共同生理功能是受盛和传化水谷。《素问·五藏别论》说:"所谓五藏者,藏精气而不泻也,故满而不能实;六府者,传化物而不藏,故实而不能满也。"简明概括了五脏、六腑各自的生理特点与主要区别。"满而不实"是强调五脏精气宜充满;"实而不满"是指六腑水谷宜充实而虚实更替。

奇恒之腑功能上贮藏精气与五脏相似,形态上中空有腔与六腑相类,似脏非脏,似腑非腑,故以"奇恒之腑"名之。《素问·五藏别论》说:"脑、髓、骨、脉、胆、女子胞,此六者,地气之所生也,皆藏于阴而象于地,故藏而不泻,名曰奇恒之府。"

五脏六腑的生理特点,对临床辨证论治有重要指导意义。一般而言,病机上"脏病多虚""腑病多实";治疗上"五脏宜补""六腑宜泻",还可根据脏腑表里关系进行调整,"脏实者泻其腑,腑虚者补其脏"。

案例导入

案例 2-2

患者,女,45 岁。主诉:乏力懒言,食欲不振半年。现病史:患者从事脑力劳动多年,饮食无规律。近半年常感头晕、乏力,食欲不振,或食后脘腹胀满,大便稀溏,月经量多。既往史:有慢性胃炎病史。查体:面色萎黄,舌淡苔薄,脉缓弱。实验室检查:内窥镜下胃黏膜粗糙不平、有出血点。

请思考:按中医的辨证理论,本病为何病何证? 病在何脏?

（一）心与小肠

1. 心 心位于胸腔之左,膈膜之上,两肺之间,外有心包络围护。主要生理功能为主血脉,主神志。

（1）主血脉:"主"有主宰、管理的意思,血即血液,脉即脉道。心主血脉包括心主血和主脉两方面。主血是指心气具有推动血液在脉中运行的功能。血具有营养作用,血流动不止,运行全身,濡养五脏六腑、四肢百骸、皮肉筋骨等组织器官,从而使组织器官维持正常的功能活动。而血液的运行主要靠心气的推动,只有心气充足,才能维持正常的心力,血液才能在脉内运行不息,营养全身。脉即脉道,为血之府,是血液运行的通道。心与脉相连,脉道的通利与否,直接影响着血液的正常运行。因此,血液的正常运行,必须以心气充沛、血液充盈、脉道通利为最基本的前提条件。

（2）主神志:又称"心藏神"。中医学理论中"神"的概念,有广义和狭义之分。广义之神是指整个人体生命活动的外在表现,如人体的面色、眼神、言语、表情、活动姿态等。狭义之神是指心所主的神志,即精神、意识、思维活动。心主神志的生理功能与心主血脉的生理功能密切相关。因为血液是神志活动的物质基础,心主血脉,输送血液以营养全身,也为心的生理功能提供了必要的物质基础,所以说心血能养心神。只有心之气血充盈,才能使神志清晰、思维敏捷、精力充沛;若心气血不足,则心神不宁、失眠、健忘、精神萎靡。

（3）心的在志、在液、在体和在窍。

在志为喜:《素问·阴阳应象大论》说,"在脏为心……在志为喜"。喜为心之志。

在液为汗:亦称"汗为心之液"。汗是由津液通过阳气的蒸腾气化后,从玄府(汗孔)排出的液体。津液又是血的组成部分,而心又主血,故有"汗血同源"之说。

在体合脉,其华在面:心合脉是指全身血脉都归属于心。华是光彩之义。其华在面,由于头面部的血脉极为丰富,心主血脉的生理功能正常与否,可从面部表现出来。

在窍为舌:在窍即开窍。心经的别络上行于舌,舌为心之外候,又称舌为"心之苗"。心的气血上荣于舌,以保持舌的主司味觉和语言表达的生理功能。

2. 小肠 小肠位于腹中,上通于胃,下连大肠。主要生理功能为受盛和化物以及泌别清浊。

(1)主受盛和化物:受盛即接受,以器盛物之意;化物即变化、消化、化生的意思。小肠的受盛化物功能主要体现在两方面:一是小肠接受经胃初步消化的饮食物,起到盛器的作用;二是经胃初步消化的饮食物,须在小肠内进行进一步消化吸收。

(2)泌别清浊:泌即分泌;别即分别;清即精微物质;浊即代谢产物。泌别清浊是指小肠对经胃初步消化的饮食物,在进一步消化的同时,进行分清和别浊的作用。小肠的泌别清浊功能主要体现在三个方面:一是小肠将消化的饮食物分为水谷精微和食物残渣两部分;二是将水谷精微吸收,把食物残渣输送到大肠;三是小肠在吸收水谷精微的同时,也吸收了大量的水液,并将剩余的水液经肾的气化渗入到膀胱,形成尿液。由于小肠在泌别清浊过程中参与了水液代谢,故有"小肠主液"之说。

3. 心与小肠的关系 心与小肠通过经脉的相互络属,构成了脏腑表里关系。生理上,心阳之温煦,心血之濡养,使小肠功能得以正常。小肠的泌别清浊功能,将清者吸收,经脾气升清而上输心肺,化赤为血,以养其心。病理上,心火炽盛,移热于小肠,出现小便短赤,尿道热痛,甚或尿血;小肠有热,亦可循经上炎于心,出现心烦、舌赤、口舌生疮。

(二)肺与大肠

1. 肺 肺位于胸腔,左右各一,位置最高,故称"华盖"。又因肺叶娇嫩,不耐寒热,易被邪侵袭,故肺又称"娇脏"。肺的主要生理功能是主气,司呼吸,朝百脉,主宣发肃降,通调水道。

(1)主气,司呼吸:肺主气是指肺具有主持呼吸之气和一身之气的功能。肺主呼吸之气是指通过肺的呼吸运动,吸入自然界的清气,呼出体内的浊气,以进行体内外气体交换的功能;肺主一身之气,是指一身之气都归属于肺,即肺具有主持、调节全身之气的作用。肺主一身之气与呼吸之气,都属于肺的呼吸功能。肺的呼吸均匀和调,是气的生成和气机调畅的最根本条件。

(2)朝百脉:朝即朝向、汇聚之意。肺朝百脉,是指全身的血液通过血脉流注而汇聚于肺,通过肺的呼吸,进行体内外气体的交换,然后输布到全身。所以肺朝百脉的生理作用是助心行血。

(3)主宣发肃降,通调水道:宣发即宣布、发散、布散,指肺气向上的升宣和向外周布散的功能;肃降即清肃、洁净和下降,是指肺气清肃和向下通降以保持呼吸道洁净的作用。①肺主宣发:一是排除体内浊气;二是将脾转输的津液和水谷精微布散到全身和外达皮毛;三是宣发卫气,调节腠理开阖,汗液排泄。若肺气失宣,则呼吸不利,胸闷、咳嗽、鼻塞、无汗。②肺主肃降:一是吸入自然界的清气;二是将吸入的清气及由脾转输至肺的津液和水谷精微向下布散;三是肃清肺和呼吸道的异物,保持洁净。肺失肃降,则呼吸短促或表浅,咳痰、咯血。肺的宣发和肃降是相反相成的,生理上相互协调、相互制约、相互依存,病理上相互影响。③通调水道:通即疏通;调即调节;水道是指水液运行和排泄的通路。肺宣发和肃降对体内水液输布和排泄起着疏通和调节作用。

(4)肺的在志、在液、在体和在窍。

在志为忧:忧愁和悲伤易耗气,因肺主气,所以悲忧易伤肺。

在液为涕:涕是鼻腔黏膜分泌的黏液,可润泽鼻窍。

在体合皮,其华在毛:皮毛包括皮肤、汗腺、毫毛等组织,是一身之表。肺有宣发卫气、输精于皮毛的功能。

在窍为鼻:鼻与喉相通而连于肺,是呼吸的门户,故有"鼻为肺之窍""喉为肺之门户"之说。

2. 大肠 大肠位于腹腔之中,上口在阑门处接小肠,下端接肛门。主要生理功能是传化糟粕。

传化即传导、变化。大肠接受小肠泌别清浊后的食物残渣,再吸收其中多余的水液,形成粪便,经肛门传出体外,故大肠有"传导之官"之称。

3. 肺与大肠的关系 肺与大肠通过经脉的相互络属构成脏腑之间的表里关系。肺气肃降,有助于大肠的传导;大肠传导功能正常,亦有助于肺的肃降。肺失肃降,津液不能下达,则大便干结;肺气虚弱,推动无力,则大便艰涩难出;大肠实热,腑气不通,影响肺气肃降,肺气上逆,则胸满、喘咳等。

(三)脾与胃

1. 脾 脾位于腹腔上部,膈膜之下,左季胁区。主要生理功能为主运化,主升清,主统血。

(1)主运化:运即转运输送;化即消化吸收。脾主运化是指脾具有把水谷精微转输至全身各脏腑组织的功能,实际上是指对营养物质的消化、吸收和运输的功能。脾的运化功能,包括运化水谷精微和运化水液两个方面。

运化水谷精微:脾运化水谷精微是指脾对饮食物的消化和吸收作用。饮食入胃,胃的初步消化,小肠的进一步消化和吸收,必须依赖脾的运化功能,将饮食物化为水谷精微,再经过脾的转输和散精功能,将水谷精微"灌溉四旁"和布散全身。因此,脾的运化功能正常,方能为化生精、气、血、津液提供足够的养料,使五脏六腑及各组织器官得到充分的营养。脾气健运,机体的消化吸收功能才能健全,才能源源不断地化生气、血、津液,使各个脏腑组织得到充分的营养,从而维持正常的生理活动。若脾失健运,则机体的消化吸收功能失常,可出现腹胀、便溏、食欲不振、倦怠和气血不足等病理变化,故称脾为"后天之本""气血生化之源"。

运化水液:也称运化水湿,指脾对水液的吸收、转输和布散的作用。脾在运化水谷精微的同时,也运化水液。脾能将水液上输于肺,通过肺的宣发和肃降,将水液输送到全身,发挥滋润作用,剩余的水分则转输至肺和肾,经肺、肾的气化功能,化为汗液和尿液排出体外。若脾运化水液功能减退,必然导致水液停滞,产生痰、湿、饮等病理产物,出现便溏、水肿等症。

脾运化水谷精微和运化水液两方面的作用,是相互联系、相互影响的,一方面功能失常,可导致另一方面的功能失常。

(2)主升清:升指上升输布和升举;清指水谷精微等营养物质。脾主升清是指脾能将水谷精微等营养物质吸收并向上转输于心、肺、头目,并通过心、肺的气化作用化生气血,以营养全身。脾主升清和胃主降浊是相对而言的。脾宜升则健,胃宜降则和。它们共同完成对饮食物的消化吸收和输布。另一方面,脏腑升降相因、协调平衡是维持体内脏腑位置相对恒定的重要因素,使机体内脏不致下垂。因此,脾的升清功能正常,水谷精微等营养物质才能正常吸收和输布,气血充盛,人体生机盎然,内脏各安其位。若脾不能升清,则神疲乏力、头目眩晕、腹胀、泄泻等;脾气下陷,则久泄脱肛,内脏下垂。

(3)主统血:统即统摄、控制,指脾有统摄和控制血液在经脉中运行,防止逸出脉外的功能。脾统血的作用是通过气摄血作用来实现的。因为脾为气血生化之源,气为血帅,血随气行。所以脾的运化功能健旺,则气血充盈,气的固摄功能亦强,则血液不致外逸。气的固摄功能减退,可导致出血,称为脾不统血。

(4)脾的在志、在液、在体和在窍。

在志为思:思即思考、思虑,是人精神意识思维活动的一种状态。正常的思考对机体的生理活动无不良影响,若思虑过度,所思不遂,则影响气的正常运行,导致气滞和气结,从而影响脾的运化和升清,表现为不思饮食、脘腹胀闷、头目眩晕等。

在液为涎:涎为口津,唾液中较清稀的称为涎,可润泽口腔,助吞咽和消化。正常情况下,涎液上行于口,但不溢于口外。若脾胃不和,涎液分泌剧增,则口涎自出,故说脾在液为涎。

在体合肉,主四肢:由于脾主运化,为气血生化之源。全身的肌肉都要靠其运化的水谷精微来营养,才能丰满、健壮。四肢是人体之末,又称"四末",同样需要脾胃运化的水谷精微的营养。

在窍为口,其华在唇:脾的运化功能与食欲、口味有密切关系。脾气健运,则口味正常,食欲旺盛;脾失健运,则口淡乏味,食欲不振;湿邪困脾,则口腻、口甜。口唇的肌肉由脾所主,其色泽能反映全身气血状况。脾气健运,气血充足,营养良好,则口唇红润光泽;脾失健运,气血虚少,营养不良,则口唇淡白无华。

2. 胃 胃位于膈下,腹腔上部。主要生理功能为主受纳、腐熟水谷和主通降。

(1)主受纳、腐熟水谷:受纳是接受和容纳的意思;腐熟是饮食物经胃初步消化,形成食糜之意。饮食入口,经过食管进入胃中,胃加以接受、容纳,故称胃为"太仓""水谷之海"。饮食物经过胃的腐熟,下传于小肠。其精微经脾之运化而营养全身。胃的受纳和腐熟功能的强弱,取决于胃气的盛衰。胃气强,则能食;胃气弱,则食少等。

(2)主通降:饮食物入胃,经胃的腐熟形成食糜,下行于小肠,进一步消化吸收。所以胃主通降,以降为和。胃降是相对脾升而言的,胃的通降功能以受纳功能为前提条件。若胃失通降,可出现口臭、胃脘胀闷或疼痛、大便秘结,甚者胃气上逆,则恶心呕吐、呃逆、嗳气。

3. 脾与胃的关系 脾与胃通过经脉相互络属构成脏腑之间的表里关系。胃主受纳,脾主运化,共为"后天之本""气血生化之源"。脾与胃的关系具体表现在以下三方面。

(1)纳运协调:胃主受纳和腐熟水谷,为脾之运化奠定基础;脾主运化,消化水谷,转输精微,为胃继续摄纳提供能量。纳运协调,共同完成对饮食物的消化吸收及精微物质的输布。脾失健运,则胃纳不振;胃气失和,则脾运失常,出现纳少脘痞、腹胀泄泻等症。

(2)升降相因:脾胃居中,为气机升降之枢纽。脾主升清,胃主降浊。脾气升,则水谷精微得以输布,胃气降则水谷及其糟粕得以下行。胃受纳腐熟,将初步消化后的饮食水谷下传小肠,从而保持肠胃虚实更替的生理状态。脾主运化,将水谷精微,上输到心肺,化生气血以营养全身。

(3)燥湿相济:胃属阳,脾属阴,胃喜润恶燥,脾喜燥恶湿,二者燥湿相济,阴阳相合,方能完成饮食物的消化过程。

脾胃在生理上相互联系,在病理上也是相互影响的。如脾为湿困,运化失职,清气不升,可影响胃的受纳与通降,出现食少、呕吐、恶心、脘腹胀满等症;饮食失节,食滞胃脘,浊气不降,亦可影响脾的运化与升清,而见腹胀、泄泻等症。

(四)肝与胆

1. 肝 肝位于腹部,右胁下而稍偏左,主要生理功能为主疏泄,主藏血。

(1)主疏泄:疏即疏通、疏导;泄即发泄、升发。肝主疏泄指肝具有疏通、舒展、条达、升发的特性。肝的疏泄功能主要是调畅人体气机,其具体作用表现如下。

调畅气机:肝的疏泄功能直接影响气机调畅。气机是指气的升降出入运动形式。机体的各脏腑、组织器官的运动全赖于气的升降出入运动。肝的生理特点是主动、主升,因此对气机的疏通、升发、调畅都起着重要作用。只有气机调畅,才能维持气的正常运行。气行则血行。肝气舒畅条达,气机调畅,血液得以运行,脏腑功能正常。肝失疏泄,气机不调,必然影响气血的正常运行。气机阻滞,则胸胁、两乳或少腹胀痛不适。

促进消化吸收:肝的疏泄功能对消化吸收的作用主要通过两个方面实现。其一,协调脾胃气机的升降。肝的疏泄功能是维持脾胃升降协调的重要条件。其二,调节胆汁的分泌和排泄,肝的疏泄功能可调节胆汁的分泌与排泄,帮助脾胃对饮食物的消化吸收。肝气郁结,胆汁的分泌、排泄障碍,则可见胁肋胀痛、口苦纳呆,甚则黄疸等。

调畅情志:情志活动除由心所主外,与肝的疏泄功能亦密切相关。正常的情志活动,依赖于气机的调畅,而肝能调节气机。所以,肝的疏泄功能正常,气机调畅,气血和调,则精神愉快,心情舒畅;肝的疏泄不及,肝气郁结,则心情易于抑郁,沉闷不乐;肝的升发太过,肝阳上亢,则精神亢奋,烦躁易怒。

此外,肝主疏泄,调畅气机,还有通利三焦,疏通水道,协调水液代谢,调理冲任二脉等作用。

(2)主藏血:肝藏血是指肝具有贮藏血液和调节血量的功能。

贮藏血液:血液来源于水谷精微,生化于脾而藏于肝。故肝有"血海"之称。肝内贮藏一定的血液,既可以濡养自身和制约肝的阳气,维持肝的阴阳平衡,又可防止出血。

调节血量:在正常生理情况下,人体各部位的血液需要量常随着不同的生理需要而改变。当机体活动剧烈或情绪激动时,血液需要量增加,肝脏将贮存的血液向机体的外周输布,以供机体需要。人体在安静及情绪稳定时,机体外周的血液需要量相对减少,于是部分血液便藏于肝。肝藏血功能失常,既可出现两目干涩昏花、夜盲、筋脉拘急、肢体麻木、月经量减少甚至闭经等肝血不足之症,又可出现吐血、女子月经量过多甚至崩漏等症。肝的调节血量的功能是以贮藏血液为前提的,只有贮藏血量充足,才能有效地进行血量调节。

(3)肝的在志、在液、在体和在窍。

在志为怒:怒属于一种不良的精神刺激,可使气血上逆,阳气升泄。因肝主疏泄,肝气有升发的特性,故在志为怒。大怒易致肝气升发太过,所以"怒伤肝"。若肝的阴血不足,阳气失于制约,升泄太过,则易发怒。

在液为泪:泪自目出,正常情况下可濡润、保护眼睛而不外溢。因肝开窍于目,故称泪为肝之液。

在体合筋,其华在爪:筋即筋膜,附着于骨而聚于关节,是连接关节、肌肉的一种组织。筋和肌肉的收缩和弛张,可使肢体、关节屈伸或转侧。筋司运动的功能有赖肝血的滋养。爪即爪甲,包括指甲和趾甲,乃筋之延续,故称"爪为筋之余"。肝血充盈,筋有所养,关节运动灵活有力,爪甲坚韧明亮,红润光泽。肝血不足,筋膜失养,则表现为筋力不健,运动不利,可见手足震颤,屈伸不利,肢体麻木,爪甲软薄,枯而色夭,甚则变形脆裂等。

在窍为目:肝的经脉上连于目系,目的视力有赖于肝气之疏泄和肝血之濡养。肝的功能正常与否,可以从目上表现出来。

2.胆 胆附于肝之短叶间。主要生理功能为贮藏和排泄胆汁,主决断。

(1)贮藏和排泄胆汁:胆汁为肝之精气所化生,贮藏于胆。胆内贮藏清净之胆汁,其味苦,色黄绿,浓缩并泄于小肠,有助于饮食物的消化。胆汁的化生和排泄,依赖于肝的疏泄功能。肝之疏泄正常,胆汁排泄畅达,则饮食物消化正常。肝失疏泄,胆汁排泄不利,则消化障碍,可见胁下胀痛,厌食油腻,腹胀腹泻;胆汁外溢,浸渍肌肤,则发为黄疸。

(2)主决断:胆主决断指胆在精神意识思维活动过程中具有判断事物、作出决定的作用。

3.肝与胆的关系 肝与胆通过经脉相互络属构成脏腑之间的表里关系。肝主疏泄,疏畅胆汁;胆主贮藏,排泄胆汁。两者相互配合将胆汁排泄到肠道,以帮助脾胃消化饮食物。肝之疏泄功能正常,胆才能贮藏、排泄胆汁;肝的疏泄失常,则胆汁的分泌与排泄受到影响;胆汁排泄不畅,亦会影响肝的疏泄,因此,常出现肝胆同病。

(五)肾与膀胱

1.肾 肾位于腰部脊柱两侧,左右各一。主要生理功能包括主藏精,主水,主纳气。

（1）主藏精：精的含义有二。一是广义之精，泛指构成人体和维持人体生长发育、生殖和各脏腑功能活动的精微物质。二是狭义之精，是指禀受于父母而贮藏于肾，具有生殖作用的精微物质，是构成胚胎发育的原始物质，又称生殖之精。肾藏精指肾对精有封藏作用，使之不无故流失，为精气在体内充分发挥其生理效应创造良好的条件，故称肾为"封藏之本"。肾所藏之精，分为"先天之精"和"后天之精"。"先天之精"是禀受于父母的生殖之精，与生俱来。"后天之精"指出生以后，来源于摄入的饮食物，通过脾胃运化功能而生成的水谷之精气，以及各脏腑生理活动所化生的精气通过代谢平衡后的剩余部分。"先天之精"与"后天之精"同归属于肾，二者相互依存，相互为用。"先天之精"要靠"后天之精"的不断培育和充养，"后天之精"又依赖"先天之精"的活力资助，才能充分发挥精的生理效应。

肾精与肾气，一般地说，肾精是有形的，肾气是无形的。肾精散，则化为肾气；肾气聚，则变为肾精。两者在相互转化之中，可分不可离，临床上往往统称"肾中精气"，其生理效应主要有两个方面：一是促进机体的生长发育和生殖功能。人体的生长发育包括先天和后天两部分。人自形成胚胎起，在母体内靠肾中精气的作用，才能得到正常的生长发育，从而形成完整的机体。出生后，人的生、长、壮、老、已均与肾中精气的盛衰密切相关。二是调节机体的代谢和生理功能活动。肾的这一活动是通过肾阳和肾阴来实现的。肾阳肾阴都由肾中精气所化生，具有促进机体温煦、运动、兴奋和气化功能的称为肾阳，也叫"真阳""元阳"；具有促进机体滋润、宁静、成形和制约阳热功能的称为肾阴，也叫"真阴""元阴"。

肾阴肾阳为机体阴阳的根本，二者之间相互制约、相互为用，维持着肾脏本身及各脏阴阳的相对平衡。若因某些原因，这种相对平衡关系遭到破坏而又不能自行恢复时，则可形成肾阴虚或肾阳虚。肾阴虚可见发热、眩晕、耳鸣、腰膝酸软、遗精、舌红少津等症，肾阳虚可见疲惫乏力、形寒肢冷、腰膝冷痛或痿弱、小便清长或小便不利或遗尿失禁、舌淡以及性功能减退和水肿等症。由于肾阴和肾阳均以肾中精气为物质基础，肾的阴虚或阳虚，实质上均是肾中精气不足的表现形式。肾阴虚到一定程度时可以累及肾阳，肾阳虚到一定程度时也可累及肾阴，均可发展为肾阴阳两虚。

（2）主水：肾具有主持和调节水液代谢的重要作用。肾主水的功能主要依靠肾阳对水液的蒸腾气化作用来实现。人体的水液代谢主要有两个方面：一是将饮食物中的津液吸收并布散至周身；二是将各脏腑组织代谢利用后的浊液排出体外。两者均依赖肾的气化作用才能完成。正常情况下，水液是经肺的宣发肃降、通调水道，脾的运化水液，肾的蒸腾气化，以三焦为通道，输送到全身，代谢后的津液，则化为汗液、尿液和气排出体外。所以肾中精气的蒸腾气化，主宰着整个津液代谢过程，特别是尿液的生成和排泄，与肾中精气的气化有直接关系。肾的气化失常，既可引起关门不利，小便排泄障碍而致尿少、水肿，又可引起气不化水，而致小便清长、尿多、尿频。

（3）主纳气：纳即固摄、受纳。肾主纳气指肾具有摄纳肺吸入之自然界的清气，防止呼吸表浅的功能。人体的呼吸虽为肺所主，但必须依赖于肾的纳气作用，才能保持一定的深度。《类证治裁·喘症论治》说："肺为气之主，肾为气之根；肺主出气，肾主纳气，阴阳相交，呼吸乃和。"

（4）肾的在志、在液、在体和在窍。

在志为恐：恐是人们对事情惧怕的一种精神状态，与惊恐相似，但惊为不自知而受惊，恐为自知而受惊，俗称胆怯。对机体的生理活动来说，均属于一种不良刺激，可使机体的气机运行紊乱而伤肾，使肾气不固，精气下泄，则二便失禁。故古人云"恐伤肾""恐则气下"。

在液为唾：口津中较稠厚的称为唾。唾为肾精所化。

主骨生髓通于脑，其华在发：肾中精气是促进机体生长发育的重要组成部分。肾藏精，精生髓，髓居骨中，滋养骨骼。肾精充足，骨髓充盈，则骨骼发育正常，坚固有力。肾中精气不足，骨髓空虚，则骨软无力，小儿囟门迟闭，老年人骨质脆弱，易于骨折等。

"齿为骨之余"，齿与骨同出一源，也由肾中精气充养。牙齿的生长与脱落，与肾中精气的盛衰密切相关。肾精充沛,则牙齿坚固而不易脱落;肾精不足,则小儿牙齿生长迟缓,成人牙齿易于松动脱落。

髓有骨髓、脊髓和脑髓之分,均由肾中精气所化生。脊髓上通于脑,髓聚而成脑,故称脑为"髓海"。肾中精气充盈,髓海得养,脑的发育就健全;反之,肾中精气不足,髓海失养,则脑转耳鸣。

"发为血之余",发的营养来源于血,但发的生机根源于肾。肾藏精,精能化血,精血旺盛,则毛发润泽,故肾"其华在发"。发的生长与脱落、润泽与枯槁,与肾精盛衰有密切关系。

在窍为耳及二阴:耳是听觉器官,耳的功能依靠肾中精气的充养。肾精充盈,髓海得养,则听觉灵敏;肾精虚衰,髓海失养,则听力减退,或见耳鸣耳聋。

二阴,即前阴和后阴。前阴包括尿道和外生殖器,后阴即肛门。尿液的排泄虽与膀胱有关,但有赖于肾的气化作用;生殖功能由肾所主。大便的排泄虽与大肠的传化功能有关,但要靠肾的气化作用才能顺利进行。肾气虚衰,在小便方面可见尿频、尿少或尿失禁;在大便方面,可出现五更泻或便秘。

2. 膀胱 膀胱位于下腹部。主要生理功能是贮藏和排泄尿液。

人体的水液代谢过程,主要是通过肺、脾、肾等脏的作用,将水液布散周身,经人体利用后的浊液,即"津液之余",再经肾的气化生成尿液,贮存于膀胱,然后通过肾和膀胱的气化作用,排出体外。

3. 肾与膀胱的关系 肾与膀胱通过经脉互为络属构成表里关系。肾司开阖,为主水之脏;膀胱贮藏尿液,排泄小便,是为水腑。膀胱的气化功能依赖于肾的气化,肾气促进膀胱的开阖以控制尿液的排泄。肾气充足,固摄有权,膀胱开阖有度,则尿液能够正常贮存和排泄。肾气不足,气化不利,则小便不利或癃闭;气化失约,则尿频或尿失禁等。

[附]三焦

三焦属六腑之一。《难经》明确提出三焦部位划分,而三焦形质之辨,历代医家众说纷纭。清代吴鞠通创立"三焦辨证",指导外感温热病的辨证论治。

(1)六腑之三焦。

六腑之三焦是分布于胸腹腔的一个大腑,脏腑之中唯三焦最大,无与匹配,故有"孤府"之称。《类经·藏象类》说:"三焦者……确有一府,盖即藏府之外,躯体之内,包罗诸藏,一腔之大府也。"手少阳三焦经与手厥阴心包经相互属络而成表里关系。

三焦的主要生理功能是运行津液和通行元气。

(2)部位之三焦。

三焦作为人体上中下部位的划分,源于《灵枢·营卫生会》"上焦如雾,中焦如沤,下焦如渎"之论,与《难经·三十八难》所谓"有名而无形"的三焦相通。部位划分之三焦,包含了上至头、下至足的整个人体,已经超出了实体六腑的概念。明代张景岳等医家将其附会为分布于胸腹腔的包容五脏六腑的一个"大府",并因其大而称之为"孤府",实际上也已指明此三焦并非一个位于腹中的实体性脏器。

上焦:膈以上的胸部,包括心、肺两脏,以及头面部。上焦的生理特点是主气的宣发和升散,即宣发卫气,布散水谷精微和津液以营养滋润全身。

中焦:膈以下、脐以上的上腹部,包括脾胃和肝胆等脏腑。中焦具有消化、吸收并输布水谷精微和化生血液的功能。

下焦:脐以下的部位,包括小肠、大肠、肾、膀胱、女子胞、精室等脏腑以及双下肢。下焦的功能主要是排泄糟粕和尿液。

(六)奇恒之腑

奇恒之腑是脑、髓、骨、脉、胆、女子胞的总称。奇恒之腑形态似腑,多为中空的管腔或囊状器

Note

官;功能似脏,主藏精气而不泻。因其似脏非脏、似腑非腑,异于常态,故以"奇恒"名之。除胆为六腑之外,其余皆无表里配合,也无五行配属,但与奇经八脉有关。在此重点论述脑、髓、女子胞。

1. 脑 脑藏于颅腔之中,为脑髓汇聚而成,故又名"髓海"。脑与脊髓相通,"上至脑,不(当为下)至尾骶,皆精髓升降之道路"(《杂病源流犀烛》),故《素问·五藏生成》说:"诸髓者,皆属于脑。"《灵枢·海论》说:"脑为髓之海。"脑为神明之所出,又称"元神之府"。

脑的主要生理功能是主宰生命活动、精神活动和感觉运动。

2. 髓 髓是骨腔中膏脂状的精微物质。如《说文解字》说:"髓,骨中脂也。"髓因所居骨腔的部位不同,而分为脑髓、脊髓和骨髓。脑髓藏于颅腔中;脊髓藏于脊椎管内,与脑髓相通。《难经·四十五难》说:"髓自脑下注于大杼,渗入脊心,下贯尾骶,渗诸骨节。"脊髓与脑髓上下升降、彼此交通,故二者合称为脑脊髓。骨髓藏于骨骼之中。《素问·脉要精微论》说:"骨者,髓之府。"

髓的生理功能是充养脑髓、滋养骨骼、化生血液。

3. 女子胞 女子胞又称胞宫、子宫、子脏、胞脏、子处等,位于小腹部,在膀胱之后,直肠之前,下口(即胞门,又称子门)与阴道相连。

女子胞的主要生理功能是主持月经和孕育胎儿。

四、精、气、血、津液、神

精、气、血、津液是构成人体和维持人体生命活动的基本物质,是脏腑、经络等组织器官进行生理活动的物质基础。精、气、血、津液的生成和代谢又依赖于脏腑、经络等组织器官的正常生理活动。

精气血津液学说是研究构成人体和维持人体生命活动的基本物质的生成、输布及生理功能的学说。它从整体角度出发,着重揭示人体脏腑、经络等组织器官生理活动和病理变化的物质基础。

(一) 精

精是人体生命的本源,是构成人体和维持人体生命活动的最基本物质。《素问·金匮真言论》说:"夫精者,身之本也。"人体之精有狭义之精、广义之精之分。狭义之精指具有繁衍后代作用的生殖之精。广义之精指一切构成人体和维持人体生命活动的液态精华物质,包含血、津液、髓及水谷精微等一切精微物质。

1. 精的生成 人体之精主要藏于肾,包括"先天之精"和"后天之精"两部分。先天之精来源于父母,是形成胚胎的原始物质,为生命的基础,故又称"生殖之精"。后天之精来源于饮食水谷,又称"水谷之精",是人体出生后,维持生命活动的精微物质,通过脾胃化生。后天之精化生于脾,贮藏于五脏,故又称"脏腑之精"。《灵枢·经脉》说:"人始生,先成精。"《灵枢·决气》说:"两神相搏,合而成形,常先身生,是谓精。"这些都是先天之精。"先天之精"为"后天之精"的摄取提供了物质基础和前提条件,而"后天之精"又不断地充养"先天之精"。

2. 精的生理功能

(1) 繁衍生命:先、后天之精相互资生,促进人体生殖器官发育成熟并维持生殖功能。《素问·上古天真论》曰"丈夫……二八肾气盛,天癸至,精气溢泻""女子……二七而天癸至……月事以时下,故有子"。精盈而天癸至,则具有生殖能力。男女媾精,阴阳和调,胎孕方成,故能有子而繁衍后代。精是繁衍生殖的物质基础,故肾精充足,则生殖力强;肾精不足,则生殖功能障碍。

(2) 促进生长发育:人之生,始于精,由精而成形,精是形成胚胎和促进胎儿生长发育的物质基础。人出生之后,从婴儿至青年生长成熟时期,均依赖阴精的充养。随着精气盛衰的变化,人则呈现出生、长、壮、老、已的生命运动规律。如果肾精不足,人体的生长发育就会迟缓或障碍。

(3) 濡养脏腑:饮食物经脾胃消化吸收,转化为水谷之精。水谷之精输布到五脏六腑等全身各组织器官之中,起着滋养作用,以维持人体的生理活动。其剩余部分归藏于肾,贮藏以备用。精是维持人体生命活动的基本物质,若先天不足或后天失养,肾精化生不足,则各脏腑组织器官失养,生命活动减弱,人体虚弱,抗邪无力,易发生疾病。

(4) 生髓化血:肾藏精,精能化髓。肾精充盛,骨骼得养。肾精不足,髓无生源,则脑海空虚,骨骼失养。精生髓,髓藏骨中,骨髓可以生血。精足则骨髓充,血液生化有源。精化血理论,也是补益精髓治疗血虚证的理论依据。

(二) 气

气是人体内活力很强、运行不息的极精微物质,是构成人体和维持人体生命活动的基本物质之一。

1. 气的来源和生成 气来源于三个方面:一是来源于禀受于父母的生殖之精所化生的先天之精;二是来源于饮食物中的水谷之精;三是来源于自然界的清气。先天之精所化生的称为先天之气,水谷之精所化生的水谷之气和自然界的清气合称为后天之气。

气主要通过肾、脾、胃、肺等脏腑生理功能的综合协同作用,将先天之精、水谷之精和自然界的清气三者结合起来而生成。肾为生气之根,脾胃为生气之源,肺为生气之主。

2. 气的功能

(1) 推动作用:气的推动作用是指气具有激发、兴奋、促进的作用。气能激发各脏腑组织器官的功能活动,促进人体生长发育,能推动血液循行、津液输布。如元气能促进人体的生长发育,激发和推动各脏腑组织器官的生理功能活动,气行则血行,气行则水行,所以人体的血液循行和水液代谢也都有赖于气的推动。《血证论》言:"气为血之帅,血随之而运行。"

(2) 温煦作用:阳气气化生热,温煦人体的作用。《难经·二十二难》说:"气主呴(煦)之。"气的温煦作用表现为:维持人体体温的相对恒定;温煦脏腑、经络、形体、官窍,助其进行正常的生理活动;温煦精、血、津液,促其正常循行和输布。

(3) 防御作用:气具有护卫肌肤、抵御邪气、维护机体健康的作用。气的防御作用表现为:一是可以抵御外邪的入侵,护卫肌表;二是可以与入侵的邪气作斗争,驱邪外出。《素问·评热病论》说:"邪之所凑,其气必虚。"

(4) 固摄作用:气的固摄作用是指气对体内的血液、津液、精等液态物质具有统摄、控制,防止其无故丢失的作用。气的固摄作用具体表现在:①统摄血液,防止血液逸出脉外;②固摄津液(包括汗液、尿液、唾液、胃液、肠液),控制其分泌量及排泄量,防止体液的无故流失;③固藏精液,防止妄泄损耗。

(5) 营养作用:气具有为脏腑组织提供营养的作用。主要是指营气的生理功能,营气是水谷精气的精华部分,是血液的组成成分,随血脉流注全身,营养五脏六腑、四肢百骸。

3. 气的分类 人体的气,根据其构成来源、分布部位和功能特点的不同,可分为元气、宗气、营气和卫气等。

(1) 元气:又名"原气",是人体最根本、最重要的气,是人体生命活动的原动力。

①生成与分布:元气的组成以肾所藏的先天之气为主,依赖于肾中精气所化生,但必须得到水谷之精的充养,通过三焦而流行于全身。《难经·三十六难》说:"命门者……原气之所系也。"明确地指出元气根源于肾。

②主要功能:一是推动和调节人体的生长发育,为生命活动的原动力,主要表现在肾精的作用上;二是推动和调控各脏腑、经络、形体、官窍的生理活动。元气含有元阴、元阳,为一身阴阳之根,脏腑阴阳之本。元气根于命门,故《景岳全书·传忠录下》说:"命门为元气之根,为水火之宅,五藏之阴气非此不能滋,五藏之阳气非此不能发。"

肾精以先天之精为基础,得到后天之精的补充而渐渐充盛,而后化生元气,促进生长发育,青壮年时由于肾精充盛到一定程度,化生充足的元气,使机体发育,筋骨强健,同时具备生殖能力。到老年,由于肾精渐衰,化生的元气渐渐减少,出现衰老之象,生殖能力也随之衰退,直至元气衰亡,生命终止。

(2)宗气:又名大气,宗气积聚之处,称为"上气海""膻中"。

①生成与分布:宗气的来源有两个方面。一是脾胃运化的水谷之精所化生的水谷精微,二是肺从自然界中吸入的清气。因此,脾的运化转输功能和肺主气、司呼吸的功能正常与否,直接影响着宗气的生成和盛衰。宗气的分布主要是贯注心肺之脉,通过心肺的作用布散周身。上出于肺,循喉咙而走息道,同时沿三焦下蓄丹田,经气街注入足阳明胃经而下行至足。

②宗气的作用:一是走息道而司呼吸。宗气上走息道,推动肺的呼吸。所以凡言语、声音、呼吸的强弱,均与宗气的盛衰有关。二是贯心脉而行气血。宗气贯注入心脉之中,帮助心脏推动血液循环,即"助心行血",故气血的运行与宗气盛衰有关。

(3)营气:又称"荣气",因其行于脉中,随血液流动至全身提供营养物质,故称之为营气。营气与卫气相比,营属阴,卫属阳,所以又称"营阴"。

①生成与分布:营气来源于脾胃运化的水谷精微。营气通过十二经脉和任督二脉循行全身。《素问·痹论》说:"荣者,水谷之精气也。和调于五藏,洒陈于六府,乃能入于脉也。故循脉上下,贯五藏,络六府也。"

②主要功能:主要是化生血液和营养全身。《灵枢·邪客》说:"营气者,泌其津液,注之于脉,化以为血。"营气注于脉中,化为血液。营气循血脉流注于全身,各脏腑经脉都得到营气的滋养,为全身脏腑组织提供物质基础。

(4)卫气:是行于脉外,具有护卫人体、避免外邪入侵作用的气。卫气与营气相对而言属于阳,故又称"卫阳"。

①生成与分布:卫气来源于脾胃运化的水谷精微,其中慓悍滑利部分化生为卫气。《素问·痹论》说:"卫者,水谷之悍气也。"卫气活动性强,不受脉道约束,外达皮肤肌腠,内至胸腹脏腑,布散全身。

②主要功能:卫气有防御外邪、温养全身和调控腠理的作用。《灵枢·本藏》说:"卫气者,所以温分肉,充皮肤,肥腠理,司关阖者也。"

(三)血

血又称血液,是运行于脉道之中,循环流注全身的,富有营养和滋润作用的红色液态物质,是构成人体和维持生命活动的基本物质之一。

1. 血的生成　血液的化生是在多个脏腑的共同作用下完成的,其中,脾胃的生理功能尤为重要。脾胃为后天之本,气血生化之源。脾胃所化生的水谷精微是化生血液的基本物质,心主血脉,肺主气。脾胃运化水谷精微所化生的营气和津液,由脾向上升输于心肺,与肺吸入的清气相结合,贯注心脉,在心气的作用下变化成为红色血液。《灵枢·决气》指出:"中焦受气取汁,变化而赤,是谓血。"这说明水谷精微化生的营气和津液是化生血液的主要物质基础,也是血液的主要组成部分。《灵枢·营卫生会》说:"此所受气者,泌糟粕,蒸津液,化其精微,上注于肺脉,乃化而为血。"指出了肺脏在化生血液中的重要作用。肾藏精,精生髓,精髓是化生血液的基本物质之一。《诸病源候论》曰:"肾藏精,精者,血之所成也。"

2. 血的运行　脉为血之府,脉是一个相对密闭的管道系统。血液在脉中运行不息,流布于全身。血液的正常运行必须具备三个条件:一是血液充盈,二是脉道畅通,三是脏腑功能正常。血液的运行和心、肺、脾、肝关系密切。心主血脉,心气推动血液在脉中运行。肺朝百脉,肺气宣发肃降,调节气机,参与宗气生成,而宗气能贯心脉助心行血。肝主疏泄,调畅气机,保证血行通畅。肝主藏血,有调节血量、防止出血的功能。脾主统血,脾气健旺则能统摄血液在脉中运行,防止血逸脉外。

3. 血的功能 一是濡养滋润全身脏腑组织。《难经·二十二难》说:"血主濡之。"二是血可以化神,是神志活动的主要物质基础。《素问·八正神明论》说:"血气者,人之神,不可不谨养。"

（四）津液

津液是人体一切正常水液的总称,包括脏腑组织的内在体液及正常分泌物。津液也是构成人体和维持生命活动的基本物质。

津液是津和液的总称。津和液同属水液,同源于饮食水谷,均有赖于脾胃运化功能而生成。津是质地清稀,流动性较大,布散于体表皮肤、肌肉和孔窍,渗入血脉之内,起滋润作用的体液;液是质地浓稠,流动性较小,灌注于骨节、脏腑、脑、髓等,起濡养作用的体液。但在一般情况下,津和液同属一类物质,相互转化,故常津液并称,不作严格区分。

津液来源于饮食水谷,通过脾胃的运化及小肠的泌别清浊和大肠主津的生理功能而生成。胃主受纳腐熟,并吸收饮食水谷的部分精微物质。小肠泌别清浊,将水谷精微和水液大量吸收并将食物残渣下送大肠。大肠主津,在传导过程中吸收食物残渣中的水液。胃、小肠、大肠所吸收的水谷精微,都上输于脾,通过脾气的转输作用布散到全身。

津液的输布主要是依靠脾、肺、肾、肝和三焦等脏腑生理功能的协调配合来完成的。脾对津液的输布作用表现在两个方面:一是脾将津液上输于肺,依靠肺的宣发肃降将津液布散到全身;二是脾直接将津液向四周布散至全身各脏腑。肺主宣发肃降,通调水道,为水之上源。肺通过宣发,将津液输布到全身体表,以发挥津液的营养和滋润作用;通过肃降,将津液向下输于肾和膀胱。肾主水,对津液输布代谢起着主宰作用。一方面是指肾气的蒸腾气化,推动胃的游溢精气、小肠的泌别清浊、脾的输布散精以及肺的通调水道;另一方面,由脏腑代谢产生的浊液,通过肺气的肃降作用向下输送到肾和膀胱,经过肾气的蒸化作用,将其中的清者重新吸收而参与全身水液代谢,将其浊者化为尿液排泄。肝主疏泄,调畅气机,气行则水行,保持了水道的畅通,促进了津液输布。三焦为水液输布、流注的通路。

津液的排泄主要通过排出尿液和汗液来完成。尿液是津液排泄的最主要途径,所以肾脏的生理功能在津液排泄中最为重要。肾为水脏,肾气的蒸化作用,将脏腑代谢的废水及多余水分化为尿液并排出体外,肾在维持人体津液代谢平衡中起着非常关键的作用。正如《素问·水热穴论》所说:"肾者,胃之关也,关门不利,故聚水而从其类也。上下溢于皮肤,故为胕肿。"肺气宣发,将津液外输于体表皮毛,通过卫阳的作用形成汗液由汗孔排出体外。此外,肺在呼气时也会带走一些水液;大肠排出粪便时,也随糟粕带走一些残余的水液。

津液的主要生理功能:①滋润濡养。津液是液态物质,有较强的滋润作用。津液中含有营养物质,又有丰富的濡养作用。②充养血脉。津液入脉,成为血液的重要组成部分,并循行全身,发挥滋润、濡养作用。津液还有调节血液浓度的作用。当血液浓度升高时,津液就渗入脉中稀释血液,并补充血量。当机体的津液亏少时,血中之津液可以从脉中渗出脉外以补充津液。由于津液和血液都由水谷精微所化生,二者之间又可以互相渗透转化,故有"津血同源"之说。③维持体温。天热时津液化生汗液排泄可以散热,天冷时津液因腠理闭塞而不外泄,通过这种变化维持人体体温的相对恒定。④排泄代谢产物。津液在其自身的代谢过程中,能把机体的代谢产物通过汗液、尿液等方式不断排出体外,使机体各脏腑的气化活动正常。

（五）神（人体之神）

1. 基本概念 神是人体生命活动的主宰及其外在总体表现的统称。神有广义和狭义之分:广义之神是指人体生命活动的主宰及其外在总体表现。狭义之神指人的情感、意识、思维等精神活动。

2. 神的生成 精、气、血、津液为化神之源,是神产生的物质基础。精、气、血、津液充满于脏腑、形体、官窍之中,在脏腑之气的推动下,通过精微物质的新陈代谢,产生生命之神。脏腑精气对外界环境的应答反应,主要表现于人的精神、意识、思维和情志活动。《素问·阴阳应象大论》说:"人有五藏化五气,以生喜怒悲忧恐。"

3. 神的分类

(1)五神:即神、魂、魄、意、志,是对人的感觉、意识等精神活动的概括。心藏神,肺藏魄,肝藏魂,脾藏意,肾藏志。《类经·疾病类》说:"心为五藏六府之大主,而总统魂魄,兼该志意。"

(2)情志:包括七情、五志。七情是喜、怒、忧、思、悲、恐、惊七种情志活动的总称。情志分属于五脏:心在志为喜,肝在志为怒,肺在志为忧,脾在志为思,肾在志为恐,合称五志。

(3)思维:概括为意、志、思、虑、智。思维是对客观事物的整个认识过程,是以心神为主导的各脏腑的功能活动协调的结果。如《灵枢·本神》所说:"所以任物者谓之心,心有所忆谓之意,意之所存谓之志,因志而存变谓之思,因思而远慕谓之虑,因虑而处物谓之智。"

4. 神的作用 一是调节精、气、血、津液代谢:神有统领、调控精、气、血、津液在体内进行正常代谢的作用。二是调节脏腑生理功能:主宰脏腑精气,以调节脏腑生理功能。三是主宰人体生命活动:主宰人体生理、心理活动,神的盛衰体现人生命力的盛衰。得神者昌,失神者亡。

（六）精、气、血、津液、神的关系

精、气、血、津液均是构成人体和维持人体生命活动的基本物质,均赖脾胃化生的水谷精微生成,它们之间相互依存、相互促进、相互转化,又存在相互制约的密切关系。

1. 气与血的关系 气属阳,血属阴,气主推动、温煦,血主营养、滋润。气与血的关系,可概括为"气为血之帅,血为气之母"。

(1)气对血的作用——气为血之帅。

①气能生血:气的运动变化是血液生成的动力。营气和津液是血液的主要组成部分,来自脾胃所运化的水谷精微。只有在气的作用下,饮食物才能够转化成水谷精微,水谷精微才能转化成营气和津液,营气和津液才能转化成血液。

②气能行血:气的推动作用是血液循行的动力。血属阴主静。血液不能自行,血液在脉中的循行有赖于气的推动,气行则血行,气滞则血瘀。血液的循行,有赖于心气的推动、肺气的宣发布散、肝气的疏泄条达。

③气能摄血:气对血的固摄作用。气的固摄作用使血液正常循行于脉中而不逸出脉外。

(2)血对气的作用——血为气之母。

①血能养气:气的充盛及其功能活动离不开血液的濡养。水谷精微是后天之气的重要生成物质,而水谷精微需要血的运行,从而不断供应脏腑营养,脏腑经络得养,则气的生成和运行得以正常地进行。

②血能载气:气存于血中,赖血之运载而达全身。"血为气之宅",血是气的载体。血不载气,则气将易于流散,无以所归。

2. 气和精的关系

(1)气可生精:精包括先天之精和后天之精。精依气生,气化为精。精之生成源于气,精之生理功能赖于气之推动和激发。故《类经》说:"精依气生……元气生则元精产。"

(2)气可摄精:气对精具有封藏作用,可防止其无故丢失。气聚则精盈,气弱则精走。元气亏损,肾失封藏,每见失精之害。

(3)精可化气:精是化生气的物质基础。故《类经》说:"精化为气,谓元气由精而化也。"精盈则气盛,精少则气衰。故元精失则元气不生,元阳不充。

3. 气与津液的关系 气属阳,津液属阴,但两者均源于脾胃所运化的水谷精微,气机和气化过程与津液的生成、输布有密切的关系。气与津液的关系主要表现在气能生津、气能行津、气能摄津和津能载气四个方面。

(1)气能生津:气是津液生成的物质基础和动力,津液源于水谷精气,而饮食物化生津液依赖脾胃之气。气推动和激发脾胃的功能活动,使其纳运协调,则津液化生充足。脾胃之气虚衰,则影响津液的生成,而致津液不足。

(2)气能行津:气的运动变化是津液输布、排泄的动力。津液的输布及其化为汗液、尿液等排出体外,全赖于气的升降出入运动。如脾气的"散精"和转输、肺气的宣发和肃降、肾中精气的蒸腾气化功能正常,才能促使津液在体内进行正常的输布和排泄,所以气行则水行,气滞则水停。气的推动作用减弱,气化无力,或气机不利,气化受阻,均可导致"气不行水",津液的输布代谢障碍,产生水、湿、痰、饮停聚的病理变化。

(3)气能摄津:津液的排泄,有赖于气的推动和气化作用,气对津液也具有固摄作用。若气的固摄作用减弱,则体内的津液无故流失,可出现多汗、漏汗、多尿等表现。

(4)津能载气:津液是气的载体。气依附于津液而存在。若出汗过多或大量呕吐等致津液丢失,可导致气随津脱,故《金匮要略心典·痰饮咳嗽病脉证治》说:"吐下之余,定无完气。"

4. 血与精的关系 精能化血,血能生精,故有"精血同源"之说。

(1)血对精的作用:《赤水玄珠·调经门》说"夫血者,水谷之精气也,和调五脏,洒陈六府,男子化而为精,女子上为乳汁,下为经水",《诸病源候论》说"精者,血之所成也"。由于血能生精,故血旺则精充,血亏则精衰。

(2)精对血的作用:"骨髓坚固,气血皆从"(《素问·生气通天论》)。肾藏精,精生髓,髓养骨,精髓是化生血液的重要物质基础。精少则髓亏,髓亏则血少。

5. 血与津液的关系 血与津液均是液态物质,都来源于水谷精微,均有滋润和濡养作用,二者相互为用,相互补充,共同完成滋养人体的作用,故有"津血同源"之说。

(1)血能化津:运行于脉中的血液,渗于脉外便化为有濡润作用的津液。当血液不足时,可导致津液的病变。如血液瘀结,津液无以渗于脉外,以濡养皮肤肌肉,则肌肤干燥粗糙甚至甲错。

(2)津能生血:津液和血液同源于水谷精微,被输布于肌肉、腠理等处的津液,不断地渗入孙络,成为血液的组成部分,此称"津血同源"。对于多汗夺津或津液大量丢失的患者,不可用破血逐瘀之峻剂,故《灵枢·营卫生会》有"夺汗者无血"之说。

6. 精、气、神之间的关系 精是生命产生的本原,气是生命维系的动力,神是生命活动的体现及主宰,精、气、神三者为人身之"三宝"。

(1)气能化精、摄精:气的运行不息能促进精的化生;气又能固摄精,防止其无故耗损外泄。气虚可致精的化生不足而出现精亏,或致精不固聚而出现失精等病证,临床上常采用补气生精、补气固精的治疗方法。

(2)精能化气:人体之精在气的推动激发作用下可化生为气。各脏腑之精化生各脏腑之气,而藏于肾中的先天之精化为元气,水谷之精化为谷气。精为气化生的本源,精足则人身之气得以充盛,分布到各脏腑、经络,则各脏腑、经络之气亦充足;各脏腑之精充足则各脏腑之气化生充沛,自能推动和调控各脏腑、形体、官窍的生理活动。

(3)精与气化神:精与气都是神得以化生的物质基础,神必须得到精和气的滋养才能正常发挥作用。精盈则神明,精亏则神疲,故《黄帝内经》倡导"积精全神"以养生。气充则神明,气虚则神衰,故称气为"神之母"。

(4)神驭精气:神以精气为物质基础,但神又能驭气统精。人体脏腑、形体、官窍的功能活动及精、气、血等物质的新陈代谢,都必须受神的调控和主宰。形是神之宅,但是神乃形之主;神安则精固气畅,神荡则精失气衰。

五、病因病机

（一）病因

病因就是导致疾病发生的原因，又称"致病因素""病原""病邪"。中医学的病因包括六淫、疫疠、七情、饮食、劳倦、外伤，以及痰饮、瘀血、结石等。中医学认识病因的思维方法是辨证求因，因此中医病因学的内容，着重阐述各种致病因素的性质和致病特点以及所致疾病的临床表现。

在中医学术发展过程中，有关病因的认识，历代医家提出了不同的分类方法。如《黄帝内经》的阴阳分类法，把风雨寒暑等外来病因归属于阳，把饮食喜怒等内生病因归属于阴。汉代张仲景将病因和发病的途径相结合，提出了"三分病因"法，指出"千般疢难，不越三条"，把经络受邪入脏腑归为内所因，病变局限于浅表的归为外所因，房室、金刃、虫兽伤归为其他病因。宋代陈无择的三因分类法把六淫外感归为外所因，七情内伤归为内所因，饮食、劳倦、虫兽、金刃归为不内外因。古人这种把致病因素和发病途径结合起来的分类方法，对临床辨证有一定的指导意义。

【外感病因】

外感病因是指来源于自然界，多从肌表、口鼻侵入人体，引起外感病的致病因素。主要包括六淫和疠气两类。

1．六淫

1）概念　六淫是指风、寒、暑、湿、燥、火六种外感病邪的统称。淫有太过、浸淫、不正常之意。由于六淫是不正之气，所以又称其为"六邪"，是属于外感病的一类致病因素。

2）六淫致病的共同特点

（1）季节性：六淫本为四时主气的太过或不及，故容易形成季节性多发病。六淫致病具有明显的季节性。如春季多风病，夏季多暑病，长夏多湿病，秋季多燥病，冬季多寒病等。

（2）地域性：六淫致病常与居住地区环境和生活工作环境失宜有关。如东南沿海潮湿低洼多雨地区常患温病、湿病；西北高原内陆干燥地区常见寒病、燥病；久居潮湿地区易患湿病、关节痹痛；长期高温环境作业又常以燥热或火邪为病等。

（3）外感性：六淫致病多从肌表、口鼻、皮毛侵入人体发病。六淫致病的初起阶段，每以恶寒发热、舌苔薄白、脉浮为主要临床特征，称为表证。故又有"外感六淫"之称。

（4）相兼性：六淫邪气既可单独侵袭人体，如寒邪直中脏腑；又可两种或两种以上相兼侵犯人体致病，如风寒袭表、寒湿困脾、湿热下注等。

（5）转化性：六淫之邪侵犯人体，可以互相影响，并且在一定的条件下可以相互转化，如寒邪入里化热、暑湿日久可化燥伤阴、六淫之邪皆可从热化火等。这种转化与体质密切相关。

3）六淫的性质及其致病特点

（1）风邪。

凡致病具有善动不居、轻扬开泄等特性的外邪，称为风邪。风是一种无形的气流，风为春季的主气，故风邪致病春季为多，但四季皆有风，并不限于春季。风邪侵袭人体多从皮毛、肌腠而入。

①风为阳邪，轻扬开泄，易袭阳位：风具有升发、向上、向外的特性，所以风邪致病，易于伤人上部，易犯肌表、腰部等阳位。风邪上扰头面，则出现头晕头痛、头项强痛、面肌麻痹、口眼歪斜等。风邪客于肌表，可见怕风、发热等表证。因其性开泄，具有疏通、透泄之性，故风邪侵袭肌表，使肌腠疏松，汗孔开张，而出现汗出、恶风等症状。《素问·太阴阳明论》说："伤于风者，上先受之。"

②善行数变：风善动不居，易行而无定处。"善行"是指风邪具有易行而无定处的性质，故其致病有病位游移、行无定处的特性。如痹证（风痹）见四肢关节游走性疼痛，属风气盛的表现。

"数变"是指风邪致病具有变化无常和发病急骤的特性。如风疹、荨麻疹之时隐时现,癫痫、中风之猝然昏倒,不省人事等。因其兼夹风邪,所以才表现为发病急、变化快。总之,以风邪为先导的疾病无论是外感还是内伤,一般都具有发病急、变化多、传变快等特征。《素问·风论》说:"风者,善行而数变。"

③风性主动:风邪致病具有动摇不定的特性。《素问·阴阳应象大论》说:"风胜则动。"如惊风抽搐、角弓反张、眩晕、震颤等,都属于风性主动的临床表现。

④风为百病之长:风邪是外感病因的先导,寒、湿、燥、热等邪,往往依附于风而侵袭人体。例如,与寒合为风寒之邪,与热合为风热之邪,与湿合为风湿之邪,与暑合则为暑风之邪,与燥合则为风燥之邪,与火合则为风火之邪。所以,临床上风邪为患较多,又易与其他五淫相合而为病。故称风为百病之长、六淫之首。

(2)寒邪。

凡致病具有寒冷、凝滞、收引特性的外邪,称为寒邪。寒为冬季的主气,寒邪致病,因其所伤部位不同,临床有伤寒和中寒之别,寒邪束表,卫阳郁遏,则由皮毛、口鼻侵犯机体,而伤于肌表,表现为恶寒、发热无汗等,称为"伤寒";寒邪直中入里,损及脏腑阳气,则称为"中寒"或"寒邪直中"。

①寒易伤阳:寒为阴邪,"阴胜则阳病",寒邪最易伤人体阳气,阳气受损,失于温煦,证候多呈寒象。如寒邪束表,卫阳郁遏,则现恶寒、发热、无汗等。若寒邪伤及脾胃,则纳运升降失常,以致吐泻清稀,脘腹冷痛。

②寒性凝滞:凝滞即凝结阻滞。人身气、血、津液的运行,有赖阳气的温煦推动,才能畅通无阻。寒邪侵入人体,经脉气血失去阳气的温煦,易凝结阻滞,涩滞不通,不通则痛,故疼痛是寒邪致病的重要特征。因寒而痛,其痛得温则减,逢寒增剧,得温则气升血散,气血运行无阻,故疼痛缓解。寒盛必痛,但痛非必寒。由于寒邪侵犯的部位不同,所以症状各异。若寒客肌表,凝滞经脉,则头身肢节剧痛;若寒邪直中入里,气机阻滞,则胸、脘、腹冷痛或绞痛。

③寒性收引:收引即收缩牵引之意。寒性收引是指寒邪具有收引拘急之特性。"寒则气收"。寒邪侵袭人体,可使气机收敛,腠理闭塞,经络筋脉收缩而挛急;若寒客经络关节,则筋脉收缩拘急,以致拘挛作痛、屈伸不利或冷厥不仁;若寒邪侵袭肌表,则毛窍收缩,卫阳闭郁,故发热、恶寒而无汗。

寒与肾相应。寒为水气,通于肾。寒邪侵袭,肾水泛滥,则尿少、水肿;寒水过盛,上制心火,则心痛、心悸、肢厥等。

(3)暑邪。

暑为火热之邪,为夏季主气。暑邪有明显的季节性,主要发生在夏至以后,立秋以前。暑邪致病有阴阳之分,暑月受寒为阴暑,暑月受热为阳暑。

①暑性炎热:暑为夏月炎暑,盛夏之火气,具有酷热之性,火热属阳,故暑属阳邪。暑邪伤人多表现出一系列阳热症状,如高热、心烦、面赤、烦躁、脉象洪大等,称为伤暑(或暑热)。

②暑性升散:升指暑邪易于上犯头目,内扰心神;散指暑邪为害,易于伤津耗气。暑为阳邪,阳性升发,故暑邪侵犯人体,多直入气分,可致腠理开泄而大汗出。汗多伤津,津液亏损,可出现口渴喜饮、唇干舌燥、尿赤短少等症。在大量汗出同时,往往气随津泄,而导致气虚,故伤于暑者,常可见到气短乏力,甚则突然昏倒,不省人事之中暑。中暑兼见四肢厥冷,称为暑厥。暑热引动肝风而兼见四肢抽搐,颈项强直,甚则角弓反张,称为暑风(暑痫)。暑热之邪,不仅耗气伤津,还可扰动心神,引起心烦闷乱而不宁。

③暑多夹湿:暑季不仅气候炎热,且常多雨而潮湿,热蒸湿动,湿热弥漫,人身之所及,呼吸之所受,均不离湿热之气。暑令湿盛必多兼感。其临床特征,除发热、烦渴等暑热症状外,常兼见四肢困倦、胸闷呕恶、大便溏泄不爽等湿阻症状。暑邪致病的基本特征为热盛、阴伤、耗气,又多夹

湿。故临床上以壮热、阴亏、气虚、湿阻为特征。

（4）湿邪。

湿邪具有重浊、黏滞、趋下特性，为长夏主气。

①湿为阴邪，易阻气机，损伤阳气：湿性类水，水属于阴，故湿为阴邪。湿邪侵入人体，留滞于脏腑、经络，最易阻滞气机，从而使气机升降失常。胸胁为气机升降之道路，湿阻胸膈，气机不畅则胸闷；湿困脾胃，使脾胃纳运失职，升降失常，故现纳谷不香、不思饮食、脘痞腹胀、便溏不爽、小便短涩之候。由于湿为阴邪，阴胜则阳病，故湿邪为害，易伤阳气。脾主运化水湿，且为阴土，喜燥而恶湿，对湿邪又有特殊的易感性，所以脾具有运湿而恶湿的特性。因此，湿邪侵袭人体，必困于脾，使脾阳不振，运化无权，水湿停聚，发为泄泻、水肿、小便短少等症。

②湿性重浊："重"即沉重、重着之意。故湿邪致病，其临床症状有沉重的特性，如头重身困、四肢酸楚沉重等。若湿邪外袭肌表，湿浊困遏，清阳不能伸展，则头昏沉重，状如裹束；若湿滞经络关节，阳气布达受阻，可见肌肤不仁、关节疼痛重着等症。"浊"即秽浊垢腻之意。故湿邪为患，易出现排泄物和分泌物秽浊不清的现象。如湿浊在上则面垢、眵多；湿滞大肠，则大便溏泻、下痢脓血黏液；湿邪下注，则小便浑浊、妇女黄白带下过多；湿邪浸淫肌肤，则发疮疡、湿疹、脓水秽浊等。

③湿性黏滞："黏"即黏腻；"滞"即停滞。黏滞是指湿邪致病具有黏腻停滞的特性。这种特性主要表现在两个方面：一是症状的黏滞性。即湿病症状多黏滞而不爽，如大便黏腻不爽，小便涩滞不畅，以及分泌物黏浊和舌苔黏腻等。二是病程的缠绵性。因湿性黏滞，蕴蒸不化，胶着难解，故起病缓慢隐袭，病程较长，往往反复发作或缠绵难愈。如湿温是一种由湿热病邪所引起的外感热病。由于湿邪性质的特异性，在疾病的传变过程中，表现出起病缓、传变慢、病程长、难速愈的明显特征。如湿疹、湿痹（着痹）等，亦因其湿而不易速愈。

④湿性趋下：水性就下，湿类于水，其质重浊，故湿邪有下趋之势，易伤及人体下部，如《素问·太阴阳明论》所说："伤于湿者，下先受之。"其病多见下部的症状，如水肿多以下肢较为明显。带下、小便浑浊、泄泻、下痢等，亦多由湿邪下注所致。但是，湿邪浸淫，上下内外，无处不到，非独侵袭人体下部。

湿为长夏主气，与脾土相应。湿邪有阻遏气机，易伤阳气之性，其性重浊黏滞，且有趋下之势。故湿邪为病，导致人体气机阻滞，脾阳不振，水湿停聚，表现为胸闷脘痞、肢体困重、呕恶泄泻等症，以及分泌物和排泄物（如泪、涕、痰、带下、二便等）秽浊不清。

（5）燥邪。

燥邪具有干燥、收敛清肃特性，为秋季主气。燥邪为病，有温燥、凉燥之分。初秋有夏热之余气，燥与热相结合而侵犯人体，故病多温燥；深秋近冬之际，西风肃杀，燥与寒相结合而侵犯人体，则病多凉燥。

①干涩伤津：燥性干涩枯涸，故曰"燥胜则干"。燥邪为害，最易耗伤人体的津液，形成阴津亏损的病变，表现出各种干涩的症状和体征，如皮肤干涩皲裂、鼻干咽燥、口唇燥裂、毛发干枯不荣、小便短少、大便干燥等。

②燥易伤肺：肺为五脏六腑之华盖，喜清肃濡润而恶燥，称为娇脏。肺主气而司呼吸，直接与自然界大气相通，且外合皮毛，开窍于鼻，燥邪多从口鼻而入。燥为秋令主气，与肺相应，故燥邪最易伤肺。燥邪犯肺，使肺津受损，宣肃失职，从而出现干咳少痰，或痰黏难咳，或痰中带血，以及喘息胸痛等症。

燥为秋季主气，与肺相应。燥邪以干涩伤津和易于伤肺为最重要特征。不论外燥还是内燥，均可见口、鼻、咽、唇等官窍干燥之象，以及皮肤、毛发干枯不荣等。

（6）火（热）邪。

火（热）邪具有炎热特性，旺于夏季，因夏季主火，故火与心气相应。但是火（热）邪并不像暑邪那样具有明显的季节性,也不受季节气候的限制。

中医学中的火有生理与病理之分。生理之火是一种维持人体正常生命活动所必需的阳气,它谧藏于脏腑之内,具有温煦生化作用。这种有益于人体的阳气称为"少火",属于正气范畴。病理之火是指阳盛太过、耗散人体正气的病邪。这种火称为"壮火"。

①火性燔灼:燔即燃烧;灼即烧烫。燔灼是指火(热)邪具有焚烧、熏灼的特性。故火(热)邪为阳邪致病,机体以阳气盛为主,临床上表现出高热、恶热、脉洪数等热盛之证。火(热)邪为病,热象显著,以发热、脉数为其特征。

②火性炎上:火(热)为阳邪,其性升腾向上。故火(热)邪致病具有明显的炎上特性,其病多表现于上部。如心火上炎,则见口舌糜烂、生疮;肝火上炎,则见头痛如裂、目赤肿痛;胃火炽盛,可见牙龈肿痛、齿衄等。

③伤津耗气:火(热)邪蒸腾于内,迫津外泄,耗伤阴津。故火(热)邪致病,其临床表现除热象显著外,往往伴有口渴喜饮、咽干舌燥、小便短赤、大便秘结等津伤液耗之证。此外,气随津泄,形成津气两伤,甚至津气两脱的病变。如火热炽盛,在壮热、汗出、口渴喜饮的同时,又可见少气懒言、肢体乏力等气虚之证。总之,火(热)邪为害,或直接损伤人体正气,或因津伤而致气伤,终致津伤气耗之病理结果。

④生风动血:火(热)邪易引起肝风内动和血液妄行。

生风:火(热)邪侵袭人体,往往燔灼肝经,劫耗津血,使筋脉失于濡养,而致肝风内动,称为热极生风。风火相煽,症状急迫,临床上表现为高热、神昏谵语、四肢抽搐、颈项强直、角弓反张、目睛上视等症。

动血:血得寒则凝,得温则行。火(热)邪灼伤络脉,并使血行加速,迫血妄行,易引起各种出血,如吐血、衄血、便血、尿血,以及皮肤发斑,妇女月经过多、崩漏等。

⑤易致肿疡:《医宗金鉴·痈疽总论歌》说,"痈疽原是火毒生"。火(热)邪入于血分,聚于局部,腐肉败血,则发为痈肿疮疡。"火毒""热毒"是引起疮疡的常见原因,其临床表现可见疮疡局部红肿热痛,甚至化脓溃烂。

⑥易扰心神:火与心气相应,心主血脉而藏神。火(热)邪为阳邪,其性躁动,故火(热)邪入于营血,最易扰乱神明,出现心烦失眠,狂躁妄动,甚至神昏谵语等症。

2. 疠气 疠气是一类具有强烈传染性的病邪,又名戾气、疫疠之气、毒气、异气、杂气、乖戾之气等。明代吴又可《温疫论》说:"夫瘟疫之为病,非风、非寒、非暑、非湿,乃天地间别有一种异气所感。"疠气通过空气和接触传染,多从口鼻侵犯人体而致病。疠气的性质及致病特点如下。

(1) 传染性强,易于流行:疠气具有强烈的传染性和流行性,可通过口鼻等多种途径在人群中传播。《温疫论·原病》说:"疫者,感天地之厉气……此气之来,无论老少强弱,触之者即病。"

(2) 发病急骤,病情危笃:一般来说,疠气多属于热毒邪气,其性疾速,且常兼夹毒雾、瘴气等共同致病,故其致病具有发病急骤、来势凶猛、病情险恶、变化多端、传变快的特点,且易伤津、扰神、动血、生风。如《温疫论·杂气论》所说:"缓者朝发夕死,急者顷刻而亡。"

(3) 一气一病,症状相似:疠气种类虽多,但不同疠气所引起的疾病有一定的特异性,即一种疠气引起一种疫病,故当某一种疠气流行时,其临床症状基本相似,故《素问·刺法论》说,"无问大小,病状相似"。如白喉,患者男女老幼虽不同,但均表现为鼻、咽、喉部的黏膜有白色假膜形成、犬吠样咳嗽和毒血症等症状。这说明疠气有一种特异的亲和力,某种疠气会针对性地侵犯某脏腑、某经络或某一部位而发病,故症状相似。

【内伤病因】

内伤病因,是指因人的情志或行为不循常度,超过了人体自身调节范围,直接伤及脏腑而发病的致病因素。内伤病因包括七情内伤、饮食失宜、劳逸失度等。

1．七情内伤

（1）基本概念。

七情是指喜、怒、忧、思、悲、恐、惊七种正常的情志活动，是人的精神意识对外界事物的反应。在一般情况下，七情是正常精神活动，不会使人发病。只有当突然或强烈持久的情志刺激超过人体心理承受和调节能力，才会引起气血失调、脏腑功能紊乱，导致疾病发生。七情致病是直伤脏腑，故称"七情内伤"。

（2）七情与脏腑气血的关系。

①七情与脏腑的关系：中医学认为情志活动以五脏精气为基础，与脏腑有密切关系。《素问·阴阳应象大论》说："人有五藏化五气，以生喜怒悲忧恐。"肝"在志为怒"，心"在志为喜"，脾"在志为思"，肺"在志为忧"，肾"在志为恐"。脏腑活动异常可导致情志异常，而情志过度也可损伤脏腑。如过喜则伤心，过怒则伤肝，过思则伤脾，过悲过忧则伤肺，过惊过恐则伤肾。

②七情与气血的关系：气、血是构成机体和维持人体生命活动的两大基本物质。气对人体脏腑具有温煦推动作用，血对人体脏腑具有濡养作用。气血是人体精神情志活动的物质基础，情志活动与气血有密切关系。《素问·调经论》说："血有余则怒，不足则恐。"同样，精神情志异常也能导致气血失调。

③七情的致病特点。

一是直接伤及脏腑：七情过激可影响脏腑活动而产生病理变化。不同的情志刺激可伤及不同的脏腑，产生不同的病理变化。如过喜则损伤心脏，可导致心神不安而心悸、失眠、烦躁、惊慌不安、神志恍惚，甚至精神失常，出现哭笑无常、言语不休、狂躁妄动等症；郁怒不解则伤肝，影响肝的疏泄功能，出现胁肋胀痛、性情急躁、善太息，或咽中似有物梗阻，或因气滞血瘀而致妇女月经不调、痛经、闭经、癥瘕，或因暴怒引起肝气上逆，损及血脉，血随气逆，发生呕血或晕厥；思虑过度则伤脾，脾失健运则可见食欲不振、脘腹胀满、大便溏泄等。七情所伤，导致心、肝、脾功能失调，可单独发病，也常相互影响。

二是影响脏腑气机：七情致病常影响脏腑气机，导致气机失常，气血运行紊乱。《素问·举痛论》说："余知百病生于气也，怒则气上，喜则气缓，悲则气消，恐则气下，寒则气收，炅则气泄，惊则气乱，劳则气耗，思则气结。"

怒则气上：气上为气机上逆之意。怒为肝之志。凡遇事愤懑或事不遂意而产生一时性的激怒，一般不会致病。但如暴怒，则反伤肝，使肝气上逆或横逆为病。上逆者，血随气逆，气血并走于上，可见头晕头痛、面赤耳鸣，甚者呕血或昏厥；横逆者，肝气犯脾而致腹胀、飧泄或呃逆、吞酸、呕吐等。

喜则气缓：气缓为心气弛缓之意。喜为心之志。包括缓和紧张情绪和心气涣散两个方面。在正常情况下，喜能缓和紧张情绪，使心情舒畅，气血和缓。但暴喜伤心，使心气涣散，神不守舍，出现乏力、懈怠、注意力不集中，乃至心悸、失神，甚至狂乱等。

悲则气消：气消为肺气消耗之意。悲忧为肺之志。悲是伤感而哀痛的一种情志表现。悲忧太过，耗伤肺气，使气弱消减，意志消沉，可见气短胸闷、精神萎靡不振等。

思则气结：气结为脾气郁结之意。思为脾之志，思考本是人的正常生理活动，若思虑太过，则导致脾气郁结，中焦气滞，水谷不化，而见胃纳呆滞、脘腹痞塞、腹胀便溏，甚至肌肉消瘦等症。思发于脾而成于心，思虑太过也可伤心血，导致心血虚弱，神失所养，出现心悸、怔忡、失眠、健忘、多梦等症状。

恐则气下：气下为精气下陷之意。恐为肾之志。恐是一种胆怯、惧怕的情志表现。长期恐惧或突然意外惊恐，导致肾气不固，气陷于下，则可见二便失禁、遗精、昏厥等症。

惊则气乱：气乱指心气紊乱。心主血、藏神，过惊则心气紊乱，气血失调，导致心无所倚，神无所归，出现惊恐不安、心悸不宁，甚则精神错乱等症状。

三是情志波动,影响病情变化:七情可引起多种疾病,也可对疾病的发展和转归产生影响。良性或积极的情志变化有利于疾病的恢复,而剧烈的情绪波动,能加重病情。如眩晕患者,阴虚阳亢,肝阳偏亢,若遇恼怒,可使肝阳暴亢,气血并走于上,出现眩晕欲仆,甚则突然昏仆不语、半身不遂、口眼㖞斜,发为中风。

2. 饮食失宜 饮食是健康的基本条件。饮食所化生的水谷精微是化生气血,维持人体生长、发育,完成各种生理功能的基本条件。饮食失宜包括饥饱无度、饮食不洁、饮食偏嗜等。饮食失宜能导致疾病的发生,为内伤病的主要致病因素之一。

(1)饥饱无度:饮食以适量为宜,过饥过饱则会致病。

过饥是指摄入的饮食量明显低于适度饮食量。过饥则气血生化乏源,久之则气血亏虚而为病,气血不足则正气虚弱,抗病力弱,易感邪而发病。临床常见形体消瘦、头晕乏力、心悸心慌、面色无华、眩晕、自汗等症。

过饱是指摄取的饮食量明显超过适度饮食量。饮食量过多超过脾胃运化能力,可导致饮食阻滞,会出现脘腹胀满、嗳腐吞酸、恶心呕吐、舌苔垢腻等症。食滞日久,可致脾胃大伤,聚湿生痰。故《素问·痹论》说:"饮食自倍,肠胃乃伤。"

(2)饮食不洁:食用了不清洁、不卫生,或陈腐变质,或有毒食物而成为致病因素。

饮食不洁可致多种胃肠道系统疾病,出现腹痛腹泻、恶心呕吐、痢疾等。若进食陈腐变质的食物或有毒食物,则致食物中毒,常出现剧烈腹痛、吐泻,严重者出现昏迷或死亡。

(3)饮食偏嗜:饮食结构合理,五味调和,寒热适中,无所偏嗜,才能使人体获得各种需要的营养。若饮食偏嗜,或饮食过寒过热,或饮食五味有所偏嗜,可导致阴阳失调,或某些营养素缺乏而发生疾病。

①寒热偏嗜:饮食宜寒温适中,若过分偏嗜寒热饮食,可导致人体阴阳失调而发生病变。多食生冷寒凉之物,可损伤脾胃阳气,寒湿内生,发生腹痛、泄泻等症。偏食辛温燥热之物,可使胃肠积热,出现口渴、腹满胀痛、便秘,或酿成痔疮。

②食类偏嗜:饮食种类合理搭配,膳食结构合理,才能获得充足的营养。《素问·藏气法时论》说:"五谷为养,五果为助,五畜为益,五菜为充。"若过嗜酵酿之品,则易导致水饮积聚;过嗜瓜果乳酥,则易水湿内生,发为肿、满、泻、利。

③五味偏嗜:五味指酸、苦、甘、辛、咸。人的精神气血,均由五味资生。五味与五脏,各有其亲和性,如酸入肝,苦入心,甘入脾,辛入肺,咸入肾。如果长期偏嗜某种食物,就会使该脏腑机能偏盛偏衰而发生疾病。《素问·五藏生成》说:"多食咸,则脉凝泣而变色;多食苦,则皮槁而毛拔;多食辛,则筋急而爪枯;多食酸,则肉胝䐢而唇揭;多食甘,则骨痛而发落。"

3. 劳逸失度 劳逸失度包括过度劳累和过度安逸两个方面。正常的劳动和体育锻炼有助于气血流通,增强体质。必要的休息可以消除疲劳,恢复体力和脑力,不会使人生病。只有较长时间的过度劳累或过度安逸,才会成为致病因素而使人发病。

(1)过劳:过度劳累,包括劳力过度、劳神过度和房劳过度三个方面。劳力过度可以损伤脏腑功能,致使气血损耗,可出现少气无力、四肢困倦、懒于言语、精神疲惫、形体消瘦等症,即"劳则气耗";另外劳力过度还可致形体损伤,即劳伤筋骨。劳神过度可暗耗心血,损伤脾气,出现心悸、健忘、失眠、多梦及纳呆、腹胀、便溏等症,甚则脏腑功能减弱,正气亏虚,乃至积劳成疾。房劳过度会耗伤肾精,可致腰膝酸软、眩晕耳鸣、精神萎靡,或男子遗精滑泄、性功能减退。房劳过度也可以导致早衰。妇女早孕多育,耗损精血,可累及冲任及胞宫,导致月经失调、带下过多等妇科疾病的发生。

(2)过逸:过度安逸。不劳动,又不运动,使人体气血运行不畅,筋柔骨脆,脾胃呆滞,体弱神倦,或发胖臃肿,动则心悸、气喘、汗出等,还可继发其他疾病。

【病理产物性病因】

病理产物性病因又称继发性病因。常见的继发性病因有痰饮、瘀血和结石。

1. 痰饮　痰和饮都是水液代谢障碍所形成的病理性代谢产物。一般把质地稠浊者称为痰，质地清稀者称为饮。痰饮有有形和无形、狭义和广义之分。①有形痰饮是指视之可见、触之可及、闻之有声、吐之而出的实质性痰浊和水饮。如咳出的痰液，呕泄而出的水饮痰浊。②无形痰饮是指由痰饮引起的特殊症状和体征，只见其症，不见其形，看不到实质性的痰饮，故称无形痰饮。其作用于人体，可表现出头晕目眩、心悸气短、恶心呕吐、神昏谵妄等症，多以苔腻、脉滑为重要临床特征。③狭义的痰饮是指肺部渗出物和呼吸道的分泌物，或咳吐而出，或呕恶而出，易被察觉和理解，又称外痰。④广义的痰饮泛指由水液代谢失常所形成的病理产物及其病理变化和临床症状，不易被察觉和理解，又称内痰。

痰饮多由外感六淫、饮食不节、七情内伤等，使肺、脾、肾、三焦等脏腑气化功能失常，水液代谢障碍，以致水湿停聚而生成。

痰饮的致病特点如下。

（1）阻滞人体气机、影响气血运行：痰饮随气流行，机体内外无所不至。若痰饮停留于肺，可使肺失宣肃，出现胸闷咳嗽、喘促气急等症；若痰饮流注经络，易使经络阻塞，气血凝滞，运行不畅，出现肢体麻木或屈伸不利，甚或半身不遂等。

（2）致病广泛、变化多端：饮多留积于胸胁、胃肠、肌肤，而痰则随气升降流行，内至脏腑，外至筋骨皮肉，形成多种病证。因此清代汪昂所著《汤头歌诀·除痰之剂》有"百病多因痰作祟"之说。痰饮致病不仅病证广泛，并且变化多端，如痫病为痰所致的病证，平时患者无明显症状，一旦发作，痰浊内动，则突然昏仆、四肢抽搐、牙关紧闭、口吐白沫等，故又有"怪病多痰"的说法。

（3）重浊黏滞缠绵：痰饮由水湿停聚而形成，具有重浊黏滞特性。所以致病大多具有沉重、秽浊、黏滞不爽的症状，病程较长，多反复发作，缠绵难愈。

（4）易上蒙心神：心主神明，心的气血充盈，则神明正常，神志清晰，思维敏捷。痰浊上扰，蒙蔽清阳，则会出现头昏目眩、精神不振、痰迷心窍，或痰火扰心、心神被蒙，可导致胸闷心悸、神昏谵妄，或引起癫、狂、痫等疾病。

（5）多见滑腻舌苔：痰饮水湿内停，变化多端，可引发各种各样的症状，但具有其典型的舌象与脉象，舌象多为腻苔和滑苔，舌体胖大有齿痕，典型脉象是滑脉或弦脉。

2. 瘀血　瘀血又称蓄血、恶血、败血、污血，包括因血液运行不畅，停滞于经脉或脏腑组织内的血液，以及体内瘀积的离经之血。瘀血既是一种病理产物，又可成为某些疾病的致病因素。

瘀血的形成原因：①外伤。如跌打损伤、负重过度等，或外伤肌肤，或内伤脏腑，使血离经脉，停留体内，不能及时消散或排出体外，或血液运行不畅，从而形成瘀血。②出血。或因出血之后，离经之血未能排出体外而为瘀，即所谓"离经之血为瘀血"。③气虚。载气者为血，运血者为气。气虚运血无力，血行迟滞致瘀；或气虚不能统摄血液，血逸脉外而为瘀。④气滞。气行则血行，气滞血亦滞，气滞必致血瘀。⑤血寒。血得温则行，得寒则凝。《医林改错》说："血受寒则凝结成块。"⑥血热。热入营血，血热互结，煎灼血中津液，使血液黏稠而运行不畅，或热灼络脉，迫血妄行而形成瘀血。

瘀血致病特点如下。

一是病症虽多，特点相似：①疼痛。一般多表现为刺痛，痛处固定不移，拒按，夜间尤甚。②肿块。固定不移，在体表色青紫或青黄，在体内多为肿胀包块，质硬。③出血。血色紫暗或夹有血块状物。④发绀。面部、口唇、爪甲发绀。⑤舌紫暗。舌可见瘀斑、瘀点，或舌下静脉曲张，或舌体紫暗。⑥脉象涩或结代。久瘀者可见面色黧黑、肌肤甲错等。

二是病位不一，病症各异：瘀血所致病症极为广泛，常因阻滞的部位不同而症状各异。如瘀阻于心，可见心悸，心胸闷痛，口唇、爪甲发绀；瘀阻于肺，可见胸痛、咯血；瘀阻于胃肠，可见呕血、黑便；瘀阻于肝，可见胁肋刺痛、痞块；瘀阻于胞宫，可见少腹或小腹疼痛、月经不调、痛经、闭经、经色紫暗成块或崩漏；瘀阻于肢末，可成脱骨疽；瘀阻于肢体局部，可见局部肿痛或发绀等。

3. 结石 结石是指停滞于脏腑管腔的坚硬如石的物质,是一种砂石样的病理产物。其形态各异,大小不一,停滞体内,又可成为继发的致病因素。

结石主要由于脏腑功能不足,湿热浊邪乘虚而入,蕴郁积聚于脏腑之内不散而成。长期嗜食辛辣或肥甘厚味,日久湿热内生,肝失疏泄,导致胆汁淤积而致胆结石;若湿热下注,蕴结下焦,气机不利,也可形成尿路结石;或因外感六淫、内伤七情等,导致气机不利,湿热内生,久经煎熬而成结石。

结石的致病特点如下。

(1)阻滞气机,易致疼痛:结石为有形病理产物,停留脏腑之内,易阻滞气机,影响气血津液的运行与排泄,不通则痛,常见表现有局部胀痛、掣痛、按压痛、叩击痛等,甚则发生绞痛。

(2)病位不同,病症不一:结石由于停留部位的不同,所致病症各异。如肾与膀胱结石,可致腰痛、尿血等;胆结石可致胁痛、黄疸等。

(3)病程较长,反复发作:结石多为湿热内蕴,日久煎熬而成,故大多数结石的形成过程缓慢。由于病程长,结石停留在体内日久,有时病情较轻,无任何症状。若因饮食、劳累、外感等引发,病情较重,症状也更为明显、复杂。

(二)病机

病机是指疾病发生、发展变化及转归的机理,又称"病变机理"。《素问·至真要大论》首先提出"病机"一词,强调"谨候气宜,无失病机""谨守病机,各司其属",并总结出"病机十九条"。病机学说的内容,包括疾病发生的机理、病变的机理、病程演变的机理三个部分。发病是指疾病的发生过程,即机体处于病邪的损害与正气的抗损害之间的斗争过程。中医学的健康状态的本质是"阴平阳秘",表现为人体各脏腑、经络、气血津液之间,以及人体与环境之间的高度协调与统一。在各种致病因素的作用下,气血阴阳平衡遭到破坏,导致"阴阳失调"时就会发生疾病。

1. 邪正盛衰 邪正盛衰,是指在疾病的发生、发展过程中,致病邪气与机体之间相互斗争所发生的盛衰变化。这种邪正的斗争,以及在斗争中邪正双方力量的盛衰变化,不仅关系着疾病的发生和发展,还影响着病证的虚实变化,并且直接影响着疾病的转归。

(1)正邪与发病。

正即正气,是人体正常机能及产生的各种维护健康的能力,包括自我调节能力、适应环境能力、抗邪防病能力和康复自愈能力。邪即邪气,泛指各种致病因素,包括存在于外界环境中和人体内部产生的各种具有致病或损伤正气作用的因素,如六淫、疫疠、七情、外伤及痰饮和瘀血等。疾病的发生,都是在一定条件下正邪斗争的结果。

①正气不足是疾病发生的内在因素:中医学认为正气旺盛,气血充盈,卫外固密,病邪难以侵入,则疾病无从发生,或虽有邪气侵犯,正气亦能抗邪外出而免于发病,即"正气存内,邪不可干"。只有当人体正气相对虚弱,卫外不固时才容易发生疾病,即"邪之所凑,其气必虚"。

②邪气侵袭是发病的重要条件:中医学一方面强调正气在发病中的主导地位,另一方面也认为邪气侵袭是疾病发生的重要条件。如疠气引发疫疠大流行之时,无论老少强弱,触之者即病,这说明在传染病的发生与流行中,邪气是发病的重要条件。在烧伤、冻伤、饮食中毒、枪弹伤、毒蛇咬伤等情况下,邪气甚至起主导作用,即使正气强盛,也难免被伤害。

③正邪相搏的胜负决定发病与否:邪气伤人,必然引起邪正斗争,而邪正斗争的胜负,不仅关系到疾病发生与否,还关系到疾病的发展、变化与转归。就发病而言,正胜邪退则不发病,邪盛正衰则发病。

(2)邪正盛衰与证的虚实。

邪正斗争的消长盛衰,不仅关系到疾病的发生、发展与转归,同时还决定着病证的虚实变化。虚与实体现了人体正气与病邪相互对抗消长运动形式的变化。《素问·通评虚实论》说:"邪气盛

Note

则实,精气夺则虚。"这是对虚实病机的高度概括。

①虚实病机。

实主要指邪气亢盛,是以邪气盛为矛盾主要方面的一种病理反应。主要表现为致病邪气比较亢盛,而机体的正气未衰,正邪相搏,斗争剧烈,反应明显,临床表现为亢盛、有余的实证。实性病变,常见于外感病的初期或中期,或见于痰、食、瘀、水等滞留于体内而引起的内伤病证,如痰湿壅盛、食积不化、水湿泛滥、瘀血内阻等。临床常见体质壮实,常出现精神亢奋、壮热狂躁、烦躁不宁、腹痛拒按、声高气粗、二便不通、脉实有力等症,都属于实性的病理反应。

虚主要指正气不足,是以正气亏虚为矛盾主要方面的一种病理反应。主要表现为机体的精、气、血、津液亏少和功能衰弱,脏腑、经络的生理功能减退,抗病能力低下,难以出现邪正斗争剧烈的病理反应。虚性病变多见于素体虚弱、年老虚损之人,或外感病后期,各种慢性消耗性疾病过程中;或见于汗、吐、下太过,大出血之后。临床常见神疲体倦、面容憔悴、心悸气短、自汗或盗汗,或五心烦热,或畏寒肢冷、脉虚无力等症。

②虚实错杂。

虚中夹实:虚中夹实是指以正虚为主,又兼夹实邪停留的病理变化。如脾阳不振之水肿。脾阳不振,运化无权,皆为虚候;水湿停聚,发为水肿为实。上述病理变化以正虚为主,邪实居其次,属于虚中夹实。

实中夹虚:实中夹虚是以邪实为主,兼见正气虚损的病理变化。如外感热病中出现热盛伤津,既有高热、汗出、便秘、舌红、脉数之实象,又有口渴、尿少、便干等伤津之症。上述病理变化以邪实为主,正虚居其次,属于实中夹虚。

③虚实真假:在一般情况下,现象与本质是一致的,但在一些特殊情况下,疾病的现象与本质不完全一致,可出现某些与疾病本质不符的假象。

真虚假实:此虚是病理变化的本质,实则是表面现象,是假象。如正气虚弱的人,因脏腑虚衰,气血不足,运化无力,有时反出现类似"实"的表现。一方面可以见到食少纳呆、神疲体倦、脉虚无力等正气虚弱的表现,同时又可见腹部胀满疼痛等一些类似"实"的症状。但其腹虽胀满,但有时减轻,腹痛却不拒按,与实证的腹满不减、腹痛拒按不同。此即"至虚有盛候"的真虚假实之证。

真实假虚:真实假虚病机本质为实,而虚则是表面现象,为假象,多由邪气亢盛,结聚体内,使经络阻滞,气血不能畅达所致。如热结肠胃、里热炽盛之患者,一方面见到大便秘结、腹满硬痛拒按、潮热谵语等实热证,同时又因阳气被郁而出现面色苍白、四肢厥冷等状似虚寒的假象。此即"大实有羸状"的真实假虚之证。

2. 阴阳失调 阴阳失调是指在疾病的发生、发展过程中,由于各种致病因素的影响,导致人体阴阳失去平衡,从而形成阴阳偏盛、偏衰,或阳不制阴,或阴不制阳的病理状态。阴阳失调主要说明病证寒热的变化,由于阴阳的偏盛偏衰,形成了"阳胜则热,阴胜则寒""阴虚则热,阳虚则寒"等病理变化。

(1)阴阳偏盛:人体阴或阳偏盛所引起的病理变化,主要见于"邪气盛则实"的实证。

①阳偏盛:阳偏盛是指机体在疾病过程中出现的阳气偏盛、功能亢进、热量过剩的病理状态。多是由于感受温热阳邪,或感受阴邪从阳化热,或情志内伤,五志过极化火,或因气滞、血瘀、食积等郁而化热所致。阳偏盛以热、燥、动为特点,如壮热、烦渴、面红、目赤、尿赤、便干、舌红、苔黄、脉数等,即"阳盛则热"。阳热亢盛日久,耗伤阴液,出现口干舌燥、小便短少、大便干燥等热盛伤阴症状,即"阳盛则阴病"。

②阴偏盛:阴偏盛是指机体在疾病发生、发展过程中出现的阴邪偏盛,机能障碍或减退,产热不足以及病理性代谢产物积聚的病理变化。多由于感受寒湿之邪,或过食寒凉生冷以及痰饮、瘀血等阴邪内结所致。阴偏盛以寒、静、湿为特点,如形寒、肢冷、脘腹冷痛、舌淡、脉迟等,即"阴盛

Note

则寒"。阴寒长期偏盛必然导致不同程度的阳气受损,出现畏寒喜暖、精神萎靡、面色㿠白等寒盛伤阳的症状,即"阴盛则阳病"。

（2）阴阳偏衰：人体阴或阳亏虚所引起的病理变化,主要见于"精气夺则虚"的虚证。

①阳偏衰（即阳虚）：机体阳气虚损,机能减退或衰弱,机体反应性低下,阳热不足的病理变化。多由先天禀赋不足,或后天饮食失养,或久病损伤阳气,或劳倦内伤所致。阳偏衰时,一般以脾肾阳虚为主,尤以肾阳虚衰（命门火衰）最为常见。阳虚则寒,虽也可见到面色㿠白、畏寒肢冷、舌淡、脉迟等寒象,但还有喜静蜷卧、小便清长、下利清谷等虚象。

②阴偏衰（阴虚）：机体精、血、津液等物质亏耗,阴不制阳,导致阳相对亢盛,机能虚性亢奋的病理变化。多由于阳邪伤阴,或因五志过极,化火伤阴,或因久病耗伤阴液所致。阴偏衰时,以肺、肝、肾之阴虚多见,一般以肾阴虚为主。由于阴液不足,不能制约阳气,阳气相对亢盛,呈现出虚热之象,即"阴虚则热"。阴虚则热表现为潮热盗汗、五心烦热、两颧红赤、脉细数等症;阴液不足,失其滋润濡养也可见形体消瘦、口燥咽干、尿少便干等症。

（3）阴阳互损：在阴阳任何一方虚损的前提下,病变发展影响相对的一方,形成阴阳两虚的病机。

①阴损及阳：由于阴精亏损,累及阳气化生不足或无所依附而耗散,形成了以阴虚为主的阴阳两虚的病理状态。如肝阳上亢证,其病机主要为肝肾阴虚,水不涵木导致阴虚阳亢,但病情发展,进一步耗伤肾精,影响肾阳化生,导致出现畏寒、肢冷、面色㿠白、脉沉弱等阳虚症状,转化为阴损及阳的阴阳两虚证。

②阳损及阴：由于阳气虚损,累及阴液化生不足,从而形成以阳虚为主的阴阳两虚的病理变化。例如肾阳亏虚引起水肿,其病机主要为阳气不足,气化失司,津液停聚,泛滥肌肤,若病变发展,也可影响肾阴化生,使肾阴受损而出现日益消瘦、烦躁不安,甚则抽搐等肾阴亏虚的征象,转化为阳损及阴的阴阳两虚证。

（4）阴阳格拒：在阴阳偏盛基础上阴阳双方相互排斥而出现寒热真假病变的一类病机,包括阴盛格阳和阳盛格阴两方面。

①阴盛格阳：又称格阳,阴寒之邪壅盛于内,逼迫阳气浮越于外,使阴阳之间不相维系,而相互格拒的一种病理状态。阴寒内盛是疾病的本质,故见面色苍白、四肢厥冷、小便清长等阴寒表现。但由于格阳于外,在临床上又出现面红如妆、烦热、口渴、脉大无根等假热之象,故为真寒假热证。

②阳盛格阴：又称格阴,热邪深伏于里,阳气被遏,郁闭于内,不能外达于体表而格阴于外的一种病理状态。阳热内盛是疾病的本质,故见壮热、面红、气粗、烦躁、舌红、脉数大有力等阳热表现。但由于格阴于外,在临床上出现四肢厥冷、脉象沉伏等假寒之象,故为真热假寒证。

（5）阴阳亡失：包括亡阴和亡阳两类,机体的阴液或阳气突然大量亡失,功能严重衰竭而出现生命垂危的一种病理状态。

①亡阳：机体的阳气发生突然大量脱失,而致全身功能严重衰减的一种病理状态。亡阳多由于邪盛,正不敌邪,阳气突然脱失所致,也可由于素体阳虚、正气不足、疲劳过度等多种原因,或过用汗法,汗出过多,阳随阴泄,阳气外脱所致。亡阳多见冷汗淋漓、神疲蜷卧、四肢厥冷、精神萎靡、脉微欲绝等危重征象。

②亡阴：由于机体阴气发生突然大量耗失,而致全身功能严重衰竭的一种病理状态。亡阴多由于邪热内盛,大量煎熬津液或迫津外泄以致阴液消耗而突然脱失。亡阴多见手足虽温而大汗不止、烦躁不安、体倦无力、口渴欲饮、脉数疾等危重征象。

亡阴和亡阳的病机和临床征象虽不同,但阴阳互根互用,阴亡则阳无所依附而散越;阳亡则阴无以化生而耗竭。阴阳亡失最终导致"阴阳离决,精气乃绝"。

3. 气血失常 气血失常是指气和血亏损不足、生理功能发生异常,以及气血关系失调等病理变化。

（1）气的失常：包括气虚和气机失调两个方面。

①气虚：气不足，导致脏腑组织功能低下或衰退，抗病能力低下的病理状态。其形成的原因主要有：先天禀赋不足，或后天饮食失养，或肺、脾、肾的功能失调，使气的生成不足；或因久病劳损耗气过多引起。气虚以少气懒言、疲倦乏力、脉虚无力为特征。

由于气的种类不同，功能各异，因而气虚的表现各有不同，如卫气虚则不能温煦肌表，肌表不固，故患有怕冷、自汗、易感冒等症；脾气虚则运化无力，可见腹胀、便溏、倦怠乏力等症；元气虚则激发、推动作用减弱而致生长发育迟缓，生殖功能低下，机体所有生理活动衰退；各脏腑气虚则可导致各脏腑功能减退或失调，从而表现为一系列脏腑虚弱征象。

②气机失调：气的升降出入运动失常而引起的气滞、气逆、气陷、气闭和气脱等病理变化。

气滞：气运行不畅、郁滞不通的病理状态。主要由于情志抑郁，或因痰、湿、食积、瘀血等有形之邪阻碍气机，影响到气的流通，形成局部或全身的气机不畅或阻滞不通。临床以肺气壅滞、肝郁气滞、脾胃气滞为多见，可见闷、胀、疼痛等症。

气逆：气上升太过，或降之不及，脏腑之气上逆的一种病理变化。多由于情志所伤，或因饮食冷热不适，或因外邪侵犯，或因痰湿壅阻所致；亦有因虚而致气机上逆者。气逆最常见于肺、胃、肝等脏腑。肺气上逆，发为咳逆、气喘；胃气上逆，发为恶心、呕吐、嗳气、呃逆；肝气上逆，发为头胀、头痛、面红目赤、易怒等症。

气陷：气的上升不足或下降太过，以气虚升举无力而下陷为特征的一种病理状态。多由气虚病变发展而致，与脾气虚损关系最为密切。气陷的病理表现，主要为"上气不足"与"中气下陷"两方面。"上气不足"是由于脾虚无力升清，头目失养而见头晕耳鸣、疲倦乏力等症。"中气下陷"可导致某些内脏的下垂，如胃下垂、肾下垂、子宫脱垂、脱肛等，还可伴见腰腹胀满重坠、便意频频，以及短气乏力、语声低微、脉弱无力等症。

气闭：气机闭阻，外出严重障碍，以致清窍闭塞，出现昏厥的一种病理状态。气闭多因情志过极，或外邪、痰浊等阻滞气机出入所致。临床以突然昏厥、不省人事为特点。

气脱：气不内守，大量向外脱逸，以致生命机能突然衰竭的一种病理状态。气脱病变的形成，多由重病、久病，正气极度虚损，以致气不内守而散失；或因大汗、大失血、频繁吐下等，致使气随血脱或气随津泄。气脱临床可见面色苍白、汗出不止、目闭口开、全身瘫软、二便失禁、脉微欲绝等症。

（2）血的失常：主要包括血液的生成不足或耗损太过引起的血虚；血的循环运行失常而出现的血瘀；五志化火，邪热迫血妄行而致的血逸脉外三个方面。

①血虚：血液亏少，濡养功能减退的一种病理变化。血虚以心、肝两脏多见，其临床表现以头晕健忘，面色不华，唇、舌、爪甲淡白无华，失眠多梦为重要特征。

②血瘀：瘀血内阻，血行不畅的一种病理变化。当瘀血阻滞在脏腑、经络某一局部时，致使局部经脉不通，不通则痛，多为刺痛而有定处，得寒温而不减，甚则可形成肿块，称为"癥积"。同时，可伴有面色黧黑，肌肤甲错，或唇舌紫暗，或见舌上瘀斑、瘀点，脉细涩结代等征象。

③出血：血液运行不循常道，逸出脉外的一种病理状态。出血之候，随处可见，由于出血部位、原因以及出血量之多寡和血的颜色不同，可表现出不同的病理现象。

（3）气血关系失常。

气血关系失常主要表现为气滞血瘀、气虚血瘀、气不摄血、气随血脱以及气血两虚五个方面。

①气滞血瘀：气机郁滞，血行不畅而气滞与血瘀并存的一种病理变化。多由情志抑郁，气机阻滞而致血瘀。气滞血瘀与肝失疏泄关系密切。临床多见胸胁胀满、疼痛、痕聚、癥积等病症。

②气虚血瘀：气虚而运血无力，血行瘀滞，气虚与血瘀并存的一种病理变化。轻者，气虚无力，但尚能推动，只不过血行迟缓，运行无力；重者，在人体某些部位，因气虚较甚，无力将血运

行至该处发挥濡养作用,则见痿软不用,甚至萎缩;肌肤干燥、瘙痒、欠温,甚则肌肤甲错等表现。

③气不摄血:因气的不足,固摄血液的生理功能减弱,血不循经,逸出脉外,而导致咯血、吐血、衄血、发斑、便血,尿血、崩漏等各种出血的病理变化。气不摄血而出血者,除失血症状外,多伴有面色不华、疲乏倦怠、脉动无力、舌淡胖等气虚的表现。

④气随血脱:在大量出血的同时,气也随着血液的流失而散脱,从而形成气血两虚或气血并脱的病理变化。多由外伤失血、呕血或崩漏,或产后大出血所致。症见冷汗淋漓、四肢厥冷、晕厥、脉微欲绝等表现。

⑤气血两虚:气虚和血虚同时存在的病理变化,多因久病消耗、气血两伤所致,或先有失血,气随血耗;或先因气虚,血的生化无源而日渐衰少,从而形成肌肤干燥、肢体麻木等气血不足之证。

4. 津液代谢失常 津液代谢失常是津液的输布失常、津液的生成和排泄之间失去平衡,从而出现津液的生成减少,或是输布受阻、排泄障碍,以致津液不足,或在体内蓄积产生痰、饮、水、湿等病理变化。

(1)津液不足。

津液不足,是指机体津液的数量亏少,使全身得不到充分的濡润、滋养和充盈,因而产生一系列的干燥枯涩的病理状态。津液不足多由燥热之邪或五志之火,或高热、多汗、吐泻、多尿、失血,或过用辛燥之剂等引起津液耗伤所致。

津和液在性状、分布部位、生理功能等方面均有所不同,故津液不足的病机及临床表现也有相应差异。津较清稀,流动性较大,内则充盈血脉,润泽脏腑,外则达于皮毛和孔窍,易于耗散,也易于补充。炎夏而多汗,或因高热而口渴引饮;秋燥时节,常见的口、鼻、皮肤干燥均属于津伤。液较稠厚,流动性较小,以濡养脏腑,充养骨髓、脑髓、脊髓,滑利关节为主,一般不易损耗,一旦亏损则不易补充。如热病后期或久病伤阴,所见到形瘦肉脱、毛发枯槁、手足震颤、舌光红无苔等,均属于脱液的临床表现。

(2)水湿停聚。

水湿停聚是指津液在体内输布排泄障碍,导致津液在体内环流迟缓,或在体内某一局部发生潴留,致水湿内生、酿痰成饮的病理变化。津液的排泄障碍主要是指津液转化为汗液和尿液的功能减退,可产生相应的病理改变。

①湿浊困阻:多由脾虚运化水液功能低下,日久形成湿浊内困的病理变化。临床表现为头身困重、胸闷呕恶、脘腹痞满、口腻不渴、腹泻便溏、面黄腹肿等症。

②痰饮凝聚:痰与饮都是脏腑功能失调,津液代谢障碍,以致水湿停聚而形成的病理产物,水聚成饮,饮凝而成痰。痰与饮也是多种疾病的致病因素,可产生多种症状。

痰可随气升降,无处不到,病及不同的脏腑、经络,或滞留于机体的某些部位。如痰阻于肺,可见咳喘、咳痰;痰浊上犯于头,可致眩晕昏冒;痰迷心窍,可见胸闷心悸、神昏癫狂;痰留经络筋骨,可致瘰疬痰核、肢体麻木,或半身不遂;痰气凝结于咽喉,则可致咽中梗阻,如有异物,吐之不出,吞之不下,称为"梅核气"。

饮邪为病,随其停聚部位之不同表现各异。如饮在胸胁,胸胁胀满,咳唾引痛,则为"悬饮";饮走肠间,腹满食少,肠鸣沥沥有声,则为"痰饮";饮在胸膈,胸闷咳喘,不能平卧,则为"支饮";饮在肌肤,肌肤水肿,无汗,身体困重,则为"溢饮"。

③水液潴留:多由肺、脾、肾、三焦等脏腑功能失调,水液代谢障碍,水气不化,因而潴留于肌肤或体内,发为水肿或腹水等病变。邪泛溢于肌肤,则发为头面、眼睑、四肢、脐腹等部位水肿,甚则全身水肿;若水邪潴留于腹腔,则腹肿胀大,发为腹水。

（3）津液与气血的关系失调。

①水停气阻：津液代谢障碍，水湿痰饮停留导致气机阻滞的病理变化。如饮停于肺，则肺气壅滞，失于肃降，可见胸满咳嗽、喘促不能平卧；水饮凌心，心阳被抑，可见心悸、心痛；水饮停滞中焦，阻遏脾胃气机，可致清阳不升，浊气不降，而见头昏困倦、脘腹胀满、纳化呆滞、恶心呕吐等症；水饮停于四肢，可致气血流通受阻，故除见水肿外，还可见肢体困重、胀痛。

②气随液脱：由于津液大量丢失，气失其依附而随津液外泄出现暴脱亡失的病理变化。气随液脱多由大汗、大吐、大下所致。

③津枯血燥：津液亏乏，导致血虚生燥或血燥生风的病理变化。津液是血液的重要组成部分，津枯容易引发血燥，表现为皮肤干燥、鼻咽干燥、心烦口渴喜饮、舌红少津、脉细数等症。

④津亏血瘀：津液不足导致血液运行不畅的病理变化。高热、烧伤，或吐泻、大汗出等因素使津液大量消耗，津液亏而血亦亏，血液运行不畅，即可发生血瘀。临床除津液不足、无力滋养的表现之外，还可出现舌紫绛，或见瘀斑、瘀点等瘀血之象。

六、体质辨识

（一）基本概念

体质又称禀赋、禀质、气禀、形质、气质等。体质是指人体生命过程中，在先天禀赋和后天获得的基础上所形成的形态结构、生理功能和心理状态方面综合的相对稳定的固有特质。

（二）体质的构成

中医学认为，人体正常的生命活动是形与神协调统一的结果，"形神合一"是中医学最基本的生命观。形即形体；神即生命机能。神生于形，形主宰于神，神依附于形，神明则形安。形神合一是指形与神是人体不可分割的统一整体。可见，体质由形态结构、生理机能和心理状态三个方面的差异性构成。

（三）体质的形成

体质的形成是机体内外环境多种复杂因素共同作用的结果，主要关系到先天因素和后天因素两个方面，并与性别、年龄、地理等因素有关。

1. 先天因素 先天因素又称禀赋，是指小儿出生以前在母体内所禀受的一切特征。中医学所说的先天因素既包括父母双方所赋予的遗传性，又包括子代在母体内发育过程中的营养状态，以及母体在此期间所给予的各种影响。同时，父方的元气盛衰、营养状况、生活方式、精神因素等都直接影响着"父精"的质量，从而也会影响到子代禀赋的强弱。

现代遗传学认为，遗传是生物按照亲代所经过的发育途径和方式，产生与亲代相似后代的过程，是遗传物质从上代传给下代的现象。在遗传过程中，因为环境的影响而造成结构与功能上的差异，称为变异。遗传中有变异，变异中有遗传。中医学的先天因素涵盖了这两方面的内容。

2. 后天因素 后天因素是人出生之后赖以生存的各种因素的总和，包括性别、年龄、心理因素、环境因素。环境指自然环境和社会环境。人始终生活在一定的自然环境和社会环境之中。自然环境包括生活环境、生产环境和食物链环境等一切客观环境。社会环境则涉及政治、经济、文化等环境要素。人的体质在一生中并非是一成不变的，而是在后天各种因素的影响下变化着的。良好的生活环境，合理的饮食、起居，稳定的心理情绪，可以增强体质，促进身心健康。

（四）体质的分类

中医体质学主要根据中医学阴阳五行、脏腑、精气血津液等基本理论来确定人群中不同个体的体质差异性。2009 年 4 月 9 日，中华中医药学会发布了《中医体质分类与判定》标准，该标准将体质分为九种：平和质、气虚质、阳虚质、阴虚质、痰湿质、湿热质、血瘀质、气郁质、特禀质。

1.平和质

(1)体质特征:平和质是正常的体质,这类人体型匀称健壮,肤色润泽,目光有神,唇舌红润,头发稠密有光泽。精力充沛,不易疲劳,睡眠、饮食、二便正常,性格随和开朗,对自然环境和社会环境适应力较强,平素病少,即使患病也易痊愈。

(2)形成原因:先天禀赋良好,后天调养得当。

(3)发病倾向:平素患病较少,即使患病也易痊愈。

(4)保健原则:重在维护,饮食有节,劳逸结合,坚持锻炼。

2.气虚质

(1)体质特征:气虚质的人多表现为肌肉松软,语声低弱,气短懒言,易出汗,易疲劳,体力劳动稍强就容易累,性格内向胆小,喜欢安静,不喜欢冒险,免疫力差,易患病,病情缠绵。

(2)形成原因:先天本弱,后天失养或病后气亏,过度劳累,年老体弱,过服泻药。

(3)发病倾向:易感冒,内脏下垂,虚劳,易肥胖,自汗,发病容易迁延不愈。

(4)保健原则:益气固本,健脾补脾。

3.阳虚质

(1)体质特征:阳虚质人多畏寒怕冷,一到冬天就手足发凉,尤其是颈背腰腿部怕冷,皮肤偏白,肌肉不结实,喜食热饮,稍吃凉食即感不适,大便易稀溏,五更泻,性格沉静内向,喜欢安静,耐夏不耐冬。

(2)形成原因:先天不足,食凉饮冷,年老阳衰,滥用凉药。

(3)发病倾向:发病多为寒证,易病痰饮、咳喘、腹泻、性功能下降、痹证(关节炎类疾病)。

(4)保健原则:温阳益气。饮食宜温阳,起居要保暖,运动避风寒。

4.阴虚质

(1)体质特征:阴虚质的人多体型偏瘦,手足心易发热,脸上时有烘热感,面颊潮红,口干舌燥,眼睛干涩,便秘,性情急躁,容易失眠,外向好动,舌红少苔,或花剥苔。

(2)形成原因:先天不足,积劳伤阴,纵欲耗精,过食辛燥。

(3)发病倾向:结核病,咳嗽,失眠,便秘,长期低热,复发性口疮,消渴。

(4)保健原则:养阴降火。饮食宜养阴,起居忌熬夜,运动勿太过。

5.痰湿质

(1)体质特征:痰湿质的人多体型偏肥胖,腹部肥满,经常感到肢体酸困沉重,经常感到嘴里发黏,咽部痰多有堵塞感,舌苔厚,性格较温和,善忍耐,对梅雨季节及湿重环境适应力差,常感郁闷。

(2)形成原因:先天禀赋,过食肥甘,情志失调,过度安逸。

(3)发病倾向:消渴,中风,胸痹,肥胖,高脂血症,高血压,脂肪肝等。

(4)保健原则:化痰祛湿。饮食宜清淡,起居避潮湿,运动宜渐进。

6.湿热质

(1)体质特征:湿热质的人易生粉刺痤疮,口苦有异味,大便黏滞不爽,小便发热多黄赤,女性带下色黄,男性阴囊潮湿多汗,性格急躁易怒,对又热又潮的气候较难适应。

(2)形成原因:先天禀赋,久居湿热之地,喜食肥甘辛辣,长期饮酒,滥用补品。

(3)发病倾向:疮疖,粉刺,黄疸,淋证,口腔溃疡。

(4)保健原则:清热祛湿。忌食辛温,居避暑湿,增强运动。

7.血瘀质

(1)体质特征:血瘀质的人多面唇色暗,舌紫滞,或有点片状瘀斑,皮肤粗糙易见紫癜,易患疼痛,容易健忘烦躁,脉多细涩或结代。

(2)形成原因:先天禀赋,跌打损伤,忧郁气滞,久病入络。

（3）发病倾向：出血,癥瘕,胸痹等。

（4）保健原则：活血化瘀。食宜行气活血,起居勿安逸,运动促血行。

8. 气郁质

（1）体质特征：气郁质的人多形体偏瘦,常感闷闷不乐,情绪低沉,容易紧张,焦虑不安,多愁善感,疑心大,感情脆弱。易失眠惊吓,胸胁胀闷,善叹气,乳房胀,咽部有异物感,对精神刺激适应能力差。

（2）形成原因：先天禀赋,精神刺激,忧郁思虑,工作压力大。

（3）发病倾向：抑郁症,脏躁,百合病,不寐,惊恐,乳癖。

（4）保健原则：行气防郁。食宜宽胸理气,起居宜动不宜静,宜多群体运动。

9. 特禀质

（1）体质特征：特禀质即特殊体质,包括遗传体质、胎传体质、过敏体质。特禀质的人对气候环境适应力差,容易过敏,先天畸形,免疫缺陷。

（2）形成原因：先天禀赋,环境因素,药物因素。

（3）发病倾向：药疹,花粉症,哮喘,紫癜,遗传性疾病,血友病,先天愚型。

（4）保健原则：凉血祛风,益气固表。避开过敏原。

（五）体质学说的应用

体质的特殊性由脏腑之盛衰,气血之盈亏决定,反映了机体阴阳运动形式的特殊性。体质的特异性、多样性和可变性,形成了个体对疾病的易感倾向、病变性质、疾病过程及对治疗的反应等方面的明显差异。因此,中医学强调"因人制宜",并把体质学说同病因学、病机学、诊断学、治疗学和养生学等密切结合起来,以指导临床实践。

1. 体质与病因　体质决定某种致病因素或某些疾病的易感性,不同体质对某些病因和疾病有特殊易感性。中医病因学对这一现象早有认识,针对某种体质容易感受相应病邪的特点有"同气相求"之说。如素体阳虚,形寒怕冷,易感寒邪而为寒病,感受寒邪也易入里,常伤脾肾之阳气;素体阴虚,不耐暑热而易感温邪;素体湿盛,易感湿邪,常因外湿引动内湿而为泄为肿等。由于脏腑组织有坚脆刚柔之别,不同体质的人发病情况也各不相同。肥人多痰湿,善病中风;瘦人多火,易得痨嗽;年老肾衰,多病痰饮咳喘。以上情况均说明了体质的偏颇是造成机体易于感受某病邪的根本原因。

2. 体质与发病　中医学认为,正气虚是形成疾病的内在根据,而邪气只是疾病形成的外在条件。正气虚,则邪乘虚而入;正气实,则邪无自入之理。正气决定于体质,体质的强弱决定着正气的虚实。因此,发生疾病的内在因素在很大程度上是指人的体质因素。

体质决定发病与否及发病情况,人体受邪之后,由于体质不同,发病情况也不尽相同。有立刻发病的,有缓慢发病的,也有时而复发的。体质健壮,正气旺盛,则难以致病;体质衰弱,正气内虚,则易于发病。如脾阳素虚之人,稍进生冷之物,便会发生泄泻,而脾胃强盛者,虽食生冷,却不发病。

3. 体质与病机

（1）体质与病机的从化：在中医学中,病情从体质而变化,称为从化。人体感受邪气之后,由于体质的特殊性,病理性质往往发生不同的变化。如同为风寒之邪,阳热体质者得之往往从阳化热,而阴寒体质者则易从阴化寒。又如同为湿邪,阳热之体得之,则湿易从阳化热,而为湿热之候,阴寒之体得之,则湿易从阴化寒,而为寒湿之证。因禀性有阴阳,脏腑有强弱,故机体对致病因素有化寒、化热、化湿、化燥等区别。

（2）体质与疾病的传变：患者体质不同,其病变过程也迥然有别。传变是指疾病的变化和发展趋势。传变不是一成不变的,一切都因人而异。体质强壮者或邪气轻微,则正能胜邪而病自愈。如伤寒之太阳病,患病七日以上而自愈者,正是因为太阳行经之期已尽,正气胜邪之故。如果在邪气盛而身体又具有传变条件的情况下,则疾病可以迅速传变,患伤寒病六七日,身不甚热,但病热不减,患者烦躁,即因正不胜邪,病邪从阳经传阴经。总之,疾病传变与否,虽与邪之盛衰、治疗方法有关,但主要取决于体质因素。

4. 体质与辨证 体质是辨证的基础,体质常决定临床证候类型。同一致病因素或同一种疾病,由于患者体质各异,其临床证候类型则有阴阳、表里、寒热、虚实之不同。如同一地区、同一时期所发生的感冒,由于病邪不同,体质各异,感受也有轻重之不同。同病异证的决定因素,不在于病因而在于体质。另一方面,异病同证亦与体质有关。即使是不同的病因或不同的疾病,由于患者的体质在某些方面具有共同点,常会出现相同或类似的临床证型。可见,体质是形成"证"的生理基础之一,辨体质是辨证的重要依据。

5. 体质与治疗 体质是治疗的重要依据。在疾病的防治过程中,按体质论治既是因人制宜的重要内容,又是中医治疗学的特色。临床所见同一种病,同一治法对此人有效,对他人则不仅无效,反而有害,其原因就在于病同而人不同,体质不同,故疗效不一。体质与治疗有着密切的关系,体质决定着治疗效果。

(1)因人论治:体质有强弱之分,偏寒偏热之别。如面白体胖,属阳虚质者,本系寒湿之体,若感受湿邪,则非用姜附之类大热方药邪不能祛;反之,如面色苍白形瘦,属阴虚质者,内火易动,湿从热化,反伤津液,故其治与阳虚之体必定迥然不同。故阳虚、阴虚之体,虽同感湿邪,治法却大不相同。此外,在治疗中还应重视年龄、性别、生活条件、地理环境等因素造成的体质差异。

(2)因人用药:由于体质有阴阳偏颇的差异,临证应视体质而用药。其一,注意药物性味,一般来说,阴虚质者宜甘寒、酸寒、咸寒、清润,忌辛热温散、苦寒沉降;阳虚质者宜益火温补,忌苦寒泻火;气虚质者宜补气培元,忌耗散克伐等。其二,注意用药剂量,一般说来,体长而壮实者剂量宜大,体瘦而弱者,剂量宜小。急躁者宜大剂取其速效,性多疑者宜平妥之剂缓求之。

(3)因人膳食调理:疾病初愈或趋向恢复时,中医学很重视善后调理,以促其康复。膳食调理具体选择应用,皆须视患者的体质特征而异。如阴虚质者热病初愈,慎食狗肉、羊肉、桂圆等辛温食物或辛辣之味;痰湿质者大病初愈,慎食龟鳖等滋腻之物及五味子、乌梅等酸涩收敛之品。

(周红军 雷云)

第二节 中医四诊

四诊是指望、闻、问、切四种诊察疾病的基本方法。从不同侧面了解病情,各有独特作用,相互补充而又不能相互取代,因此,临床应用时"四诊合参",才能全面系统地了解病情,作出正确的诊断。

一、望诊

望诊是指医生通过视觉,对人体的全身和局部的神、色、形、态,以及舌象、排出物、小儿指纹等进行有目的的观察,以了解健康状态,诊察病情的方法。望诊包括全身望诊、局部望诊、望排出物、望小儿指纹和望舌。

(一) 全身望诊

全身望诊指医生通过对患者的神气、色泽、形体及姿态等进行整体观察,借以了解机体精气

扫码看课件

Note

的盛衰、脏腑功能的强弱,作为辨别疾病性质、推断病情预后的依据。

1. 望神 望神是指通过观察人体生命活动的整体表现来判断健康状态、了解病情的方法,既包括对脏腑功能活动表征的观察,也包括对意识、思维、情志活动状态的审察。望神的主要内容有人的目光神情、面色表情、体态举止、舌象等诸多方面。临床上一般将神的表现概括为得神、少神、失神、假神及神乱五类,作为判断病情轻重、预后的重要依据。

(1)得神:表现为两目灵活,明亮有神,面色荣润,含蓄不露,神志清晰,表情自然,肌肉不削,反应灵敏。说明精气充盛,体健神旺,是健康的表现;若病而有神,则表明脏腑功能不衰,正气未伤,病多轻浅,预后良好。

(2)少神:表现为两目晦滞,目光乏神,面色少华,黯淡不荣,精神不振,思维迟钝,少气懒言,肌肉松软,动作迟缓。多因正气不足、精气轻度损伤、脏腑功能减退所致,多见于轻病或疾病恢复期的患者;素体虚弱者,平时亦常出现少神。

(3)失神:表现为两目晦暗,目无光彩,面色无华,晦暗暴露,精神萎靡,意识模糊,反应迟钝,手撒尿遗,骨枯肉脱,形体羸瘦;或表现为神昏谵语,循衣摸床,撮空理线;或猝倒神昏,两手握固,牙关紧急。可见于久病虚衰或邪实神乱的重病患者。精亏神衰而失神是因人体精气大伤,脏腑功能严重受损,机能衰竭所致,其预后不良。邪盛扰神而失神多因邪陷心包,内扰神明;或肝风夹痰,蒙蔽清窍所致。皆属病情危重之象。

(4)假神:久病、重病患者,精气本已极度衰竭,突然出现神气暂时"好转"的假象,此并非佳兆,古人喻为"回光返照""残灯复明"。说明脏腑精气极度衰竭,正气将脱,阴阳将离决,常为临终前的征兆。

(5)神乱:神志意识错乱失常。主要表现为焦虑恐惧、淡漠痴呆、狂躁妄动、猝然昏仆等,多见于脏躁、癫、狂、痫等患者。

2. 望色 望色是指观察人体皮肤色泽变化以诊察病情的方法。

(1)常色:健康人面部皮肤的色泽。其特点是明润、含蓄,显示人体精充神旺、气血津液充足、脏腑功能正常,因体质禀赋、季节、气候、环境等不同而有差异。常色又可分为主色和客色两种:①主色是指人之种族皮肤的正常色泽。由于种族、禀赋的原因,主色也有偏赤、白、青、黄、黑的差异。我国多数民族属于黄色人种,其主色的特点是红黄隐隐,明润含蓄。②客色是指因气候、季节、生活工作环境、情绪、运动、饮酒等因素所引起的暂时的肤色。只要不失明润含蓄的特征,仍属常色的范畴。

(2)病色:人体在疾病状态时面部显示的色泽。一般新病、轻病、阳证患者的面色鲜明显露但尚有光泽,而久病、重病、阴证则面色暴露与晦暗并见。病色可分为青、赤、黄、白、黑五种,分别见于不同脏腑和不同性质的疾病。

①青:主寒证、痛证、气滞、血瘀、惊风、肝病。患者面见青色,多由寒凝气滞,或瘀血内阻,或筋脉拘急,使面部络脉血行瘀阻所致。

②黄:主脾虚、湿证。患者面色发黄,多由脾失健运,气血不足,机体失养,面部失荣;或脾失健运,水湿内停,湿邪内阻,面部失荣所致。

③赤:主热证。气血得热则行,热盛而血脉充盈,血色上荣,故面色赤红。

④白:主虚证(包括血虚、气虚、阳虚)、寒证。患者面色发白,多由气虚血少,或阳衰寒盛,气血不能上充于面部络脉所致。

⑤黑:主肾虚证、水饮证、寒证、血瘀、剧痛。面色发黑,多因肾阳虚衰,水寒内盛,血失温养,或因剧痛,络脉拘急,血行不畅所致。

3. 望形体 望形体是指通过观察患者形体强弱、胖瘦及体型特点等来诊察病情的方法。

(1)形体强弱。

①体强:身体强壮,即骨骼粗大,胸廓宽厚,肌肉充实,皮肤润泽,筋强力壮等。为形气有余,

Note

说明体魄强壮,内脏坚实,气血旺盛,抗病力强,不易生病,有病易治,预后较好。

②体弱:身体衰弱,即骨骼细小,胸廓狭窄,肌肉瘦削,皮肤枯槁,筋弱无力等。为形气不足,说明体质虚衰,内脏脆弱,气血不足,抗病力弱,容易患病,有病难治,预后较差。

(2)形体胖瘦。

①肥胖:形体特征为"肉盛于骨",可见头圆,颈短粗,肩宽平,胸厚短圆等。若胖而能食,为形气有余;肥而食少,是形盛气虚的痰湿质。

②消瘦:特征为肌肉消瘦,严重者形瘦骨立,大肉尽脱,毛发枯槁。表现为头颈细长,肩狭窄,胸狭平坦,大腹瘦瘪,体型瘦长。形瘦食多为中焦火炽;形瘦食少多因脾胃虚弱;若消瘦伴五心烦热、潮热盗汗,为阴虚内热,故有"瘦人多火"之说。

国际上常用的衡量人体胖瘦程度以及是否健康的一个标准是身体质量指数(body mass index,BMI),简称体质指数。计算公式为:BMI＝体重÷身高的平方(体重单位:千克(kg);身高单位:米(m))。正常值为 $18.5 \sim 24 \text{ kg/m}^2$,$BMI \geqslant 24 \text{ kg/m}^2$ 为体型过胖,$BMI \leqslant 18.5 \text{ kg/m}^2$ 为体型过瘦。

4. 望姿态 望姿态是指通过观察患者的动静姿态和肢体异常动作以诊察病情的方法。

(1)动静:喜动者多为阳热实证,多见卧时面常向外,时有转侧,仰卧伸足,掀去衣被,恶热烦躁;喜静者多为阴寒虚证,多见面常向内,蜷卧缩足,不欲转侧,喜加衣被。

(2)抽搐:多是动风之象。手足瘈疭,面颊抽动,伴高热烦渴,多为热盛,若面色萎黄,精神欠佳,多为血虚;四肢抽搐,目睛上吊,眉目、口周青灰,或有惊叫,牙关紧闭,角弓反张,多为破伤风;手指震颤蠕动者,多为虚风内动。

(3)偏瘫:猝然昏倒、神志不清,一侧肢体麻木、活动不便,可伴口眼歪斜,即偏枯证。

(4)痿痹:关节肿痛、屈伸不利、重着麻木或疼痛多为痹证;四肢痿弱无力、行动困难多为痿证。

(二)局部望诊

局部望诊是指在全身望诊的基础上,根据病情和诊断的需要,对患者的某些局部进行深入、细致的观察,以测知相应脏腑的病变情况,包括望头面、五官、颈项、躯体、四肢、二阴、皮肤等。

1. 望头面 头颅大小与先天有关。小儿囟门凹陷或迟闭,多为先天不足或津液髓虚所致;面肿可为水湿泛滥或风邪热毒所致;腮肿多因外感风温毒邪所致;口眼歪斜为风邪直中脏腑、经络所致。

2. 望五官

(1)望目:目为肝之窍,心之使,五脏六腑之精气皆上注于目,故目与五脏六腑皆有联系,古人将目的不同部位分属于五脏,后世医家归纳为"五轮学说"。

①目色:两眦赤痛为心火上炎;白睛发红为肺火或风热;眼睑赤烂为脾中湿热;全目赤肿为肝经风热;白睛发黄即黄疸,多为湿热、寒湿;白睛青蓝为肝风或虫积;目眦淡白多为血虚;目胞色黑晦暗多属脾肾虚损、水湿为患。

②目形态:双目胀痛流泪为肝经郁热;眼睑肿胀为水肿之征;眼球突出,兼喘属肺,兼颈前肿、急躁易怒为瘿肿,多属肝火;眼窝凹陷多因吐泻、气血不足所致;嗜睡露睛为脾虚气弱或疳积;胬肉攀睛多为风热湿热;眼生斑翳,视物障碍多因热毒、痰火、湿热、外伤所致;双目直视上视为肝风内动或精气衰竭;目精呆滞无神为痰火内扰或元神将脱;眼目深陷,视物不见多为阴阳离决之征。

(2)望耳:耳与全身均有联系,尤与肾、胆关系密切。耳轮厚大,明润色红为肾气充足或病浅易愈;耳轮瘦削而干焦色黑多为肾精不足;焦黑为肾精耗竭之征;色淡白多属气血亏虚;青黑多属阴寒内盛或有剧痛。耳肿痛为邪气实;耳周红肿痛多属风热或肝胆火热上攻;耳中疼痛伴耳道流脓者为肝胆湿热;久病血瘀可见耳轮甲错。可结合教材第三章第二节"耳针疗法"有关内容学习。

（3）望鼻：鼻为肺窍，脾之所应，足阳明胃经行于鼻旁。鼻端色白多属气血亏虚；色赤多属肺脾蕴热；色青多为阴寒腹痛；色黑为肾虚寒水内停；鼻肿为邪气盛；鼻陷为正气虚；鼻塞多为外感，流清涕为风寒、流浊涕为风热；浊涕久流、量多腥臭、嗅觉减退为鼻渊；鼻翼扇动、发病急骤多见于肺热或哮病；鼻柱塌陷可见于梅毒、麻风。

（4）望口与唇：口为饮食通道，脏腑要冲，脾开窍于口，其华在唇，手足阳明经环绕口唇，故望口与唇的异常变化，主要可以诊察脾与胃的病变。唇色深红多为热盛；深红干燥属热盛伤津，樱桃红色为煤气中毒；鲜红为阴虚；色淡白多属血虚；青紫多属血瘀；淡青为寒，青黑为寒盛痛极；口唇糜烂为脾胃湿热；口疮多为心脾积热；小儿口腔颊部黏膜近臼齿处见边有红晕的白色小点为麻疹将出之征。睡时口角流涎多属脾虚湿盛；口角歪斜伴流涎多为中风；口噤不语多为痉病；口开不闭多虚证；牙关紧闭多实证。

（5）望齿与龈：望齿与龈主要可以诊察肾、胃的病变，以及津液的盈亏。牙齿洁白润泽坚固则肾气充足。若牙齿干燥，则为胃阴已伤；牙齿光燥如石为阳明热甚；牙齿燥如枯骨多为肾阴枯竭；牙关紧急多属风痰阻络或热极动风；咬牙啮齿为热盛动风；小儿睡中啮齿多为胃热或虫积。牙龈淡白多为血虚；牙龈红肿疼痛多为胃火亢盛；牙龈溃烂流腐臭血水，甚则唇腐齿落者，为牙疳，多因外感疫疠之毒所致。

（6）望咽喉：咽喉症状主要反映胃与肾的状况。咽部红肿疼痛多属肺胃有热；久病嫩红、肿痛不甚多属阴虚；咽红干痛为热盛伤津。一侧或两侧喉核红肿疼痛，状如乳头，甚则溃烂有脓点，为乳蛾，属肺胃热盛，或虚火上炎。若伪膜坚韧不易拭去，重剥出血，很快复生者，为白喉，因外感时行疫毒或热毒伤阴所致。

3. 望颈项 瘿瘤为结喉处有肿块突起，或大或小，可随吞咽而移动，多为肝郁气结痰凝；瘰疬为颌下肿块累累如串珠，多为肺肾虚火或外感风火时毒；项强指项部筋脉肌肉拘紧或强硬，多为风寒外袭或热极生风、肝阳暴亢。

4. 望躯体

（1）望胸胁。

扁平胸：胸廓较正常人扁平，前后径小于左右径的一半。见于肺肾阴虚、气阴两虚的患者。

桶状胸：胸廓较正常人增大，前后径与左右径约相等，呈圆桶状。多为久病咳喘，肺气不宣而壅滞，日久促使胸廓变形。

鸡胸：胸骨下部明显前突畸形，形似鸡之胸廓。多见于小儿佝偻病，因先天不足或后天失养所致。

漏斗胸：胸骨下段及与其相连的肋软骨向内凹陷，形成漏斗状，多因先天发育不良所致。

肋如串珠：肋骨与肋软骨连接处变厚增大，状如串珠。见于肾气不足或后天失养，发育不良的佝偻病患儿。

胸部不对称：一侧胸廓塌陷，肋间变窄，肩部下垂，脊骨常向对侧突出者，多见于肺痿、肺部手术后等患者；若一侧胸廓膨隆，肋间变宽或兼外突，气管向健侧移位者，多见于悬饮、气胸等患者。

乳痈：妇女哺乳期乳房红肿热痛，乳汁不畅，甚则破溃流脓，身发寒热。多因肝气不舒，胃热壅滞，或外感邪毒所致。

（2）望腹部。

腹部膨隆：仰卧时前腹壁明显高于胸耻连线。若仅腹部膨胀，四肢消瘦，多属鼓胀，为肝气郁滞，湿阻血瘀所致；若腹部胀大，周身俱肿，多属水肿病，为肺、脾、肾三脏功能失调，水湿泛溢肌肤所致。

腹部凹陷：仰卧时前腹壁明显低于胸耻连线。若腹部凹陷，形体消瘦，多属脾胃虚弱，气血不足，可见于久病脾胃气虚，机体失养，或新病吐泻太过、津液大伤的患者；腹皮甲错、深凹着脊，可见于长期卧床不起、肉消着骨的患者，为精气耗竭，属病危之征。

腹壁青筋暴露:腹部皮肤青筋暴露。常与腹部膨隆同时出现,多因肝郁气滞,脾失健运,气滞湿阻或脾肾阳虚,水湿内停等导致气血运行不畅,络脉瘀阻所致,可见于鼓胀重证。

(3)望腰背。

脊柱后凸:脊骨过度后弯,致使前胸塌陷,背部突起,俗称驼背。多由肾气亏虚、发育异常,或脊椎疾患所致,亦可见于老年人。若久病患者后背弯曲,两肩下垂,称为"背曲肩随",为脏腑精气虚衰之象。

脊柱侧弯:脊柱偏离正中线向左或右歪曲。多由小儿发育期坐姿不良所致,亦可见于先天不足、肾精亏损、发育不良的患儿和一侧胸部有病变的患者。

腰部拘急:腰部疼痛,活动受限,转侧不利。多因寒湿侵袭,或跌仆闪挫,局部气滞血瘀所致。

5. 望四肢

(1)外形。

肢体肿胀:四肢或某一肢体肿胀。若四肢肿胀,兼红肿疼痛,多为瘀血或热壅血瘀所致;若足跗肿胀,或兼全身水肿,多见于水肿病;下肢肿胀,皮肤粗厚如象皮者,多见于丝虫病。

四肢畸形:膝部肿大伴膝部红肿热痛,屈伸不利,多因风湿郁久化热所致,见于热痹;膝部肿大而股胫消瘦,形如鹤膝,称"鹤膝风",因寒湿久留、气血亏虚所致;膝部紫暗漫肿疼痛,为膝骨或关节受损,外伤所致;手指关节呈梭状畸形,活动受限者,称梭状指,多由风湿久蕴,痰瘀结聚所致;指(趾)末节膨大如杵者,称杵状指,常兼气喘唇暗,多由久病心肺气虚或血瘀痰阻所致。

小腿青筋:小腿青筋暴露,形似蚯蚓,多因寒湿内侵,络脉血瘀所致,见于长时间负重或站立者。

(2)动态。

肢体痿废:肢体肌肉萎缩,筋脉弛缓,痿废不用,多见于痿病。

四肢抽搐:四肢筋脉挛急与弛张间作,舒缩交替,动作有力,多见于惊风。

6. 望二阴

(1)望前阴。

阴囊肿大:男性疝气患者,可因小肠坠入阴囊,或内有瘀血、水液停积,或络脉迂曲,睾丸肿胀等引起。若阴囊红肿、瘙痒、灼痛,多为肝经湿热下注所致。

外阴湿疹:男子阴囊或女子大小阴唇起疹,瘙痒灼痛,湿润或有渗液反复发作,易成慢性。多因肝经湿热下注,风邪外袭所致;若日久皮肤粗糙变厚,多为阴虚血燥之证。

子宫脱垂:妇女阴户中有物下坠或突出阴道口外,名为阴挺。多由脾虚中气下陷,或产后劳伤,使胞宫下坠于阴户之外所致。

(2)望后阴。

肛裂:肛管的皮肤全层纵向裂开,可伴有多发性小溃疡,久不愈合,排便时疼痛流血者。多因热结肠燥或阴津不足,燥屎内结,排便努责所致。

痔疮:肛门内外生有紫红色柔软肿块者。多由肠中湿热蕴结或血热肠燥,或久坐、负重、便秘等,使肛门部血脉瘀滞所致。

肛瘘:直肠或肛管与周围皮肤相通所形成的瘘管,以局部反复流脓、疼痛、瘙痒为特征。多因肛门周围痈肿余毒未尽,溃口不敛所致。

脱肛:直肠黏膜或直肠全层脱出肛外。轻者便时脱出,便后缩回;重者脱出后不能自回,须用手慢慢还纳。多因脾虚中气下陷所致,常见于老年人及产妇,或久泻、久咳和习惯性便秘者。

肛痈:肛门周围局部红肿疼痛,状如桃李,破溃流脓者。多由湿热下注,或外感邪毒阻于肛周而成。

7. 望皮肤

(1)色泽异常。

皮肤发黄:面目、皮肤、爪甲俱黄者,为黄疸。其黄色鲜明如橘皮色者,属阳黄,因湿热蕴蒸所致;黄色晦暗如烟熏色者,属阴黄,因寒湿阻遏所致。

皮肤发赤:发于上部者多因风热化火,发于下部者多因湿热化火,亦有因外伤染毒而引起者。

皮肤发黑:多由劳损伤肾所致;周身皮肤发黑亦可见于肾阳虚衰的患者。

皮肤白斑:多因风湿侵袭,气血失和,血不荣肤所致。

(2)形态异常。

皮肤干枯:皮肤干枯无华,甚至皲裂、脱屑。多因阴津已伤、营血亏虚、肌肤失养,或因外邪侵袭、气血滞涩等所致。

肌肤甲错:皮肤干枯粗糙,状若鱼鳞的症状。多属血瘀日久,肌肤失养所致。

皮肤水肿:有阳水与阴水之分,阳水以肿起较速,眼睑颜面先肿,继则遍及全身为特征,多因外感风邪,肺失宣降所致;阴水以肿起较缓,下肢、腹部先肿,继则波及颜面为特征,多因脾肾阳衰,水湿泛溢所致。

(3)皮肤病症。

斑疹:斑、疹均为全身性疾病表现于皮肤的症状。斑是皮肤黏膜出现深红色或青紫色片状斑块,平铺于皮下,抚之不碍手,压之不褪色。由外感温热邪毒窜络,内迫营血;或因脾虚不统血,阳衰寒凝气血;或外伤等,使血不循经、外逸肌肤所致。疹是皮肤出现红色或紫红色粟粒状疹点,高出皮肤,抚之碍手,压之褪色。见于麻疹、风疹、瘾疹等病,或温热病。多因外感风热时邪或过敏,或热入营血所致。

水疱:皮肤上出现成簇或散在性小水疱的症状。可有白痦、水痘、热气疮、湿疹等。

疮疡:各种致病因素侵袭人体后引起的体表化脓性疾病。主要有痈、疽、疔、疖等。

痤疮:颜面、胸背等处丘疹如刺,可挤出白色碎米样粉汁者。多因肺经风热阻于肌肤;或过食肥甘油腻、辛辣食物,脾胃湿热内生,熏蒸而成;或青春期阳热较盛,劳汗当风,风寒与阳热相搏,郁阻肌肤而成。

(三)舌诊

舌诊是观察患者舌质、舌苔和舌下络脉的变化,以诊察疾病的方法。舌诊是望诊的重要内容,是中医诊法的特色之一。

1. 舌诊的内容和正常舌象　舌诊的内容主要是观察舌质和舌苔两个方面的变化。望舌质可以诊察脏腑的虚实,气血的盛衰。望舌苔以诊察病邪的性质、浅深,邪正的消长。

正常舌象可概括为"淡红舌,薄白苔"。即舌质荣润,舌色淡红,大小适中,舌体柔软灵活;舌苔薄白均匀,苔质干湿适中,不黏不腻,揩之不去,其下有根。正常舌象说明胃气旺盛,气血津液充盈,脏腑功能正常。

2. 望舌质　舌质即舌的本体,故又称舌体,是舌的肌肉和络脉组织。望舌质包括观察舌的神、色、形、态四个方面的内容。

(1)望舌神:舌之有神与否,主要表现在舌质的荣枯与灵动方面。

荣舌:舌质荣润红活,有生气、有光彩,舌体活动自如,为气血充盛之象。若在病中,则也属善候。

枯舌:舌质干枯死板,毫无生气,失去光泽,或活动不灵,为气血衰败之征。多属危重症,为恶候。

(2)望舌色:望舌质的颜色。一般分为淡红、淡白、红、绛、青紫五种。

淡红舌:舌色淡红润泽,多见于正常人,亦见于外感病,或内伤杂病之病轻者。

淡白舌:较正常舌色浅淡,主气血两虚、阳虚。

红舌:比正常舌色红,甚至呈鲜红色,主热证、阴虚。

绛舌:较红舌颜色更深,或略带暗红色。主热盛证、阴虚火旺。

青紫舌：淡紫无红色为青舌，深绛色暗为紫舌，主气血瘀滞。

（3）望舌形：望舌质的形状，包括老嫩、胖瘦、点刺、裂纹、齿痕等方面的特征。

老、嫩舌：舌质纹理粗糙或皱缩，坚敛而不柔软，舌色较暗为老舌；舌质纹理细腻，浮胖娇嫩，舌色浅淡为嫩舌。老舌多主实证；嫩舌多主虚证。

胖、瘦舌：舌体比正常人大而厚、伸舌满口为胖舌；舌体肿大满嘴，甚至不能闭口、不能缩回为肿胀舌。舌体比正常舌瘦小而薄为瘦舌。胖舌多主水湿、痰饮内停；肿胀舌多主湿热、热毒上壅；瘦舌多主气血两虚、阴虚火旺。

点、刺舌：见于舌尖部。点指突起于舌面的红色或紫红色星点。大者为星称红星舌；小者为点，称红点舌。刺指舌乳头突起如刺，摸之棘手。舌见红色或黄黑色点刺为芒刺舌。点和刺相似，时常并见，故合称点刺舌。主脏腑热极，或血分热盛。

裂纹舌：舌面上出现各种形状的裂纹、裂沟，裂沟中无舌苔覆盖。舌上裂纹可多少不等，深浅不一，可见于全舌，或舌前部及舌尖、舌边等处。主阴血亏虚、脾虚湿盛。

齿痕舌：舌体边缘有牙齿压迫的痕迹。主脾虚湿盛。

（4）望舌态：望舌体的动态。舌体伸缩自如，运动灵活，为正常舌态。提示脏腑机能旺盛，气血充足，经脉调匀。常见的病理舌态包括痿软、强硬、歪斜、颤动、吐弄、短缩等。

痿软舌：舌体软弱，无力伸缩，痿废不用。主气血俱虚、阴亏已极。

强硬舌：舌体板硬强直，失于柔和，屈伸不利，甚者语言謇涩。主热入心包、热盛伤津、风痰阻络。

歪斜舌：伸舌时舌体偏向一侧，或左或右。多见于中风或为中风先兆。

颤动舌：舌体震颤抖动，不能自主。轻者仅伸舌时颤动；重者不伸舌时亦抖颤难宁。多主肝风内动。

吐弄舌：舌伸于口外，不即回缩者为吐舌；舌反复吐而即回，掉动不宁者为弄舌。多主心脾有热。

短缩舌：舌体卷短、紧缩，不能伸长。短缩舌常与痿软舌并见。主寒凝、痰阻、血虚、津伤。

3. 望舌苔　舌苔指舌面上附着的一层苔状物，由胃气上蒸所生。正常的舌苔一般薄而均匀，干湿适中，舌面的中部和根部稍厚。望舌苔要注意苔质和苔色两方面的变化。

（1）望苔质：望舌苔的质地、形态。常见的苔质有厚薄、润燥、腻腐、剥落、真假等方面的改变。

薄、厚苔：透过舌苔隐约可见舌质者为薄苔；透过舌苔不可见舌质者为厚苔。主要反映邪正的盛衰和邪气之浅深。

润、燥苔：舌苔润泽有津，干湿适中为润苔；舌面水分过多，伸舌欲滴，扪之湿滑为滑苔；舌苔干燥，望之干枯，扪之无津，甚则舌苔干裂为燥苔；苔质粗糙，扪之糙手为糙苔。主要反映体内津液的盈亏和输布情况。

腻、腐苔：苔质致密、颗粒细小，融合成片如油腻状，中厚边薄，紧贴舌面揩之不去为腻苔；苔质疏松、颗粒粗大，如豆腐渣堆积于舌面，边中皆厚揩之易去为腐苔；舌上黏厚一层如疮脓为脓腐苔。皆主痰浊、食积；脓腐苔主内痈。

剥（落）苔：舌面本有舌苔，疾病过程中舌苔全部或部分脱落，脱落处光滑无苔。主胃气不足，胃阴损伤，或气血两虚。

偏、全苔：舌苔遍布舌面，称为全苔。舌苔半布，偏于前、后、左、右之某一局部为偏苔。病见全苔，常邪气散漫，为湿痰阻滞之征。舌苔偏于某处，常提示舌所分候的脏腑有邪气停聚。

真、假苔：舌苔紧贴于舌面，刮之难去，刮后仍留有苔迹，不露舌质，舌苔像从舌体上长出者，称为有根苔，此属真苔。若舌苔不紧贴舌面，不像舌所自生而似涂于舌面，苔易刮脱，刮后无垢而舌质光洁者，称为无根苔，即假苔。真、假苔对辨别疾病的轻重、预后有重要意义。

（2）望苔色：有白苔、黄苔、灰黑苔三类，临床亦可相兼出现，需同苔质、舌色和舌的形态变化

Note

结合起来分析。

白苔:舌苔呈现白色,有厚薄之分。苔白而薄,透过舌苔可见舌体者为薄白苔;苔白而厚,舌体被遮盖而无法透视者为厚白苔。可为正常舌苔,亦主表证、寒证。

黄苔:舌苔呈现黄色,分浅黄、深黄和焦黄。浅黄苔多由薄白苔转化而来;深黄苔,色黄而深厚;焦黄苔又称老黄苔,是正黄色中夹有灰黑色苔。黄苔多分布于舌中,亦可布满全舌。黄苔多与红绛舌同时出现。主热证、里证。

灰黑苔:苔色浅黑为灰苔;苔色深灰为黑苔。二者常并称灰黑苔。灰黑苔的分布,在人字界沟附近苔黑较深,越近舌尖,灰黑色渐浅。灰黑苔多由白苔或黄苔转化而成,多在疾病持续一定时日、发展到相当程度后才出现。主阴寒内盛,或里热炽盛等。

4. 望舌下络脉　望舌下络脉主要观察其长度、形态、色泽、粗细、舌下小血络等。

（四）望排出物

望排出物是观察患者的分泌物、排泄物和某些排出体外的病理产物的形、色、质、量的变化以诊断病情的方法。包括望痰、望涕、望涎唾、望呕吐物。

望排出物除上述内容之外,还包括望二便、望经带等,但在临床上这些通常是通过询问患者来加以了解,故二便、经带等情况将在问诊中结合相关内容进行阐述。

（五）望小儿指纹

望小儿指纹是观察3岁以内小儿食指掌侧前缘部的浅表络脉形色变化以诊察病情的方法。

1. 络脉三关定位　小儿食指按指节分为三关:食指第一节(掌指横纹至第二节横纹之间)为风关,第二节(第二节横纹至第三节横纹之间)为气关,第三节(第三节横纹至指端)为命关。

2. 观察络脉的方法　诊察小儿络脉时,令家长抱小儿面向光亮,医生用左手拇指和食指握住小儿食指的末端,再以右手拇指的侧缘蘸少许清水后在小儿食指掌侧前缘自指尖向指根推擦几次,用力要适中。

3. 观察络脉的内容

(1) 三关测轻重:络脉显于风关,提示邪气入络,邪浅病轻;显于气关提示邪气入经,邪深病重;显于命关提示邪入脏腑,病情严重;络脉直达指端(透关射甲)提示病情凶险,预后不良。

(2) 浮沉分表里:络脉浮而显露提示病邪在表;沉隐不显提示病邪在里。

(3) 红紫辨寒热:络脉鲜红提示属外感表证、寒证;紫红提示属里热证;青色提示属疼痛、惊风;淡白提示属脾虚、疳积;紫黑为血络郁闭,提示病情危重。

(4) 淡滞定虚实:络脉色浅淡而纤细多属虚证;络色浓滞而增粗多属实证。

二、闻诊

闻诊是通过听声音和嗅气味来诊察疾病的方法。听声音包括诊察患者的呼吸、言语、咳嗽、心音、呕吐、呃逆、嗳气、太息、喷嚏、哈欠、肠鸣等各种响声。嗅气味包括嗅病体发出的异常气味、排出物的气味及病室的气味。

（一）听声音

听声音是指辨听患者言语气息的高低、强弱、清浊、缓急变化以及咳嗽、呕吐、肠鸣等脏腑病理变化所发出的异常声响,以判断病变寒热虚实等性质的诊病方法。

1. 听言语气息

(1) 辨声音:声音的发出,不仅是口鼻诸器官直接作用的结果,还与肺、心、肾等脏腑虚实盛衰有着密切的关系。因此,听声音不仅能诊察发声器官的病变,还可以进一步推断脏腑和整体的变化。

①语声高低:语声高亢洪亮有力,声音连续者,属阳证、实证、热证;语声低微细弱,懒言而沉

静,声音断续者,属阴证、虚证、寒证;语声重浊者,属外感风寒或湿浊阻滞。

②音哑与失音:语声嘶哑者为音哑,语而无声者为失音,前者病轻,后者病重。

③鼻鼾:气道不利所发出的异常呼吸声。熟睡鼾声若无其他明显症状,多因慢性鼻病,或睡姿不当所致,体胖者、老年人较常见。若昏睡不醒或神志昏迷而鼾声不绝者,多属高热神昏,或中风入脏之危候。

④惊呼:患者突然发出的惊叫声。其声尖锐,表情惊恐者,多为剧痛或惊恐所致。小儿阵发惊呼,多为受惊。成人发出惊呼,除惊恐外,多属剧痛,或精神失常。

（2）听言语。

①谵语:神志不清,语无伦次,声高有力。多为邪热内扰神明所致,属实证。见于外感热病,温邪入心包或阳明腑实证、痰热扰乱心神等。

②郑声:神识不清,语言重复,时断时续,语声低弱模糊。多因久病脏气衰竭,心神散乱所致,属虚证。见于疾病晚期、危重阶段。

③独语:自言自语,喃喃不休,见人语止,首尾不续。多因心气虚弱,神气不足,或气郁痰阻,蒙蔽心神所致,属阴证。见于癫病、郁病。

④错语:患者神志清楚而语言时有错乱,语后自知言错。有虚实之分,虚证多因心气虚弱,神气不足所致,多见于久病体虚或老年脏气衰微之人;实证多为痰湿、瘀血、气滞阻碍心窍所致。

⑤狂言:精神错乱,语无伦次,狂叫骂詈。多因情志不遂,气郁化火,痰火互结,内扰神明所致。多属阳证、实证,常见于痰火扰心或伤寒蓄血证。

⑥语謇:神志清楚、思维正常而吐字困难,或吐字不清。因习惯而成者,不属病态。病中言语謇涩,每与舌强并见者,多因风痰阻络所致,为中风之先兆或后遗症。

（3）察呼吸:诊察患者呼吸的快慢,是否均匀通畅,及气息的强弱粗细、呼吸音的清浊、有无啰音等情况。

①喘:呼吸困难、短促急迫,甚至张口抬肩,鼻翼扇动,难以平卧。

②哮:呼吸急促似喘,喉间有哮鸣音。多因痰饮内伏,复感外邪所诱发,或因久居寒湿之地,或过食酸咸生冷所诱发。喘不兼哮,但哮必兼喘。临床上哮与喘常同时出现,所以常并称为哮喘。

③短气:自觉呼吸短促而不相接续,气短不足以息的轻度呼吸困难。

④少气:呼吸微弱而声低,气少不足以息,言语无力。属诸虚劳损,多因久病体虚或肺肾气虚所致。

2. 听病理声音

（1）咳嗽:肺气上逆的一种症状。有声无痰谓之咳,有痰无声谓之嗽,有痰有声谓之咳嗽。多见于肺系疾病,与其他脏腑疾病亦有密切关系。

（2）胃肠异常声音。

①呕吐:胃失和降,胃气上逆的表现。有声有物为呕吐,有物无声为吐,有声无物为干呕,临床统称为呕吐。

②呃逆:胃气上逆从咽喉发出的一种不由自主的冲击声,俗称打嗝。呃声频作,高亢而短,其声有力者,多属实证。呃声低沉,声弱无力,多属虚证。

③嗳气:胃中气体上逆出于咽喉而发出的一种声长而缓的声音。饱食之后,或饮汽水后,偶有嗳气,无其他兼症者,是饮食入胃排挤胃中气体上出所致,不属病态。临床根据嗳声和气味的不同,可判断虚实寒热。

④肠鸣:腹中辘辘作响。根据部位、声音可辨病位和病性。

（二）嗅气味

嗅气味指嗅辨与疾病有关的气味,分嗅病体气味与嗅病室气味两种。

Note

1. 嗅病体气味 临床上除医生直接闻诊所得外,还可通过询问患者或陪诊者获知。

①口气:正常人呼吸或讲话时,口中无异常气味散出。若口臭,多与口腔不洁、龋齿、便秘或消化不良有关;口气酸臭,并伴食欲不振,脘腹胀满者,多属食积胃肠;口气臭秽者,多属胃热。口气腐臭,或兼咳吐脓血者,多是内有溃腐脓疡;口气臭秽难闻,牙龈腐烂者,为牙疳。

②汗气:患者身有汗气味,可知曾有汗出。汗出腥膻,是风湿热邪久蕴皮肤,津液受到蒸变所致。

③痰、涕之气:咳吐浊痰脓血,腥臭异常者,为肺痈,热毒炽盛所致;咳痰黄稠味腥者,是肺热壅盛所致;咳吐痰涎清稀味咸无气味者,属寒证。鼻流浊涕腥秽如鱼脑者,为鼻渊;鼻流清涕无气味者为外感风寒。

④二便之气:大便酸臭难闻者,多属肠有郁热。大便溏泻而腥者,多属脾胃虚寒。泄泻臭如败卵,或夹有未消化食物,矢气酸臭者,为伤食。小便黄赤浑浊,有臊臭味者,多属膀胱湿热。小便甜并散发烂苹果样气味者,为消渴后期。

⑤经、带、恶露之气:月经臭秽者,多属热证;月经味腥者,多属寒证。带下黄稠而臭秽者,多属湿热;带下清稀而腥者,多属寒湿。崩漏或带下奇臭,并见异常颜色,常见于癌病。

⑥呕吐物之气:呕吐物清稀无臭味者,多属胃寒;气味酸腐臭秽者,多属胃热。呕吐未消化食物,气味酸腐者为食积。呕吐脓血而腥臭者为内有溃疡。

2. 嗅病室气味 病室气味由病体本身或排出物、分泌物散发而形成。气味从病体发展到充斥病室,说明病情重笃。病室臭气触人,多为瘟疫类疾病。病室有血腥味,患者多患失血。病室散有腐臭气,患者多患溃腐疮疡。病室有尸臭,多为脏腑衰败,病情重笃。病室有尿臊气(氨味),见于肾衰。病室有烂苹果样气味(酮体气味),多为消渴昏厥的患者,属危重之候。病室有蒜臭气味,多见于有机磷中毒。

三、问诊

问诊是医生通过对患者或陪诊者进行有目的的询问,了解疾病的发生、发展,治疗经过,刻下症状和其他与疾病有关情况,以诊察疾病的方法。

(一) 问诊的内容

问诊的内容主要包括一般情况、主诉、现病史、既往史、个人生活史、家族史等。询问时,应根据就诊对象,如初诊或复诊、门诊或住院等实际情况,针对性地进行询问。

1. 一般情况 一般情况包括姓名、性别、年龄、婚否、民族、职业、籍贯、工作单位、现住址、发病节气等。

2. 主诉 主诉是患者就诊时自觉最痛苦的症状、体征及持续时间。一般只有一两个症状,即主症。通过主诉可初步掌握疾病的重点,对分析疾病的病势、病位等具有重要的诊断价值。对主诉的描述要准确、简练,使人一目了然。

3. 现病史 现病史指患者从发病到此次就诊时疾病发生、发展及诊治的经过。应从以下四个方面进行询问。

(1)发病情况:主要包括发病的时间、原因或诱因、最初的症状及性质、部位,当时曾作何处理等。

(2)病变过程:询问患者的病变过程,以了解疾病邪正斗争情况,以及疾病的发展趋势。一般可按疾病发生的时间顺序进行询问。如某一阶段出现哪些症状,症状的性质、程度;何时病情好转或加重;何时出现新的病情,病情有无变化规律等。

(3)诊治经过:了解既往诊断和治疗的情况,可作为当前诊断与治疗的参考。

(4)刻下症:问诊的主要内容。因其包括的内容较多,是问诊的重点,故另列专门内容进行

Note

讨论。

4. 既往史 既往史是患者既往健康状况以及过去患病情况,可作为诊断现有疾病的参考。如素体虚弱,现患疾病多为虚证或虚实夹杂证;如痫病、中风等病,经治疗之后,症状虽已消失,但尚未除根,某些诱因常可导致旧病复发。小儿应当注意询问预防接种史、传染病史和传染病接触史。

5. 个人生活史

(1)生活经历:询问患者的出生地、居住地及经历地,应注意某些地方病或传染病的流行区域,以便判断所患疾病是否与此相关。

(2)精神情志:人的精神情志变化,对某些疾病的发展与变化亦有一定影响。因此,了解患者的性格特征,当前精神情志状况及其与疾病的关系等,有助于疾病的诊断。

(3)饮食起居:饮食嗜好、生活起居不当,对身体健康影响很大,甚至引发疾病。如素嗜肥甘者,多病痰湿;偏食辛辣者,易患热证;贪食生冷者,易患寒证。好逸恶劳,脾失健运,易生痰湿;劳倦过度,耗伤精气,易患诸虚劳损;起居无常,饮食失节,易患胃病等。

(4)婚姻生育:对成年男女患者,应注意询问其是否结婚,结婚年龄,配偶的健康状况,以及有无传染病或遗传性疾病。对育龄期女性应询问月经的初潮年龄、月经周期、行经天数和带下的变化,以及绝经年龄和绝经前后的情况。已婚女性还应询问妊娠次数、生产胎数,以及有无流产、早产、难产等。

(5)小儿出生前后情况:新生儿的疾病多与先天因素或分娩情况有关,故应着重询问妊娠期及哺乳期母亲的营养健康状况,有何疾病,曾服何药,分娩时是否难产、早产等,以了解小儿的先天情况。

6. 家族史 家族史是患者的家庭成员,包括父母、兄弟姐妹、爱人、子女等的健康和患病情况。必要时应注意询问直系亲属的死亡原因。

(二)问刻下症

询问患者就诊时所感受到的痛苦和不适,以及与病情相关的全身情况,是医生诊病、辨证的主要依据。如痞闷、疼痛、困倦、麻木、沉重等,这些都是患者的自身感觉,唯有通过询问才能察知。

1. 问寒热 问寒热指询问患者有无怕冷或发热的感觉。寒与热是临床最常见的症状,是辨别病邪性质和机体阴阳盛衰的重要依据,为问诊的重点内容。"寒"指患者自觉怕冷的感觉。"热"指发热,包括患者体温升高,或体温正常而患者自觉全身或局部(如手足心)发热。

(1)恶寒发热:患者恶寒与发热同时出现,是表证的特征性症状。其机理是外邪侵袭肌表,正气与邪气相互斗争,卫气宣发失常所致。外邪袭表,卫阳被遏,肌腠失于温煦则恶寒;邪气外束,正邪交争,卫阳失于宣发,则郁而发热。①恶寒重发热轻:风寒表证的特征。因寒为阴邪,束表伤阳,故恶寒明显。②发热轻而恶风:太阳中风的特征。因风性开泄,肌腠疏松,阳气郁遏不甚,正邪交争不剧,故发热轻而恶风。③发热重恶寒轻:风热表证的特征。因风热为阳邪,易致阳盛,故发热明显。

(2)但寒不热:患者只感寒冷而不发热的症状,是里寒证的特征。其怕冷,多为感受寒邪致病,或为阳气不足而阴寒内生。①新病恶寒:见于里实寒证。多因感受寒邪较重,郁遏阳气,肌体失于温煦所致。②久病畏寒:见于里虚寒证。因阳气虚衰,形体失于温煦所致。

(3)但热不寒:患者只发热而无怕冷的症状。多系阳盛或阴虚所致,是里热证的寒热特征。根据发热的轻重、时间、特点等,临床上常见以下三种类型。

①壮热:高热(体温在39℃以上)持续不退,属里实热证。常兼面赤、口渴、大汗出、脉洪大等症。多因风热内传,或风寒入里化热,正邪相搏,阳热炽盛,蒸达于外所致。

②潮热:按时发热,或按时热势加重,如潮汐之有定时的症状。日晡潮热为下午3—5时(即

申时)热势较高者,常见于阳明腑实证。由于胃肠燥热内结,阳明经气旺于申时,正邪斗争剧烈,故在此时热势加重。湿温潮热表现为身热不扬,午后热甚,兼见头身困重等症。因湿邪黏腻,湿遏热伏,故身热不扬,午后机体阳气渐衰,抗病能力减弱,故午后热甚。阴虚潮热表现为午后或入夜低热,有热自骨内向外透发的感觉,兼见颧红、盗汗等症。因午后阳气渐衰,机体抗病能力低下,邪气独居于身,故病情加重而发热。夜间卫阳之气入内而蒸于阴,故有热自骨内向外透发的感觉。

③微热:发热不重,体温一般在 38 ℃以下,或仅自觉发热的症状。发热时间一般较长,病因病机较为复杂,多见于温病后期和某些内伤杂病。长期微热,劳累则甚,兼疲乏、少气、自汗等症者,多属气虚发热。时有微热,兼面白、头晕、舌淡、脉细等症者,多属血虚发热。长期微热,兼颧红、五心烦热等症者,多属阴虚发热。每因情志不舒而时有微热,兼胸闷,急躁易怒等症者,多属气郁发热,亦称郁热。小儿于夏季气候炎热时长期微热,兼有烦渴、多尿、无汗等症,至秋凉自愈者,多属气阴两虚发热。

(4)寒热往来:患者自觉恶寒与发热交替发作的症状。寒热往来是正邪相争,互为进退的病理反应,为半表半里证的特征。

①寒热往来无定时:自觉时冷时热,一日多次发作而无时间规律的症状。见于少阳病,为半表半里证。因外感病邪至半表半里阶段时,正邪相争,正胜则发热,邪胜则恶寒,故恶寒与发热交替发作,发无定时。

②寒热往来有定时:恶寒战栗与高热交替发作,每日或二三日发作一次,发有定时的症状。兼有剧烈头痛、口渴、多汗等症,常见于疟疾。因疟邪侵入人体,潜伏于半表半里的膜原部位,入与阴争则寒,出与阳争则热,故恶寒战栗与高热交替出现,休作有时。

此外,气郁化火及妇女热入血室等,也可见寒热往来,似疟非疟,临床当结合病史及其他兼症详细辨识。

2. 问汗

(1)有汗、无汗:在疾病过程中,特别是外感病,有汗或无汗,是判断病邪性质和卫阳盛衰的重要依据。

①表证无汗,多属风寒表证。因寒性收引,寒邪袭表,腠理致密,玄府闭塞所致。

②表证有汗,多见于风邪犯表证和风热表证。因风性开泄,热性升散,故风邪、热邪袭表,使腠理疏松,玄府不能密闭而汗出。

③里证无汗,多因津血亏虚,化汗乏源,或阳气虚,无力化汗所致。

④里证有汗,多见于里热证,如风热内传或寒邪入里化热,或其他原因导致里热炽盛,迫使津液外泄,则汗出量多;亦可见于里虚证,如阳气亏虚,肌表不固,或阴虚内热,蒸津外泄,均常有出汗的症状。

(2)特殊汗出:具有某些特征的病理性汗出,主要有下列七种。

①自汗:经常日间汗出,活动后尤甚。多见于气虚、阳虚证。因阳气亏虚,不能固护肌表,玄府不密,津液外泄,故见自汗,动则耗伤阳气,故活动后汗出尤甚。

②盗汗:睡则汗出,醒则汗止。多见于阴虚证。因阴虚阳亢而生内热,入睡则卫阳由表入里,肌表不固,内热加重,蒸津外泄而汗出;醒后卫阳由里出表,内热减轻而肌表得以固密,故汗止。

③绝汗:在病情危重的情况下,出现大汗不止。常是亡阴或亡阳的表现。若病势危重,冷汗淋漓如水,面色苍白,肢冷脉微者,属亡阳之汗,为阳气亡脱,津随气泄之象;若病势危重,汗热而黏如油,躁扰烦渴,脉细数疾者,属亡阴之汗,为内热逼迫阴津外泄之象。

④战汗:先恶寒战栗而后汗出。因邪盛正馁,邪伏不去,一旦正气来复,正邪剧争所致。常见于温病或伤寒邪正剧烈斗争的阶段,是病情发展的转折点。若汗出热退,脉静身凉,提示邪祛正复,病情向愈;若汗出而身热不退,烦躁不安,脉来急疾,提示邪盛正衰,病情恶化。

⑤冷汗:所出之汗有冷感,多因阳气虚或惊吓所致。

⑥热汗:所出之汗有热感,多因里热蒸迫所致。

⑦黄汗:汗出沾衣,色如黄柏汁,多因风湿热邪交蒸所致。

(3)局部汗出:身体的某一部位汗出,也是体内病变的反映。询问局部汗出的情况及其兼症,以审症求因。

①头汗:仅见头部或头颈部汗出量多。可因上焦热盛,迫津外泄;中焦湿热蕴结,湿郁热蒸,迫津上越;元气将脱,虚阳上越,津随阳泄;进食辛辣、热汤、饮酒,使阳气旺盛,热蒸于头等导致。

②半身汗:仅一侧身体汗出。或左侧,或右侧,或见于上半身,或见于下半身,但汗出常见于健侧,无汗的半身常是病变的部位,多见于痿病、中风及截瘫患者。多因风痰、痰瘀、风湿等阻滞经络,营卫不能周流,气血失和所致。

③手足心汗:手足心微汗出,多为生理现象。若手足心汗出量多,则为病理性汗出。可因阴经郁热熏蒸;阳明燥热内结,热蒸迫津外泄;脾虚运化失常,津液旁达四肢而引起。

④心胸汗:心胸部易出汗或汗出过多。多见于虚证。伴心悸、失眠,腹胀、便溏者,多为心脾两虚;伴心悸心烦、失眠、腰膝酸软者,多为心肾不交。

⑤阴汗:外生殖器及其周围汗出。多因下焦湿热郁蒸所致。

3. 问疼痛 疼痛是临床上最常见的一种自觉症状。机体的各个部位皆可发生,有虚实之分。

(1)问疼痛的性质可以辨别疼痛的病因与病机。

①胀痛:疼痛兼有胀感,是气滞作痛的特点。如胸胁、脘腹胀痛,多是气滞为患。但头目胀痛,则多因肝火上炎或肝阳上亢所致。

②刺痛:疼痛如针刺,是瘀血致痛的特点。如胸胁、脘腹等部位刺痛,多是瘀血阻滞,血行不畅所致。

③冷痛:疼痛有冷感而喜暖。常见于腰脊、脘腹、四肢关节等处。寒邪阻滞经络所致者,为实证;阳气亏虚,脏腑经脉失于温煦所致者,为虚证。

④灼痛:疼痛有灼热感而喜凉。火邪窜络所致者,为实证;阴虚火旺所致者,为虚证。

⑤重痛:疼痛兼有沉重感。多因湿邪困阻气机所致。常见于头部、四肢、腰部以及全身。但头重痛亦可因肝阳上亢,气血上壅所致。

⑥酸痛:疼痛兼有酸软感。多因湿邪侵袭肌肉关节,气血运行不畅所致;亦可因肾虚骨髓失养引起。

⑦绞痛:痛势剧烈,如刀绞割。多因有形实邪阻闭气机,或寒邪凝滞气机所致。如心脉瘀阻引起的"真心痛",结石阻滞胆管引起的上腹痛,寒邪犯胃引起的胃脘痛等,皆具有绞痛的特点。

⑧空痛:疼痛有空虚感。多因气血亏虚、阴精不足、脏腑经脉失养所致。常见于头部或小腹部。

⑨隐痛:疼痛不剧烈,尚可忍耐,但绵绵不休。多因阳气精血亏虚,脏腑经脉失养所致。常见于头、胸、脘、腹等部位。

⑩走窜痛:疼痛部位游走不定,或走窜攻冲作痛。若胸、胁、脘、腹疼痛而走窜不定,多因气滞所致;四肢关节疼痛而游走不定,多见于痹病,因风邪偏盛所致。

⑪固定痛:疼痛部位固定不移。若胸、胁、脘、腹等处固定作痛,多是瘀血为患;若四肢关节固定作痛,多因寒湿、湿热阻滞,或热壅血瘀所致。

⑫掣痛:抽掣牵引作痛,由一处连及他处。多因筋脉失养,或阻滞不通所致。

除此之外,一般而言,新病疼痛,痛势剧烈,持续不解,或痛而拒按,多属实证;久病疼痛,痛势较轻,时痛时止,或痛而喜按,多属虚证。

(2)问疼痛的部位可以了解病变所在的脏腑、经络。

①头痛:头的前后、两侧及顶部或整个头部疼痛。头痛有虚实之分。凡外感风、寒、暑、湿、

燥、火以及瘀血、痰浊、郁火、阳亢、癥积、寄生虫等阻滞或上扰脑窍所致者,多属实证;凡气血阴精亏虚,不能上荣于头,脑窍空虚所致者,多属虚证。

②胸痛:胸的某一部位疼痛。胸部内藏心肺,故胸痛多与心肺病变有关。

③胁痛:胁的一侧或两侧疼痛。肝胆位于右胁下,故胁痛多与肝胆病变有关。肝郁气滞、肝胆湿热、肝胆火盛、肝阴亏虚及饮停胸胁,阻滞气机、经脉不利,均可导致胁痛。

④胃脘痛:上腹部、剑突下,胃之所在部位疼痛。胃失和降、气机不畅,则会导致胃脘痛。

⑤腹痛:腹部范围较广,有大腹、小腹和少腹之分。脐以上为大腹,属脾胃;脐以下至耻骨毛际以上为小腹,属膀胱、大小肠及胞宫;小腹两侧为少腹,是足厥阴肝经循行的部位。

⑥背痛:自觉背部疼痛。背部中央为脊骨,脊骨内有髓,督脉贯脊行于正中,足太阳膀胱经分行夹于腰背两侧,两肩背部又是手三阳经分布之处。

⑦腰痛:腰部两侧,或腰脊正中疼痛。腰部中间为脊骨,腰部两侧为肾所在部位,带脉横行环绕腰腹,总束阴阳诸经。

⑧四肢痛:四肢的肌肉、筋脉和关节等部位疼痛。

⑨周身痛:头身、腰背及四肢等部位皆痛。

4. 问头身胸腹

(1) 头晕:自觉头脑眩晕,轻者闭目自止,重者视物旋转,不能站立,常伴有恶心呕吐,甚则晕倒,为临床常见症之一,可由多种原因引起。

(2) 胸闷:自觉胸部痞塞满闷,与心肺等脏病变密切相关。

(3) 心悸:自觉心跳不安,甚至不能自主,包括怔忡与惊悸,多是心与心神病变的反映。

(4) 胁胀:自觉一侧或两侧胁部胀满不舒。肝胆居于右胁,其经脉皆布于两胁,故胁胀多与肝胆病变有关。

(5) 脘痞:自觉胃脘胀闷不舒,是脾胃病变的表现。

(6) 腹胀:自觉腹部胀满,痞塞不适,甚则如物支撑。腹胀喜按者,属虚证,多因脾胃虚弱,腐熟运化无力所致;腹胀拒按者,属实证,多因食积胃肠,或燥热结滞肠道,或肠道气机阻塞引起。

(7) 身重:自觉身体沉重酸困,是水湿、脾虚、气阴耗伤的表现。

(8) 麻木:肌肤感觉减退,甚至消失,亦称不仁。可因气血亏虚、风寒入络、肝风内动、风痰阻络、痰湿或瘀血阻络,肌肤、经脉失养所致。

5. 问耳目

(1) 问耳。

①耳鸣:自觉耳内鸣响,如闻蝉鸣或潮声,妨碍听觉,或单侧或双侧,或持续不止或时发时止。

②耳聋:听力减退,甚至听觉完全丧失,可为单侧或双侧。

③重听:听音不清,声音重复。

(2) 问目。

①目痒:自觉眼睑、眦内或目珠瘙痒,轻者揉拭则止,重者极痒难忍。

②目痛:自觉单目或双目疼痛。

③目眩:自觉视物旋转动荡,如坐舟车。

④目昏、雀盲、视歧:目昏是指视物昏暗,模糊不清。雀盲是指白昼视力正常,每至黄昏以后视力减退,视物不清,亦称夜盲、雀目、鸡盲。视歧是指视一物成二物而不清。

6. 问睡眠

(1) 失眠:经常不易入睡,或睡而易醒,难以复睡,或时时惊醒,睡不安宁,甚至彻夜不眠,或伴有多梦。主要是由机体阴阳平衡失调,阴虚阳盛,阳不入阴,神不守舍、心神不安所致。

(2) 嗜睡:精神疲倦,睡意很浓,经常不自主地入睡。多因机体阳虚阴盛或痰湿内盛所致。

7. 问饮食口味 问饮食多少,可知脾胃的盛衰;问口味好恶,可察脏腑的虚实。

（1）问口渴与饮水：口渴是指自觉口中干渴不适，饮水是指实际饮水量的多少。

①口不渴：提示津液未伤，多见于寒证、湿证。

②口渴多饮：患者口渴明显，饮水量多，是津液损伤的表现。

③渴不多饮：有口干口渴的感觉，但又不欲饮水或饮水不多，是轻度伤津或津液输布障碍所致。

（2）问食欲与食量：食欲即对进食的要求和进食的欣快感觉；食量是指实际的进食量。

①食欲减退：又称"纳呆"，指患者不思进食，甚则厌食。

②厌食：厌恶食物，甚至恶闻食臭。

③消谷善饥：患者食欲过于旺盛，进食量多，但食后不久即感饥饿。

④饥不欲食：患者虽然有饥饿的感觉，但不想进食，勉强进食，量亦很少。

⑤偏嗜食物或异物：嗜食生米、泥土等。多见于小儿虫积。妇女妊娠期间，偏食酸辣等食物，为生理现象。

（3）问口味：口味指口中的异常味觉或气味。脾开窍于口，其他脏腑之气亦可循经上至口中，故口中异常味觉或气味，多是脏腑，特别是脾胃病变的反映。

①口淡：味觉渐退，口中乏味，甚至无味。多见于脾胃虚弱、寒湿中阻及寒邪犯胃。

②口苦：自觉口中有苦味。多见于心火上炎或肝胆火旺之证。

③口甜：自觉口中有甜味。多因湿热蕴结于脾，与谷气相搏，上蒸于口，故口甜而黏腻不爽。

④口酸：自觉口中有酸味，或泛酸，甚至闻之有酸腐气味。多见于伤食、肝胃郁热等。

⑤口咸：自觉口中有咸味。多认为是肾病及寒水上泛之故。

⑥黏腻：自觉口中黏腻不爽。常见于痰热内盛、湿热中阻及寒湿困脾。

8．问二便

（1）大便：健康人一般每日或隔日排大便一次，排便通畅，成形不燥，多呈黄色，内无脓血黏液及未消化的食物。便次、便质以及排便感的异常，主要有下列情况。

①便次异常：便秘，即大便燥结，排便时间延长，便次减少，甚则多日不排便。泄泻，指大便次数增多，粪质稀薄不成形，甚至呈水样。

②便质异常：除了便秘、泄泻外，还有以下几种情况。

完谷不化：大便中含有较多未消化食物。病久体弱者见之，多属脾虚、肾虚；新起者多为食滞胃肠。

溏结不调：大便时干时稀。多因肝郁脾虚、肝脾不调所致。若大便先干后稀，多属脾虚。

脓血便：大便中含有脓血黏液。多见于痢疾和肠癌。常因湿热疫毒等邪，积滞交阻肠道，肠络受损所致。

便血：血自肛门排出，若血色暗红或紫黑，或大便色黑如柏油状，谓之远血；若便血鲜红，血附在大便表面或于排便前后滴出，谓之近血。多因脾胃虚弱，气不摄血，或胃肠积热、湿热蕴结、气血瘀滞等所致。

③排便感异常：常见以下几种情况。

肛门灼热：排便时自觉肛门有灼热感。多因大肠湿热，或热结旁流，热迫直肠所致。

里急后重：便前腹痛，急迫欲便，排便时窘迫不畅，肛门重坠，便出不爽。多因湿热内阻，肠道气滞所致，见于痢疾。

排便不爽：若泻下如黄糜而黏滞不爽，多因湿热蕴结大肠，气机不畅，传导不利所致；腹痛欲便而排出不爽，抑郁易怒者，多因肝郁脾虚，肠道气滞所致。

大便失禁：大便不受控制，滑出不禁，甚至便出而不自知。多因脾肾虚损，肛门失约所致。

肛门气坠：肛门有下坠感觉。常于劳累或排便后加重，多因脾虚中气下陷所致。

（2）小便：在一般情况下，健康成人日间排尿 3～5 次，夜间排尿 0～1 次。每昼夜总尿量1000～

1800 mL。尿量和尿次的多少受温度、饮水、出汗和年龄等因素的影响。问小便,主要应询问尿次、尿量及排尿时的异常感觉。

①尿次异常:a.小便频数。若伴小便短赤、尿急、尿痛,多因湿热蕴结下焦,膀胱气化不利所致,为淋病;久病小便频数,色清量多,夜间明显者,多因肾阳虚或肾气不固,膀胱失约所致,常见于老年人及肾衰、久病肾虚等患者。b.癃闭。小便不畅,点滴而出为癃;小便不通,点滴不出为闭,合称癃闭。癃闭有虚实之分。因湿热蕴结,或瘀血、结石阻塞者,多属实证;因年老气虚、肾阳不足、膀胱气化不利者,多属虚证。

②尿量异常:尿量增多,指尿次、尿量皆明显超过正常量次;尿量减少,指尿次、尿量皆明显少于正常量次。

③排尿感异常:一是尿道涩痛,指排尿时自觉尿道灼热疼痛,小便涩滞不畅。可因湿热蕴结膀胱,气化不利所致。常见于淋证。二是余沥不尽,指小便之后仍有余溺点滴不净。多因肾阳亏虚,肾气不固,湿热邪气留着于尿路等所致,常见于老年人及久病体弱者。三是小便失禁,指小便不能随意控制而自行溢出。多因肾气亏虚,膀胱失约,或脾虚气陷及膀胱虚寒,不能约摄尿液所致。若神昏而小便失禁,多因邪闭心包,心神失去主宰作用所致。四是遗尿,指成人或3岁以上小儿于睡眠中经常不自主地排尿。多因禀赋不足,肾气亏虚或脾虚气陷及膀胱虚寒所致。

9. 问经带 由于妇女有月经、带下、妊娠、产育等生理特点,所以对妇女的问诊,应以上述方面作为诊察妇科疾病的依据。

(1)月经:根据月经的周期,行经的天数,月经的色、质、量等情况,判断疾病的寒热虚实。必要时可询问末次月经日期,以及初潮或绝经年龄。常见的月经异常情况有月经不调、崩漏、闭经、痛经等。

(2)带下:在正常情况下,妇女阴道内有少量无色、无臭的分泌物排出,具有濡润阴道的作用,谓之带下。若带下明显过多,淋漓不断,或色、质、气味异常,即为病理性带下。带下色白量多,质稀如涕,无臭者为白带,多因脾肾阳虚,寒湿下注所致;带下色黄,质黏臭秽者为黄带,多因湿热下注或湿毒蕴结所致;白带中混有血液,赤白杂见者,多因肝经郁热,或湿毒蕴结所致;绝经后仍见赤白带淋漓不断者,可能由癌瘤引起。

四、切诊

切脉分脉诊和按诊两部分。脉诊是医生用手指对患者身体某些特定部位的动脉进行切按,手指所感受到的脉搏跳动的形象,以了解健康状况或病情,辨别病证的一种诊察方法。按诊是医生用手直接对患者的肌肤、手足、胸腹及其他部位的触摸按压,以了解局部冷热、润燥、软硬、压痛、肿块及其他异常变化,从而推断病变部位、性质和病情轻重的一种诊病的方法。

(一)脉诊

1. 脉诊概要 脉象是医生手指所感受到的脉搏跳动的形象。人体的血脉贯通全身,内连脏腑,外达肌表,运行气血,周流不休,故脉象能够反映全身脏腑功能、气血、阴阳的综合信息。脉象的产生,与心脏的搏动、心气的盛衰、脉道的通利和气血的盈亏直接相关。循行于全身的血脉,均汇聚于肺,即肺朝百脉,且肺主气,通过肺气的敷布,血液才能布散全身;脾胃为气血生化之源,脾主统血,血液的循行,有赖脾气的统摄;肝藏血,主疏泄以调节循环血量;肾藏精,精化气,是人体阳气的根本,各脏腑组织功能活动的原动力,且精可以化生血,是生成血液的物质基础之一。故脉象的形成与心、脉、气、血及脏腑的整体功能活动密切相关。

(1)诊脉部位:《素问·三部九候论》提出三部九候诊法;《灵枢·终始》提出人迎寸口相参合的诊法;《素问·五藏别论》有独取寸口可以诊察全身状况的论述。张仲景继承并发展人迎、寸口脉相比较的思路,在《伤寒杂病论》中常用寸口、跗阳或太溪的诊法。“独取寸口”的理论,经《难经》

的阐发,到王叔和的《脉经》,不仅理论上已趋完善,方法亦已确立,从而得到推广运用,沿用至今。

寸口诊法是单独切按桡骨茎突内侧一段桡动脉的搏动,根据其脉动形象,以推测人体生理、病理状况的一种诊察方法。寸口脉分为寸、关、尺三部。通常以腕后高骨(桡骨茎突)为标记,其内侧的部位为关,关前(腕侧)为寸,关后(肘侧)为尺。寸、关、尺三部又可施行浮、中、沉三候。《难经·十八难》说:"三部者,寸、关、尺也;九候者,浮、中、沉也。"

(2)诊脉方法:以清晨(平旦)未起床、未进食时为最佳,机体内外环境比较安定,脉象能比较准确地反映机体的基础生理情况,同时也比较容易发现病理性脉象。诊脉时患者的正确体位是正坐或仰卧,前臂放平与心脏置于同一水平,直腕,手掌向上,手指微微弯曲,在腕关节下面垫一松软的脉枕,使寸口部充分暴露伸展,气血畅通,便于诊察脉象。临床诊脉常用的指法,可概括为选指、布指和运指等。

(3)脉象的辨识:主要依靠手指的感觉。脉象的种类很多,中医文献常从位、次、形、势四个方面加以分析归纳,包括脉搏的频率、节律,显现的部位、长度、宽度,脉道的充盈度、紧张度,血流的通畅流利度,脉搏的强弱等要素。掌握脉象要素,对于理解各种脉象的特征及形成机理,可起到执简驭繁的作用。

2. 正常脉象 正常脉象也称平脉、常脉,是正常人在生理条件下出现的脉象,既具有基本的特点,又有一定的变化规律和范围,而不是指固定不变的某种脉象,其反映机体气血充盈、气机健旺、阴阳平衡的生理状态,是健康的象征。正常脉象的特征是:寸、关、尺三部皆有脉,不浮不沉,不快不慢,一息四五至(相当于72~80次/分(成人)),不大不小,从容和缓,节律一致,尺部沉取有一定的力量,并随生理活动、气候、季节和环境等的不同而有相应变化。古人将正常脉象的特点概括为"有胃""有神""有根"。

(1)有胃:脉有胃气,主要反映脾胃运化功能的盛衰、营养状况的优劣和能量的储备状况。切脉时脉应不疾不徐、从容和缓。即使是病脉,不论浮沉迟数,但有冲和之象,便是有胃气。

(2)有神:脉有神气。诊脉神之有无,可察精气之盈亏,与胃气的盛衰有关。脉之有神是指脉律整齐、柔和有力。

(3)有根:脉有根基。脉之有根无根主要说明肾气的盛衰。

总之,脉贵有胃、有神、有根,三者相互补充而不能截然分开,是从不同方面强调正常脉象的必备条件。

3. 病理脉象 疾病反映于脉象的变化,称为病理脉象。

(1)常见病脉及临床意义:临床所提及的病理脉象,有浮、沉、迟、数、洪、细、虚、实、滑、涩、弦、紧、结、代、促、长、短、缓、濡、弱、微、散、芤、伏、牢、革、动、疾二十八种。

①浮脉:轻取即得,重按稍减而不空,举之有余,按之不足。一般见于表证,亦主虚证。

②沉脉:轻取不应,重按始得,举之不足,按之有余。主里证。有力为实;无力为虚。亦见于正常人。

③迟脉:脉来迟慢,一息不足四至(每分钟脉搏在60次以下)。多见于寒证,迟而有力为实寒;迟而无力为虚寒。亦见于邪热结聚之实热证。此外,久经锻炼的运动员,脉迟而有力;正常人入睡后,脉率较慢,都属生理性迟脉。

④数脉:脉来急促,一息五至以上而不满七至。多见于热证,亦见于里虚证。数脉还可以出现在气血不足的虚证,尤其是心气不足、心血不足的病证更为多见,但必数而无力。

⑤虚脉:三部脉举之无力,按之空豁,应指松软。亦是无力脉象的总称。见于虚证,多为气血两虚。

⑥实脉:三部脉充实有力,其势来去皆盛,应指幅幅。亦为有力脉象的总称。见于实证,亦见于常人。

⑦洪脉:脉体宽大,充实有力,来盛去衰,状若波涛汹涌。多见于阳明气分热盛。

⑧细脉：脉细如线，但应指明显。多见于气血两虚、湿邪为病。

⑨滑脉：往来流利，应指圆滑，如盘走珠。多见于痰湿、食积和实热等病证。亦是青壮年的常脉，妇女的孕脉。

⑩涩脉：形细而行迟，往来艰涩不畅，脉势不匀。多见于气滞、血瘀、痰食内停和精伤、血少。

⑪弦脉：端直以长，如按琴弦。多见于肝胆病，疼痛、痰饮，及胃气衰败者。亦见于老年健康者。

⑫结脉：脉来缓慢，时有中止，止无定数。多见于阴盛气结、寒痰血瘀，亦可见于气血虚衰。正常人可由于情绪激动、过劳、酗酒、饮用浓茶等因素偶见结脉。

（2）脉象鉴别：在二十八种常见病脉中，有些脉象很相似，容易混淆不清，对此历代医家积累了丰富的经验，如李时珍在《濒湖脉学》中编有言简意赅的"相类诗"加以鉴别，徐灵胎更具体地说明脉象的鉴别可用近似脉象相比的比类法，或者用相反脉象对比的对举法。

（3）相兼脉：凡两种或两种以上的单因素脉相兼出现，复合构成的脉象即称"相兼脉"或"复合脉"。由于疾病的发生是一个复杂的过程，可以由多种致病因素相兼致病，疾病中邪正斗争的形势会不断发生变化，疾病的性质和病位亦可随之而变。因此，患者的脉象经常是两种或两种以上相兼出现。

（4）真脏脉：真脏脉是在疾病危重期出现的无胃、无神、无根的脉象，是病邪深重，元气衰竭，胃气已衰败的征象，故又称"败脉""绝脉""死脉""怪脉"。

（5）妇人脉与小儿脉：妇人有经、孕、产、育等特殊的生理活动及病变，故其脉诊亦有一定的特殊性。诊小儿脉在《黄帝内经》中已有记述，自后世医家提出望小儿指纹的诊法以后，对于3岁以内的婴幼儿，往往以望指纹代脉诊，对3岁以上者才采用脉诊。

4. 脉诊的临床运用及意义

（1）脉诊的临床运用：由于脉象与主病之间的关系十分复杂，因而对于如何分析脉象所反映的不同病证本质，或辨别病证所出现的不同脉象，在脉诊临床运用中，需要注意特异脉的诊断意义、辨脉主病不可拘泥、脉证顺逆与从舍的问题。

（2）脉诊的意义：诊脉是中医临床不可缺少的诊察步骤和内容。脉诊之所以重要，是由于脉象能传递机体各部分的生理病理信息，可为诊断病证提供重要依据。脉诊的临床意义，可归纳为辨别病证的部位、判断病证的性质、分辨邪正的盛衰和推断病情的进退四个方面。

（二）按诊

1. 按诊的方法与注意事项　按诊是切诊的重要组成部分，是诊法中不容忽视的一环。它在望、闻、问的基础上，更进一步地深入探明疾病的部位和性质等情况。对于胸腹部的疼痛、肿胀、痰饮、癥积等病变，通过触按，可以进一步探明疾病的部位、性质和程度，充实诊断和辨证所必需的资料。

（1）按诊的手法：大致分为触、摸、按、叩四类。

①触：手指或手掌轻轻接触患部皮肤，如额部、四肢及胸腹部的皮肤，以了解肌肤的凉热润燥等情况。

②摸：以手抚摸局部，如肿胀部位等，以探明局部的感觉情况，肿胀的形态、大小等。

③按：以手按压局部，其顺序一般是先触摸，后按压，由轻而重，由浅入深，从健康部位开始，逐渐移向病变区域，先远后近，先上后下。了解深部有无压痛或肿块，肿块的形态、大小，质地的软硬、光滑度，活动程度等。

④叩：用手叩击患者身体某部，使之震动而产生叩击音、波动感或震动感，以此确定病变的性质和程度的一种检查方法。叩击法有直接叩击法和间接叩击法两种。

（2）按诊注意事项。

①必须根据不同疾病要求的诊察目的和部位，选择适当的体位和方法。

②医生手法要轻巧柔和,避免突然暴力或冷手按诊。

③注意争取患者的主动配合,使患者能准确地描述病位的感觉。

④要边检查边注意观察患者的反应及表情变化,以了解病痛所在的准确部位及程度。

2. 按诊的内容 临床上常用的按诊内容有按胸胁、按脘腹、按肌肤、按手足、按腧穴等。

(1)按胸胁。

①胸部按诊:前胸高突,叩之膨膨然如鼓音,其音清者,系肺气壅滞所致,多为肺胀,可见于气胸;叩之音浊或呈实音,并有胸痛,多为饮停胸膈,或肺痨损伤,或肺内有肿瘤,或为肺痈、痰热壅肺。胸部压痛,有局限性发绀肿胀者,多因外伤(肋骨骨折等)所致。

②虚里按诊:虚里即心尖搏动处。诊虚里以了解宗气之强弱、疾病之虚实、预后之吉凶,尤其当危急病证寸口脉不明显时,诊虚里更具重要的诊断价值。

③胁部按诊:肝胆位居右胁,肝胆经脉分布于两胁,故按胁肋主要是为了了解肝胆疾病。

(2)按脘腹:通过触按、叩击胃脘部及腹部,了解其凉热、软硬、胀满、肿块、压痛以及脏器大小等情况,从而推断有关脏腑的病变及证候性质。

①凉热:凡腹部按之肌肤凉而喜温者,属寒证;腹部按之肌肤灼热而喜凉者,属热证;无论患者四肢温凉与否,只要胸腹灼热,就基本可以断定疾病的实热本质。

②软硬:若全腹紧张度降低,触之松软无力,多见于久病重病之人,精气耗损,气血亏虚以及体弱年老之人和产妇等;若全腹紧张度消失,多见于痿病和脊髓受损导致腹肌瘫痪者等;全腹高度紧张,状如硬板,常因急性胃肠穿孔或脏器破裂引起;若右下腹紧张,多见于肠痈患者;湿热蕴结胆腑,胆汁淤滞者,可见右上腹紧张。

③胀满:脘腹部按之手下饱满充实而有弹性、有压痛者,多为实满;若脘腹部虽然膨满,但按之手下虚软而缺乏弹性,无压痛者,多属虚满。脘部按之有形而胀痛,推之漉漉有声者,为胃中有水饮。腹部高度胀大,如鼓之状者,称为鼓胀。医生两手分置于患者腹部两侧相对位置,一手轻轻叩拍腹壁,另一手有波动感,按之如囊裹水者,为水鼓;一手轻轻叩拍腹壁,另一手无波动感,以手叩击如击鼓之膨膨然者,为气鼓。另外,肥胖之人腹大如鼓,按之柔软,无脐突,无病症表现者,不属病态。

④肿块:按诊时要注意肿块的部位、形态、大小、硬度、有无压痛和能否移动等。凡肿块推之不移,痛有定处者,为癥积,病属血分;肿块推之可移,或痛无定处,聚散不定者,为瘕聚,病属气分。若腹中结块,按之起伏聚散,往来不定,或按之形如条索状,久按转移不定,或按之手下如蚯蚓蠕动者,多为虫积。

⑤压痛:左少腹作痛,按之累累有硬块者,多为肠中有宿粪;右少腹作痛而拒按,或出现"反跳痛",或按之有包块应手者,常为肠痈等病。

(3)按肌肤:触摸某些部位的肌肤,通过诊察其寒热、润燥、滑涩、疼痛、肿胀、皮疹疮疡等情况,以分析病情的寒热虚实及气血阴阳盛衰的诊断方法。

(4)按手足:通过触摸患者手足部位的冷热程度,以判断病情的寒热虚实及表里内外顺逆。

(5)按腧穴:按压身体的某些特定腧穴,通过腧穴的变化和反应来判断内脏某些疾病的方法。腧穴是脏腑、经络之气转输之处,是内脏病变反映于体表的反应点。正常腧穴按压时有酸胀感、无压痛、无结节或条索状物、无异常感觉和反应。腧穴的病理反应,则有明显压痛,或有结节,或有条索状物,或有其他敏感反应等。如肺俞摸到结节,或按中府有明显压痛者,为肺病的反映;胃病患者在梁丘或足三里常有压痛。临床观察发现,背俞穴同样具有重要的诊断价值。医生用单手或双手的食指或拇指按压腧穴,若有结节或条索状物,手指应在穴位处滑动按寻,进一步了解指下物的形态、大小、软硬程度、活动情况等。

第三节　中医辨证

辨证是认识和判断疾病证候的方法。中医辨证就是从整体观念出发,以中医学理论作为指导,对四诊收集的病史、症状、体征等资料进行综合分析,从而辨别出疾病的病因、病位、病性和邪正盛衰的变化,并作出诊断的过程。

中医学的辨证方法有多种,主要有八纲辨证、病性辨证、脏腑辨证、六经辨证、卫气营血辨证和三焦辨证等。八纲辨证是从各种辨证方法中概括出来的共性,为辨证的总纲。脏腑辨证主要适用于内伤杂病,亦是临床各科辨证的基础。这些辨证方法各有特点,对疾病的诊断角度不同,各有侧重,并且相互联系。临床上,需要根据具体的病情选择合适的方法去辨证。

一、八纲辨证

八纲指阴、阳、表、里、寒、热、虚、实八个辨证纲领。八纲辨证,即通过望、闻、问、切四诊所收集的病情信息,运用八纲进行综合分析,以判断疾病的病位、病性、病机以及邪正盛衰等情况。

八纲辨证是概括性的辨证纲领,具有普遍共性。任何疾病从病位上均可分为表证和里证;从病性上均可分为寒证和热证;从邪正盛衰的角度来看又可分为实证和虚证;而阴、阳又为八纲的总纲,故可将病证分为阴证和阳证两大类。

（一）表里辨证

表里是辨别病位内外深浅的一对纲领。人体的肌肤、皮毛、经络在外,属表;五脏、六腑、筋骨在内,属里。对于任何疾病的辨证,都应辨别病位的表里,但在外感疾病的辨证中,表里辨证具有更重要的意义,它可以察知病情的轻重,病位的深浅。表证病浅,病情较轻;里证病深,病情较重,表邪入里为病进,里邪出表为病退。了解疾病的轻重进退,就能够预测病情的发展趋势,获得诊治疾病的先手权。

1. 表证　表证是指病位表浅,正气与邪气抵抗于肌表的证候,多为六淫等外邪,侵袭肌肤、腠理、经络所引起的外感病的初期。通常具有发病急、病程短、病位表浅的特点。

（1）临床表现:以发热,恶寒（或恶风）,苔薄白,脉浮为主;兼见头身疼痛,咽痒咽痛,鼻塞流涕,打喷嚏,咳嗽等症状。

（2）证候分析:六淫邪气客于肌表,卫气被遏,肌表无法得到温煦,故出现恶风寒的症状;正邪相争,卫气失宣,郁而化热,则表现为发热;邪气郁滞经络,气血运行不畅,不通则痛,则头身疼痛。邪气尚未入里,舌象暂无明显变化,表现为苔薄白。外邪袭表,正气抗邪在表,脉气鼓动于外,故脉浮。邪气从口鼻、毛窍而入,伤及肺卫,肺失宣肃,出现鼻塞流涕、打喷嚏、咽痒咽痛、咳嗽等症状。

（3）证候分型:一般分为风寒束表证与风热犯表证。

①风寒束表证:临床表现为恶寒重,发热轻,无汗,头身疼痛,鼻塞流涕,咳嗽,苔薄白而润,脉浮紧。

②风热犯表证:临床表现为发热重,恶寒轻,头身疼痛,口渴,鼻塞流涕,咽痛,舌边尖红,苔薄白而干或黄,脉浮数。

2. 里证　里证是指病位较深,由脏腑、气血、骨髓等受病所表现出的证候。大多见于外感病的中、后期或内伤疾病。一般具有病位深、病情重、病程长的特点。里证所涵盖的范围很广泛,凡是不属于表证或半表半里的证候都属于里证。

（1）临床表现：里证致病因素复杂，病位广泛，临床症状多样，故很难用几个症状全面概括，但其基本证候特征是无新起恶寒发热等表证并见，以脏腑症状为主要表现。一般来说，里证常见壮热、烦躁、口渴、神昏谵语、腹痛、小便短赤、舌苔黄或白厚腻、脉沉等症状。

（2）证候分析：里证形成的原因大致有三种情况：一是表邪未解，逐渐传变入里，侵犯脏腑；二是外邪直中入里，侵犯脏腑；三是情志内伤，饮食不节，劳倦过度等因素，直接损伤脏腑，导致脏腑功能失常而发病。

3. 半表半里证 半表半里证指病位既不是完全在表，又未完全入里，正邪相搏于表里之间的证候。六经辨证中通常称为少阳证。

临床表现：往来寒热，心烦喜呕，胸胁苦满，口苦，咽干，目眩，不欲饮食，脉弦。

4. 表证与里证的关系

（1）表里同病：表证和里证在同一个患者身上同时出现，称表里同病。一般多见于表证未解，邪气入里；或里证未愈，复感外邪；亦有病邪同时侵犯表里等。例如，患者既有恶寒发热、头痛、脉浮等表证，又有腹痛、腹胀等里证，即为表里同病。

（2）表里出入：一般来说，表邪入里侵犯脏腑表示正不胜邪，病情加重，多因机体正气不足，或邪气过盛、护理不当，或误治、失治等所致。里邪出表，里邪外透，表示正胜邪退，病情好转，多为治疗及时，或护理得当，使机体正气恢复所致。

（二）寒热辨证

寒热是辨别疾病性质的一对纲领，直接反映机体阴阳的偏盛与偏衰。"阳胜则热，阴胜则寒""阴虚则热，阳虚则寒"。辨别疾病性质的寒热属性，是治疗用药的重要依据之一。

1. 寒证 寒证是指感受寒邪，或机体阳虚阴盛所产生的以寒冷为主要表现的证候。多因外感寒邪，或因久病内伤，阳气虚衰而阴寒偏盛，或进食生冷的食物而阴盛伤阳所致。

（1）临床表现：寒证常见畏寒喜暖或恶寒，面色苍白，形寒肢冷，蜷卧，口淡不渴，痰、涕、涎量多清稀，小便清长，大便稀溏，舌淡苔白润或滑，脉迟或紧等。

（2）证候分析：寒邪侵袭，损伤阳气，阳气不足不能发挥其温煦的作用，故恶寒或畏寒喜暖，形寒肢冷，蜷卧，面色苍白；阴寒内盛，津液未伤，故口淡不渴；阳虚不能温化水液，导致痰、涕、涎量多清稀，小便清长；寒邪伤脾，或脾阳久虚，运化失调则大便稀溏；阳虚不化，寒湿内生，则舌淡苔白润或滑；阳气虚弱，无力推动血行，故脉迟；寒性收引，脉道受寒收缩，故出现脉紧。

2. 热证 热证是指感受热邪，或机体阴虚阳盛所产生的以温热为主要表现的证候。多因外感暑热（或风热）之邪，或平素阳气偏亢；或寒邪化热入里；或情志内伤，郁而化热；或因宿食、痰饮、瘀血等有形实邪积蓄为热；或是久病、房事劳倦，耗伤阴精，阴虚阳亢导致。

（1）临床表现：热证常见发热或恶热喜凉，面红目赤，口渴喜冷饮，烦躁不宁，汗出，痰涕黄稠，小便短赤，大便干结，舌红苔黄而干，脉洪数；或两颧潮红，心烦易怒，盗汗，舌红少苔而干，脉细数。

（2）证候分析：阳热偏盛，故发热或恶热喜凉，烦躁不宁；火性炎上，则面红目赤；火热灼阴，阴津亏耗，故口渴喜冷饮，痰涕黄稠，小便短赤，大便干结；热邪迫津外泄则汗出；阴液亏损而虚火上炎则两颧潮红，盗汗；虚火扰神，则心烦易怒；舌红苔黄为热象，舌干少苔、脉细为阴伤；热邪亢盛，加速血行，故脉数。

3. 寒证与热证的鉴别 寒证与热证是机体阴阳盛衰的反映，是疾病性质的主要体现，不能孤立地根据某一症状而作出判断，应对疾病的全部表现进行综合观察、分析，尤其是对寒热的喜恶、口渴与不渴、面色的赤白、四肢的冷暖、二便、舌象、脉象等方面的辨别更为重要。

4. 寒证与热证的关系 寒证与热证虽然有阴阳盛衰的本质差别，但是二者又相互联系，并且可以在一定条件下相互转化。它们既可以同时出现，表现为寒热错杂的证候，又可以在疾病的危重阶段出现假象。

（1）寒热错杂：在同一患者身上，寒证与热证并存，寒热交错，称为寒热错杂。临床上根据病位又可分为表寒里热、表热里寒、上热下寒、上寒下热等。

（2）寒热转化：寒热的相互转化是病情进一步发展的表现，反映了邪正盛衰的情况。通常情况下，由热证转化为寒证，多为邪盛正虚，正不胜邪；而由寒证转化为热证，是人体正气尚盛，邪气从阳化热的表现，提示人体正气胜邪。

（3）寒热真假：一般情况下，疾病的发展过程中其反映的征象与疾病的本质是一致的，但是当疾病发展到危重阶段时，可能会出现真寒假热或真热假寒的证候，其临床表现与疾病本质相反的情况，需要仔细辨别。

①真热假寒：又称阳盛格阴，是指内热炽盛，格阴于外，阳气郁闭无法外达四末，外在表现出假寒的证候。如手足厥冷、脉迟等，似属寒证，但又有形寒而不喜暖，恶热，不欲近衣被，咽干口燥，口渴喜冷饮，神昏谵语，小便短赤，大便干结，脉沉数有力等热象。

②真寒假热：又称阴盛格阳，是指阴寒内盛，阳气衰败，格阳于外，虚阳浮越于外所导致的"戴阳证"。如身热面赤、口渴、脉大等，似属热象，但又见身热欲近衣被，四肢厥冷，口渴喜热饮，脉大重按无力，小便清长，大便稀溏，舌淡苔白等寒象。

（三）虚实辨证

虚实是辨别邪正盛衰的一对纲领，实证以邪气亢盛为主，虚证以正气虚衰为主。虚实主要反映了疾病发生、发展过程中人体正气的强弱和邪气的盛衰。《素问·通评虚实论》说："邪气盛则实，精气夺则虚。"辨别疾病的虚实，掌握病体邪正盛衰的状态，是辨证的基本要求，也是确定治法的主要依据。

1. 虚证　虚证是指疾病过程中人体的正气虚弱，脏腑功能衰退引起的以虚弱、不足、衰退为特征的一类证候。虚证有先天不足、后天失养两个方面，但以后天失养为主。如七情内伤、饮食失调、房事不节、过度劳逸，或久病失治误治，伤及正气等，均可成为虚证。常见的虚证包括血虚、气虚、阴虚、阳虚以及脏腑的亏虚等，这些内容在病性辨证和脏腑辨证中论述。

2. 实证　实证是指疾病过程中邪气亢盛，正气未衰，正邪相争过于激烈导致的以有余、亢盛、太过为特点的一类证候。形成实证的原因：一是外感六淫邪气，邪气亢盛，正气不衰，正邪相争，出现实证；二是内生病邪，由脏腑功能失调，代谢功能障碍，出现瘀血、痰饮、水湿等病理产物停聚于机体所致。实证临床表现复杂，临床常见症状有身热，声高气粗，痰涎壅盛，胸胁、脘腹胀痛拒按，精神烦躁，大便秘结或腹泻，里急后重，小便不利或淋漓涩痛，舌苔厚腻，脉实有力等。

3. 虚证与实证的鉴别　鉴别虚证与实证，应综合患者的病程长短、形体盛衰、精神状态的好坏、声音气息的强弱、疼痛部位的喜按与拒按，以及二便、舌象、脉象等方面来鉴别，不能孤立地根据某一症状来判断。一般来说，凡是病程长，具有不足、衰弱的症状者多为虚证，凡是新感发病，具有亢盛、太过的症状者多为实证。

4. 虚证与实证的关系

（1）虚实夹杂：虚证与实证在同一患者身上同时存在，具有正气亏虚和邪气亢盛两方面的证候，称为虚实夹杂。虚实夹杂的证候，有以实证为主夹有虚证，有以虚证为主夹有实证，也有虚实并重者。例如气虚便秘患者，症状见便秘、大便干、排便困难等实象，但又见神疲乏力、少气懒言、舌淡苔白、脉弱等虚象。

（2）虚实转化：在疾病发展过程中，由于正邪相争，在特定条件下，虚证与实证二者可以相互转化。实证转变为虚证，大多因为失治或误治，或邪气过于亢盛而正气损伤导致。如实热患者，症见壮热面赤、口渴汗出、舌红、脉洪大等实证，因治疗不当，正气耗伤，开始出现面色淡白、低热乏力、舌淡、脉细弱等虚证。虚证转变为实证在临床上较为少见，临床多见先为虚证，而后转变为虚实夹杂证。如脾虚食滞证,症见食少、纳呆、体倦乏力等虚证表现,由于脾气虚弱,运化失司,会出现脘腹痞满、嗳腐吞酸、舌苔厚腻等实证。

(3)虚实真假:虚实有真假之分,部分疾病在危重阶段,可能会出现与疾病本质相反的假象,掩盖了病情的真象。辨证时必须认真分辨,才能从繁杂的证候中区分出真假,去伪存真,抓住疾病的本质。

(四)阴阳辨证

阴阳辨证是一切辨证的最高纲领。根据阴、阳的基本属性,可将表证、热证、实证都归为阳证,将里证、寒证、虚证都归为阴证。阴阳辨证在临床诊断上具有重要意义。《素问·阴阳应象大论》曰:"善诊者,察色按脉,先别阴阳。"

1. 阴证与阳证

(1)阴证:机体阳气不足,或阴寒内盛的证候,属寒证、虚证。

①临床表现:常见精神萎靡不振,面色苍白,畏寒肢冷,气短声低,口淡不渴,小便清长,大便溏薄,舌淡胖嫩,脉沉迟、细弱等症。

②证候分析:阳气虚衰,虚寒内生,故精神萎靡不振,面色苍白,畏寒肢冷;阳气不足,脏腑气化功能减退,故气短声低,大便溏薄;寒为阴邪,不伤津液,故口淡不渴,小便清长。

(2)阳证:体内阳气亢盛,或热邪壅盛的证候,属热证、实证。

①临床表现:常见身热面赤,烦躁不安,气粗声高,口渴喜饮,小便短赤,大便秘结,舌红绛,苔黄,脉洪数、滑实等症。

②证候分析:热邪壅盛,蒸达于外,故身热;阳热偏盛,气血涌盛,故面赤,气粗声高;热扰心神,故烦躁不安;热灼津液,故口渴喜饮,小便短赤,大便秘结。

2. 亡阴证与亡阳证 亡阴与亡阳是疾病发生、发展过程中出现的危急证候,一般由高热、大汗或发汗太多,或剧烈呕吐、失血过多等情况下,阳气极度消耗或阴液严重亏虚所导致。

亡阴是阴液衰竭而阳气偏亢,表现为虚热特征的危象;亡阳是阳气暴脱,失于温煦,表现为虚寒特征的危象。阴阳互根互用,亡阴可迅速导致亡阳,亡阳之后也可出现亡阴。亡阴、亡阳总是相继出现,只是先后主次不同而已。因此,在临床上应分辨出亡阴、亡阳的主次矛盾,才能及时正确抢救。

(五)八纲之间的关系

八纲各自概括了疾病一方面的病理本质,通过八纲辨证,可以确定疾病的部位、性质、邪正盛衰等。虽然每一纲领都有其独特的内容,但它们又相互联系而不能截然分开。寒热虚实的病性都不能离开表里而单独存在,反之表证、里证也离不开寒热虚实的病性。因此,临床运用八纲辨证时,不但要掌握八纲基本的证候特点,还要把握八纲之间的相兼、转化、夹杂、真假的相互关系,才能对复杂的疾病作出正确、全面的诊断。

二、病性辨证

病性辨证是一种独特的诊断方法,它在中医理论的指导下,需要对全身症状、体征以及体质、环境等进行综合分析,以确保辨证结果的准确性。

"病性"即病理改变的性质,它代表了病理变化的本质属性。在中医看来,病性是导致疾病当前证候的本质性原因,因此也有人将其称为"病因",即"审症求因"。但需要注意的是,中医所说的病因与病性并不完全相同。病因更多指的是导致疾病发生的原始因素,如外感六淫、疠气、七情内伤等,而病性则更侧重于描述疾病当前的状态,如气虚、血瘀、痰湿等。总的来说,病性辨证是一种深入、全面的诊断方法,它体现了中医对疾病本质的独特认识和理解。中医通过病性辨证,能够更准确地把握疾病的本质,为制定有效的治疗方案提供重要依据。

Note

（一）六淫辨证

六淫辨证，根据四诊所收集的病情资料，对照六淫的致病特点和性质进行分析，以辨别当前病理本质中是否存在六淫病证。

1. 风淫证 风淫证是指风邪侵袭人体肌表，导致卫外功能失常，表现出符合"风"性特征的证候。

（1）临床表现：恶风微发热，汗出，苔薄白，脉浮缓；或有鼻塞、流清涕、打喷嚏；或伴咽喉痒痛、咳嗽；或突起风团，皮肤瘙痒、瘾疹；或突发肌肤麻木，口眼歪斜；或肌肉僵直、痉挛、抽搐；或肢体关节游走作痛；或面睑、肢体水肿等。

（2）证候分析：多因气候突变、环境不适、久病体弱等因素导致风邪外袭。风邪伤人卫气，导致营卫不和，出现恶风微发热、汗出、苔薄白、脉浮缓；风邪袭肺，肺失宣肃，故鼻塞、流清涕、打喷嚏，或伴咽喉痒痛、咳嗽；风邪侵袭肌表，故突起风团，皮肤瘙痒、瘾疹；风邪侵袭经络，经络不通，则肌肤麻木，口眼歪斜，甚则肌肉僵直、痉挛、抽搐；若风邪与寒湿相兼，痹阻经络，则导致肢体关节游走作痛；风邪侵犯肺卫，通调水道失职，则见面睑、肢体水肿。

2. 寒淫证 寒淫证是指寒邪侵袭人体，导致机体阳气受损，阴寒内盛所表现出的证候。

（1）临床表现：恶寒重，发热轻，无汗，头身疼痛，鼻塞，流清涕，或见咳嗽、咳痰，痰稀色白，脉浮紧；或见脘腹冷痛、肠鸣腹泻、呕吐；或四肢厥冷、局部拘急冷痛；口不渴，小便清长，面色苍白，甚或青，舌苔白，脉弦紧或沉迟。

（2）证候分析：多因身处寒凉环境、进食生冷、感受寒邪所致。寒淫证一般分为伤寒证与中寒证。伤寒证是指寒邪伤于肌表，阻遏卫阳，表现出表实寒证。寒邪侵袭肌表，卫阳被遏，腠理闭塞，故见恶寒发热、无汗；寒邪凝滞，气血运行不畅，经脉拘挛，故见头身疼痛。中寒证是指寒邪直中入里，损伤脏腑、阳气、气血，表现出里实寒证。寒邪侵袭肺窍，肺气失宣，故见鼻塞、流清涕，咳嗽、咳痰，痰稀色白；寒客胃肠，胃肠气机失常，则脘腹冷痛，肠鸣腹泻，呕吐。寒淫证型繁多，寒邪致病，均可见四肢厥冷，局部拘急冷痛，面色苍白或青，舌苔白，脉弦紧或沉迟。

3. 暑淫证 暑淫证是指夏季感受暑邪或暑热兼夹湿邪，伤津耗气所致的证候。

（1）临床表现：发热恶热，汗出，口渴喜饮，神疲气短，四肢困重，小便短黄，舌红，苔白或黄，脉虚数；或见发热，神昏，汗出不止，气喘，甚至昏迷、惊厥、抽搐，舌红少津，脉细数；或胸脘痞闷，腹痛，呕恶，无汗，苔黄腻，脉濡数。

（2）证候分析：多因夏季感受暑热之邪所致。暑为阳邪，其性炎热，故发热恶热，汗出；暑邪易伤津耗气，故口渴喜饮，神疲气短，小便短黄；暑邪上扰心神，肝风内动，故发热，神昏，甚至昏迷、惊厥、抽搐；暑热炽盛，燔灼营阴，故汗出不止，气喘，舌红少津，脉细数；暑邪夹湿，阻滞气机，则四肢困重，苔白或黄；暑湿阻遏中焦，气机失常，脾胃运化失司、气机升降失调，则胸脘痞闷，腹痛，呕恶；肺气闭阻，玄府不通，则无汗、气喘；苔黄腻，脉濡数为暑湿证征象。

4. 湿淫证 湿淫证是指感受外界湿邪，气机与清阳被阻遏所致的证候。

（1）临床表现：头重如裹，周身困重，嗜睡，肢体关节、肌肉酸痛，或恶寒微热，或局部渗液，或皮肤湿疹、瘙痒；胸闷脘痞，口腻不渴，纳呆恶心，大便稀溏，小便浑浊；妇人见带下量多。面色晦垢，舌苔滑腻，脉濡缓或细。

（2）证候分析：多因淋雨涉水、久居潮湿之地等感受外界湿淫所致。湿邪阻遏经络，清阳不升，气机不畅，故周身困重，嗜睡，肢体关节、肌肉酸痛；湿邪郁于肌表，卫表失和，故恶寒微热；湿邪浸淫肌肤，则局部渗液，或皮肤湿疹、瘙痒；湿困脾胃，脾胃运化失职，气机不利，则胸闷脘痞，口腻不渴，纳呆恶心，大便稀溏；湿性趋下，易袭阴位，则见带下量多，小便浑浊；湿性重浊，阻滞气机，困遏清阳，故面色晦垢；舌苔滑腻，脉濡缓或细，均为湿邪之象。

5. 燥淫证 燥淫证是指气候干燥，外感燥邪，耗伤津液所致的证候。

（1）临床表现：皮肤干燥，甚则皲裂、脱屑，口鼻干燥，口渴欲饮，舌苔干燥，大便干燥，咽干，或干咳少痰、痰黏难咳，小便短黄，脉浮；凉燥常见恶寒发热，无汗，头痛，脉浮紧；温燥常见发热微恶寒，汗出，咽喉疼痛，舌红，脉浮数。

（2）证候分析：多因气候干燥，或久旱少雨，燥邪外袭所致。燥淫侵袭机体，耗伤津液，损伤肺卫，宣肃失职，故以皮肤、口唇、鼻咽、舌苔干燥，干咳少痰为主要表现；大便干燥，小便短黄，口渴欲饮为津伤的表现。燥淫证分温燥与凉燥。初秋之季，气候尚热，余暑未消，燥热袭肺，故又见发热微恶寒，汗出，咽喉疼痛，舌红，脉浮数等表热证候；深秋时节，气候转凉，气寒而燥，外感凉燥，则见恶寒发热，无汗，头痛，脉浮紧等表寒证候。

6. 火淫证 火淫证是指外感热邪致使阳气亢盛的证候。

（1）临床表现：发热恶热，面红目赤，口渴喜饮，汗多，大便秘结，小便短赤，舌红或绛，苔黄干燥或灰黑而干，脉洪滑数；甚则神昏谵语，烦躁不安，吐血、衄血，痈肿疮疡。

（2）证候分析：多因外感热邪，或邪气郁久化热所致。火热邪气亢盛，燔灼趋上，故见发热恶热，面红目赤；邪热上扰心神，故烦躁不安，甚至神昏谵语；邪热迫津外泄，故汗多；热易伤及津液，则口渴喜饮，大便秘结，小便短赤；火热迫血妄行，故见出血诸证，如吐血、衄血；火热久郁不散，局部气血壅滞，热盛肉腐，故见痈肿疮疡；舌红或绛，苔黄干燥或灰黑而干，脉洪滑数，皆为热邪亢盛之征象。

（二）阴阳虚损辨证

阴阳虚损辨证，根据四诊收集的资料，对照阴阳的生理、病理特点，综合分析、归纳，辨别当前疾病是否存在阴阳虚损的证候。主要内容包括阳虚证、阴虚证、亡阳证、亡阴证。由于阴阳辨证中的阴盛证、阳盛证与八纲辨证中的寒证、热证和六淫辨证的寒淫证、火淫证内容相同，故不再赘述。

1. 阳虚证 阳虚证是指体内阳气不足，阳不制阴所表现出的虚寒内生的证候。

（1）临床表现：面色㿠白，神疲乏力，气短，形寒肢冷，口淡不渴，小便清长或尿少，水肿，大便稀溏，舌淡胖嫩，苔白滑，脉沉弱。

（2）证候分析：阳气亏虚，温养推动无力，故见神疲乏力，气短，脉沉弱；阳虚机体失于温煦，则见形寒肢冷；水湿不化，津不上承，则口淡不渴；气化无权，则小便清长或尿少，大便稀溏；水湿内停，水气泛滥，则面色㿠白，水肿，舌淡胖嫩，苔白滑。

2. 阴虚证 阴虚证是指体内阴液亏少，导致滋润、濡养功能减退，或阴不制阳，阳气偏亢，出现虚火内生的证候。

（1）临床表现：五心烦热，两颧潮红，盗汗，形体消瘦，午后潮热，咽干，小便短黄，大便干结，舌红少苔，脉细数。

（2）证候分析：阴液亏损，对机体组织的滋润、濡养功能减弱，则形体消瘦，咽干，舌红少苔，脉细。阴不制阳，虚热内生，则见五心烦热，午后潮热，两颧潮红，盗汗，脉数等症。

3. 亡阳证 亡阳证是指体内阳气严重损耗，阳气虚脱的证候。

（1）临床表现：四肢厥冷，冷汗淋漓、汗质清稀，面色苍白，精神淡漠，肌肤不温，呼吸微弱，口不渴或渴喜热饮，舌淡润，脉微欲绝。

（2）证候分析：多因阳虚进一步发展，或寒邪过盛导致阳气暴伤等。阳气暴脱，气的温煦、固摄、推动作用减弱，故见四肢厥冷，冷汗淋漓，面色苍白，精神淡漠，肌肤不温，呼吸微弱，舌淡润，脉微欲绝等危急症状。

4. 亡阴证 亡阴证是指体内阴液大量消耗，阴液欲竭的证候。

（1）临床表现：身体灼热，躁扰不安，汗出而黏、如珠如油，呼吸短促，渴喜冷饮，面色潮红，舌红而干，脉细数无力。

(2) 证候分析：多在久病导致阴液亏虚的基础上发展而来，或高热大汗、吐泻过度，导致阴液暴失。阴液欲绝，阴不制阳，阳气上亢，扰乱心神，则身体灼热、躁扰不安，呼吸短促，渴喜冷饮，面色潮红，舌红而干，脉细数无力；阴虚阳亢，迫使阴津外泄，故汗出而黏、如珠如油。

（三）气血辨证

气血辨证根据患者的临床症状、体征，对比气与血的生理、病理特点，分析、辨别疾病中是否存在气血运行障碍或亏虚的证候。气血辨证是在脏腑辨证、八纲辨证等基础上进一步细化，通过对气血的具体辨证，可以更加深入地认识疾病本质，更有效地指导临床治疗。

1. 气病辨证　气病涉及广泛，主要是气的功能减退或气机失调所引起的各种病证，其常见证型有气虚证、气陷证、气不固证、气脱证、气滞证、气逆证、气闭证等。

(1) 气虚证：元气不足，脏腑组织功能减退所导致的证候。

临床表现：神疲乏力，面色无华，少气懒言，气怯声低，或头晕目眩，自汗，劳则诸症加剧，舌淡嫩，脉虚。

证候分析：多因先天不足，或后天失养，元气不足所致。元气不足，脏腑功能减退，故神疲乏力，少气懒言，气怯声低；气虚清阳不升，不能上荣，则头晕目眩，面色无华；气虚不能固摄肌表，故自汗；劳则耗气，故劳则诸症加剧；舌淡嫩，脉虚为气虚之征象。

(2) 气陷证：气虚托举无力，清气下陷所导致的证候。

临床表现：头晕眼花，神疲气短，脘腹坠胀，大便稀溏，形体消瘦，或见脏器下垂、脱肛、阴挺等，舌淡嫩，脉虚。

证候分析：多由气虚发展而成，大多指脾气下陷。脾气虚损，清阳不升，则见头晕眼花，神疲气短，舌淡嫩，脉虚等气虚症状；脾气下陷，运化失职，则大便稀溏，形体消瘦；脾气主升，气陷升举无力，故脘腹坠胀，或脏器下垂、脱肛、阴挺等。

(3) 气不固证：气虚失其固摄功能所导致的证候。

临床表现：气短乏力，面色白，舌淡，脉虚，或自汗、流涎不止；或遗尿，余沥不尽，小便失禁，或大便失禁；或男子遗精、滑精、早泄；或女子崩漏、滑胎、小产等。

证候分析：多为气虚不能固摄津液、血液、二便、精液、胎元所致。气虚失于固摄，气不摄津，故自汗、流涎不止；气虚不能固摄二便，则见遗尿，余沥不尽，小便失禁，或大便失禁；气不摄精，则遗精、滑精、早泄；气不摄血，则见女子崩漏，及各种慢性出血症状；气虚胎元不固，故可见滑胎、小产；气短乏力，面色白，舌淡，脉虚均为气虚征象。

(4) 气脱证：元气亏虚已极，脏腑功能衰竭所导致的急危重证。

临床表现：面色苍白，呼吸微弱，汗出不止，目合口开，手撒肢软，神识朦胧，口唇发绀，二便失禁，舌淡，苔白润，脉微。

证候分析：多由气虚、气不固进一步发展，或在大汗、大出血等情况后出现"气随津脱""气随血脱"所致。元气将脱，脏腑精气衰竭。肺气外脱，则见呼吸微弱，汗出不止；心气外脱，故神识朦胧，面色苍白，口唇发绀；脾在体合肉，脾气外泄，则口开目合，手撒肢软；肾气虚脱，则二便失禁；舌淡，苔白润，脉微皆为气脱之象。

(5) 气滞证：机体某一脏腑、经络，或某一部位的气机阻滞，运行不畅所导致的证候。

临床表现：胸脘胀闷、疼痛，时轻时重，走窜不定，甚则疼痛拒按，胀痛常随情绪变化而增减，或随太息、嗳气等减轻，脉弦，舌象无明显变化。

证候分析：多因情志失调，或痰饮、瘀血、结石等实邪阻滞气机所致。气机不畅，不通则痛，故见胸脘胀闷、疼痛；因气滞聚散无常，则疼痛时轻时重，走窜不定；气机以通为顺，气机畅达，症状缓解，故胀痛常随情绪变化而增减，或随太息、嗳气等减轻，脉弦为气滞之征象。

(6) 气逆证：气机升降失调，气冲上逆所导致的证候。

临床表现:咳嗽,气喘;或恶心,呕吐,呃逆,嗳气;或头目胀痛,眩晕,甚则呕血,昏厥。

证候分析:多在气滞的基础上,气机不降反升所致。气逆证分为肺气上逆、胃气上逆和肝气上逆。肺气失于肃降,肺气上逆,故见咳嗽,气喘;胃气上逆,则恶心,呕吐,呃逆,嗳气;肝气疏泄太过,肝气上逆,闭阻清窍,则头目胀痛,眩晕,甚则昏厥;血随气逆,络破血逸,故呕血。

(7)气闭证:邪气阻闭,脏腑气机不通所导致的证候。

临床表现:突发神昏、昏厥,或脏腑绞痛,或二便闭塞,气粗声高,脉沉实有力。

证候分析:多因强烈的情志刺激,导致气机闭塞所致。极度精神刺激,神机闭塞,故突发神昏、昏厥;痰浊、瘀血、结石等有形实邪阻塞络脉、管腔,故脏腑绞痛,或二便闭塞;邪气闭阻于肺,故气粗声高;脉沉实有力,为邪实内阻之象。

2. 血病辨证 血病的主要病理为血液不足,或血行受阻,主要有血虚证、血脱证、血瘀证、血热证与血寒证等证型。

(1)血虚证:血液亏少,脏腑失于濡养所导致的证候。

临床表现:面白无华或萎黄,唇爪色淡,头晕眼花,心悸失眠,多梦,健忘,手足麻木,妇女月经量少色淡、愆期甚则闭经,舌淡苔白,脉细无力。

证候分析:一是失血过多,多见于各种出血之后;二是生血不足,多见于脾胃运化失职,不能化生血液者。血液不足,不能濡养头目,上荣舌面,则面白无华或萎黄,唇爪色淡,头晕眼花,舌淡苔白;脉道不充,则脉细无力;血虚心神失养,则心悸失眠,多梦,健忘;肝为血海,在体合筋,血虚筋脉失养,故手足麻木;女子以血为用,血海空虚,冲任失调,则月经量少色淡、愆期甚则闭经。

(2)血脱证:突然大量出血,或长期反复出血导致的危重证候。

临床表现:面色苍白,头晕眼花,心悸,四肢厥冷,舌色枯白,脉微或芤。

证候分析:多因突然大量失血,或长期失血所致。血液大量损耗,脉道空虚,不能濡润舌、面,则面色苍白,舌色枯白,脉微或芤;血液亡失,心脏、清窍失养,故心悸,头晕眼花;大量失血,气随血脱,阳气无力温养,则四肢厥冷。

(3)血瘀证:瘀血阻滞所导致的证候。

临床表现:出现疼痛,肿块,出血,瘀血色脉征等证候。疼痛特点为刺痛、拒按、痛处固定、夜间加剧;肿块在体表者,其色青紫,在腹内者触之坚硬,推之不移;出血的特征是反复出血,色紫暗或夹有血块,或见柏油样便,或女子崩漏;瘀血色脉征主要是面色黧黑,或唇甲发绀,或肌肤甲错,或皮下紫斑,或皮肤出现丝状红缕,或腹部青筋显露,或舌紫暗,见瘀斑、瘀点,舌下络脉曲张,脉细涩或结、代等。

证候分析:多因离经之血久积不散,或瘀血壅阻于脏腑或经络所致。气血运行不畅,不通则痛,故有刺痛、拒按、痛处固定等特征;夜间阳气内敛,阴气用事,血行更缓,瘀阻加重,故夜间痛剧;血液积聚不散而凝结成块,故体表肿块色青紫,或腹内可触及坚硬不移的肿块;瘀血阻塞络脉,血不循经而逸出脉外,故出血反复不止,色紫暗或夹有血块;瘀血内阻,气血运行不畅,肌肤失养,故见面色黧黑,肌肤甲错,皮下紫斑,唇甲发绀;络脉瘀阻,则见腹部青筋显露,舌下络脉曲张,皮肤见丝状红缕;舌紫暗,见瘀斑、瘀点,脉细涩或结、代均为瘀血之征象。

(4)血热证:火热炽盛,热入血分所导致的证候。

临床表现:身热口渴,心烦失眠,躁扰不安,甚则神昏谵语;或咯血、吐血、尿血、便血等,或女子月经量多,崩漏,血色鲜红,质地黏稠;或局部痈肿疮疡,舌红绛,脉弦数。

证候分析:多因外感热邪,或情志过极,气郁化火所致。血热上扰心神,而见心烦失眠,躁扰不安,甚则神昏谵语;热邪灼伤血络,血不循经,迫血妄行,肺络损伤故咯血;胃络损伤故吐血;肾及膀胱络脉损伤则尿血;大肠络脉损伤则便血;胞脉受损,则女子月经量多、崩漏;热入血分,煎灼津液,血液浓缩壅聚,故血色鲜红,质地黏稠;热邪侵入营血,局部肉腐血败,则见局部痈肿疮疡;舌红绛、脉弦数,为血热炽盛之象。

（5）血寒证：寒邪客于血脉，气机凝滞，血行不畅所导致的证候。

临床表现：手足或少腹拘急冷痛，皮肤紫暗发凉，畏寒肢冷，得温痛减；或妇女痛经，月经延期，经色紫暗夹有血块；舌淡紫，苔白润或滑，脉沉迟弦涩。

证候分析：多由外感寒邪或阴寒内盛，凝滞络脉所致。寒客血脉，脉道收缩，血行不畅，络脉瘀滞，故皮肤紫暗发凉，寒性凝滞、收引，则手足或少腹拘急冷痛，得温痛减；寒为阴邪，易伤阳气，阳气不达四末、肌肤，温煦失职，则见畏寒肢冷；寒凝胞宫，经血瘀阻，故痛经，或月经延期，经色紫暗夹有血块；舌淡紫，苔白润或滑，脉沉迟弦涩皆为血寒运行不畅之象。

3. 气血同病辨证 气血是人体生命活动的物质基础，其病变直接影响脏腑功能，是多种疾病发生发展的关键环节。气血同病，是指气与血在生理功能上相互依存、相互为用，即气为血之帅、血为气之母；在病理状态下又常相互影响，同时出现异常变化的病证。气血同病辨证是根据气与血关系的特点，分析辨认气血病证的辨证方法。临床常见的证型有气血两虚证、气虚血瘀证、气不摄血证、气随血脱证和气滞血瘀证。

（1）气血两虚证：气血无法相互化生所导致的证候。

临床表现：少气懒言，神疲乏力，自汗，面色淡白或萎黄，口唇淡白，唇甲色淡，头晕目眩，心悸失眠，形体消瘦，四肢麻木，女子月经量少色淡，延期甚则闭经，舌质淡白，脉细弱。

证候分析：多先由气虚，气不生血，或血虚，化气乏源，导致气血两虚。气虚，气的推动、固摄等功能减弱，故少气懒言，神疲乏力，自汗；气血两虚，不能上荣清窍，则头晕目眩，面色淡白或萎黄，口唇淡白；血虚，冲任失调，则女子月经量少色淡，延期甚则闭经，血虚不能濡养形体、筋脉，故见形体消瘦，四肢麻木，唇甲色淡；血虚，心神失养，则心悸失眠；舌质淡白，脉细弱，均为气血两虚之象。

（2）气虚血瘀证：气虚无力行血、血行瘀滞所导致的证候。

临床表现：面色淡白或面色紫暗，倦怠乏力，少气懒言，局部痛如针刺，痛处固定不移、拒按，舌淡紫，或见瘀斑、瘀点，脉涩。

证候分析：多由久病气虚，行血无力所致。气虚，脏腑功能减退，则倦怠乏力，少气懒言；气虚无力行血，血不上荣，故面色淡白；血行迟缓，瘀阻络脉，则面色紫暗；瘀血阻络，不通则痛，故局部痛如针刺，痛处固定不移、拒按；舌淡紫，或见瘀斑、瘀点，脉涩，均为气虚血瘀之象。

（3）气不摄血证：气虚无力统摄血液所导致的证候。

临床表现：吐血、便血、尿血、衄血、紫斑、月经过多或崩漏等各种出血症状，面白无华，神疲乏力，少气懒言，心悸失眠，舌淡白，脉弱。

证候分析：多由久病、劳倦等因素导致气虚不能摄血所致。气虚统摄无权，离经之血外逸，逸于胃肠，则见吐血、便血；逸于肌肤，则见紫斑；逸于膀胱，则见尿血；逸于上窍，则见鼻衄、齿衄；气虚冲任不固，渐成月经过多或崩漏；气虚脏腑机能减退，则神疲乏力，少气懒言；气虚血亏，则面白无华；血虚无力濡养心神，故心悸失眠；舌淡白，脉弱，为气虚之象。

（4）气随血脱证：大量出血，气无所依附而亡失所导致的证候。

临床表现：大量出血时，出现面色苍白，气息微弱，冷汗淋漓，四肢厥冷，甚则晕厥，舌淡，脉微欲绝或散大无根。

证候分析：多由大量失血，气随血耗所致。血失气脱，气血不能上荣于面，故面色苍白，舌淡；气脱，宗气亏虚，则气息微弱；气脱亡阳，肢体不得温养，则四肢厥冷；神随气散，神无所主，则见晕厥；津随气泄，气脱无力固摄津液，则冷汗淋漓；血液大量亡失，正气大伤，故脉微欲绝；若阳气浮越外亡，则脉散大无根。

（5）气滞血瘀证：气机阻滞、血行不畅所导致的证候。

临床表现：局部胀痛或窜痛，痛如针刺，痛处固定、拒按；或有肿块质硬，局部发绀肿胀；或有情志抑郁，急躁易怒；或有面色紫暗，皮肤青筋显露；妇人可见经闭或痛经，经色紫暗或夹有血块；

舌紫暗或有瘀斑、瘀点,脉弦涩。

证候分析:多由痰湿内阻、情志不遂,阻滞气机,气血运行不畅所致。气机不畅,不通则痛,故见局部胀痛或窜痛;瘀血停滞,故痛如针刺,痛处固定、拒按;瘀血积滞于内,则见肿块质硬,局部发绀肿胀;情志不畅,肝失条达,故情志抑郁,急躁易怒;气血运行不畅,络脉瘀滞,故面色紫暗,皮肤青筋显露;气滞血瘀,瘀阻胞脉,血行不畅,故见闭经或痛经,经色紫暗或夹有血块;舌紫暗或有瘀斑、瘀点,脉弦涩,为气滞血瘀之象。

4. 津液辨证 津液辨证是根据四诊所采集的资料,对照津液的生理、病理特点进行分析、归纳,辨别当前疾病是否存在津液亏虚和津液输布障碍的证候。常见证型有津液亏虚证、痰证、饮证和水停证。

(1)津液亏虚证:体内津液亏少,脏腑、形体、官窍失于濡润所导致的证候。

临床表现:口燥咽干,鼻孔干燥,皮肤干枯无泽,目眶凹陷,小便短少而黄,大便干结难解,舌红少津,脉细数。

证候分析:多由饮水量少,大吐、大泻,或外感燥邪,导致津液亏少。津液亏少,脏腑、组织、官窍失于充养濡润,故见口燥咽干,鼻孔干燥,皮肤干枯无泽,目眶凹陷等干燥症状;津液损伤,尿液化生乏源,故小便短少而黄;肠道津液亏虚,失于濡润,传导失司,故大便干结难解;阴液虚少,阳气偏亢,故舌红少津,脉细数。

(2)痰证:水液凝结,质地黏稠,停聚于脏腑、经络、组织之间所导致的证候。

临床表现:咳嗽咳痰,痰多质黏,胸脘满闷,纳呆呕恶,头晕目眩,或形体肥胖,或神昏、神乱,或肢体麻木,见局部出现圆滑柔韧的包块,苔白腻,脉滑。

证候分析:多由外感六淫,情志不遂,饮食不节等,影响肺、脾、肾等脏腑的气化功能,津液停聚成痰所致。痰阻于肺,宣降失常,肺气上逆,故咳嗽咳痰,痰多质黏;痰湿中阻,气机不利,则胸脘满闷,纳呆呕恶;痰浊蒙蔽清窍,故头晕目眩;痰湿泛溢肌肤,则形体肥胖;痰蒙心神,故神昏、神乱;痰阻经络,气血不利,则见肢体麻木;痰停聚于局部,故可见局部出现圆滑柔韧的包块,如瘰疬、瘿瘤等;苔白腻,脉滑均为痰湿之象。

(3)饮证:饮邪停滞于胃肠或腔隙之间所导致的证候。

临床表现:咳嗽气喘,痰稀色白,甚至喉间哮鸣;或胸闷心悸,喘息不得卧;或脘腹痞胀,水声漉漉,泛吐清水;或头晕目眩,肢体困重,苔白滑,脉弦或滑。

证候分析:多由外邪侵扰,或中阳虚弱,水液输布失常所致。饮停于肺,肺失宣肃,故咳嗽气喘,痰稀色白,甚至喉间哮鸣,喘息不得卧;水饮凌心,心阳受阻,则胸闷心悸;饮停胃肠,气机不畅,胃失和降,故脘腹痞胀,水声漉漉,泛吐清水;水饮溢于四肢,故肢体困重;饮邪内阻,清阳不升,则头晕目眩;苔白滑,脉弦或滑,亦为饮证之象。

(4)水停证:体内水液代谢失常,停聚于体内不同部位所导致的证候。

临床表现:头面、肢体,甚则全身水肿,按之凹陷不起,或见腹水,腹部膨隆、叩之音浊,小便短少不利,肢体困重,舌淡胖,苔白滑,脉濡缓。

证候分析:多由风邪外袭,湿邪内侵,或久病肾虚,影响肺、脾、肾的气化功能,导致水液停聚所致。水液气化失司,泛溢肌肤,则见水肿;膀胱气化不利,故小便短少不利;水湿困脾,流注四肢,则肢体困重;水饮停聚腹腔,形成腹水,则腹部膨隆、叩之音浊;舌淡胖,苔白滑,脉濡缓,皆是水饮内停之象。

三、脏腑辨证

脏腑辨证,是在熟悉脏腑的生理功能、病理特点的基础上,通过四诊收集的临床症状、体征等相关病情资料进行综合分析,从而判断出疾病的病因、病机、病性等的一种辨证方法。脏腑辨证是中医辨证体系里重要的组成部分,是临床医生诊断疾病的基本方法。中医用于临床的辨证方

Note

法很多,但是这些辨证方法都与脏腑密切相关,终究绕不开脏腑辨证。所以,脏腑辨证是临床辨证的基础,是中医辨证论治的核心。

（一）心与小肠病辨证

心脏病变以心脏本身及其主血脉功能的紊乱和意识精神活动的异常为主要病理变化。临床常见心悸怔忡、心痛、心烦、不寐、神昏、谵语、脉结代等症状。小肠的病变以其泌别清浊的功能失常为主要病理变化,临床常见腹胀、腹痛、腹泻、肠鸣及尿赤涩痛、尿血等症状。

1. 心气虚证 心气虚证指心气不足,鼓动无力所导致的证候。

临床表现:心悸,气短,胸闷,精神疲倦,或有自汗,活动后症状加重,面色淡白,舌淡,脉虚。

证候分析:多由先天禀赋不足,久病体虚或年高气衰导致。心气不足,鼓动无力,则见心悸;心气虚,宗气功能减弱,运转无力,则见气短、胸闷,精神疲倦;动则气耗,故活动后症状加重;气虚,固摄无权,故自汗;无力行血,脉道不充,故面色淡白,舌淡,脉虚。

2. 心阳虚证 心阳虚证指心阳虚衰,温煦失司,虚寒内生所导致的证候。

临床表现:心悸,怔忡,面色㿠白或面唇发绀,胸闷或胸痛,畏寒肢冷,气短,自汗,舌质淡胖或紫暗,苔白滑,脉弱或结代。

证候分析:多由心气虚证演变而来,阳虚内生寒邪导致。心阳虚弱,鼓动无力,心搏失常,故轻则心悸,重则怔忡;阳虚内寒,寒邪痹阻心脉,血行不畅,不通则痛,故见胸痛胸闷,面色㿠白或面唇发绀,舌质紫暗,脉弱或结代;心阳虚衰,失于温煦,故见畏寒肢冷;阳气不足,卫外不固,则自汗;阳虚水湿不化,则见舌质淡胖,苔白滑。

3. 心阳暴脱证 心阳暴脱证指心阳极衰,阳气虚脱表现出的一种亡阳危急证候。

临床表现:在心阳虚证的基础上,突发四肢厥冷,冷汗淋漓,面色苍白,气息微弱,胸痛剧烈,神志模糊或昏迷,口唇发绀,脉微欲绝。

证候分析:多由心阳虚证进一步发展而来,抑或是寒邪暴伤心阳,或痰瘀阻塞心窍所致。心阳衰竭,不能温煦肢体则四肢厥冷,不能外固则冷汗淋漓;心阳衰,宗气泄,无法助肺行呼吸,故气息微弱;阳衰寒凝,血行无力,脉道不充,则面色苍白;若血行不畅,脉道痹阻,则见胸痛剧烈,口唇发绀;阳气衰亡,心失温养,心神涣散,故神志模糊或昏迷;脉微欲绝为亡阳之象。

4. 心血虚证 心血虚证指心血亏虚,心脏失于濡养所导致的证候。

临床表现:心悸,头晕,失眠多梦,健忘,面色淡白或萎黄,口唇色淡,脉细无力。

证候分析:多由脾虚气血生化乏源,或失血过多,或久病失养,伤及营血,或气郁化火,暗耗阴血所致。心血不足,心失所养,故见心悸;血不养心,心神不安,则失眠多梦;血虚不上荣头面,故见头晕、健忘、面色淡白或萎黄、口唇色淡;血少脉道亏虚,故脉细无力。

5. 心阴虚证 心阴虚证指心阴亏虚,虚热内扰所导致的证候。

临床表现:心悸,心烦,失眠多梦,或见五心烦热,潮热盗汗,两颧潮红,舌红少津,脉细数。

证候分析:多由劳神思虑过度,耗伤心阴;或因热病后期,灼伤阴津;或肝肾阴亏,累及于心所致。心阴不足,心失濡养,故见心悸;虚热扰心,心神不宁,则失眠多梦,心烦;阴不制阳,虚火内生,故见五心烦热,潮热盗汗,两颧潮红,舌红少津,脉细数。

6. 心火亢盛证 心火亢盛证指心火炽盛,扰乱心神所导致的证候。

临床表现:面赤口渴,身热,心烦失眠,便秘溲黄,大便干结,舌尖红绛,苔黄,脉数;或口舌生疮,舌体溃烂,或见小便短赤,灼热涩痛,或见吐血、衄血,甚或神志不清,狂躁谵语。

证候分析:多由火热暑邪内侵;或情志抑郁,久郁化火;或过食辛辣、温补之品,久蕴化火,内炽于心所致。心火炽盛,内扰心神,故见心烦失眠,甚则神志不清,狂躁谵语;热邪伤津,故身热、口渴、便秘溲黄;舌为心之苗,心火上炎,循经上犯则口舌生疮,重则舌体溃烂;心与小肠相表里,火邪循经下移,则见小便短赤,灼热涩痛;心主血脉,心火迫血妄行,故见吐血、衄血;火邪炎上则面赤,舌尖红绛,苔黄,血行加速,故见脉数。

7. 心脉痹阻证 心脉痹阻证指瘀血、痰浊、寒邪、气滞等因素痹阻心脉所导致的证候。

临床表现:心悸怔忡,心胸憋闷疼痛,痛引肩背及内臂,时作时止。或心痛如针刺,面唇发绀,舌紫暗或见瘀斑、瘀点,脉细涩或结代。

证候分析:多由心气虚、心阳虚或有形实邪阻滞心脉所导致。心阳不足,心失温养,心动异常,则心悸怔忡;心阳不足,无力推动血行,又因气、瘀、寒、痰等邪痹阻心脉,经脉血行不畅,导致心胸憋闷疼痛或见刺痛;手少阴心经沿肩背内臂循行,故痛引肩背及内臂;心血瘀阻,则见面唇发绀,舌紫暗或有瘀斑、瘀点,脉细涩或结代等。

8. 痰迷心窍证 痰迷心窍证指因痰浊蒙蔽心神,表现出以意识模糊为主的证候,又称痰蒙心窍证。

临床表现:意识模糊,言语不清,面色晦暗,胸闷脘痞;或精神抑郁、表情淡漠,神志痴呆,举止失常,喃喃自语;或突然昏仆,不省人事,双目上视,喉中痰鸣,口吐涎沫;舌淡苔白腻,脉滑。

证候分析:多由湿浊内盛,阻滞气机;或因情志失调,肝气郁结,气郁生痰,蒙蔽心神导致。痰浊上蒙心神,则见神志痴呆,表情淡漠,意识模糊甚则昏迷等;痰浊阻滞气机,胃气失和,则胸闷脘痞,气血运行不畅,故面色晦暗;湿浊内盛,则舌淡苔白腻,脉滑;若肝风夹痰上扰清窍,则出现突然昏仆,不省人事,双目上视;肝气上逆,故喉中痰鸣,口吐涎沫。

9. 痰火扰心证 痰火扰心证指痰热互结,扰乱心神所导致的证候。

临床表现:身热气粗,面赤口渴,便秘尿黄,咳痰黄稠,或喉中痰鸣,神昏谵语,舌红,苔黄腻,脉滑数;或见心烦失眠,胸闷痰多;或见神志不清,哭笑无常,狂越妄动,甚至打人毁物。

证候分析:多由情志内伤导致的气郁化火,灼津成痰;或外感暑热之邪,热邪亢盛,炼液成痰,痰火内扰所致。痰火扰心分外感与内伤。外感病中,外感热邪,煎熬津液为痰,痰火扰心,心神不宁,故见神昏谵语,咳痰黄稠,喉中痰鸣,苔黄腻,脉滑数;热邪炽盛,则见身热气粗,面赤口渴。内伤病中,痰火内盛,扰乱心神,轻则心烦失眠,严重者见神志不清,哭笑无常,狂越妄动,甚至打人毁物。

10. 瘀阻脑络证 瘀阻脑络证指瘀血犯头,阻滞脑络所导致的证候。

临床表现:头痛头晕日久,痛如锥刺,痛处固定;或头部外伤后昏不识人,舌质紫暗,或有瘀斑、瘀点,脉细涩。

证候分析:多由久病入络,瘀血内停,或头部外伤,瘀血阻塞脑络所致。瘀阻脑络,不通则痛,故头痛如锥刺,或昏不识人;瘀血停滞,血液无法正常输布,脑络失养,则头晕;舌质紫暗,或有瘀斑、瘀点,脉细涩为瘀血内阻之象。

11. 小肠实热证 小肠实热证指心火下移小肠,小肠热邪炽盛所导致的证候。

临床表现:心烦口渴,口舌生疮,小便短赤,赤涩灼痛,或尿血,舌红苔黄,脉数。

证候分析:多由火热之邪客于下焦,或心火循经下移小肠导致。心开窍于舌,心火上炎,则口舌生疮;心火亢盛,故心烦口渴,心火下移小肠,热迫膀胱,故小便短赤,赤涩灼痛;热盛灼伤血络,则见尿血;舌红苔黄,脉数皆为里热亢盛之象。

12. 小肠虚寒证 小肠虚寒证指脾阳虚损累及小肠,导致小肠虚寒内生的证候。

临床表现:面色淡白,形寒肢冷,神疲乏力,口淡不渴,腹痛绵绵,喜温喜按,肠鸣腹泻,小便频数或清长,舌淡苔白,脉沉细。

证候分析:多由饮食不节、劳倦过度,伤及脾阳累及小肠,导致小肠阳气不足所致。阳气虚,脏腑功能减退则神疲乏力,机体失于温煦则形寒肢冷;小肠阳虚,肠道虚寒,故腹痛绵绵,喜温喜按;小肠主泌别清浊的功能异常,故见小便频数或清长;舌淡苔白,脉沉细均为虚寒征象。

(二)肺与大肠病辨证

肺脏病变以主气、司呼吸功能的障碍,宣降功能的失常,以及水液代谢异常为主要病理变化。

Note

临床常见咳喘、气喘、咳痰、胸痛、鼻塞流涕等。肺病分为虚证和实证,实证多由风、寒、燥、热等邪气侵袭或痰湿停阻于肺所致,肺的虚证主要有肺气虚和肺阴虚。大肠病以其传导功能失常为主,主要表现为便秘或泄泻。大肠病有大肠湿热、肠燥津亏等。

1. 肺气虚证　肺气虚证指肺气亏虚、卫表不固、肺失宣肃所导致的证候。

临床表现:咳喘无力,少气懒言,动则加重,倦怠乏力,面白无华,痰液清稀,语声低微,或自汗畏风,易于感冒,舌淡,脉虚弱。

证候分析:多由久病不愈,肺气虚弱,或先天禀赋不足,肺失充养导致。肺气亏虚,宗气化生不足,故语声低微,少气懒言;宣降失常,则咳喘无力;肺气虚弱,卫表不固,故自汗畏风,易于感冒;肺气虚弱,输布水液功能减退,水饮停肺,则痰液清稀;面白无华,舌淡,脉虚弱均为气虚之象。

2. 肺阴虚证　肺阴虚证指肺阴虚损,虚热内生所导致的证候。

临床表现:干咳无痰,或痰少质黏,不易咳出,或痰中带血,声音嘶哑,口燥咽干,形体消瘦,潮热盗汗,五心烦热,两颧潮红,舌红少津,脉细数。

证候分析:多由燥热伤肺,痨虫袭肺或久病伤阴,肺阴虚损导致。肺阴不足,虚火灼肺,肺失肃降,故干咳无痰,或痰少质黏;虚火灼伤肺络,则痰中带血;津液耗伤,不能上润咽喉,故口燥咽干,甚至声音嘶哑,津亏不能充养肌肤,故形体消瘦;阴津不足,阴不制阳,虚火内生,则五心烦热,潮热盗汗,两颧潮红,舌红少津,脉细数。

3. 风寒束肺证　风寒束肺证指外感风寒,肺卫失宣所导致的证候。

临床表现:恶寒,发热,咳嗽气喘,痰稀色白,鼻塞流清涕,无汗,头身疼痛,苔薄白,脉浮紧。

证候分析:多由风寒袭肺,肺卫失宣所致。风寒袭肺,肺失宣肃,则咳嗽气喘;寒为阴邪,不伤津液,故痰稀色白;鼻为肺窍,肺气失宣,故鼻塞流清涕;风寒束表,卫阳被遏,毛窍郁闭,则恶寒,无汗;卫阳与邪相争,则发热;寒邪凝滞经脉,气血运行不畅,则头身疼痛;苔薄白,脉浮紧为风寒束表之象。

4. 风热犯肺证　风热犯肺证指风热之邪侵袭肺卫所导致的证候。

临床表现:咳嗽咳痰,痰黄稠而不爽,发热微恶风寒,鼻塞流黄涕,咽痛口渴,舌尖红,苔薄黄,脉浮数。

证候分析:由外感风热之邪犯肺,肺失宣降所致。风热犯肺,肺失清肃,肺气上逆,故咳嗽;火热炼液成痰,故痰黄稠;风热袭肺,肺卫抗邪,故发热;热为阳邪,卫气郁遏较轻,则微恶风寒;咽喉为肺之门户,风热上壅,故咽痛;热盛伤津,故口渴;舌尖红,苔薄黄,脉浮数为风热袭肺之象。

5. 燥邪犯肺证　燥邪犯肺证指外感燥邪侵犯肺卫,津液耗伤所导致的证候。

临床表现:干咳无痰,或痰黏难咳,甚则胸痛,痰中带血,口、鼻、唇、咽干燥,便干尿少,微恶寒发热,头身疼痛,舌干苔薄白或薄黄,脉浮数或浮紧。

证候分析:本证好发于秋季,燥邪伤肺,肺津耗伤,肺卫失和,或由风温化燥伤津所致。肺失滋润,清肃失职,故干咳无痰,或痰黏难咳,甚则燥邪化热,伤及肺络,则见胸痛,痰中带血;燥伤肺津,机体失于濡润,故口、鼻、唇、咽等处干燥。燥邪袭表,卫气郁遏,则微恶寒发热、苔薄脉浮;若燥与寒并,寒性收引,肌腠密闭,则无汗,脉浮紧;燥与热合,腠理开泄,则见少汗,脉浮数。

6. 痰热壅肺证　痰热壅肺证指痰热交结,壅闭于肺,肺失宣降所导致的证候。

临床表现:咳嗽,咳黄稠痰,量多,或咳吐脓血腥臭痰,胸闷胸痛,气喘息粗,甚则鼻翼扇动,烦躁不安,发热,口渴,大便秘结,小便黄赤,舌红苔黄腻,脉滑数。

证候分析:多由邪热犯肺,或痰湿内盛,郁久化热,痰热互结壅阻于肺所致。热邪壅肺,灼津成痰,痰热阻肺,宣降失常,肺气上逆,故咳嗽,咳黄稠痰,量多,气喘息粗;肺气郁闭,气机不利,则见鼻翼扇动,胸闷胸痛;痰热阻滞肺络,火炽血败,肉腐成脓,故咳吐脓血腥臭痰;热扰心神,则烦躁不安;灼伤阴津,故口渴,大便秘结,小便黄赤;里热炽盛,蒸达于外,故发热;舌红苔黄腻,脉滑数,皆为痰热内蕴之象。

7. 痰湿阻肺证 痰湿阻肺证指痰湿停滞于肺,肺失宣降所导致的证候。

临床表现:咳嗽痰多,痰色白而黏易于咳出,胸闷,或气喘,喉中痰鸣,舌淡苔白腻,脉滑。

证候分析:多由素有痰湿,复感寒邪,内客于肺,或中阳不足,运化失常,水湿聚而为痰,上干于肺所致。痰湿阻肺,肺气上逆,故咳嗽痰多、气喘,痰色白而黏易于咳出;痰湿阻肺,肺气不利,则胸闷;痰气搏结,上涌气道,则喉中痰鸣;舌淡苔白腻,脉滑为痰湿内停之象。

8. 大肠湿热证 大肠湿热证指湿热下注大肠,传导失司所导致的证候。

临床表现:腹痛腹胀,下痢脓血,里急后重,腹泻,肛门灼热,小便短赤,发热烦渴,舌红苔黄腻,脉滑数。

证候分析:多由饮食不洁,或暑湿内蕴,湿热蕴结肠道所致。湿热蕴结大肠,壅塞肠道气机,气滞不通,故腹痛腹胀,里急后重;湿热损伤肠络,血腐为脓,故下痢脓血;湿热下注,传导失司,则腹泻,肛门灼热;湿热下注,累及下焦,膀胱气化失常,则小便短赤;热盛伤津,则发热烦渴;舌红苔黄腻,脉滑数,为湿热内蕴之象。

9. 肠燥津亏证 肠燥津亏证指大肠津液亏损,大肠失于濡润,传导失司所导致的证候。

临床表现:大便秘结干燥,难以排出,数日一行,口干咽燥,或伴口臭、头晕,舌红少津,苔黄燥,脉细涩。

证候分析:多由素体阴虚,或热病后期津伤,或汗、吐、下太过导致。体内津液不足,肠道失于濡润,故大便秘结干燥,难以排出,数日一行;津液亏虚,不能上承,则口干咽燥;大便不行,腑气不通,浊气上逆,故口臭,上扰清阳则头晕;阴液不足,虚火上扰,故舌红少津,苔黄燥;阴液不足,脉道不充,故脉细涩。

(三)脾与胃病辨证

脾病以运化功能失职,导致气血生化不足,水湿不化,以及脾不统血,清阳不升为主要病理变化。临床常见食欲不振,腹胀,便溏,水肿,出血,内脏脱垂等症状。胃病以受纳腐熟功能失常,胃气不和、胃气上逆为主要病理变化,临床常见胃脘胀痛、恶心、呕吐、嗳气、呃逆等症。

1. 脾气虚证 脾气虚证指脾气不足,脾失健运所导致的证候。

临床表现:食少纳呆,脘腹胀满,便溏,面色萎黄,或水肿、肥胖,四肢倦怠,消瘦,少气懒言,舌淡苔白,脉虚弱。

证候分析:由饮食不节,或劳倦过度,或禀赋不足,素体虚弱,脾气耗伤所致。脾气虚弱,运化失司,故食少纳呆;脾失健运,食后脾气益困,加重脾脏负担,故脘腹胀满;脾虚水湿不化,清浊不分,下注肠中,故便溏;脾虚食少,气血生化乏源,无法充养体表肌肉四肢,故四肢倦怠,少气懒言,消瘦,面色萎黄;脾失健运,水湿内停,故水肿、肥胖。舌淡苔白,脉虚弱,为气虚之象。

2. 脾虚气陷证 脾虚气陷证指脾气虚弱,升举无力,清阳下陷所导致的证候。

临床表现:脘腹坠胀,食后益甚,头晕,面白无华,或久泻久痢,肛门坠胀,甚则脱肛,或内脏下垂,或小便浑浊如米泔;伴少气懒言,倦怠乏力,食少便溏,舌淡苔白,脉虚弱。

证候分析:多由脾气虚损发展而来,或久泻久痢,劳倦伤脾所致。脾气虚衰,中气下陷,升举无力,则脘腹坠胀,肛门坠胀,甚则脱肛;脾气虚衰,运化无力,精微不能正常输布,清浊不分而下行,故便溏久泻;精微不能正常输布,前走膀胱,则小便浑浊如米泔;脾不升清,清阳不升,清窍失养,则头晕;脾气虚弱,纳运失职,故食少;气血生化乏源,无法充养体表肌肉四肢,则少气懒言,倦怠乏力;舌淡苔白,脉虚弱,为脾虚之象。

3. 脾不统血证 脾不统血证指脾气亏虚,不能统摄血液,而引起血逸脉外的证候。

临床表现:便血、尿血、肌衄、齿衄,或妇女月经过多、崩漏等,伴有食少便溏,神疲乏力,气短懒言,面白无华,舌淡,脉细弱。

证候分析:多由久病脾虚,统摄无权所导致。脾不统血,血液不循脉道运行,则见各种慢性出

Note

血症状:逸于肠胃则便血;逸于膀胱则尿血;逸于肌肤则肌衄;冲任不固则月经过多、崩漏;脾气虚弱,气血化生不足,则面白无华,食少便溏,神疲无力,气短懒言,舌淡,脉细弱。

4. 脾阳虚证 脾阳虚证指脾阳虚衰,温运失司,虚寒内生所导致的证候。

临床表现:腹胀纳呆,脘腹冷痛,喜温喜按,畏寒肢冷,或肢体困重,口淡不渴,大便稀溏,甚则下利清谷,小便清长,尿少水肿,或妇女带下清稀、色白、量多,舌淡胖有齿痕,苔白滑,脉沉迟无力。

证候分析:多由脾气虚发展而来,脾虚日久损伤脾阳,或由过食生冷、苦寒药物损伤脾阳,或肾阳虚衰累及脾阳所致。脾阳虚弱,运化失司,故腹胀纳呆;脾阳不振,虚寒内生,寒凝气滞,则脘腹冷痛,喜温喜按;阳虚不能外达四肢,故畏寒肢冷;中阳不振,不能温化水湿,水湿内停,故小便清长,大便稀溏,甚则下利清谷;溢于肌肤,则尿少水肿;湿邪趋下,故妇女带下清稀、色白、量多;中焦虚寒,故口淡不渴;舌淡胖有齿痕,苔白滑,脉沉迟无力,皆为阳虚内寒之象。

5. 寒湿困脾证 寒湿困脾证指寒湿内盛,脾阳受损所导致的证候。

临床表现:脘腹胀满,食欲不振,泛恶欲吐,腹痛便溏,口淡不渴,头身困重,或见肢体水肿,小便短少,身目发黄(色暗如烟熏),妇女白带量多,舌淡胖,苔白腻,脉濡缓。

证候分析:多由过食生冷、肥甘厚味,或久居湿地,导致寒湿内盛,脾阳受损所致。寒湿困脾,脾失健运,故食欲不振;气滞中焦,则脘腹胀满,甚则腹痛;水湿下渗,则便溏;中阳受损,胃失和降,胃气上逆,故泛恶欲吐;湿邪上泛,故口淡不渴;湿性重浊,阳气被困,故头身困重;寒湿困遏中焦,肝胆疏泄失职,胆汁外溢,则身目发黄(色暗如烟熏);寒湿困脾,水液代谢异常,则肢体水肿,小便短少;寒湿下注,带脉失约,则妇女白带量多;舌淡胖,苔白腻,脉濡缓皆为寒湿内盛之象。

6. 湿热蕴脾证 湿热蕴脾证指湿热蕴结中焦,脾失健运所导致的证候。

临床表现:脘痞腹胀,呕恶纳呆,肢体困重,便溏不爽,或身目发黄(颜色鲜明如橘皮),或身热不扬,汗出热不解,舌红苔黄腻,脉濡数或滑数。

证候分析:多由感受湿热邪气,或饮食不节,过食肥甘、饮酒,酿湿生热所致。湿热蕴结中焦,受纳运化失职,气机阻滞,气机升降失常,故脘痞腹胀,呕恶纳呆;脾主四肢,湿性重浊,湿热困脾,留滞肌肉,阻碍经气,故肢体困重;湿热下注大肠,气机不畅,则便溏不爽;湿热熏蒸肝胆,肝失疏泄,胆汁外溢,故身目发黄(颜色鲜明如橘皮);湿遏热伏,热处湿中,湿热郁蒸,故身热不扬,汗出热不解;舌红苔黄腻,脉濡数或滑数皆为湿热内盛之象。

7. 胃阴虚证 胃阴虚证指胃阴亏虚,胃失濡润、和降所导致的证候。

临床表现:胃脘隐痛或嘈杂,饥不欲食,口燥咽干,口渴欲饮,干呕呃逆,脘痞不舒,大便干结,小便短少,舌红少苔,脉细数。

证候分析:多由热病后期,津液损伤所致。胃阴不足,虚热内生,胃气失和,故胃脘隐痛或嘈杂,干呕呃逆,脘痞不舒;胃内虚热,纳运失权,则饥不欲食;胃阴亏虚,津上不承,故口燥咽干,口渴欲饮;大肠失于濡润,故大便干结;阴津亏虚,尿液化源不足,则小便短少;舌红少苔,脉细数为阴虚内热之象。

8. 胃火炽盛证 胃火炽盛证指火热壅胃,胃失和降所导致的证候。

临床表现:胃脘灼痛,嘈杂吞酸,渴喜冷饮,消谷善饥,或牙龈肿痛溃烂,或齿衄,口臭,大便秘结,小便短赤,舌红苔黄,脉滑数。

证候分析:多由饮食不节,或过食辛辣刺激之品,或情志抑郁,气郁化火所致。胃中热盛,灼伤胃津,则胃脘灼痛,渴喜冷饮;胃火亢盛,浊气上逆,故口臭;若肝郁化火,横逆犯胃,则嘈杂吞酸;热能消谷,胃热炽盛,腐熟功能亢进,则消谷善饥;胃络于龈,胃火循经上熏,血热妄行,故牙龈肿痛溃烂,齿衄;大便秘结,小便短赤,舌红苔黄,脉滑数为里热炽盛之象。

9. 寒凝胃脘证 寒凝胃脘证指寒邪客胃,胃气郁滞,胃失和降所导致的证候。

临床表现:胃脘冷痛,或痛剧,得寒加重,得温痛减,恶心呕吐,泛吐清水,形寒肢冷,口淡不渴,舌淡苔白滑,脉弦紧。

证候分析:多由寒邪直中犯胃,或进食生冷之物,或脾胃阳虚复感寒邪所致。寒邪犯胃,寒性凝滞,寒性收引,气机阻滞,则胃脘冷痛,或痛剧;寒得温则散,遇寒收引更甚,故疼痛得寒加重,得温痛减;寒伤胃阳,水饮不化,随胃气上逆,则恶心呕吐,泛吐清水;津液未伤,故口淡不渴;寒为阴邪,易伤阳气,故形寒肢冷;舌淡苔白滑,脉弦紧,为阴寒内盛,气机阻滞之象。

10. 食滞胃脘证 食滞胃脘证指食物停滞于胃脘,胃气失和所导致的证候。

临床表现:脘腹胀满,疼痛拒按,厌食,嗳腐吞酸,或呕吐酸腐馊食,吐后痛减,矢气酸臭,便泻不爽,大便臭秽,舌苔厚腻,脉滑。

证候分析:多由暴饮暴食,饮食不节,或脾胃虚弱,运化失司所致。食滞胃脘,阻滞气机,故脘腹胀满,疼痛拒按;宿食不化,拒于受纳,故厌食;食积化腐,腐食随浊气上逆,故嗳腐吞酸,或呕吐酸腐馊食;吐后积食得消,故吐后痛减;食浊下行大肠,气机闭阻,则矢气酸臭,便泻不爽,大便臭秽;舌苔厚腻,脉滑为食积内停之象。

（四）肝与胆病辨证

肝病以肝失疏泄、肝不藏血、阴血亏虚、筋脉失养、动风化火为主要病理变化。临床常见情志抑郁,急躁易怒,头晕目眩,胸胁或少腹胀痛,四肢抽搐,肢体震颤,月经失调等症状。胆病以胆汁排泄异常和决断失司为主要病理变化。临床常见口苦,黄疸,胆怯,呕吐胆汁等症状。

1. 肝血虚证 肝血虚证指血液亏少,肝脏失于濡养所导致的证候。

临床表现:眩晕耳鸣,视物模糊或夜盲,面白无华,爪甲不荣,胁肋隐痛,或肢体麻木,筋脉拘急,肌肉瞤动,手足震颤,月经量少或闭经,舌质淡,脉细。

证候分析:多由肾精亏虚,精不化血或脾胃虚弱,生血不足所致。肝血不足,不能上荣头面,故眩晕耳鸣、面白无华;肝开窍于目,肝血不足,目失血养,故视物模糊或夜盲;肝在体合筋,其华在爪,肝血虚不能养筋,故爪甲不荣,肢体麻木,筋脉拘急,肌肉瞤动,手足震颤等;肝血不足,肝络失养,则胁肋隐痛;肝藏血,肝血不足,血海空虚,故月经量少或闭经;舌质淡,脉细均为血虚之象。

2. 肝阴虚证 肝阴虚证指肝阴虚损,阴不制阳,虚热内扰所导致的证候。

临床表现:头晕,耳鸣,两目干涩,视物模糊,两颧潮红,五心烦热,潮热盗汗,咽干口燥,或胁肋灼痛,或手足蠕动,舌红少苔,脉弦细数。

证候分析:多由热病后期,阴液损伤或情志不遂,气郁化火,损伤肝阴所致。肝阴虚损,不能上滋头目,故头晕,耳鸣,两目干涩,视物模糊;虚火灼伤肝络,则胁肋灼痛;阴虚火旺,虚火上炎,则两颧潮红,五心烦热,潮热盗汗,咽干口燥;肝阴亏虚,筋脉失养,故手足蠕动;舌红少苔,脉弦细数为阴虚内热之象。

3. 肝气郁结证 肝气郁结证指肝失疏泄,气机郁滞所导致的证候。

临床表现:情志抑郁,易怒,善太息,胸胁、少腹胀痛,或如有异物梗阻在喉,妇女可见乳房胀痛、月经不调、痛经,舌苔薄白,脉弦。

证候分析:多由情志不遂或其他疾病致使肝失疏泄所致。肝气郁结,疏泄失职,气机郁滞,故情志抑郁,易怒,善太息;肝经腹行夹小腹,布胁肋,肝失疏泄,气机不畅,经脉不利,故胸胁、少腹胀痛;肝气郁结,气不布津,聚而生痰,肝经夹痰上行,痰气搏结于咽喉,故如有异物梗阻在喉;肝郁气滞,气血不畅,冲任损伤,则可见乳房胀痛、月经不调、痛经;舌苔薄白,脉弦为肝郁气滞之象。

4. 肝火炽盛证 肝火炽盛证指肝经热盛,气火上逆所导致的证候。

临床表现:头晕胀痛,面红目赤,胁肋灼痛,急躁易怒,耳鸣如潮,甚则突发耳聋,失眠多梦,口苦口干,或呕吐苦水,便结尿黄,舌红苔黄,脉弦数。

证候分析:多由情志不遂,肝郁化火,或外感热邪所致。肝经连于目系,肝火上攻于头,故头晕胀痛,面红目赤;肝火亢盛,失于条达,故急躁易怒,胁肋灼痛;热扰心神,故失眠多梦;胆经循行

Note

入耳,肝热循经入胆,故耳鸣如潮,甚则突发耳聋;热灼津液,热迫胆汁上溢,则呕吐苦水,口苦口干;火热灼津,则便结尿黄;舌红苔黄,脉弦数为肝火炽盛之象。

5. 肝阳上亢证 肝阳上亢证指肝肾阴虚,阴不潜阳,肝阳上亢所导致的证候。

临床表现:眩晕耳鸣,头目胀痛,面红目赤,腰膝酸软,头重脚轻,口苦咽干,烦躁易怒,失眠多梦,舌红少津,苔黄,脉弦数或弦细。

证候分析:多由肝肾阴亏,阴不制阳或素体阴亏,阳亢于上所致。肝阴不足,肝阳上亢,气血上冲,故眩晕,头目胀痛,面红目赤;虚火循经入耳,则耳鸣;肝阳亢盛于上,肝肾阴亏虚于下,上盛下虚,故头重脚轻,腰膝酸软;肝阳化火,肝失条达,故烦躁易怒;阴虚阳亢,心神失养,加之阳热内扰,故失眠多梦;舌红少津,苔黄,脉弦数或弦细皆为肝阳上亢之象。

6. 肝风内动证 肝风内动证指患者具有眩晕、抽搐、蠕动、震颤等特征的一类证候。

(1)肝阳化风证:肝阳上亢,无制而引动肝风所导致的证候。

临床表现:眩晕欲仆,头胀头痛,头摇肢颤,手足麻木,语言不利,步履不正,甚则猝然昏仆,不省人事,口眼歪斜,半身不遂,舌强謇涩,舌红苔腻,脉弦。

证候分析:多由肝肾素虚,肝阳上亢,日久化风所致。肝阳化风,风阳暴升,气血逆乱,肝风夹痰,上蒙清窍,则猝然昏仆,不省人事;阳盛灼津成痰,肝风夹痰,阻滞经络,经气不利,故手足麻木,口眼歪斜,半身不遂,舌强謇涩;肝阳亢逆,阴亏于下,阳亢于上,风自内生,上行巅顶,则眩晕欲仆,头胀头痛,头摇肢颤;上盛下虚,故步履不正;舌红苔腻,脉弦为肝风夹痰之象。

(2)热极生风证:邪热亢盛,引动肝风所导致的证候。

临床表现:高热口渴,神昏谵语,颈项强直,四肢抽搐,甚则角弓反张,舌红苔黄,脉弦数。

证候分析:多由热邪炽盛,燔灼肝经,引动肝风所致。热邪炽盛,燔灼肝经,筋脉失养,则颈项强直,四肢抽搐,甚则角弓反张;热入心包,扰乱心神,则神昏谵语;邪热炽盛,蒸腾于外,灼伤津液,则高热口渴;舌红苔黄,脉弦数均为邪热炽盛之象。

(3)血虚生风证:肝血虚,筋脉失养,虚风内动所导致的证候。

临床表现:眩晕耳鸣,肌肉瞤动,肢体麻木,手足震颤,关节拘急不利,面色无华,爪甲不荣,舌淡苔白,脉细。

证候分析:多由久病血虚,或各种出血,导致筋脉失养。肝血亏虚,血不上荣头面,则眩晕耳鸣,面色无华,舌淡苔白;筋脉爪甲失养,故爪甲不荣;血虚生风,则手足震颤,肢体麻木,肌肉瞤动,关节拘急不利;血虚无力充养脉道,则脉细。

(4)阴虚动风:肝阴亏虚,筋脉失养,虚风内动所导致的证候。

临床表现:眩晕耳鸣,手足蠕动或瘈疭,手足心热,潮热盗汗,咽干,颧红,形体消瘦,舌红少苔,脉细数。

证候分析:多由外感热病,伤及阴液,或内伤久病,暗耗阴血,筋脉失养所致。热邪灼伤肝阴,筋脉失于濡养,则手足蠕动或瘈疭;阴虚阳亢,肝阳上犯,则眩晕耳鸣;阴不制阳,虚火内生,阴虚火旺,故手足心热,潮热盗汗,颧红,舌红少苔,脉细数;阴液枯涸,不能濡养舌咽、肌体,故咽干,形体消瘦。

7. 肝胆湿热证 肝胆湿热证指湿热侵袭肝胆,肝失疏泄所导致的证候。

临床表现:胁肋胀痛,口苦腹胀,厌食油腻,小便短少,大便不调,苔黄腻,脉滑数;或见身目发黄,发热;或见阴囊湿疹,外阴瘙痒,妇人带下黄臭等。

证候分析:多由外感湿热,或过食肥甘厚味,湿郁化热所致。湿热内蕴,肝胆疏泄失职,气机郁滞,故发热,胁肋胀痛;湿热熏蒸,胆汁上泛外泄,则口苦,身目发黄;肝胆湿热,横逆犯脾,脾胃纳运失常,故腹胀,厌食油腻;湿热下注,则小便短少,大便不调,阴囊湿疹,外阴瘙痒,妇人带下黄臭;苔黄腻,脉滑数,为湿热内蕴之象。

8. 寒凝肝经证 寒凝肝经证指寒邪侵袭,凝滞肝经,气血凝滞所导致的证候。

临床表现：少腹冷痛，睾丸坠胀疼痛，遇寒加重，得温痛减，或阴囊收缩挛痛，形寒肢冷，舌淡苔白润，脉沉紧。

证候分析：多由外感寒邪，侵袭肝脉，凝滞气血所致。足厥阴肝经绕阴器，循少腹，上巅顶。寒邪内侵肝经，收引筋脉，经气不利，导致气血运行不畅，故少腹冷痛，睾丸坠胀疼痛，或阴囊收缩挛痛；寒邪易伤阳气，故得温痛减，遇寒加重；阴寒内盛，阻遏阳气，肌体失温，则形寒肢冷；舌淡苔白润，脉沉紧皆为阴寒内盛之象。

（五）肾与膀胱病辨证

肾病以人体生长、发育、生殖、呼吸、水液代谢的异常以及脑、髓、骨、耳等功能失常为主要病理变化。临床常见腰膝酸软，耳鸣失聪，齿动发脱，阳痿遗精，虚喘，女子经少或经闭，不育，水肿、二便异常等症状。膀胱病以排尿异常和尿液改变为主要病理变化。临床常见尿急、尿频、尿痛、尿闭、遗尿、小便失禁等症状。

1. 肾气不固证　肾气不固证指肾气不足，无力固摄，封藏失职所导致的证候。

临床表现：神疲乏力，耳鸣，腰膝酸软，小便频数清长，或余沥不尽，或小便失禁，遗尿，夜尿变多，男子滑精早泄，女子带下清稀量多，或胎动易滑，舌淡苔白，脉沉弱。

证候分析：多由先天肾气不充，或年老体衰，肾气不固，失于封藏所致。脑为髓海，肾主骨生髓，肾气不足，髓海空虚，故神疲乏力；肾开窍于耳，腰为肾之府，肾气不固，则腰膝酸软，耳鸣；肾与膀胱相表里，肾气不固，膀胱失约，故小便频数清长，或余沥不尽，小便失禁，夜尿变多，或遗尿；肾气虚，肾不固精，故男子滑精早泄；肾气虚，冲任不固，故女子带下清稀量多，或胎动易滑；舌淡苔白，脉沉弱，为肾气虚之象。

2. 肾不纳气证　肾不纳气证指肺肾气虚，气不归元所导致的证候。

临床表现：久病咳喘，呼多吸少，气不得续，动则喘甚，神疲自汗，气怯声低，腰膝酸软，舌淡苔白，脉沉细无力。或喘息加重，冷汗淋漓，肢冷面青，脉微欲绝。

证候分析：多由久病咳喘，或年老肾衰，肾不纳气所致。肾主纳气，肾虚摄纳无权，气不归元，故咳喘，呼多吸少，气不得续，动则喘甚；肺肾气虚，卫气不固，则神疲自汗，气怯声低；腰为肾之府，肾气虚，则腰膝酸软。若肾气极虚，以致肾阳虚衰，可见喘息加重，冷汗淋漓，脉微欲绝。舌淡苔白，脉沉细无力为肾气虚弱之象。

3. 肾阳虚证　肾阳虚证指肾阳虚损，失于温煦、虚寒内生所导致的证候。

临床表现：腰膝酸软，形寒肢冷，头晕耳鸣，神疲乏力，阳痿，不孕不育，或五更泻，小便频数清长，夜尿多，面色㿠白或黧黑，舌淡胖，苔白滑，脉沉弱。

证候分析：多由年老体弱，素体阳虚，久病伤阳，导致肾阳亏虚。腰为肾之府，肾主骨生髓，开窍于耳，肾阳不足，故腰膝酸软，头晕耳鸣，神疲乏力；肾阳虚衰，失于温煦，故形寒肢冷；肾主生殖，肾阳虚，生殖功能减弱，故阳痿，不孕不育；肾阳亏虚，不能温煦脾胃，脾失健运，故五更泻；肾阳不足，气化失常，肾气不固，则小便频数清长，夜尿多；肾阳虚衰，阴寒内盛，气血运行不利，故面色黧黑；阳虚无力温运气血上荣，故面色㿠白；阳虚内寒，则舌淡胖，苔白滑，脉沉弱。

4. 肾精不足证　肾精不足证指肾精亏损，以生长、生殖功能障碍为临床特征的证候。

临床表现：男子精少不育，女子经闭不孕，性功能低下；小儿发育迟缓，身材矮小，智力低下，囟门迟闭，骨骼痿软；成人早衰，发脱齿摇，腰膝酸软，耳鸣耳聋，足痿不用等。

证候分析：多由先天禀赋不足，或后天失养，损伤肾精所致。肾精主生长、发育和生殖。肾精不足，故小儿发育迟缓，身材矮小，囟门迟闭，骨骼痿软；成人则早衰，发脱齿摇；肾精亏虚，生育功能减退，则男子精少不育，女子经闭不孕，性功能低下；精少不充脑髓，则小儿智力低下；肾开窍于耳，腰为肾之府，肾精不足，耳失所养，则耳鸣耳聋；腰失所养，则腰膝酸软；精亏骨失充养，则足痿不用。

5. 肾阴虚证 肾阴虚证指肾阴不足,失于濡养,虚火内扰所导致的证候。

临床表现:腰膝酸软,耳聋耳鸣,失眠健忘,头晕目眩,咽干口燥,潮热盗汗,五心烦热,形体消瘦,男子遗精早泄,女子经少、闭经或崩漏,舌红少苔,脉细数。

证候分析:多由久病及肾,或房劳过度,耗伤肾阴所致。肾阴亏虚,腰膝失养,故腰膝酸软;肾虚精亏,清窍失养,髓海失充,则失眠健忘,头晕目眩,耳聋耳鸣;肾阴不足,虚热内生,故潮热盗汗,五心烦热;肾阴虚损,阴液不足,失于濡润,则咽干口燥,形体消瘦;肾阴虚,相火妄动,热扰精室,故男子遗精早泄,女子经少、闭经或崩漏;舌红少苔,脉细数,均为阴虚火旺之象。

6. 膀胱湿热证 膀胱湿热证指湿热蕴结膀胱,膀胱气化失常所导致的证候。

临床表现:尿频尿急,小便短黄,量少,排尿灼热涩痛,或尿血,或尿有沙石,腰痛,小腹胀痛,舌红苔黄腻,脉滑数。

证候分析:多由湿热内侵,蕴结膀胱所致。湿热蕴结,下注膀胱,膀胱气化不利,则尿频尿急,排尿灼热涩痛,小腹胀痛;湿热郁蒸,故小便短黄,量少;热邪灼伤血络,迫血妄行,则尿血;湿热煎熬津液,日久成垢,故尿有沙石;膀胱经抵腰络肾,湿热之邪阻滞经脉,故腰痛;舌红苔黄腻,脉滑数为湿热之象。

(六)脏腑兼病辨证

人体内各组织器官在生理上共同完成各种生理活动,以维持生命的正常进行,是一个有机联系的整体,所以在发生病变时各脏腑之间也会相互影响。当疾病发生发展到一定程度时,若出现两个或两个以上脏器同时或相继发病者,称为脏腑兼病。通常来说,脏腑兼病是两个或两个以上脏器证候的兼病,因此,只要熟悉每个脏器所出现的证候特点,就可以掌握脏腑兼病辨证。

1. 心肺气虚证 心肺气虚证指心肺两脏气虚,宣降失常所导致的证候。

临床表现:胸闷咳喘,心悸气短,劳则加重,痰液清稀,面色淡白,神疲乏力,头晕,自汗,气怯声低,舌淡苔白,脉细无力。

证候分析:多由久病咳喘,肺气受损,累及于心,或劳倦过度,年老体虚所致。肺气虚损,肺失宣降,肺气上逆,无力宣发,故胸闷咳喘;心肺气虚,无力鼓动血行,且宗气化生不足,故心悸气短,气怯声低,劳则加重;肺气虚不能输布津液,水液停聚为痰,故痰液清稀;气虚机体功能活动减弱,濡养不足,则神疲乏力,面色淡白,头晕,自汗;舌淡苔白,脉细无力为气虚之象。

2. 心脾两虚证 心脾两虚证指脾气虚弱,心血不足所导致的证候。

临床表现:心悸怔忡,失眠多梦,健忘眩晕,神疲乏力,面色萎黄或苍白,食欲不振,腹胀便溏,舌淡嫩,脉细弱。

证候分析:多由久病失治,或思虑过度,或饮食不节,损伤脾气所致。脾气虚弱,运化无权,则食欲不振,腹胀便溏;心血不足,心神失养,心神不宁,故心悸怔忡,失眠多梦,健忘;头目失养,则眩晕;脾主肌肉,脾气虚,气血生化不足,肌肤失荣,故面色萎黄或苍白,神疲乏力;舌淡嫩,脉细弱均为气血亏虚之象。

3. 心肾不交证 心肾不交证指肾阴虚火旺,水火既济失调所导致的证候。

临床表现:心烦心悸,失眠多梦,头晕耳鸣,健忘,腰膝酸软,时有梦遗,咽干,五心烦热,潮热盗汗,舌红少苔,脉细数。

证候分析:多由久病伤阴,或虚劳过度,房事不节,肾阴亏损所致。肾水亏于下,不能上养心阴,心火亢于上,上扰心神,故心烦心悸,失眠多梦;肾开窍于耳,肾阴不足,髓海失充,故头晕耳鸣,健忘;腰为肾之府,肾虚,腰失所养,则腰膝酸软;虚火内生,扰动精室,故梦遗;阴虚失其濡养,则咽干;阴虚阳亢,虚热内生,则五心烦热,潮热盗汗;舌红少苔,脉细数均为阴虚火旺之象。

4. 心肾阳虚证 心肾阳虚证指心肾阳气虚弱,温运无力,虚寒内生所导致的证候。

临床表现:心悸怔忡,形寒肢冷,肢体水肿,甚则唇甲发绀,舌淡紫,苔白滑,脉沉微。

证候分析:多由心阳虚衰,久病及肾,或肾阳亏虚,水气凌心所致。心肾阳虚,心失温养,鼓动无力,则心悸怔忡;阳虚无力行血,血行瘀滞,则唇甲发绀,舌淡紫;阳气虚弱,形体失于温养,故形寒肢冷;肾阳不足,不能温化水饮,水湿内停,泛溢肌表,则肢体水肿;苔白滑,脉沉微为心肾阳虚、阴寒内盛之象。

5. 心肝血虚证　心肝血虚证指心肝两脏血虚,机体失养所导致的证候。

临床表现:心悸健忘,失眠多梦,头晕目眩,双目干涩,视物模糊,或肢体麻木,震颤拘急,女子月经量少,色淡,甚则经闭,面白无华,爪甲不荣,舌质淡,脉细。

证候分析:多由失血过多,或思虑过度,暗耗心血所致。心血不足,心神失养,故头晕目眩,心悸健忘,失眠多梦;目受血而能视,肝血不足,目失濡养,则双目干涩,视物模糊;肝在体合筋,其华在爪,筋脉、爪甲失于濡养,故爪甲不荣,或肢体麻木,震颤拘急;妇女以血为本,心肝血虚,冲任失调,则女子月经量少,色淡,甚则经闭;舌质淡,脉细为血虚之象。

6. 肝火犯肺证　肝火犯肺证指肝火上逆灼肺,肺失清肃所导致的证候。

临床表现:胸胁灼痛,急躁易怒,头晕目赤,烦热口苦,咳嗽阵作,甚至咯血,舌红苔黄,脉弦数。

证候分析:多由情志不调,气郁化火,上犯于肺所致。肝经布胁肋,肝经气火内郁,失于柔顺,则胸胁灼痛,急躁易怒;肝火上炎,则头晕目赤;热蒸胆气上溢,则烦热口苦;肝经火热,循经上犯于肺,肺失清肃,故咳嗽阵作;灼伤肺络,迫血妄行,故见咯血;舌红苔黄,脉弦数皆为肝经实热之象。

7. 肝脾不调证　肝脾不调证指肝失疏泄,脾失健运所导致的证候。

临床表现:胸胁胀闷窜痛,善太息,情志抑郁或急躁易怒,肠鸣矢气,纳呆食少,腹部胀满,便溏不爽,或腹痛欲泻,泻后痛减,苔白腻,脉弦。

证候分析:多由肝失条达,横逆犯脾,脾失健运所致。肝失疏泄,经气郁滞,故胸胁胀闷窜痛;太息则气顺通达,故善太息;肝喜条达而恶抑郁,肝气郁结,则情志抑郁,肝失柔和,故又急躁易怒;脾失健运,故纳呆食少,腹部胀满;气滞湿阻,则便溏不爽,肠鸣矢气;腹中气滞,不通则痛,则腹痛欲泻,泻后痛减;苔白腻,脉弦为肝郁脾虚之象。

8. 肝胃不和证　肝胃不和证指肝气不舒,横逆犯胃,胃失和降所导致的证候。

临床表现:胁肋、胃脘胀满疼痛,或为窜痛,嘈杂吞酸,呃逆嗳气,情志抑郁或烦躁易怒,纳少,舌苔薄黄,脉弦。

证候分析:多由情志不畅,肝气郁结,横逆犯胃所致。肝气郁结,郁久化热,横逆犯胃,胃气郁滞,则胁肋、胃脘胀满疼痛,或为窜痛;胃气上逆,则呃逆嗳气;肝胃气火内郁,故嘈杂吞酸;肝失条达,气机不畅,则情志抑郁;若气郁化火,则烦躁易怒;肝气犯胃,胃失受纳,则纳少;舌苔薄黄,脉弦均为气郁化火之象。

9. 肝肾阴虚证　肝肾阴虚证指肝肾阴液亏损,阴不制阳,虚热内生所导致的证候。

临床表现:头晕目眩,耳鸣健忘,失眠多梦,口燥咽干,胸胁疼痛,腰膝酸软,五心烦热,潮热盗汗,颧红,男子遗精,女子月经量少,舌红少苔,脉细数。

证候分析:多由久病失治,阴液亏少或情志内伤,损耗肝阴所致。肝肾阴虚,肝阳上亢,则头晕目眩;肾阴虚损,髓海空虚,耳失充养,则耳鸣健忘;腰府失养,则腰膝酸软;肝肾阴亏,肝脉失养,则胸胁疼痛;虚火上扰,心神不宁,则失眠多梦;虚火扰动精室,故男子遗精;冲任隶属肝肾,肝肾阴亏,冲任空虚,故女子月经量少;口燥咽干,五心烦热,潮热盗汗,颧红,舌红少苔,脉细数皆为阴虚内热之象。

10. 脾肾阳虚证　脾肾阳虚证指脾肾阳气虚弱,虚寒内生所导致的证候。

临床表现:形寒肢冷,面色㿠白,腰膝或小腹冷痛,下利清谷,或五更泻,或面肢水肿,小便不利,甚或腹大如鼓,舌质淡胖,苔白滑,脉沉迟无力。

证候分析:多由脾肾久病,耗气伤阳,导致脾肾阳衰。脾肾阳气虚弱,阴寒内盛,机体失于温煦,故形寒肢冷,面色㿠白,腰膝或小腹冷痛;脾肾阳虚,肾主二便,运化、排泄功能失常,饮食不化,则下利清谷,五更泻(黎明之时,阴气盛极,阳虚更甚,故每次黎明前泄泻,称为五更泻);脾肾阳衰,无以温化水液,水湿泛溢肌肤,则面肢水肿;膀胱气化失司,则小便不利;土不制水,反受其克,则腹大如鼓,如囊裹水;舌质淡胖,苔白滑,脉沉迟无力为虚寒内盛、水湿内停之象。

11. 脾肺气虚证 脾肺气虚证指脾肺气虚,脾失健运、肺失宣降所导致的证候。

临床表现:食欲不振,腹胀便溏,面浮肢肿,久咳不止,气短而喘,痰多色白,质地清稀,声低懒言,神疲乏力,面色淡白,舌淡,苔白滑,脉弱。

证候分析:多由久病咳喘,损伤肺气,或脾胃受损,累及于肺所致。肺气亏虚,宣降失职,则久咳不止,气短而喘;脾气虚弱,运化无权,故食欲不振,腹胀便溏;脾失健运,水液不化,泛溢肌肤,可致面浮肢肿;脾肺气虚,津液不布,聚而生痰,故痰多色白,质地清稀;气虚,机体功能活动减退,故声低懒言,神疲乏力;气虚,血运无力,故面色淡白;舌淡,苔白滑,脉弱为气虚夹湿之象。

12. 肺肾阴虚证 肺肾阴虚证指肺肾阴虚,虚火内扰所导致的证候。

临床表现:咳嗽痰少,或痰中带血,或声音嘶哑,口干咽燥,形体消瘦,腰膝酸软,骨蒸潮热,颧红盗汗,男子遗精,女子月经量少,舌红少苔,脉细数。

证候分析:多由咳嗽日久,肺阴亏耗,累及于肾,或房事不节,肾阴不能滋养肺阴所致。肺燥阴虚,宣降失职,津不上承,肺失濡润,故咳嗽痰少;虚火伤及肺络,络伤血溢,故痰中带血;虚火熏灼会厌,则声音嘶哑;肾阴不足,腰膝失养,故腰膝酸软;虚火扰动精室,精关不固,故男子遗精;阴血不足,血海空虚,则女子月经量少;虚火内蕴,有热自骨髓向外透出,午后热势更甚,称为骨蒸潮热;虚热内蒸,则口干咽燥,形体消瘦,颧红盗汗;舌红少苔,脉细数均为阴虚内热之象。

四、六经辨证

张仲景在《素问·热论》关于六经分证理论的基础上,结合外感病的证候特点和疾病传变规律,以太阳、阳明、少阳、太阴、少阴、厥阴六经为纲,对外感病及内伤杂病进行分类归纳,创立了六经辨证。六经辨证的核心是基于六经所系的经络、脏腑的生理功能和病理变化,将疾病过程中出现的各种证候,以阴阳为纲进行概括。将太阳病、阳明病、少阳病归为三阳病;太阴病、少阴病、厥阴病归为三阴病。三阳病以病位表浅、六腑病变、病势亢进为特征,三阴病以病位较深、五脏病变、病势减退为特征。三阳病证以六腑及阳经病变为主,三阴病证以五脏及阴经病变为主。

六经辨证的临床表现都以经络、脏腑的病变为基础,因此六经辨证不仅可指导外感病的诊治,对内伤杂病同样具有指导意义,是中医学理论体系中的重要组成部分。

(一) 太阳病证

太阳病证是外感伤寒初期的一种证候。太阳主表,统摄营卫,为诸经之藩篱。当外邪侵袭人体时,多从肌表侵入,太阳经往往最先与其抗争,因此最先出现太阳病的症状。根据《伤寒论》的描述,"太阳之为病,脉浮,头项强痛而恶寒"。临床上只要观察到这些症状,即可判断为太阳病。太阳病证根据发病后的不同表现,可以进一步细分为太阳经证和太阳腑证。

1. 太阳经证 太阳经证指风寒之邪侵袭肌表,邪正相争、营卫不和所导致的证候。由于患者感受邪气的程度和体质存在差异,具体表现上又可分为太阳中风证和太阳伤寒证。

(1) 太阳中风证:风邪侵袭肌表,营卫失和所导致的证候。

临床表现:发热恶风,头痛,自汗,脉浮缓,或鼻鸣、干呕。

证候分析:太阳主表,统摄营卫,风邪侵袭肌表,卫气与外邪相争,故发热;经气不利,则头痛;风性清扬开泄,导致卫外不固,营阴不能内守,则自汗;汗出,肌腠疏松,故恶风;肺主皮毛,肺开窍于鼻,外邪袭表,肺气不利,故鼻鸣;肺气不降,胃气失降,则干呕;肌腠疏松,营阴不足,脉道松弛,故脉浮缓。

（2）太阳伤寒证:风寒侵袭肌表,卫阳被束、营阴郁滞所导致的证候。

临床表现:恶寒,发热,头项强痛,身体疼痛,无汗而气喘,脉浮紧。

证候分析:风寒袭表,卫阳被郁,肌肤失于温煦,故恶寒;风寒犯表,卫气与之抗争,则发热;寒邪收引,营阴郁滞,太阳经气不利,故头项强痛,身体疼痛;寒邪束表,肌腠闭塞,则无汗;风寒束表,肺失宣肃,故气喘;寒邪束表,正气祛邪,故脉浮紧。

2. 太阳腑证 太阳腑证指太阳经证未解,邪气循经入腑,膀胱气化失常所导致的证候。由于病情变化的不同,又可以进一步分为太阳蓄水证和太阳蓄血证。

（1）太阳蓄水证:太阳经邪内传,膀胱气化不利、水气停蓄所导致的证候。

临床表现:发热恶寒,汗出,小便不利,少腹满,消渴或水入即吐,脉浮或浮数。

证候分析:太阳经证未解,故发热恶寒,汗出,脉浮或浮数;邪气内传膀胱,气化失司,邪与水结,则小便不利,少腹满;邪水互结,气不化津,津不上承,故消渴;水停不化,停留于胃,胃失和降,故水入即吐。

（2）太阳蓄血证:太阳经邪化热内传,瘀热互结于少腹所导致的证候。

临床表现:少腹急结、硬痛,小便自利,如狂或发狂,善忘,大便色黑如漆,脉沉涩或沉结。

证候分析:太阳经证失治,邪热内传,血热搏结于少腹,故少腹急结、硬痛;瘀热互结,上扰心神,故轻则如狂、重则发狂,以及善忘;瘀血下行随大便而出,故大便色黑如漆;邪在血分,膀胱气化正常,故小便自利;瘀热内阻,脉道不通,则脉沉涩或沉结。

（二）阳明病证

阳明病证是伤寒发展过程中的一种特定阶段,主要表现为阳热亢盛和胃肠燥热。其主要病机是"胃家实",其中"胃家"包括胃与大肠,"实"指邪热亢盛。因此,阳明病的性质属于里实热证,标志着正邪斗争达到了极期。阳明病证又可进一步细分为阳明经证和阳明腑证。

1. 阳明经证 阳明经证指邪热亢盛,充斥阳明之经,并弥漫全身,但肠中尚未燥屎内结所导致的证候。

临床表现:身大热,大汗,口渴引饮,心烦躁扰,面赤气粗,苔黄燥,脉洪大。

证候分析:邪入阳明,化火化燥,热邪充斥阳明,弥漫全身,故身大热;热盛迫津外泄,故大汗;汗出过多,津液损伤,故口渴引饮;热邪上扰心神,心神不宁,故心烦躁扰,面赤;热迫于肺,肺气不利,故气粗;里热炽盛,故苔黄燥,脉洪大。

2. 阳明腑证 阳明腑证指邪热内传大肠,与肠中糟粕互结,腑气不通所导致的证候。

临床表现:日晡潮热,手足濈然汗出,脐腹胀满,疼痛拒按,大便秘结,甚则神昏谵语,狂躁不得眠,舌红,苔黄厚干燥,或起芒刺,甚至焦黑燥裂,脉沉实。

证候分析:阳明经气旺于日晡,阳明热盛,正邪相搏,故日晡潮热;四肢禀气于阳明,阳明热盛,迫津外出,故手足濈然汗出;六腑以通为用,邪气与大肠糟粕互结,腑气不通,故脐腹胀满,疼痛拒按,大便秘结;热邪上扰,心神不安,故神昏谵语,狂躁不得眠;燥热内结,劫伤津液,故舌红,苔黄厚干燥,或起芒刺,或焦黑燥裂;脉沉实为阳明腑实之象。

（三）少阳病证

少阳病证是指邪犯少阳胆腑,正邪相争,枢机不利,胆火内郁,经气不畅所导致的证候。病入少阳,其病位既已离开太阳之表,而又未入阳明之里,处于表里之间,因此又称为半表半里证。

临床表现:寒热往来,胸胁苦满,心烦喜呕,口苦,咽干,目眩,默默不欲饮食,脉弦。

证候分析:正邪相争,正胜则发热,邪胜则恶寒,邪正互有胜负,故寒热往来;胆热上扰,则心烦;胆热上炎,则口苦,灼津,则咽干;邪热上扰清窍,则目眩;邪郁少阳,经气不利,故胸胁苦满;胆热乘胃,胃失和降,则默默不欲饮食,喜呕;肝胆受病,气机阻滞,则脉弦。

(四)太阴病证

太阴病证是指脾阳亏虚,邪从寒化,寒湿内生所导致的证候。太阴病证为三阴病证的初期阶段,其主要特点是脾脏的虚、寒、湿,表现为一系列的虚寒症状。

临床表现:腹满欲吐,食不下,时腹自痛,自利,口不渴,四肢不温,脉沉缓而弱。

证候分析:脾阳虚损,寒湿内生,气机阻滞,故腹满、时腹自痛;寒湿犯胃,胃气上逆,故欲吐、食不下;寒湿下注,水走肠间,则自利;脾主四肢,脾阳不足,四肢失于温煦,故四肢不温;脾阳虚弱,寒湿内停,故口不渴;脉沉缓而弱,为脾阳虚寒之象。

(五)少阴病证

少阴病证是指伤寒发展后期,全身阴阳衰惫所导致的证候。少阴经络心肾,为水火之脏,人生之根本。病至少阴,已属伤寒的危重阶段。

1. 少阴寒化证 少阴寒化证指少阴阳气虚衰,邪气入里,从阴化寒所导致的证候。

临床表现:无热恶寒,但欲寐,四肢厥冷,呕不能食,或食入即吐,下利清谷,或身热反不恶寒,面赤,脉微细。

证候分析:少阴阳气虚衰,阴寒内盛,失于温养,则无热恶寒,四肢厥冷;阳气虚微,神失所养,则但欲寐;肾阳虚,火不暖土,脾胃升降、纳运失职,故呕不能食,或食入即吐,下利清谷;若阴寒内盛,格阳于外,虚阳浮越,故身热反不恶寒,面赤;脉微细,为心肾阳虚、脉道鼓动无力之象。

2. 少阴热化证 少阴热化证指少阴阴虚阳亢,邪从热化所导致的证候。

临床表现:心烦不得眠,口燥咽干,舌尖红,少津,脉细数。

证候分析:邪入少阴,从阳化热,灼烧真阴,水不济火,心火独亢,火扰心神,故心烦不得眠;阴虚火旺,津液灼伤,口咽失润,故口燥咽干;舌尖红,少津,脉细数为阴虚火旺之象。

(六)厥阴病证

厥阴病证是指伤寒后期,阴阳对峙、寒热交错、厥热胜复所导致的证候。病传厥阴为伤寒发展传变的最后阶段,虽然临床症状错综复杂,但总以上热下寒证为其辨证提纲。

临床表现:消渴,气上冲心,胸中疼热,饥不欲食,强食则吐,吐蛔。

证候分析:厥阴之脉夹胃,上贯膈,肝气上逆,木火上炎,故气上冲心,胸中疼热;热邪灼津,故消渴;下焦有寒,脾失健运,又因木旺乘土,故饥不欲食,强食则吐;上热下寒,内有蛔虫者,蛔虫不安,故见吐蛔。

五、卫气营血辨证

卫气营血辨证,是清代医家叶天士在《温热论》中创立的一种独特的辨证方法,专门用于诊治外感温热病。这种方法将外感温热病在发展过程中的不同病理阶段所反映的证候,分为卫分证、气分证、营分证、血分证四类。这种分类不仅有助于我们明确病位的深浅、病情的轻重,还能揭示疾病的传变规律,并为临床治疗提供重要指导。

卫气营血辨证,就其病位及病变发展趋势而言,卫分主表,病位在肺与体表,病情轻浅;气分主里,病位在胸、胆、胃、肠等脏腑,病情较重;营分为热入心营,病位在心与心包络,病情深重;血分为邪热深入心、肝、肾,已经耗血动血,病情危急。

(一)卫分证

卫分证是指温热病邪侵袭肌表,卫外功能失调,肺卫失宣所导致的证候。

临床表现：发热，微恶风寒，头痛，咽喉肿痛，咳嗽，口微渴，舌边尖红，苔薄黄，脉浮数。

证候分析：温热之邪侵袭肌表，卫气被郁不能外布，故发热，微恶风寒；温热病邪属阳邪，故多为发热重而恶寒轻；热邪上扰清窍，故头痛；温邪犯肺，肺失宣肃，肺气上逆，故咳嗽；咽喉为肺胃之门户，风热上灼咽喉，故咽喉肿痛；热伤津液，故口微渴；热邪炎上，故舌边尖红；温邪在表，故苔薄黄，脉浮数。

辨证要点：本证以发热、微恶风寒、舌边尖红、脉浮数等为辨证要点。

（二）气分证

气分证是温热病邪内传脏腑，正盛邪实，正邪剧争，阳热亢盛所导致的证候。气分证具有范围广、兼症多的特点。凡温热病邪不在卫分，未及营、血分的一切证候均属气分证。这一阶段的病情较重，病位涉及肺、胸膈、胆、脾胃、肠等多个脏腑。现仅以热盛阳明胃腑为例说明气分证。

临床表现：壮热，不恶寒，反恶热，汗出，口渴喜饮，心烦，大便秘结，小便短赤，舌红，苔黄燥，脉数有力。

证候分析：邪热入里，正邪剧争，里热亢盛，故壮热，不恶寒，反恶热；热盛迫津外泄，故汗出；热盛津伤，故口渴喜饮，大便秘结，小便短赤，苔黄燥；热邪上扰心神，故心烦；阳明热炽，热盛血涌，则舌红，脉数有力。

辨证要点：本证以壮热、不恶寒、反恶热、心烦、口渴、舌红、苔黄燥、脉数有力等为辨证要点。

（三）营分证

营分证是温邪内陷，损伤营阴，心神被扰所导致的证候。这一阶段的病情相对深重，病位主要在心与心包络。

临床表现：身热夜甚，口不甚渴或不渴，心烦不寐，甚或神昏谵语，斑疹隐隐，舌红绛，无苔，脉细数。

证候分析：邪热入营，营阴被灼，加之夜间阳入于阴，则身热夜甚；邪热蒸腾津液上潮于口，故口不甚渴，或口不渴；邪热深入营分，扰乱心神，故心烦不寐，甚或神昏谵语；热伤血络，则斑疹隐隐；舌红绛，无苔，脉细数是邪热入营、劫伤营阴之象。

辨证要点：本证以身热夜甚、心烦不寐、舌红绛、脉细数等为辨证要点。

（四）血分证

血分证是温热病邪深入血分，热盛动血、伤阴、动风所导致的证候。血分证是温病的极期，病变涉及心、肝、肾三脏，病证类型多样，包括热盛动血、热盛动风、热盛伤阴等。

临床表现：身热夜甚，躁扰不宁，甚或神昏谵语，斑疹显露、色紫黑，吐血、衄血、便血、尿血，舌色深绛，脉细数；或见抽搐，颈项强直，角弓反张，目睛上视，牙关紧闭，脉弦数等动风症状；或见持续低热，暮热早凉，五心烦热，神疲欲寐，耳聋，形体消瘦，脉虚细等伤阴症状；或见手足蠕动、瘛疭等虚风内动症状。

证候分析：邪热深入血分，灼伤阴血，夜间阳入于阴，所以身热夜甚；血热上扰心神，则躁扰不宁，甚或神昏谵语；热盛动血，迫血妄行，则见各种出血症；邪热灼伤津液，血行壅滞，故斑疹显露、色紫黑，舌色深绛，脉细数；若血分热盛，灼伤肝经，筋脉拘挛，则见抽搐、颈项强直、角弓反张等动风症状；若邪热内郁日久，劫伤肝肾之阴，则见持续低热、暮热早凉、五心烦热等伤阴症状；若肝阴不足，筋脉失养，则见手足蠕动、瘛疭等虚风内动症状。

辨证要点：本证以身热夜甚、神昏谵语、斑疹色紫黑、出血动风、舌色深绛、脉细数等为辨证要点。

六、三焦辨证

三焦辨证是清代医家吴鞠通在其著作《温病条辨》中创立的一种针对温热病的辨证方法。这种方法将外感温热病的证候按照三焦进行划分,用以详细阐述三焦所属脏腑在外感温热病中各个阶段的病理变化、临床表现及其传变规律。具体来说,上焦病证主要是手太阴肺经和手厥阴心包经的病变;中焦病证是足阳明胃经和足太阴脾经的病变;而下焦病证则是足少阴肾经和足厥阴肝经的病变。

(一)上焦病证

上焦病证是指温热病邪侵袭手太阴肺经和手厥阴心包经所导致的证候。其病证可细分为邪袭肺卫、热邪壅肺和邪陷心包三类。

临床表现:发热,微恶风寒,头痛鼻塞,咳嗽,微汗,口渴,舌边尖红,脉浮数;或身热烦渴,咳嗽气喘,汗出,苔黄,脉数;甚或高热,大汗,神昏谵语,或昏聩不语,舌謇肢厥,舌色红绛。

证候分析:①邪袭肺卫:温邪上犯,肺先受之,卫气失和,肺气失宣,故发热,微恶风寒,咳嗽,舌边尖红,脉浮数;温邪上扰清窍,故头痛鼻塞;热邪伤津,故口渴;迫津外泄,故微汗。②邪热壅肺:表邪入里,热壅于肺,肺失宣降,肺气上逆,故咳嗽气喘;里热炽盛,充斥内外,故身热烦渴;迫津外泄,故汗出;苔黄,脉数为邪热内盛之象。③邪陷心包:若肺经热邪不解,内陷心包,热扰心神,故神昏谵语,或昏聩不语,舌謇;里热炽盛,蒸腾于外,故高热,大汗;阳热内郁,不达四末,故肢厥;热灼营阴,则舌色红绛。

辨证要点:本证以发热汗出、咳嗽气喘,或神昏谵语等为辨证要点。

(二)中焦病证

中焦病证是指温热之邪侵袭中焦脾胃,邪从燥化或邪从湿化所导致的证候。

临床表现:身热面赤,日晡益甚,呼吸气粗,腹满便秘,渴欲饮冷,口干唇裂,小便短赤,苔黄燥或焦黑起刺,脉沉实有力;或身热不扬,头身重痛,胸脘痞闷,泛恶欲吐,大便不爽或溏泄,舌苔黄腻,脉濡数。

证候分析:温邪传入阳明,燥热炽盛,故身热面赤,日晡益甚,呼吸气粗;热炽伤津,胃肠失润,燥屎内结,故腹满便秘;热灼津亏,故渴欲饮冷,口干唇裂,小便短赤;燥热内结,劫伤津液,故苔黄燥或焦黑起刺,脉沉实有力;邪入中焦,湿遏热伏,郁于肌腠,故身热不扬;湿性重着,湿阻气机,故头身重痛;邪从湿化,郁阻中焦,脾失健运,胃失和降,故胸脘痞闷,泛恶欲吐,大便不爽或溏泄;舌苔黄腻,脉濡数,为湿热内蕴之象。

辨证要点:本证以发热口渴、腹满便秘,或身热不扬、呕恶便溏等为辨证要点。

(三)下焦病证

下焦病证是指温热之邪传入下焦,劫伤肝肾之阴所导致的证候。

临床表现:身热颧红,手足心热甚于手足背,口燥咽干,耳聋,神疲,脉虚大;或手足蠕动,或瘛疭,心中憺憺大动,神疲脉虚,舌绛少苔,甚则时时欲脱。

证候分析:温病后期,邪传下焦,耗伤肝肾之阴,肾开窍于耳,肾阴亏耗,耳失充养,故耳聋;肾藏精,精可化神,神失充养,则神疲;阴虚不能制阳,虚火内生,故身热颧红,手足心热甚于手足背,口燥咽干,舌绛少苔,脉虚大;热邪久羁,真阴被灼,水不涵木,筋脉失养,虚风内动,故手足蠕动,或瘛疭,心中憺憺大动;神疲脉虚,舌绛少苔,甚则时时欲脱皆为阴精竭尽之象。

辨证要点:本证以身热潮红、手足蠕动或瘛疭、舌绛少苔等为辨证要点。

(宫爱民)

第四节 经络与腧穴

案例导入

案例 2-3 生活情景分析

（1）生活中，我们不难发现几乎所有的小孩子都喜欢咬手指，难道这些小孩子都得病了？不是的，那是因为我们没有发现其中的缘由。那么，学了本节知识以后，请你从经络的角度出发，分析解释其中的缘由。

（2）在针灸临床中，医生时常在治疗落枕时，加上后溪进行针刺治疗，可以收到意想不到的效果。那么，从腧穴知识方面出发，解释选择后溪的缘由。

经络与腧穴，是中医文化的精髓之一，是针灸学、推拿学、气功学等学科的理论基础，是中医学的重要理论组成部分。经络是指导腧穴治病的理论依据，腧穴是经络辨证治疗疾病的具体施治部位。

一、经络

经络是"经脉"和"络脉"的统称，是沟通人体内外、联系人体上下、网络全身、运行气血的通道。"经"有路径的含义，是贯通人体上下、沟通人体内外的经络主干，其多纵行而分布较深；"络"有网络之意，为经脉别出的分支，较经脉细小，其多纵横交错，遍布全身，分布较浅。

1. 经络组成 经络包括经脉系统和络脉系统。经脉系统由十二经脉和奇经八脉及十二经脉附属的十二经别、十二经筋和十二皮部组成；络脉系统由十五络脉、浮络和孙络组成。其家族图谱如图 2-1 所示。

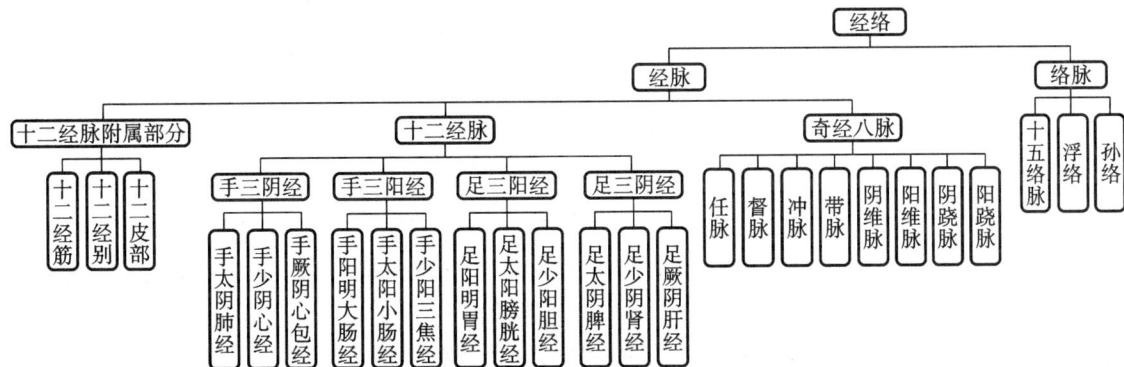

图 2-1 经络组成

2. 经脉系统

（1）十二经脉：又称十二正经，是指属络于脏腑，内通外达的经脉通路，是经络的主干。

①名称及含义：十二经脉的名称由手足、阴阳、脏腑三部分组成，其中手足表示十二经脉在上下肢的循行情况，按四肢部位来说，手经循行于上肢，足经循行于下肢。阴阳含义有二；其一表示十二经脉的阴阳属性，如手阳明大肠经属阳经，手厥阴心包经属阴经；其二表示十二经脉阴阳的

多少,如足阳明胃经阳气最盛,足少阳胆经阳气最弱,足太阴脾经阴气最盛,足厥阴肝经阴气最弱。十二经脉中阳气由多到少的顺序为阳明经＞太阳经＞少阳经;阴气由多到少的顺序为太阴经＞少阴经＞厥阴经。脏腑则表示十二经脉循行于内部的脏腑属性,阴经归属于五脏及心包,阳经归属于六腑。

②表里关系:脏腑有表里之分。对腑而言,脏在里,对脏而言,腑在表,十二经脉的循行中,阳经属腑络脏,阴经属脏络腑,一属一络间加强了脏腑之间的相互联系,而相联系的脏腑就构成了脏腑的相合相表里关系。如手阳明大肠经属大肠络肺,而手太阴肺经属肺络大肠,两条经脉一阴一阳,一脏一腑,联系紧密,形成两条经脉间的表里联系,故将这两条经脉定义为表里经(表2-3)。

表 2-3 十二经脉表里两经对应表

表经				里经			
阳经	属腑	络脏	阳气多寡	阴经	属脏	络腑	阴气多寡
手阳明	大肠	肺	三阳	手太阴	肺	大肠	三阴
手太阳	小肠	心	二阳	手少阴	心	小肠	二阴
手少阳	三焦	心包	一阳	手厥阴	心包	三焦	一阴
足阳明	胃	脾	三阳	足太阴	脾	胃	三阴
足太阳	膀胱	肾	二阳	足少阴	肾	膀胱	二阴
足少阳	胆	肝	一阳	足厥阴	肝	胆	一阴

根据表2-3不难发现,手阳经与手阴经相表里,足阳经与足阴经相表里,阳明经与太阴经相表里,太阳经与少阴经相表里,少阳经与厥阴经相表里。

③分布规律:十二经脉在全身内外均有分布,内达脏腑,外络四肢百骸,是经络系统的主体。十二经脉在内部隶属于脏腑,在外部左右对称分布于四肢及头和躯干部。

a.外行部分。

头部:头为诸阳之会,头部主要分布有阳经,而巅顶部主要分布有厥阴经,临床上常用来指导治疗的分布规律见表2-4。

表 2-4 十二经脉临床常用头部分布规律表

部位	经脉
前额部及眉棱骨	阳明经
侧头部及侧项部	少阳经
后枕部及后项部	太阳经
巅顶部	厥阴经

躯干部:躯干部临床常用指导治疗的经脉循行分布包含胸部、腹部和背腰部,分布规律见表2-5。

表 2-5 十二经脉临床常用躯干部分布规律表

部位	第一侧线		第二侧线		第三侧线	
	经脉	距正中线距离	经脉	距正中线距离	经脉	距前正中线距离
胸部	肾经	距前正中线2寸	胃经	距前正中线4寸	脾经	6寸
腹部	肾经	距前正中线0.5寸	胃经	距前正中线2寸	脾经	4寸
背腰部	膀胱经	距后正中线1.5寸	膀胱经	距后正中线3寸		

四肢部:以人体直立、两臂自然下垂、拇指向前、两手掌心相对的体位为准,上肢的内侧(手掌侧)及下肢内侧为阴,从拇指侧至小指侧将内侧和外侧分别划分为前、中、后三缘,上肢外侧(手背侧)及下肢外侧和后侧为阳,从胫骨前缘至跟腱后缘,内外侧各分为三缘。手三阴经在上肢内侧,手三阳经在上肢外侧,足三阴经在下肢内侧,足三阳经在下肢外侧及后侧,具体分布规律划分见表 2-6。

表 2-6 十二经脉四肢部分布规律表

经脉		分区		
		前缘	中缘	后缘
手三阴经		手太阴肺经	手厥阴心包经	手少阴心经
手三阳经		手阳明大肠经	手少阳三焦经	手太阳小肠经
足三阳经		足阳明胃经	足少阳胆经	足太阳膀胱经
足三阴经	内踝尖上 8 寸以上	足太阴脾经	足厥阴肝经	足少阴肾经
	内踝尖上 8 寸以下	足厥阴肝经	足太阴脾经	

b.内行部分:十二经脉内行部分指十二经脉进入胸腹腔内的部分,称为"内行线"。此部分由于没有腧穴分布,又称"无穴通路"。其作用主要是联属相关的脏腑及组织。具体脏腑属络已在表 2-3 中列出,具体联系组织器官,在十二经脉的循行中表述,此处不再赘述。

④循行路线、走向规律及流注次序、衔接规律。

a.循行路线。

手太阴肺经:起于中焦,向下联络大肠,回绕循胃上口,通过横膈,属于肺脏,从肺与咽喉部相联系的部位横出至腋窝下,向下沿上臂内侧前缘,行于手少阴心经和手厥阴心包经的前面,下行到肘窝中,沿前臂内侧前缘进入腕部寸口,经大鱼际的边缘赤白肉际缘,到达拇指末节的少商。其支脉从腕后直出食指末端,与手阳明大肠经相接。

手阳明大肠经:起于食指末节桡侧端的商阳,沿食指桡侧向上,通过第 1、2 掌骨之间的合谷,向上进入拇长伸肌腱与拇短伸肌腱之间的凹陷处,沿前臂外侧前缘至肘部外侧,再沿上臂外侧前缘,上走肩部的肩髃,沿肩峰前缘向上出于大椎,再向前下进入缺盆部,联络肺脏,通过横膈,属于大肠。其支脉从缺盆上到颈部,通过面颊,入下齿中,又返回经口角至上口唇,交叉相会于人中。之后左边的经脉行到右边,右边的经脉行到左边,夹于鼻孔两侧,与足阳明胃经相交。

足阳明胃经:起于鼻翼两侧的迎香,上行到鼻根部,与旁边足太阳膀胱经交会,向下沿鼻外侧进入上牙龈中,回出环绕口唇,向下交会于颏唇沟承浆处,再向后沿腮腺后下方,出下颌大迎,沿下颌角经颊车上行至耳前,经过上关,沿前发际到达前额。面部支脉,从大迎前下走人迎,沿喉咙向下进入缺盆,向下通过横膈,属于胃,联络脾脏。缺盆部直行的脉,从缺盆部直行经乳头,向下夹脐旁,进入少腹两侧气冲。胃下口部支脉,沿腹里向下到气冲会合。再由此下行至髀关,直抵伏兔,下至膝盖,沿胫外侧前缘,下经足跗,进入足第 2 趾外侧端的厉兑。胫部支脉,从膝下 3 寸足三里处分出,进入足中趾外侧端。足跗部支脉,从跗背冲阳分出,进入足大趾内侧端隐白,与足太阴脾经相接。

足太阴脾经:起于足大趾末端的隐白,沿着足大趾内侧赤白肉际,经过第一跖趾关节后面,上行至内踝前面,再上小腿肚,沿小腿内侧胫骨后缘上行,至内踝上 8 寸处,交出足厥阴肝经的前面,经膝股部内侧前缘进入腹部,属于脾脏,联络胃,通过横膈上行,夹咽部两旁,联系舌根,分散于舌下。胃部支脉,从胃部向上通过横膈后,流注于心中,与手少阴心经相接。

手少阴心经:起于心中,出属于心与心系,向下通过横膈,联络小肠。心系上行支脉,从心系向上夹咽喉上行,联系目系。心系外行主干,从心系直上行于肺部,再向下出于腋窝部的极泉,沿

扫码看视频:
手太阴肺经

扫码看视频:
手阳明大肠经

Note

上臂内侧后缘,行于手太阴肺经和手厥阴心包经的后面到达肘窝,沿前臂内侧后缘,至掌后豌豆骨部,进入掌内,沿小指掌面桡侧缘至末端的少冲,与手太阳小肠经相接。

手太阳小肠经:起于手小指外侧端的少泽,沿手背外侧至腕部,出尺骨小头,沿前臂外侧后缘直上,经尺骨鹰嘴与肱骨内上髁之间,沿上臂外侧后缘,出于肩关节,绕行肩胛部,交会于督脉的大椎,向下进入缺盆,联络心脏,沿食管,通过横膈,到达胃部,属于小肠。缺盆部的支脉,从缺盆沿颈部上达面颊至目外眦,转入耳中的听宫。面部的支脉,从面颊上行目眶下,抵于鼻旁,至目内眦的睛明,斜行络于颧骨部,与足太阳膀胱经相接。

足太阳膀胱经:起于目内眦的睛明,上额交会于巅顶的百会。巅顶部支脉,从头顶到耳上方。巅顶部直行的脉,从头顶入里联络于脑,回出分开下行项后,沿肩胛部内侧,夹脊柱到达腰部,从脊旁肌肉进入体腔,联络肾脏,属于膀胱。腰部的支脉,从腰部向下通过臀部,进入腘窝中。后背的支脉,沿肩胛骨内缘直下,经过髋关节下行,沿大腿后外侧,与腰部下来的支脉会合于腘窝中,向下通过腓肠肌,出外踝后方,沿第 5 跖骨粗隆,至小趾外侧端的至阴,与足少阴肾经相接。

足少阴肾经:起于足小趾之下,斜向足心的涌泉,出于舟骨粗隆下的然谷,沿内踝后进入足跟,再向上行于小腿肚内侧后缘,出腘窝的内侧,向上行于大腿内后侧,经过脊柱,属于肾脏,联络膀胱。肾部直行的支脉,从肾向上通过肝和横膈进入肺中,沿喉,夹行于舌根部。肺部支脉,从肺部出来,联络心脏,流注于胸中,与手厥阴心包经相接。

手厥阴心包经:起于胸中,出属心包络,向下通过横膈,从胸至腹依次联络上、中、下三焦。胸部支脉,从胸中分出胁部,至腋下 3 寸处的天池,上行到腋窝中,向下沿上臂内侧中线,行于手太阴肺经和手少阴心经之间,进入肘窝中,向下行于前臂掌长肌腱与桡侧腕屈肌腱的中间,进入掌中,沿中指到指端的中冲。掌中支脉,从掌中劳宫分出,沿环指尺侧到环指端的关冲,与手少阳三焦经相接。

手少阳三焦经:起于环指尺侧末端的关冲,向上出于第 4、5 掌骨间,沿腕背,出于前臂背侧桡骨和尺骨之间,向上通过肘尖,沿上臂外侧,上达肩部,交出足少阳胆经之后,向前进入缺盆部,分布于胸中,联络心包,向下通过横膈,从胸至腹,属于上、中、下三焦。胸中的支脉,从胸向上,出于缺盆部,上走项部,沿耳后直上出于耳上部,上行至额角。再屈而下行至面颊部,到达眶下部。耳部支脉,从耳后进入耳中,出走耳前,与前脉交叉于面颊部,到达目外眦的丝竹空处,与足少阳胆经相接。

足少阳胆经:起于目外眦的瞳子髎,向上到达额角,下行至耳后风池,沿项部行于手少阳三焦经的前面,到肩上交出手少阳三焦经的后面,向下进入缺盆部。耳部支脉,从耳后经翳风进入耳中,出走耳前,到目外眦后方。目外眦部的支脉,从目外眦处分出,下走下颌大迎,会合于手少阳三焦经,分布于面颊,复至目眶下,再下行下颌角经颊车,由颈部向下会合前脉于缺盆,然后向下进入胸中,通过横膈,联络肝脏,属于胆。沿着胁肋内,出于少腹两侧腹股沟动脉部,经过外阴部毛际,横行入髋关节部的环跳。缺盆部直行的支脉,从缺盆下行腋部,沿侧胸部,经过季胁,向下会合前脉于髋关节部,再向下沿大腿外侧,出于膝外侧,下行经腓骨前面,直下到达腓骨下段,再下到外踝的前面,沿足背部,进入足第 4 趾外侧端的足窍阴。足背部支脉,从足背部的足临泣处分出,沿第 1、2 跖骨之间,出于足大趾端,穿过趾甲,回过来到趾甲后毫毛部,与足厥阴肝经相接。

足厥阴肝经:起于足大趾上毫毛部,沿足背内侧向上,经过内踝前 1 寸处的中封,向上至内踝上 8 寸处,交出足太阴脾经的后面,上行腘窝内侧,沿大腿内侧,进入阴毛中,绕过阴部,上达小腹,夹行于胃,属肝,络胆。向上通过横膈,分布于胁肋,沿喉咙的后面,向上进入鼻咽部,连接目系,上行于额部,与督脉会合于巅顶百会。目系的支脉,从眼部下行颊里,环绕唇内。肝部的支脉,从肝分出,通过横膈,向上流注于肺中,与手太阴肺经相接。

b.走向规律。

结合十二经脉的循行,十二经脉的走向规律总结如下:手三阴从胸走手,手三阳从手走头,足三阳从头走足,足三阴从足走腹(胸)。

c.流注次序、衔接规律(图2-2)。

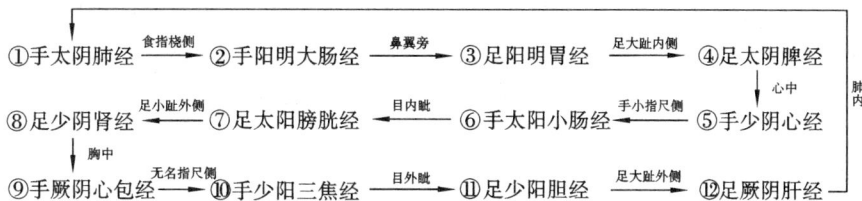

①手太阴肺经 —食指桡侧→ ②手阳明大肠经 —鼻翼旁→ ③足阳明胃经 —足大趾内侧→ ④足太阴脾经

⑧足少阴肾经 ←足小趾外侧— ⑦足太阳膀胱经 ←目内眦— ⑥手太阳小肠经 ←手小指尺侧— ⑤手少阴心经

⑨手厥阴心包经 —无名指尺侧→ ⑩手少阳三焦经 —目外眦→ ⑪足少阳胆经 —足大趾外侧→ ⑫足厥阴肝经

图2-2 十二经脉流注次序、衔接部位图

十二经脉正常的流注次序如图2-2:自手太阴肺经开始至足厥阴肝经为一循环。后又经手太阴肺经进行循环流注。在正常的流注过程中,十二经脉之间相互衔接,其衔接部位之间有一定的规律,其衔接规律如下。

相表里的阴经与阳经在手足末端衔接:如手太阴肺经在食指桡侧与手阳明大肠经交接,手少阴心经在手小指尺侧与手太阳小肠经交接等。

同名手足阳经与阳经在头面部衔接:如手阳明大肠经和足阳明胃经在鼻翼旁交接,手太阳小肠经与足太阳膀胱经在目内眦交接等。

不同名称手足阴经与阴经在胸部衔接:如足太阴脾经与手少阴心经交接于心中,足少阴肾经与手厥阴心包经交接于胸中等。

②十二经脉附属部分(表2-7)。

表2-7 十二经脉附属部分内涵特点功能表

附属名称	内涵	特点	功能
十二经别	从十二经脉另行分出,深入体腔,以加强表里相合关系的支脉,又称"别行之正经"	多从四肢肘膝上下的正经分出,分布于胸腹腔和头部,有"离、入、出、合"的分布特点。从十二经脉分出称为"离",进入胸腹腔和头部称为"入",在头颈部出来称为"出",出头颈部后,阳经经脉合于原经脉,阴经经脉合于相表里的阳经,称为"合",手足三阴三阳经别,按阴阳表里关系组成六对,称为"六合"	①沟通表里两经在体内的联系;②突出胸腹部和头部的重要性;③扩大经脉的主治范围
十二经筋	与十二经脉相应的筋肉部分,其分布范围与十二经脉大体一致	循行走向为自四肢末梢走向躯干,终于头身,不入脏腑,多结聚于四肢关节和肌肉丰厚之处	约束骨骼,活动关节,保持人体正常的运动功能,维持人体正常的体位姿势
十二皮部	与十二经脉相应的皮肤部分,属十二经脉及其络脉的散布部位	分布基本和十二经脉在体表的循行部位一致	①加强十二经脉与体表的联系;②反映病候、协助诊治;③保卫机体、抗御外邪

③奇经八脉:与十二经脉别道奇行的八条经脉,包括任脉、督脉、冲脉、带脉、阴维脉、阳维脉、阴跷脉、阳跷脉。

奇经八脉的分布部位与十二经脉纵横交互,督脉行于后正中线,被称为"阳脉之海"。任脉行于前正中线,被称为"阴脉之海"。任、督脉各有本经所属腧穴,故与十二经合称为"十四经"。其余的冲、带、维、跷六脉的腧穴均交会于十二经和任、督脉。冲脉行于腹部第一侧线,交会足少阴肾经,被称为"十二经脉之海""五脏六腑之海""血海"。任、督、冲三脉皆起于胞中,同出会阴而异行,称为"一源三歧"。带脉横斜行于腰腹一周,交会足少阳经,具有约束诸条纵行经脉的作用。阳跷脉起于足跟外侧,伴足太阳等经上行,至目内眦与阴跷会合,沿足太阳经上额,于项后会合足少阳经。阴跷脉起于足跟内侧,随足少阴等经上行,至目内眦与阳跷脉会合。阴跷、阳跷脉具有主司眼睑开阖及下肢运动的作用。阳维脉行于下肢外侧、肩和头项,交会足少阳等经及督脉。阴维脉行于下肢内侧、腹第三侧线和颈部,交会足少阴等经及任脉。阴维、阳维脉具有主一身之表里的功能。

奇经八脉在经络系统中具有非常重要的作用,具有统领、联络十二经脉,溢蓄、调节十二经脉气血的作用。

3. 络脉系统 包括十五络脉、浮络和孙络,其含义、功能见表2-8。

表2-8 络脉系统列表

络脉名称	含义	功能
十五络脉	又称"十五别络",是十二经脉在四肢部各分出的一络,加上躯干前的任脉络、躯干后的督脉络和躯干侧的脾之大络,共十五条,故称"十五络脉"	①沟通表里两经在体表的联系; ②补充十二经脉在循行上的不足; ③扩大十二经脉的主治范围; ④输布气血,濡养全身; ⑤保护机体,为抗御病邪之卫外屏障
浮络	浮行于人体浅表部位,肉眼可见的络脉部分,称为"浮络"	①输布气血,濡养全身; ②保护机体,为抗御病邪之卫外屏障
孙络 (附:血络)	络脉中最细小的分支称为"孙络","血络"是指细小的血管	

二、腧穴

腧穴是人体脏腑经络之气输注于体表的部位,既是疾病的反应点,又是针灸、推拿等方法的受术部位。人体的腧穴与经络、脏腑、气血密切相关。经穴均分别归属于各经脉,经脉又隶属于一定的脏腑,故腧穴→经脉→脏腑间形成了不可分割的联系。

1. 腧穴的分类 人体的腧穴可归纳为经穴、经外奇穴、阿是穴三类。

(1) 经穴:归属于十四经脉,既具有固定位置,又有具体名称的腧穴。共计362个。

(2) 经外奇穴:指有具体名称和明确位置,但尚未归入十四经系统的腧穴。根据《经外奇穴名称与定位》(GB/T 40997—2021)国家标准,收录51个经外奇穴。

(3) 阿是穴:指以压痛点或其他反应点作为针灸推拿等刺激部位,既无固定位置,又无具体名称的一类腧穴,又称"天应穴""不定穴""压痛点"等。

2. 腧穴的作用

(1) 近治作用:一切腧穴主治作用所具有的共同特点。所有腧穴均能治疗该穴所在部位及邻近组织、器官的局部病证,如耳周的耳门、听宫、听会等均能治疗耳疾。

(2) 远治作用:十四经穴主治作用的基本规律。在十四经穴中,尤其是十二经脉在四肢肘膝关节以下的腧穴,可治疗本经循行所及的远隔部位脏腑组织器官的病证。如合谷可治颈部及头面部疾病,足三里可调节消化系统功能。

（3）特殊作用:针对某些腧穴所具有的双向调节、整体调节和特殊治疗作用的总结。如天枢既可止泻又可通便,用来治疗腹泻和便秘;大椎可退热,对机体有整体调节作用;艾灸至阴可矫正胎位;少泽可通乳;四缝可治疗小儿疳积;丰隆可祛痰等。

3. 腧穴的定位方法 腧穴的定位方法又叫取穴方法,定位描述采用标准解剖学体位。

（1）体表标志法:以人体解剖学的体表标志为依据来确定腧穴的定位方法。体表解剖标志可分为固定标志和活动标志两种。固定标志指在人体自然姿势下的标志,包括由骨节和肌肉所形成的突起或凹陷、五官轮廓、发际、指（趾）甲、乳头或肚脐等。借助固定标志来定位取穴是常用的方法,如脐中旁2寸取天枢、腓骨头前下方凹陷处取阳陵泉等。活动标志指在人体活动姿势下的标志,包括各部的关节、肌肉、肌腱、皮肤等随着活动而出现的空隙、凹陷、皱纹或尖端等。例如,微张口时耳屏正中前缘凹陷中取听宫,闭口取下关;屈肘取曲池;掌心向胸取养老等。

（2）骨度分寸法:指以体表骨节为主要标志折量全身各部长度和宽度,定出分寸并用于腧穴定位的方法。将设定的两骨节点之间的长度折量为一定的等分,每1等分为1寸,10等分为1尺,作为定穴的依据。不论男女老幼,高矮胖瘦,均可按一定的骨度分寸在其自身测量。常用骨度分寸见表2-9、图2-3。

扫码看视频:
腧穴定位方法

扫码看视频:
简便取穴法

表 2-9 常用骨度分寸表

部位	起止点	折量寸	度量法	说明
头面部	前发际正中至后发际正中	12	直寸	用于确定头部腧穴的纵向距离
	眉间（印堂）至前发际正中	3	直寸	用于确定前或后发际及头部腧穴的纵向距离
	第7颈椎棘突下（大椎）至后发际正中	3	直寸	
	前额两发角（头维）之间	9	横寸	用于确定头前部腧穴的横向距离
	耳后两乳突（完骨）之间	9	横寸	用于确定头后部腧穴的横向距离
胸腹胁部	胸骨上窝（天突）至剑胸结合中点（歧骨）	9	直寸	用于确定胸部任脉腧穴的纵向距离
	剑胸结合中点（歧骨）至脐中	8	直寸	用于确定上腹部腧穴的纵向距离
	脐中至耻骨联合上缘（曲骨）	5	直寸	用于确定下腹部腧穴的纵向距离
	两乳头之间	8	横寸	用于确定胸腹部腧穴的横向距离
	腋窝顶点至第11肋游离端（章门）	12	直寸	用于确定胁肋部腧穴的纵向距离
背腰部	肩胛骨内缘（近脊柱侧点）至后正中线	3	横寸	用于确定背腰部腧穴的横向距离
上肢部	腋前、后纹头至肘横纹（平肘尖）	9	直寸	用于确定上臂部腧穴的纵向距离
	肘横纹（平肘尖）至腕掌（背）侧远端横纹	12	直寸	用于确定前臂部腧穴的纵向距离
下肢部	耻骨联合上缘至股骨内上髁上缘	18	直寸	用于确定下肢内侧足三阴经的纵向距离
	胫骨内侧髁下方至内踝尖	13	直寸	
	股骨大转子至腘横纹	19	直寸	用于确定下肢外后侧足三阳经的纵向距离
	臀沟至腘横纹	14	直寸	
	腘横纹至外踝尖	16	直寸	用于确定下肢外后侧足三阳经的纵向距离

（3）指寸法:指以患者自身的手指为标准定取腧穴的方法,又称"手指同身寸法",简称"指寸法"（图2-4）。

Note

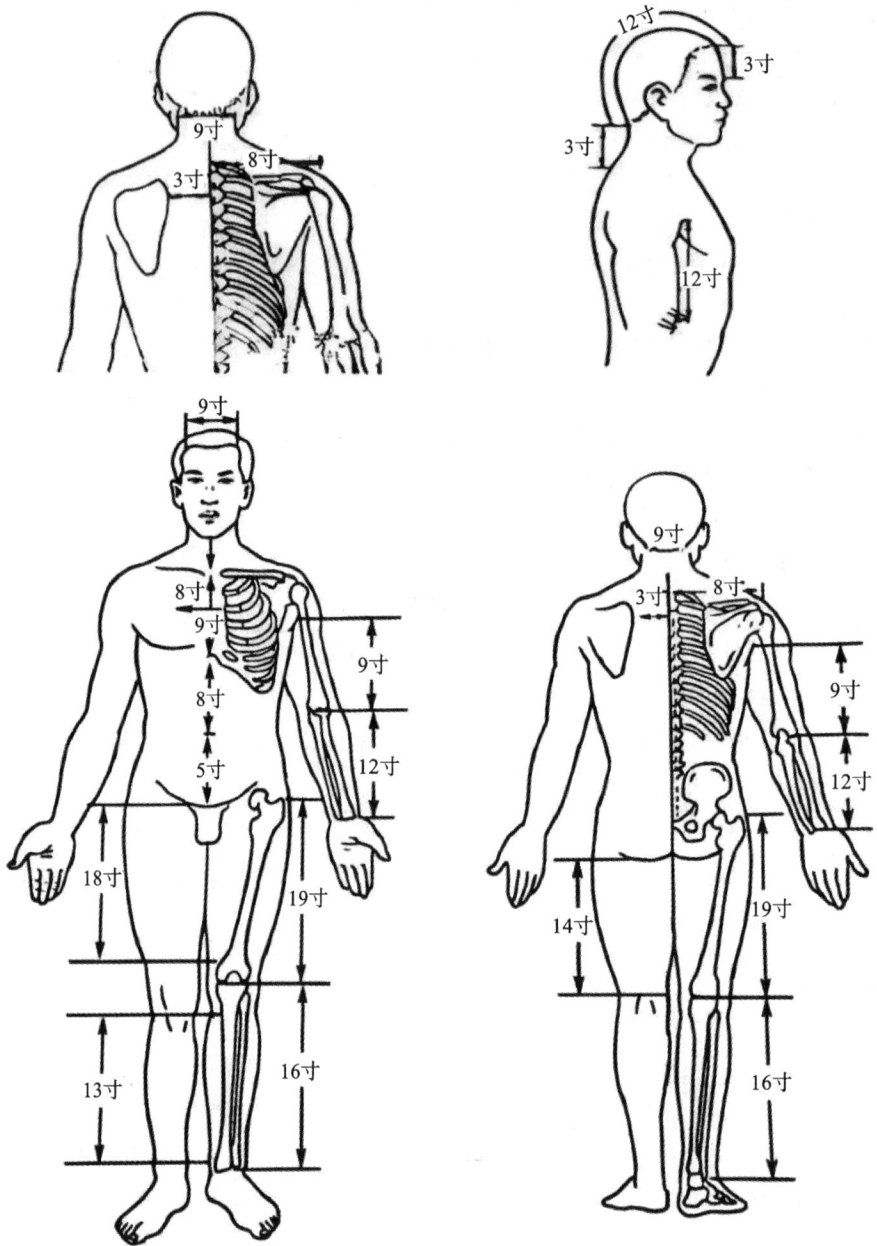

图 2-3　骨度折量图

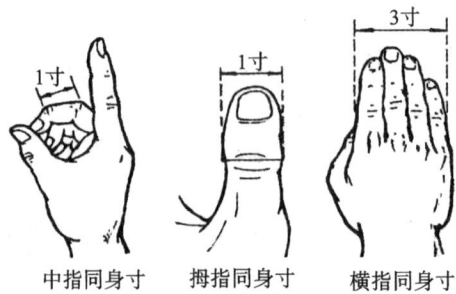

中指同身寸　　拇指同身寸　　横指同身寸

图 2-4　指寸图

①中指同身寸:患者中指屈曲时,以其中节桡侧两端横纹头间距作为 1 寸,可用于四肢部取穴的直寸和背部取穴的横寸。

②拇指同身寸:以患者拇指的指间关节宽度作为 1 寸,适用于四肢部的直寸取穴。

③横指同身寸:患者将食指、中指、无名指和小指自然并拢,以中指中节横纹为标准,其四指的宽度为 3 寸。四指相并名曰"一夫",用横指同身寸量取腧穴,又名"一夫法"。

(4)简便定位法:临床中一种简便易行的腧穴定位方法。如患者取立正姿势,手臂自然下垂,其中指端在下肢所触及处为风市;患者两手虎口自然平直交叉,其食指尽端到达处取列缺等。

4.特定穴 特定穴是指十四经中具有特殊治疗作用,并按特定称号归类的腧穴。

(1)五输穴:指十二经脉分布在肘、膝关节以下的 5 个特定腧穴,即井、荥、输、经、合穴。

(2)原穴和络穴:脏腑原气输注、经过和留止于十二经脉四肢部的腧穴,称为原穴,又称"十二原",多分布于腕踝关节附近。阴经的原穴与五输穴中的输穴同穴名、同部位,实为一穴,即所谓"阴经以输为原"。阳经的原穴位于五输穴中的输穴之后,即另置一原。十五络脉从经脉分出处各有 1 个腧穴,称为络穴,又称"十五络穴"。十二经脉的络穴位于四肢肘膝关节以下,任脉络穴(鸠尾)位于上腹部,督脉络穴(长强)位于尾骶部,脾之大络(大包)位于胸胁部。

(3)郄穴:十二经脉和奇经八脉中的阴维、阳维、阴跷、阳跷脉经气深聚部位。共有 16 个,除胃经的梁丘之外,都分布于四肢肘膝关节以下。

(4)背俞穴和腹募穴:脏腑之气输注于背腰部的腧穴,称为背俞穴,又称"俞穴",共 12 个。背俞穴均位于背腰部足太阳膀胱经第 1 侧线上。脏腑之气汇聚于胸腹部的腧穴,称为腹募穴,又称"募穴",共 12 个。腹募穴均位于胸腹部有关经脉上,其位置与其相关脏腑所处部位相近。

(5)下合穴:六腑之气下合于下肢足三阳经的腧穴,又称"六腑下合穴"。共有 6 个,其中胃、胆、膀胱的下合穴位于本经,与本经五输穴中的合穴同名同位;大肠、小肠的下合穴位于胃经;三焦的下合穴位于膀胱经。

(6)八会穴:脏、腑、气、血、筋、脉、骨、髓精气会聚的 8 个腧穴。脏、腑、气、血、骨的会穴位于躯干部,筋、脉、髓的会穴位于四肢部。

(7)八脉交会穴:奇经八脉与十二经脉之气相通的 8 个腧穴,又称"交经八穴",位于腕踝部上下。

(8)交会穴:两经或数经相交会的腧穴。

5.常用腧穴(选)

(1)手太阴肺经腧穴:主治咽喉、肺、胸部疾病,以及经脉循行部位的其他病证。肺经左右各 11 穴,首穴是中府,末穴是少商。

尺泽(合穴)

【定位】肘横纹中,肱二头肌腱桡侧凹陷处。

【主治】①咳嗽,气喘,咯血,潮热,胸部胀满,咽喉肿痛;②急性吐泻,中暑,小儿惊风等;③肘臂挛痛。

【操作】直刺 0.8~1.2 寸;或点刺出血。

孔最(郄穴)

【定位】前臂掌面桡侧,尺泽与太渊连线上,腕横纹上 7 寸处。

【主治】①咯血,鼻衄,咳嗽,气喘,咽喉肿痛,失音,热病无汗;②肘臂挛痛。

【操作】直刺 0.5~1.0 寸。

列缺(络穴;八脉交会穴,通于任脉)

【定位】桡骨茎突上方,腕横纹上 1.5 寸,肱桡肌与拇长展肌腱之间。

【主治】①偏正头痛、项强痛、牙痛、口眼歪斜等头面部病证;②咳嗽,气喘,咽喉肿痛;③手腕无力疼痛。

【操作】向上斜刺 0.5～0.8 寸。

少商(井穴)

【定位】手拇指末节桡侧,距指甲角 0.1 寸。

【主治】①咽喉肿痛,失音,鼻衄;②发热;③昏迷,癫狂。

【操作】浅刺 0.1 寸,或点刺出血。

(2) 手阳明大肠经腧穴:主治头面五官病,胃肠病,神志病,热病以及经脉循行部位的其他病证。大肠经左右各 20 穴,首穴是商阳,末穴是迎香。

商阳(井穴)

【定位】食指末节桡侧,距指甲角 0.1 寸。

【主治】①咽喉肿痛,牙痛;②热病、昏迷;③食指端麻木。

【操作】浅刺 0.1 寸,或点刺出血。

合谷(原穴)

【定位】手背第 1、2 掌骨间,第 2 掌骨桡侧的中点处。

简便取法:以一手的拇指间关节横纹,放在另一手拇、食指之间的指蹼缘上,拇指尖下为穴。

【主治】①头面疾患,如外感头痛,头晕,目赤肿痛,鼻渊,鼻衄,下牙痛,牙关紧闭,耳聋,痄腮,面肿,面瘫,面肌抽搐,咽肿失音等;②恶寒,发热,热病无汗,汗出不止等;③痛经,经闭,滞产等;④胃痛,腹痛,便秘,泄泻,痢疾。

【操作】直刺 0.5～1.0 寸,孕妇禁针。

手三里

【定位】前臂背面桡侧,阳溪与曲池连线上,肘横纹下 2 寸。

【主治】①腹痛,腹泻;②手臂无力,上肢不遂;③齿痛,颊肿。

【操作】直刺 1.0～1.5 寸。

曲池(合穴)

【定位】肘横纹外侧端,屈肘时尺泽与肱骨外上髁连线中点。

【主治】①热病;②手臂无力,上肢不遂;③目赤肿痛、咽喉肿痛、牙痛等五官热性病证;④风疹、湿疹、荨麻疹、丹毒、瘰疬等皮肤病证;⑤腹痛、吐泻等肠胃病证;⑥癫狂。

【操作】直刺 1.0～1.5 寸。

肩髃

【定位】肩部三角肌上,臂外展或向前平伸时,肩峰前下方凹陷处。

【主治】①上肢不遂,肩痛不举;②瘰疬,风疹。

【操作】直刺或向下斜刺 0.8～1.5 寸。

迎香

【定位】鼻翼外缘中点旁约 0.5 寸,鼻唇沟中。

【主治】①鼻塞、鼽衄等鼻病;②口眼歪斜、面痒等口面部病证;③胆道蛔虫病。

【操作】斜刺 0.3～0.5 寸,不宜灸。

(3) 足阳明胃经腧穴:主治胃肠病、头面五官病、神志病及经脉循行部位的其他病证。胃经左右各 45 穴,首穴是承泣,末穴是厉兑。

地仓

【定位】面部,口角外侧,上直对瞳孔。

【主治】①口角歪斜,流涎,面痛,牙痛;②眼睑瞤动。

【操作】斜刺或平刺 0.5～0.8 寸,可向颊车透刺。

颊车

【定位】面颊部,下颌角前上方约一横指(中指),咀嚼时咬肌隆起,按之凹陷处。

【主治】口角歪斜、齿痛、牙关不利、颊肿、口噤不语等局部病证。

【操作】直刺 0.3～0.5 寸,或平刺 0.5～1.0 寸,可向地仓透刺。

下关

【定位】面部耳前方,颧弓与下颌切迹所形成的凹陷中。

【主治】①耳聋、耳鸣、聤耳等耳病;②齿痛,口噤,口眼歪斜,牙关不利等。

【操作】直刺 0.5～1.0 寸。留针时不可做张口动作,以免弯针、折针。

头维

【定位】头侧部,额角发际上 0.5 寸,头正中线旁 4.5 寸。

【主治】①头痛;②目眩,口痛,迎风流泪,眼睑瞤动等。

【操作】平刺 0.5～1.0 寸。

天枢(大肠募穴)

【定位】腹中部,横平脐,前正中线旁开 2 寸。

【主治】①腹胀肠鸣,绕脐痛,便秘,泄泻,痢疾;②月经不调,痛经。

【操作】直刺 1.0～1.5 寸,孕妇不可灸。

梁丘(郄穴)

【定位】屈膝,大腿前面,髂前上棘与髌底外侧端的连线上,髌底上 2 寸。

【主治】①膝肿痛,下肢不遂;②急性胃痛;③乳痈、乳痛等乳疾。

【操作】直刺 1.0～1.5 寸。

足三里(合穴;胃下合穴)

【定位】小腿外侧,犊鼻下 3 寸,犊鼻与解溪连线上。

【主治】①胃痛、呕吐、噎膈、腹胀、泄泻、痢疾、便秘等胃肠病证;②乳痈,肠痈;③下肢痿痹;④水肿;⑤癫狂等神志病;⑥虚劳羸瘦。

【操作】直刺 1～2 寸;强壮保健常用灸法。

上巨虚(大肠下合穴)

【定位】小腿前外侧,犊鼻下 6 寸,犊鼻与解溪连线上。

【主治】①肠鸣、腹痛、泄泻、便秘、肠痈、痢疾等胃肠病证;②下肢痿痹。

【操作】直刺 1～2 寸。

下巨虚(小肠下合穴)

【定位】小腿前外侧,犊鼻下 9 寸,犊鼻与解溪连线上。

【主治】①小腹痛,泄泻,痢疾;②乳痈;③下肢痿痹。

【操作】直刺 1.0～1.5 寸。

丰隆(络穴)

【定位】小腿前外侧,外踝尖上 8 寸,条口外,距胫骨前缘二横指(中指)。

【主治】①头痛,眩晕;②痰多咳嗽;③呕吐,便秘,水肿;④癫狂;⑤下肢痿痹。

【操作】直刺 1.0～1.5 寸。

内庭(荥穴)

【定位】足背,第 2、3 跖骨间,趾蹼缘后方赤白肉际处。

【主治】①齿痛,咽喉肿痛,口歪,鼻衄;②胃病吐酸,腹胀,泄泻,痢疾,便秘;③热病;④足背肿痛。

【操作】直刺或斜刺 0.5～0.8 寸。

(4)足太阴脾经腧穴:主治脾胃病、妇科病、前阴病以及经脉循行部位的其他病证。脾经左右各 21 穴,首穴是隐白,末穴是大包。

三阴交(足太阴、厥阴和少阴经交会穴)

【定位】小腿内侧,足内踝尖上 3 寸,胫骨内侧缘后方。

【主治】①月经不调,痛经,崩漏,赤白带下,经闭,癥瘕,阴挺,难产,产后血晕,恶露不尽,久不成孕,梦遗,遗精,阳痿早泄,阴茎痛,疝气,睾丸缩腹;②遗尿,尿闭,水肿,小便不利;③脾胃虚弱,肠鸣,腹胀,泄泻,足痿,脚气,肌肉疼痛;④皮肤病,湿疹,荨麻疹;⑤失眠,头痛头晕,胁下痛等。

【操作】直刺 1.0～1.5 寸,孕妇不宜针。

地机(郄穴)

【定位】小腿内侧,内踝尖与阴陵泉的连线上,阴陵泉下 3 寸。

【主治】①腹痛,泄泻;②小便不利,水肿;③月经不调,痛经,遗精,阳痿,腰痛。

【操作】直刺 1.0～1.5 寸。

阴陵泉(合穴)

【定位】小腿内侧,胫骨内侧髁下缘与胫骨内侧缘之间的凹陷中。

【主治】①小便不利或失禁,水肿;②腹胀,泄泻,水肿,黄疸;③膝内侧疼痛;④阴茎痛,痛经,妇人阴部痛等。

【操作】直刺 1.0～2.0 寸,治疗膝痛可向阳陵泉或委中方向透刺。

血海

【定位】股前区,髌骨内上缘上 2 寸,股内侧肌肉隆起处。

简易取穴法:患者屈膝,医生以左手掌心按于患者右膝髌骨上缘,食指、中指、无名指、小指向上伸直,拇指成 45°斜角按下,拇指尖下即是本穴。对侧取法仿此,以右手掌心按患者左膝取之。

【主治】①崩漏,月经不调,经闭;②湿疹,瘾疹,丹毒;③膝股内侧疼痛。

【操作】直刺 1.0～1.5 寸。

(5) 手少阴心经腧穴:主治心、胸、神志及经脉循行部位的其他病证。心经左右各 9 穴,首穴是极泉,末穴是少冲。以下列出常用 1 穴。

神门(输穴、原穴)

【定位】腕横纹尺侧端,尺侧腕屈肌腱的桡侧缘凹陷中。

【主治】①心痛、心烦、惊悸、怔忡、健忘、失眠、痴呆、癫狂等心与神志病;②胸胁痛;③高血压。

【操作】直刺 0.3～0.5 寸。

(6) 手太阳小肠经腧穴:主治头面五官病、热病、神志病及经脉循行部位的其他病证。小肠经左右各 19 穴,首穴是少泽,末穴是听宫。

少泽(井穴)

【定位】小指末节尺侧,指甲角根旁 0.1 寸。

【主治】①乳痈、乳少等乳房病证;②昏迷、热病等急证、热证;③头痛、目翳、咽喉肿痛等头面五官病证。

【操作】浅刺 0.1 寸或点刺出血,孕妇慎用。

后溪(输穴;八脉交会穴,通于督脉)

【定位】握拳,第 5 指掌骨关节尺侧近端,掌横纹头赤白肉际凹陷中。

【主治】①头项强痛、腰背痛、手指及肘臂挛痛等痛证;②耳聋、耳鸣、目赤等头面五官病证;③癫、狂、痫;④疟疾。

【操作】直刺 0.5～1.0 寸,治手指挛痛可透刺合谷。

天宗

【定位】肩胛骨冈下窝中央凹陷处,即肩胛冈中点与肩胛骨下角连线上 1/3 与下 2/3 交点凹陷中。

【主治】①肩胛疼痛、肩背损伤等局部病证;②气喘。

【操作】直刺或斜刺 0.5~1.0 寸,遇到阻力不可强行进针。

听宫

【定位】耳屏前,下颌骨髁突后方,张口凹陷处。

【主治】①耳聋、耳鸣、聤耳等耳疾;②齿痛。

【操作】张口,直刺 1.0~1.5 寸,留针时要保持一定的张口姿势。

(7) 足太阳膀胱经腧穴:主治头面五官、项、背、腰、下肢病证及神志病;位于背部两条侧线的背俞穴及其他腧穴主治相应脏腑病证和有关的组织器官病证。膀胱经左右各 67 穴,首穴是睛明,末穴是至阴。

肺俞(肺之背俞穴)

【定位】脊柱区,第 3 胸椎棘突下,后正中线旁开 1.5 寸。

【主治】①咳嗽、气喘、咯血等肺疾;②骨蒸潮热、盗汗等阴虚病证;③瘙痒、瘾疹等皮肤病。

【操作】斜刺 0.5~0.8 寸,热证宜点刺放血。

心俞(心之背俞穴)

【定位】脊柱区,第 5 胸椎棘突下,后正中线旁开 1.5 寸。

【主治】①心痛、惊悸、失眠、健忘、癫痫等心及神志病;②咳嗽,吐血;③盗汗,遗精。

【操作】斜刺 0.5~0.8 寸。

肝俞(肝之背俞穴)

【定位】脊柱区,第 9 胸椎棘突下,后正中线旁开 1.5 寸。

【主治】①胁痛、黄疸等肝胆病证;②目赤、目视不明、夜盲、迎风流泪等目疾;③癫、狂、痫;④脊背痛。

【操作】斜刺 0.5~0.8 寸。

脾俞(脾之背俞穴)

【定位】脊柱区,第 11 胸椎棘突下,后正中线旁开 1.5 寸。

【主治】①腹胀、纳呆、呕吐、腹泻、痢疾、便血、水肿等脾胃肠腑病证;②消谷善饥,身体消瘦;③背痛。

【操作】斜刺 0.5~0.8 寸。

胃俞(胃之背俞穴)

【定位】脊柱区,第 12 胸椎棘突下,后正中线旁开 1.5 寸。

【主治】①胃脘痛、呕吐、腹胀、肠鸣等胃病;②消谷善饥,身体消瘦。

【操作】斜刺 0.5~0.8 寸。

肾俞(肾之背俞穴)

【定位】脊柱区,第 2 腰椎棘突下,后正中线旁开 1.5 寸。

【主治】①头晕、耳鸣、耳聋、腰酸痛等肾虚病证;②遗尿、遗精、阳痿、早泄、不育等生殖泌尿系统疾病;③月经不调、带下、不孕等妇科病证;④消渴。

【操作】直刺 0.5~1.0 寸。

次髎

【定位】骶区,第 2 骶后孔中,髂后上棘与后正中线之间。

【主治】①月经不调、痛经、带下等妇科病证;②小便不利;③遗精,阳痿;④疝气;⑤腰骶痛,下肢痿痹。

【操作】直刺 1.0~1.5 寸。

委中(合穴,膀胱下合穴)

【定位】腘横纹中点,股二头肌腱与半腱肌腱之间。

【主治】①腰背痛、下肢痿痹等腰及下肢痛证;②腹痛,急性吐泻;③瘾疹,丹毒;④小便不利,遗尿。

【操作】直刺 1.0～1.5 寸,或用三棱针点刺腘静脉出血。针刺不宜过快、过强、过深,手法宜轻缓,以免伤及血管和神经(深层为腘静脉和腘动脉)。

膏肓

【定位】脊柱区,第 4 胸椎棘突下,后正中线旁开 3 寸。

【主治】①咳嗽、气喘、肺痨等肺之虚损证;②肩胛痛;③健忘、遗精、盗汗等虚劳诸证。

【操作】斜刺 0.5～0.8 寸。此穴多用灸法,每次灸 7～15 壮,或温灸 15～30 min。

承山

【定位】小腿后区,腓肠肌两肌腹与肌腱交角处,约在委中与昆仑连线中点处。

【主治】①腰腿拘急,疼痛;②痔疮,便秘。

【操作】直刺 1～2 寸。不宜做过强的刺激,以免引起腓肠肌痉挛。

昆仑(经穴)

【定位】踝区,外踝尖与跟腱之间的凹陷。

【主治】①后头痛、项强、腰骶疼痛、足踝肿痛等痛证;②癫痫;③滞产。

【操作】直刺 0.5～0.8 寸。孕妇禁用,经期慎用。

至阴(井穴)

【定位】足小趾外侧,趾甲角根旁 0.1 寸。

【主治】①胎位不正,滞产;②头痛,目痛;③鼻塞,鼻衄。

【操作】浅刺 0.1 寸;胎位不正用灸法。

(8) 足少阴肾经腧穴:主治妇科病、前阴病、肾病、咽喉病及经脉循行经过部位的病证。肾经左右各 27 穴,首穴是涌泉,末穴是俞府。

涌泉(井穴)

【定位】足底部,足跖屈时,足前部凹陷处,约足底第 2、3 趾趾缝纹头端与足跟连线前 1/3 与后 2/3 的交点处。

【主治】头晕眼花,失眠健忘,咽喉肿痛,小儿惊风,吐泻转筋,晕厥,下肢痿痹,足心热。

【操作】直刺 0.5～1.0 寸;可灸。

太溪(输穴,原穴)

【定位】足内侧,内踝后方,内踝尖与跟腱之间凹陷处。

【主治】①头痛、目眩、失眠、健忘、遗精、阳痿等肾虚病证;②咽喉肿痛、齿痛、耳鸣、耳聋等阴虚性五官病证;③咳嗽、气喘、咯血、胸痛等肺部疾病;④消渴,小便频数,便秘;⑤月经不调;⑥腰脊痛,下肢厥冷,内踝肿痛。

【操作】直刺 0.5～1.0 寸;可灸。

照海(八脉交会穴)

【定位】足内侧,内踝尖下方凹陷处。

【主治】月经不调,赤白带下,痛经,小便频数,咽喉干燥,目赤肿痛,失眠健忘,脚气,足跟痛,下肢痿痹。

【操作】直刺 0.5～1.0 寸;可灸。

(9) 手厥阴心包经腧穴:主治心胸病、神志病、胃腑病以及经脉循行经过部位的其他病证。心包经左右各 9 穴,首穴是天池,末穴是中冲。

内关(络穴;八脉交会穴,通于阴维脉)

【定位】前臂区,腕横纹上 2 寸,掌长肌腱与桡侧腕屈肌腱之间。

【主治】①心痛、胸闷、心动过速或心动过缓等心疾;②胃痛、呕呃等热性胃疾;③不寐、郁证、癫、狂、痫等神志病;④眩晕,如晕车、晕船;⑤中风;⑥肘臂挛痛。

【操作】直刺 0.5～1.0 寸。

劳宫(荥穴)

【定位】掌区,掌心横纹中,第 2、3 掌骨中间。

简易取穴法:握拳,中指尖下即是本穴。

【主治】①中风昏迷、中暑等急证;②癫、狂、痫等神志病;③口疮、口臭;④鹅掌风。

【操作】直刺 0.3～0.5 寸。

(10) 手少阳三焦经腧穴:主治头面五官疾病、咽喉胸胁病、热病以及经脉循行经过部位的其他病证。三焦经左右各 23 穴,首穴是关冲,末穴是丝竹空。

外关(络穴;八脉交会穴,通于阳维脉)

【定位】前臂后区,腕背横纹上 2 寸,尺骨与桡骨之间凹陷处。

【主治】①热病;②头痛、目赤肿痛、耳鸣、耳聋等头面五官病证;③瘰疬;④上肢痿痹不遂;⑤胁肋痛。

【操作】直刺 0.5～1.0 寸。

翳风

【定位】颈部,耳垂后方,乳突前下方与下颌角之间凹陷处。

【主治】①耳聋、耳鸣等耳疾;②口眼歪斜、面痛、牙关紧闭、颊肿等面口病证;③瘰疬。

【操作】直刺 0.5～1.0 寸。

(11) 足少阳胆经腧穴:主治肝胆病,侧头、目、耳、咽喉、胸胁病,热病和神志病,以及经脉循行经过部位的其他病证。胆经左右各 44 穴,首穴是瞳子髎,末穴是足窍阴。

听会

【定位】面部,耳屏间切迹与下颌骨髁突之间,张口凹陷处。

【主治】①耳鸣、耳聋、聤耳等耳疾;②齿痛、面痛、口眼歪斜等面口病证。

【操作】微张口,直刺 0.5～0.8 寸。

风池

【定位】颈后区,枕骨之下,胸锁乳突肌与斜方肌上端之间凹陷处,平风府。

【主治】①中风、癫痫、头痛、眩晕、耳鸣、耳聋等内风所致的病证;②感冒、鼻塞、鼻衄、目赤肿痛、口眼歪斜等外风所致的病证;③颈项强痛。

【操作】针尖微下,向鼻尖斜刺 0.5～1.0 寸,或平刺透风府。深部中间为延髓,必须严格掌握针刺的角度与深度。

肩井

【定位】肩胛区,第 7 颈椎棘突与肩峰最外侧点连线中点。

【主治】①颈项强痛,肩背疼痛,上肢不遂;②难产、乳痈、乳汁不下、乳癖等妇产科及乳房疾患;③瘰疬。

【操作】直刺 0.3～0.5 寸。内有肺尖,不可深刺;孕妇禁针。

环跳

【定位】臀区,侧卧屈股,股骨大转子最高点与骶管裂孔连线的外 1/3 与内 2/3 交点处。

【主治】腰胯疼痛、下肢痿痹、半身不遂等腰腿疾患。

【操作】直刺 2～3 寸。

阳陵泉(合穴,胆下合穴,八会穴之筋会)

【定位】小腿外侧,腓骨头前下方凹陷处。

【主治】①黄疸、胁痛、口苦、呕吐、吞酸等肝胆犯胃病证;②膝肿痛、下肢痿痹及麻木等下肢、膝关节疾患;③小儿惊风。

【操作】直刺 1.0～1.5 寸。

(12) 足厥阴肝经腧穴：主治肝、胆、脾、胃病，妇科病，少腹、前阴病，以及经脉循行经过部位的其他病证。肝经左右各 14 穴，首穴是大敦，末穴是期门。以下列出常用 2 穴。

太冲（输穴，原穴）

【定位】足背，第 1、2 跖骨结合部前方凹陷处。

【主治】①中风、癫、狂、痫、小儿惊风、头痛、眩晕、耳鸣、目赤肿痛、口歪、咽痛等肝经风热病证；②月经不调、痛经、闭经、崩漏、带下等妇科病证；③黄疸、胁痛、腹胀、呕逆等肝胃病证；④癃闭，遗尿；⑤下肢痿痹，足跗肿痛。

【操作】直刺 0.5～1.0 寸。

期门（肝募穴）

【定位】胸部，第 6 肋间隙，前正中线旁开 4 寸。

【主治】①胸胁胀痛、呕吐、吞酸、呃逆、腹胀、腹泻等肝胃病证；②郁证，奔豚气；③乳痈。

【操作】斜刺或平刺 0.5～0.8 寸，不可深刺，以免伤及内脏。

(13) 督脉腧穴：主治神志病，热病，与腧穴部位相应的内脏病以及经脉循行经过部位的病证。本经一名一穴，首穴长强，末穴龈交，共 29 穴。

命门

【定位】腰部，后正中线上，第 2 腰椎棘突下凹陷处。

【主治】①虚损腰痛，下肢痿痹；②遗尿，尿频，泄泻；③遗精，白浊，阳痿，早泄；④赤白带下，月经不调。

【操作】向上斜刺 0.5～1.0 寸。

至阳

【定位】背部，后正中线上，第 7 胸椎棘突下凹陷处。

【主治】①黄疸，胸胁胀痛，胃痛；②咳嗽，气喘；③脊强，腰背疼痛。

【操作】向上斜刺 0.5～1.0 寸。

大椎

【定位】颈部，后正中线上，第 7 颈椎棘突下凹陷处。

【主治】①热病，骨蒸潮热，疟疾；②头项强痛，咳嗽，喘逆；③癫、狂、痫证，小儿惊风；④风疹，痤疮。

【操作】直刺 0.5～1.0 寸。

风府

【定位】项部，后发际正中直上 1 寸，枕外隆凸直下，两侧斜方肌之间凹陷处。

【主治】①头痛，眩晕，颈项强痛，咽喉肿痛，目痛，鼻衄；②中风失语，半身不遂；③癫、狂、痫证。

【操作】伏案正坐位，使头微前倾，项肌放松，向下颌方向缓慢刺入 0.5～1.0 寸。针尖不可向上，以免刺入枕骨大孔，误伤延髓。

百会

【定位】头顶部，前发际正中直上 5 寸，或两耳尖连线中点处。

【主治】①头痛，眩晕，中风失语，昏厥，癫、狂、痫证；②失眠，健忘；③脱肛，阴挺，久泄，久痢。

【操作】平刺 0.5～0.8 寸；升阳益气用灸法。

印堂

【定位】头部，两眉毛内侧端中间凹陷处。

【主治】①痴呆、痫证、失眠、健忘等神志病；②头痛，眩晕；③鼻衄，鼻渊；④小儿惊风，产后血晕，子痫。

【操作】提捏局部皮肤,平刺 0.5～0.8 寸;或用三棱针点刺出血。

水沟

【定位】仰靠坐位,面部人中沟的上 1/3 与中 1/3 交点处。

【主治】①昏迷,晕厥,中暑,急慢惊风,癫、狂、痫证;②鼻塞,鼻衄,面肿,齿痛,牙关紧闭;③腰脊强痛,挫闪腰疼;④消渴。

【操作】向上斜刺 0.3～0.5 寸,或用指甲按掐;不灸。

(14)任脉腧穴:主治腹、胸、颈、咽喉、头面的局部病证及相应的内脏器官疾病,少数腧穴有强壮作用或可治疗神志病。本经一名一穴,首穴会阴,末穴承浆,共 24 穴。

中极(膀胱募穴)

【定位】下腹部,前正中线上,脐中下 4 寸。

【主治】①遗尿,癃闭,小便不利;②阳痿,早泄,遗精,疝气,不育;③月经不调,痛经,崩漏,带下,阴挺,产后恶露不止,不孕等。

【操作】直刺 0.5～1.0 寸;内为膀胱,应在排尿后进行针刺,对癃闭者采用斜刺或平刺,孕妇禁针。

关元(小肠募穴)

【定位】下腹部,前正中线上,脐中下 3 寸。

【主治】①中风脱证,虚劳羸瘦(本穴有强壮作用,为保健要穴);②腹痛,泄泻,痢疾,脱肛;③遗尿,癃闭,小便不利;④遗精,阳痿;⑤月经不调,经闭,崩漏,带下,阴挺,产后恶露不止等。

【操作】直刺 1～2 寸;针前排尿,孕妇慎用;多用灸法。

气海(肓之原穴)

【定位】下腹部,前正中线上,脐中下 1.5 寸。

【主治】①中风脱证,脏气虚惫,虚劳羸瘦(本穴有强壮作用,为保健要穴);②腹痛,泄泻,便秘;③遗尿,癃闭,小便不利;④月经不调,痛经,经闭,崩漏,带下,阴挺,产后恶露不止等。

【操作】直刺 1～2 寸,孕妇慎用。

神阙

【定位】腹中部,脐中央。

【主治】①脱证;②腹胀,腹痛,久泄,久痢,便秘,脱肛;③水肿等。

【操作】禁针,可灸(多用艾炷隔盐灸或隔姜灸)或中药外敷。

中脘(胃募穴,八会穴之腑会)

【定位】上腹部,前正中线上,脐中上 4 寸。

【主治】①胃痛,呕吐,呃逆,吞酸,泄泻,疳积;②黄疸;③痰多咳喘;④失眠,癫狂等。

【操作】直刺 1.0～1.5 寸。

膻中(心包募穴,八会穴之气会)

【定位】胸部,前正中线上,平第 4 肋间隙,两乳头连线中点。

【主治】①胸闷,咳嗽,气喘;②心悸,胸痛;③呕吐,呃逆;④产妇乳少,乳痈,乳癖等。

【操作】平刺 0.3～0.5 寸。

天突

【定位】颈部,前正中线上胸骨上窝中央。

【主治】①咳嗽,气喘,胸痛;②咽喉肿痛,暴喑;③瘿气,梅核气;④噎膈。

【操作】先直刺 0.2～0.3 寸,然后沿胸骨柄后缘、气管前缘缓慢向下刺入 0.5～1.0 寸,必须严格掌握针刺的角度和深度,以防刺伤肺脏和有关动、静脉。

Note

廉泉

【定位】颈部,前正中线上,结喉上方,舌骨上缘凹陷处。

【主治】①舌强不语,暴喑,舌下肿痛,口舌生疮,流涎;②咽喉肿痛,吞咽困难等。

【操作】针尖向舌根方向斜刺 0.5～0.8 寸。

(15) 常用经外奇穴。

四神聪

【定位】头顶部,百会前后左右各 1 寸,共 4 穴。

【主治】①头痛、眩晕、失眠、健忘、癫痫等神志病;②目疾。

【操作】平刺 0.5～0.8 寸。

鱼腰

【定位】额部,瞳孔直上,眉毛正中。

【主治】眉棱骨痛、眼睑𣊫动、眼睑下垂、目赤肿痛、目翳、口眼歪斜等眼部病证。

【操作】平刺 0.3～0.5 寸。

太阳

【定位】颞部,眉与目外眦之间向后约 1 横指凹陷处。

【主治】①头痛;②目疾;③面瘫。

【操作】直刺或斜刺 0.3～0.5 寸,或点刺出血。

耳尖

【定位】耳廓上方,折耳向前的耳廓上方的尖端处。

【主治】①目疾;②头痛;③咽喉肿痛。

【操作】直刺 0.1～0.2 寸,或点刺出血。

牵正

【定位】面颊部,耳垂前 0.5～1.0 寸压痛处。

【主治】口歪,口疮。

【操作】向前斜刺 0.5～0.8 寸。

定喘

【定位】脊柱区,第 7 颈椎棘突下,后正中线旁开 0.5 寸。

【主治】①哮喘,咳嗽;②肩背痛,落枕。

【操作】直刺 0.5～0.8 寸。

夹脊

【定位】脊柱区,第 1 胸椎至第 5 腰椎棘突下两侧,后正中线旁开 0.5 寸。每侧 17 穴,左右共 34 穴。

【主治】适用范围较广,其中上胸部的腧穴治疗心肺、上肢疾病;下胸部的腧穴治疗脾胃肝胆疾病;腰部的腧穴治疗肾病、腰腹及下肢疾病。

【操作】直刺 0.3～1.0 寸,或用梅花针叩刺。

腰痛点

【定位】手背,第 2、3 掌骨及第 4、5 掌骨之间,腕横纹与掌指关节中点处,一侧 2 穴,左右共 4 穴。

【主治】急性腰扭伤。

【操作】由两侧向掌中斜刺 0.5～0.8 寸。

四缝

【定位】第 2～5 指掌侧,近端指间关节中央,一手 4 穴,左右共 8 穴。

【主治】①小儿疳积;②百日咳。

【操作】点刺出血或挤出少许黄色透明黏液。

十宣

【定位】手十指尖端,距指甲游离缘 0.1 寸(指寸),左右共 10 穴。

【主治】①昏迷;②癫痫;③高热,咽喉肿痛;④手指麻木。

【操作】浅刺 0.1～0.2 寸,或点刺出血。

胆囊

【定位】小腿外侧,腓骨头前下方凹陷处(阳陵泉)直下 2 寸。

【主治】①急慢性胆囊炎、胆石症、胆道蛔虫病等胆腑病证;②下肢痿痹。

【操作】直刺 1～2 寸。

阑尾

【定位】小腿外侧,犊鼻下 5 寸,胫骨前缘旁开 1 横指。

【主治】①急慢性阑尾炎;②消化不良;③下肢痿痹。

【操作】直刺 1.5～2.0 寸。

(王文忠　李燕红)

目标自测

·中 篇·
适宜技术

第三章 针灸技术

学习目标

1. **素质目标**　培养严谨细致的职业道德，树立针灸疗法防病治病的思想；增强学科自信和中医药文化自信；乐学善用，提升学生的健康意识和自我保健能力，同时培养学生的社会责任感和服务意识，助力健康中国和中国式现代化建设。

2. **知识目标**　能阐明持针、进针、行针、出针、艾灸的操作要点；能判断毫针刺法、耳针疗法和艾灸疗法的适应证与禁忌证；能识别毫针的结构与规格。

3. **能力目标**　能运用毫针刺法、耳针疗法和艾灸疗法治疗临床常见病，并能预防和处理针灸意外事件。

案例导入

案例 3-1

张某，男，50 岁，教师，已婚。主诉：颈项部疼痛伴左上肢麻木发凉 1 年，加重 1 周。患者 1 年前开始出现颈项部疼痛，逐渐加重，并伴有左上肢手指麻木发凉。长时间伏案工作后症状更为明显，休息及自我按摩后可稍缓解。近 1 周患者症状明显加重，颈项部疼痛难忍，活动受限，手指麻木感加剧。查体：生命体征平稳，神清合作，呈急性痛苦病容，舌淡红苔薄白，脉弦滑。颈项部肌肉紧张，局部压痛明显。左上肢肌力正常，感觉减退，皮温较对侧低。左侧臂丛神经牵拉试验阳性，压头试验阳性。辅助检查：颈椎 X 线片示颈椎生理曲度变直，第 5～6 颈椎间隙狭窄。

请你思考：

（1）结合所学知识，请你谈谈该患者的诊断（病名及证型）是什么？

（2）如果你接诊该患者，需进一步做哪些辅助检查？

（3）如何选择传统康复治疗方法？若选用针刺治疗，如何取穴？

第一节　毫针刺法

一、基本概念

刺法古称"砭刺",由砭石治病发展而来,后称"针法",即用各种针具在人体不同部位施以不同的刺激手法来防治疾病的方法。临床常用的有毫针刺法、三棱针法、皮肤针法等。

毫针为古代"九针"之一,其针体细小而微、针尖锋利,又称"微针""小针",是针刺治病的主要针具,临床应用最广。《标幽赋》曰:"观夫九针之法,毫针最微。七星可应,众穴主持。"说明纤细的毫针可用于全身众多腧穴,适应范围最广。因此,毫针刺法是针灸临床必须掌握的基本技术。毫针刺法,是指运用毫针针具,通过一定的手法,刺激人体特定部位(腧穴),以疏通经络、调节脏腑、扶正祛邪,从而防治疾病的方法。

二、结构与规格

1. 毫针的材质　毫针在不同历史时期有过不同的材质,砭石是最原始的针具,产生于新石器时代,其后陆续有骨针、竹针、陶针等。到了西周时期,随着冶炼技术的发展,出现了金属针具。从砭石到金属针,是针具发展的飞跃。由于不锈钢强度高、韧性好,能耐高温、防锈蚀,价格相对低廉,因此是目前临床最常用的毫针材质。

2. 毫针的结构　毫针的结构分为 5 个部分:针尖、针身、针根、针柄、针尾(图 3-1)。

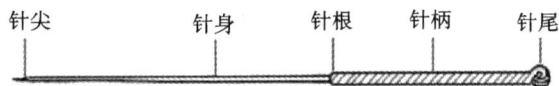

图 3-1　毫针的结构

(1)针尖:针前端锋锐部分,亦称针芒,是刺入腧穴的关键部位。

(2)针身:针尖至针柄间的主体部分,又称针体,是毫针刺入腧穴内相应深度的主要部分。

(3)针根:针身与针柄连接部,是观察针身刺入深度和提插幅度的外部标志。

(4)针柄:用金属丝缠绕成螺旋状的部分,是医生持针、行针的操作部位,也是温针时装置艾绒的部位。

(5)针尾:针柄的末端部分,多为缠柄金属丝的延续,一般缠绕 5 环,是观察捻转角度的标志。

3. 毫针的规格　毫针的规格主要以针身的直径和长度来区分。

(1)毫针的粗细规格(表 3-1)。

表 3-1　毫针粗细规格表

号数	26	27	28	29	30	31	32	33
直径(mm)	0.45	0.42	0.38	0.34	0.32	0.30	0.28	0.26

(2)毫针的长短规格(表 3-2)。

表 3-2　毫针长短规格表

寸	0.5	1	1.5	2	2.5	3	4	4.5	5	6
长度(mm)	15	25	40	50	65	75	100	115	125	150

临床一般以粗细为 28～30 号(0.32～0.38 mm)、长短为 1～3 寸(25～75 mm)者最为常用,其中以 1.5 寸(40 mm)者用得最多。

三、适应证与禁忌证

1. 适应证 毫针刺法的适应证非常广泛,适用于内、外、妇、儿、骨伤、皮肤、五官等临床各科病证。

(1) 内科病证:如中风、头痛、面瘫、痹证、不寐、胃痛、泄泻、便秘等。

(2) 骨伤科病证:如颈椎病、落枕、肩周炎、腰肌劳损、腰椎间盘突出症、扭挫伤等。

(3) 皮肤、外科病证:如乳痈、风疹、痄腮、疝气、牛皮癣、痤疮等。

(4) 妇、儿科病证:如月经不调、痛经、闭经、崩漏、胎位不正、产后缺乳、小儿惊风、疳积、小儿脑瘫等。

(5) 五官科病证:如目赤肿痛、近视、耳鸣耳聋、咽喉肿痛、牙痛等。

2. 禁忌证

(1) 饥饿、饱食、醉酒、大怒、大惊、过度疲劳、精神紧张者,不宜立即针刺;体质虚弱、气血亏损者,针感不宜过强,并应尽量采取卧位。

(2) 针刺时应避开大血管,腧穴深部有脏器时应掌握针刺深度,切不可伤及脏器。

(3) 妇女妊娠 3 个月内,下腹部的腧穴不宜针刺;妊娠 3 个月以上者,腹部、腰骶部的腧穴均不宜针刺;整个妊娠期,合谷、三阴交、至阴等容易引起流产的腧穴均不宜针刺。

(4) 有自发性出血倾向或损伤后出血不止者,不宜针刺。

(5) 小儿囟门未闭合者,不宜针刺头顶腧穴。

(6) 皮肤有感染、溃疡、瘢痕或肿瘤等部位,不宜针刺。

四、针刺前准备

1. 毫针的选择 选择针柄无松动,针身挺直、光滑、坚韧而富有弹性,针尖圆而不钝的毫针。临床应根据患者的体质、体型、年龄、病情和针刺部位等的不同,选用长短、粗细不同规格的毫针。年轻体壮、肥胖、实证、肌肉丰厚部位宜选较粗、较长的毫针,老幼体弱、瘦小、虚证、肌肉浅薄部位应选较细、较短的毫针。所选毫针的针身应稍长于针刺腧穴预计达到的深度,保证部分针身露于皮肤之外。

2. 体位的选择 针刺时体位的选择应以医生能正确取穴、施术方便、易于获得适宜针感,患者感到舒适自然,并能持久留针为原则。临床常用体位有以下 6 种(图 3-2),可根据治疗需要选择。

(1) 仰卧位:适宜于取头、面、胸、腹部腧穴和上、下肢部分(前侧面)腧穴。

(2) 侧卧位:适宜于取侧头、侧胸、侧腹、臀部及四肢外侧等部腧穴。

(3) 俯卧位:适宜于取头、项、脊背、腰骶部腧穴和下肢背侧及上肢部腧穴。

(4) 俯伏坐位:适用于取头顶、枕项、背部腧穴。

(5) 仰靠坐位:适用于取前额、颜面和颈前、上胸部腧穴。

(6) 侧伏坐位:适用于取头颞、面颊、颈侧、耳部腧穴。

3. 消毒

(1) 针具消毒。

①高压蒸汽灭菌法:将针具用布包好,放在高压蒸汽锅内,在 1.0～1.4 kg/cm^2 的压力、115～123 ℃的高温下,保持 30 min 以上。此法消毒效果最为理想。

②药液浸泡消毒法:将针具放入 75% 酒精内浸泡 30～60 min,取出后用消毒纱布擦干即可使用。

仰卧位

侧卧位

俯伏坐位

仰靠坐位

俯卧位

侧伏坐位

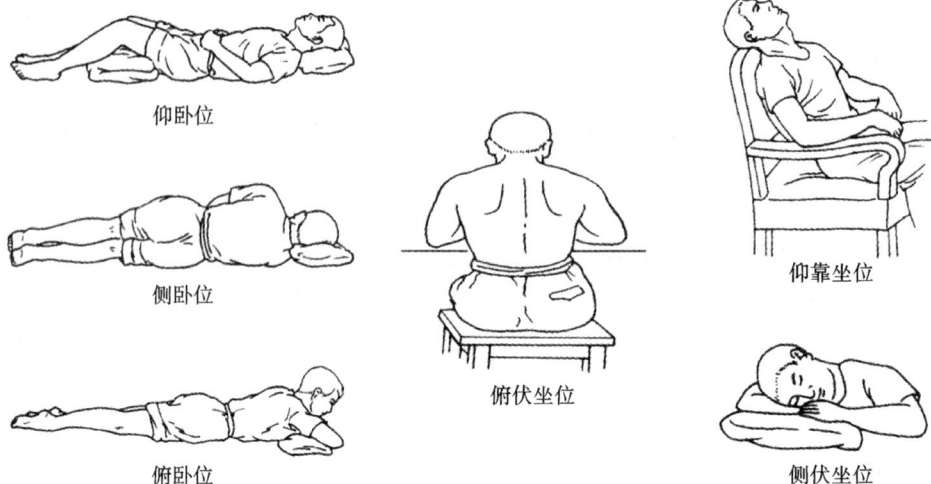

图 3-2　常用刺法体位选择

③煮沸消毒法:将针具用布包好,放入清水锅内,待水沸腾后再煮 15～20 min。

近年来,海外和国内不少地区已推广使用采用环氧乙烷灭菌方法的一次性针灸针。

(2) 医生双手消毒:用肥皂水洗净双手,待干后用 75% 酒精棉球或 0.5% 碘伏棉球擦拭。

(3) 针刺部位消毒:用 75% 酒精棉球或 0.5% 碘伏棉球从腧穴部位的中心点向外周做环形擦拭消毒。

(4) 治疗室消毒:治疗台上使用的物品应定期消毒。治疗室内保持空气流通,卫生洁净,并定期使用专用消毒灯照射消毒。

4. 指力练习

(1) 纸垫练针法:用松软的纸张,折叠成长约 8 cm、宽约 5 cm、厚约 2 cm 的纸垫,外用棉线呈"井"字形扎紧(图 3-3)。练针时,左手平执纸垫,右手拇指、食指、中指持针柄,如执笔式持 1.0～1.5 寸毫针,使针尖垂直地抵在纸垫上,然后右手拇指与食指、中指前后交替捻动针柄,将针刺入纸垫内,同时手指向下渐加一定压力,待针穿透纸垫,再捻转退针,另换一处如前再刺,反复练习,直至针身可以垂直刺入纸垫,并能保持针身不弯、不摇摆、进退深浅自如。

(2) 棉球练针法:取棉絮一团,用棉线缠绕,外紧内松,做成直径为 6～7 cm 的圆球,外包白布缝制(图 3-4)。练针方法同纸垫练针法,不同的是棉球松软,适合做提插、捻转等多种基本手法的练习。练针时,要做到捻转的角度大小可随意掌握,来去的角度力求一致,快慢均匀。在这一过程中也可配合提插练习,同时锻炼捻转速度,一般总的要求是提插幅度上下一致,捻转角度来去一致,操作频率快慢一致,达到动作协调、得心应手、运用自如、手法熟练的程度。

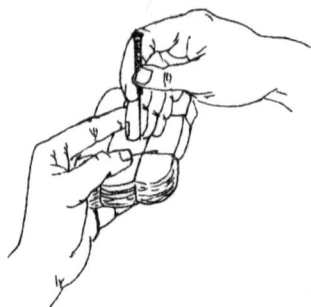

图 3-3　纸垫练针法

图 3-4　棉球练针法

五、进针方法

1. 持针法 持针法是医生操持毫针并保持其端直坚挺的方法,包括两指持针法、三指持针法、四指持针法、持针身法、两手持针法(图 3-5)。

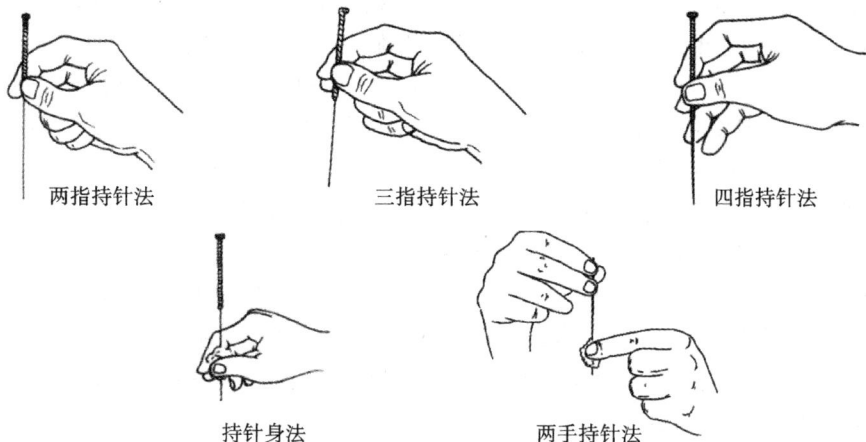

图 3-5 持针法

(1) 两指持针法:用拇指、食指末节指腹捏住针柄,适用于操持短小的针具。

(2) 三指持针法:用拇指、食指、中指末节指腹捏拿针柄,拇指在内,食指、中指在外,三指协同,以保持较长针具端直坚挺的状态。

(3) 四指持针法:用拇指、食指、中指捏持针柄,以无名指抵住针身,适用于操持长针,以防针体弯曲。

(4) 持针身法:用拇指、食指捏一消毒干棉球,裹住针身近针尖的末端部分。

(5) 两手持针法:用右手拇指、食指、中指持针柄,左手拇指、食指捏一消毒干棉球握持针体末端,稍留出针尖 1~2 分(1 分=0.33 cm),适于操持长针、芒针。双手配合持针,可防止长针弯曲,减少进针疼痛。

临床上,把持针进行操作的手称为"刺手",一般为右手;把配合刺手控制腧穴局部、协助进针的手称为"押手",一般为左手。

2. 进针法 进针法又称下针法,是将毫针刺入腧穴皮下的技术方法。主要包括单手进针法、双手进针法、管针进针法(图 3-6)。

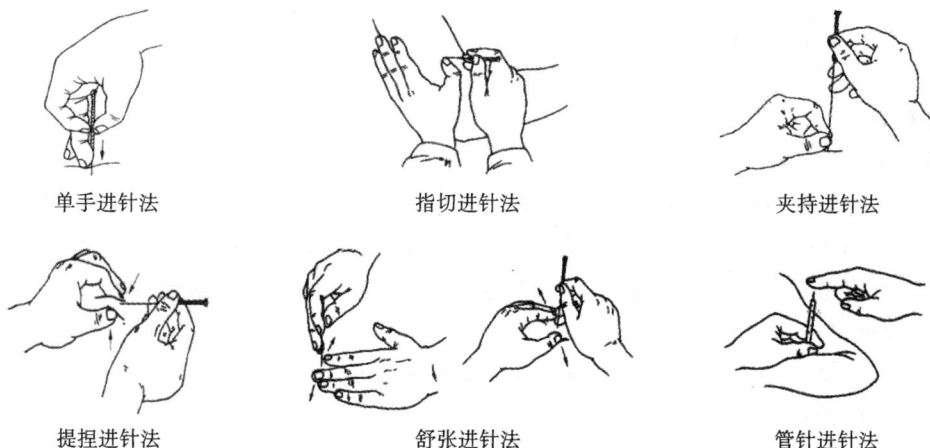

单手进针法　　　　　　　指切进针法　　　　　　　夹持进针法

提捏进针法　　　　　　　舒张进针法　　　　　　　管针进针法

图 3-6 进针法

(1) 单手进针法:用拇指、食指持针,中指端紧贴腧穴,指腹抵于针身下段,拇指、食指向下用力,中指随势屈曲,将针直刺至所要求的深度。此法多用于较短的毫针进针。

(2) 双手进针法:以右手持针刺穴为例,即右手为"刺手",左手为"押手",双手配合进针的操作方法。

①指切进针法:又称爪切进针法。用左手拇指或食指指甲切按在腧穴位置的旁边,右手持针,针尖紧靠左手指甲缘迅速将针刺入腧穴。此法适宜于短针的进针。

②夹持进针法:又称骈指进针法。用左手拇指、食指持捏消毒干棉球裹住针身下端,露出针尖,将针尖固定在所刺腧穴的皮肤表面,右手拇指、食指持针柄,双手配合,迅速将针刺入皮下。此法适用于 3 寸以上长针的进针。

③提捏进针法:用左手拇指、食指将所刺腧穴部位的皮肤轻轻提捏起,右手持针,从捏起处的上端将针刺入。此法主要适用于皮肤浅薄部位的进针。

④舒张进针法:用左手拇指、食指或食指、中指将所刺腧穴部位的皮肤向两侧撑开,使皮肤绷紧,右手持针,使针从左手撑开的部位刺入腧穴。此法主要适用于皮肤松弛部位的进针。

(3) 管针进针法:用左手持针管,将针装入管内,使针尖与针管下端平齐,置于应刺的腧穴上,针管上端露出针柄 2～3 分,用右手食指叩打针尾,即可使针刺入,随后退出针管。此法进针疼痛较轻,多用于儿童和惧针者。也有用安装弹簧的特制进针器进针者。

3. 针刺的角度、深度和方向

(1) 针刺的角度:指进针时针身与皮肤表面所形成的夹角,应根据腧穴部位特点与针刺要求确定。一般分为 3 种(图 3-7)。

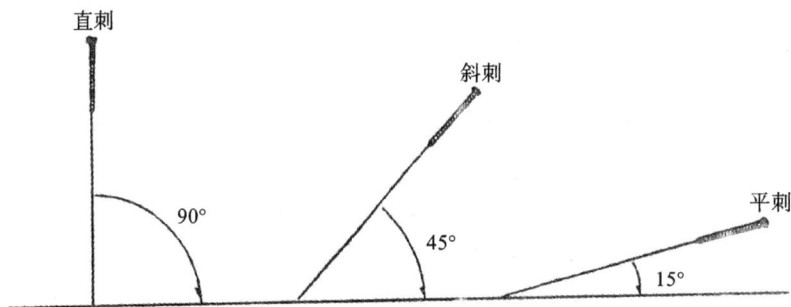

图 3-7 针刺的角度

①直刺:指针身与皮肤表面成 90°角垂直刺入。此法适用于人体大部分腧穴,尤其是肌肉丰厚部位的腧穴。

②斜刺:指针身与皮肤表面成 45°角左右倾斜刺入。此法适用于骨骼边缘、内有重要脏器处,或为避开血管的情况。

③平刺:即横刺、沿皮刺。指针身与皮肤表面成 15°角左右沿皮横向刺入。此法适用于皮肉浅薄处的腧穴,或是进行腧穴透刺。

(2) 针刺的深度:指针身刺入人体内的深浅程度,每个腧穴的针刺深度各异。此外,临床上还需结合患者的体质、年龄、病情、部位而定。形瘦体弱者及小儿宜浅刺,形盛体强者宜深刺;虚证、热证、表证、新病宜浅刺,实证、寒证、里证、久病宜深刺;头面、胸背、皮薄肉少处宜浅刺,四肢、臀腹、肌肉丰厚处可适当深刺。

(3) 针刺的方向:指进针时针尖对准的某一方向或部位,一般依据经脉循行的方向、腧穴的部位特点和病情的治疗需要而定。

①依循行定方向:即根据针刺补泻的需要,为达到"迎随补泻"的目的,在针刺时结合经脉循行的方向,或顺经而刺,或逆经而刺。一般来说,虚证用补法时,针尖须与经脉循行的方向一致;

实证用泻法时,针尖须与经脉循行的方向相反。

②依腧穴定方向:即根据针刺腧穴所在部位的特点,为保证针刺的安全,某些腧穴必须朝向某一特定的方向或部位进针。例如,针刺哑门时,针尖应朝向下颌方向缓慢刺入;针刺廉泉时,针尖应朝向舌根方向缓慢刺入;针刺背部某些腧穴,针尖要朝向脊柱等。

③依病情定方向:即根据病情的治疗需要,为使针感达到病变所在部位,针刺时针尖应朝向病所,这也是为了达到"气至病所"的目的。采用行气手法时,须依病情决定针刺方向。

六、行针与得气

1. 行针 又称运针,是将针刺入腧穴后,为了使之得气,或进一步调节针感强弱,以及使针感向某一方向扩散、传导而施行的各种针刺手法。行针手法包括基本手法和辅助手法两大类。

(1)基本手法。

①提插法:指将针刺入腧穴的一定深度后,施以上提下插的操作手法(图3-8)。使毫针从浅层向下刺入深层为插;从深层向上退到浅层为提。提插法作为基本手法时,通常采用中等刺激量。操作时,指力要均匀一致;幅度不宜过大,一般以2～3分为宜;频率不宜过快,每分钟80～120次;保持针身垂直,不改变针刺方向、角度。

②捻转法:指将针刺入腧穴的一定深度后,以右手拇指和食指持住针柄,进行一前一后地来回旋转捻动的操作方法(图3-9)。捻转法作为基本手法时,通常采用中等刺激量。操作时,指力要均匀;频率要一致,每分钟80～120次;角度要适当,一般应掌握在180°～360°;不能单向捻转,以避免针体被肌纤维缠绕,从而引起局部疼痛并造成出针困难。

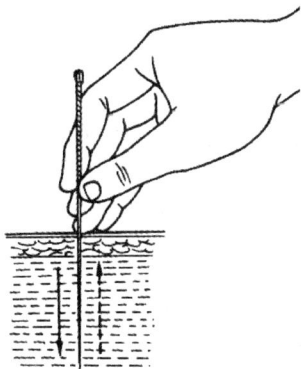

图3-8 提插法

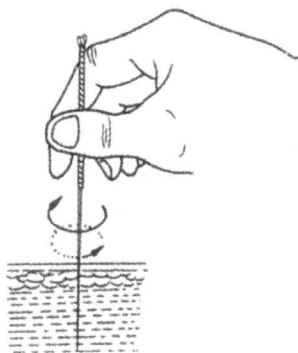

图3-9 捻转法

(2)辅助手法。

①循法:指医生用手在所刺腧穴的四周或沿经脉的循行部位,进行徐和的循按或循摄的方法。本法有催气、行气、解除滞针、减轻患者紧张情绪的作用(图3-10)。

②刮柄法:又称划柄法,指将针刺入腧穴一定深度后,用拇指(食指)的指腹抵住针尾,用食指(拇指)指甲由上而下或由下而上轻刮针柄的方法(图3-11)。本法在针刺不得气时用之可激发经气,如已得气则可加强针感并向周围扩散,此外还可通过刮针补泻,一般由上而下刮为补,由下而上刮为泻。

③弹柄法:指将针刺入腧穴一定深度后,拇指与食指交互,以拇指指腹扣住食指指端,用食指指甲轻弹针柄,使针体产生轻微振动的方法(图3-12)。本法有催气、行气的作用。

④搓柄法:指将针刺入腧穴一定深度后,以右手拇指、食指持针柄单向捻转的方法,如搓线状,每次搓2～3圈或3～5圈,但搓时应与提插法配合使用,以免针身被肌纤维缠绕(图3-13)。通常由食指末节横纹向食指端搓,为左,为内,为补;由食指端向食指末节横纹搓,为右,为外,为泻。

Note

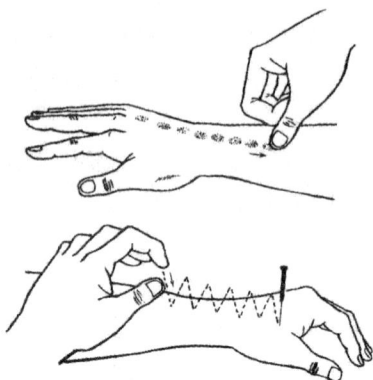

图 3-10　循法

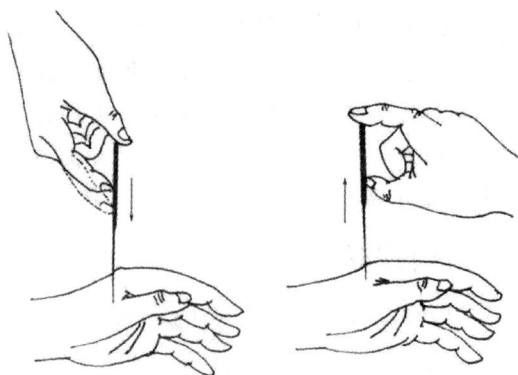

图 3-11　刮柄法

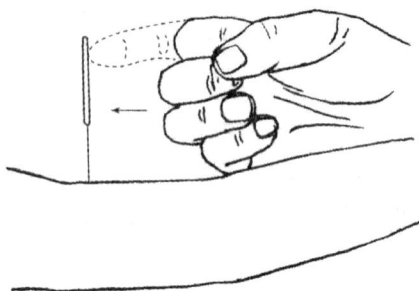

图 3-12　弹柄法

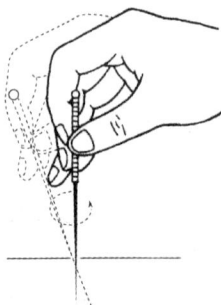

图 3-13　搓柄法

此外,本法对激发经气、促使气至病所有显著作用。

⑤摇柄法:指将针刺入腧穴一定深度后,手持针柄进行摇动,如摇辘轳或摇橹之状。若直立针身而摇,多自深而浅地随摇随提,用以出针;若卧针斜刺或平刺而摇,一左一右,不进不退,如青龙摆尾(图 3-14)。本法主要用于加强得气感应,促使经气向一定方向传导,摇大针孔可泻实清热。

⑥震颤法:指将针刺入腧穴一定深度后,右手持针柄,用小幅度、快频率的提插捻转动作,使针身产生轻微的震颤(图 3-15)。本法可促使针下得气,增强针感。

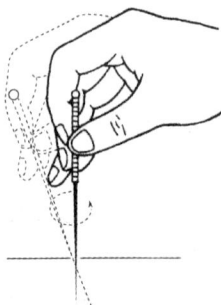

图 3-14　摇柄法

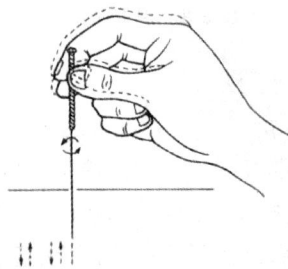

图 3-15　震颤法

2. 得气　《素问·离合真邪论》曰:"吸则内针,无令气忤;静以久留,无令邪布;吸则转针,以得气为故。"得气又称针感,是指将针刺入腧穴后产生的经气感应。针刺时得气与否,可以从两方面来判断:一是患者对针刺的感觉和反应;二是医生刺手指下的感觉。得气时,患者针刺部位有酸、麻、胀、重等感觉,有时还可出现热、凉、痒、抽搐、蚁行等感觉,或呈现沿一定方向和部位传导和扩散的现象；医生可体会到针下徐和或沉紧的感觉。《灵枢·九针十二原》曰："刺之要,气至而有效。"得气是针刺产生治疗作用的关键,是判断患者经气盛衰、疾病预后、针刺效果的依据,也是针刺过程中进一步实施手法的基础,具有非常重要的意义。

七、针刺补泻

针刺补泻,即针刺治疗中的补法和泻法,是根据《灵枢·经脉》中"盛则泻之,虚则补之"这一基本原则而确立的两类不同的针刺治疗方法。针刺补泻的效果主要与疾病的性质、患者的体质及腧穴的特性有关,更与针刺手法有关。临床上常用的针刺补泻手法如下。

1. 提插补泻 针下得气后,先浅后深,重插轻提为补法;也有提插幅度小,频率慢(60~80次/分),操作时间短者为补法。针下得气后,先深后浅,重提轻插为泻法;也有提插幅度大,频率快(120~160次/分),操作时间长者为泻法(图3-16)。

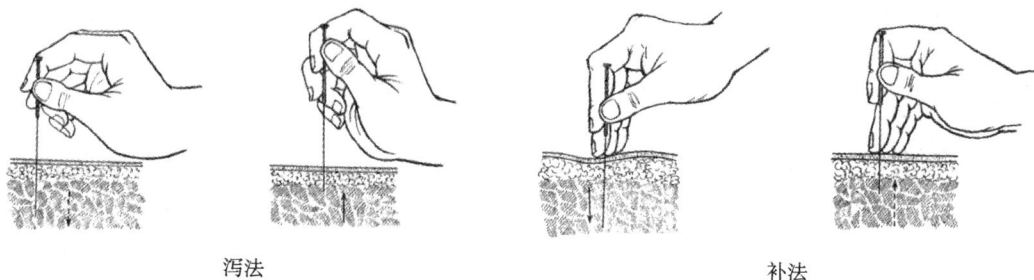

泻法　　　　　　　　　　　　　　　　补法

图 3-16　提插补泻

2. 捻转补泻 针下得气后,捻转角度小(180°),用力轻,频率慢(60~80次/分),操作时间短为补法;也有拇指向前左转用力重,向后右转还原时用力轻者为补法。针下得气后,捻转角度大(360°),用力重,频率快(120~160次/分),操作时间长为泻法;也有拇指向后右转用力重,向前左转还原时用力轻者为泻法(图3-17)。

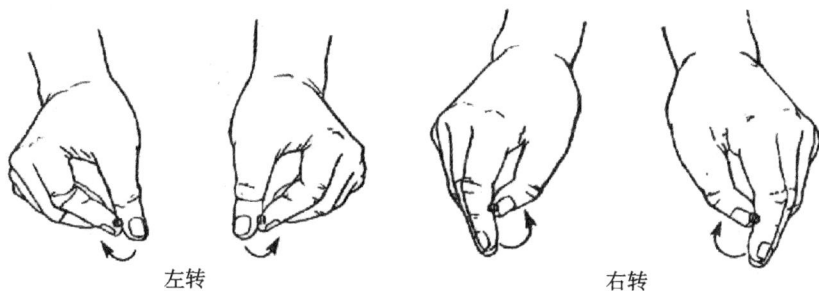

左转　　　　　　　　　　　　　　　　右转

图 3-17　捻转补泻

3. 疾徐补泻 进针时徐徐刺入,少捻转,疾速出针者为补法;进针时疾速刺入,多捻转,徐徐出针者为泻法(图3-18)。

4. 迎随补泻 进针时针尖随着经脉循行去的方向刺入为补法;进针时针尖迎着经脉循行来的方向刺入为泻法(图3-19)。

5. 呼吸补泻 患者呼气时进针,吸气时出针为补法;患者吸气时进针,呼气时出针为泻法(图3-20)。

6. 开阖补泻 出针后迅速按揉针孔为补法;出针时摇大针孔而不立即按揉为泻法(图3-21)。

7. 平补平泻 进针得气后,施行均匀的提插、捻转手法。常用于虚实不明显或虚实夹杂的病证。

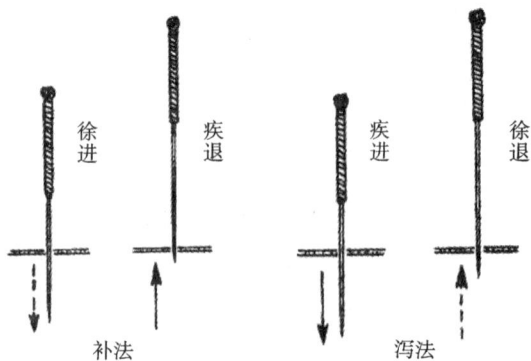

图 3-18　疾徐补泻

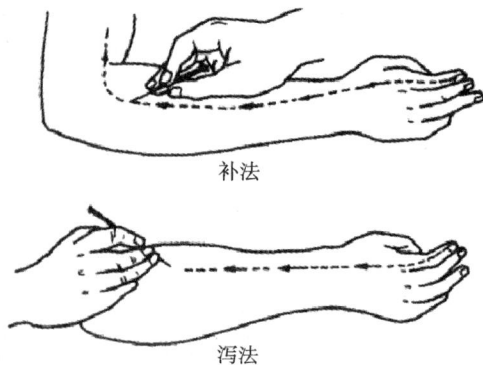

图 3-19　迎随补泻

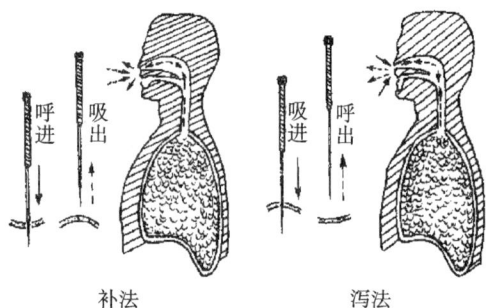

图 3-20　呼吸补泻

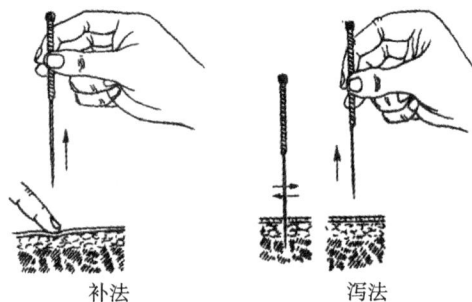

图 3-21　开阖补泻

八、留针与出针

1. 留针　留针是指针刺入腧穴行针施术后,将针留置于穴内,停留一段时间后再予以出针的方法。留针过程中不再行针,称为静留针;留针过程中间歇行针,称为动留针。留针与否及留针时间的长短依患者病情而定。对于一般病证,只要针下得气,施术完毕后即可出针或留针 15～30 min。对于慢性、疼痛性、顽固性、痉挛性疾病,可适当增加留针时间,并在留针过程中间歇行针,以增强疗效。对于急性腹痛、破伤风出现角弓反张者,必要时留针可达数小时。对于老年人、小儿和昏厥、虚脱者,不宜久留针。重要脏器附近的腧穴要慎用留针或过长时间留针。

2. 出针　出针是整个毫针刺法过程中最后一个操作程序,又称起针或退针,是在行针施术或留针后,将毫针从腧穴退出的操作方法。出针时一般以左手拇指、食指持消毒棉球轻轻按压针孔周围皮肤,右手持针做轻微捻转,缓慢提至皮下,随势将针起出,左手随即用消毒干棉球按压针孔片刻,以防出血。一般而言,出针应按先上后下、先内后外的顺序进行;医生应检查针数,防止漏拔;出针后患者应休息片刻,待气息调匀、情绪稳定后方可离去。

九、针刺异常情况的预防和处理

1. 晕针　指在针刺过程中患者发生的晕厥现象。轻者精神疲倦、头晕目眩、恶心欲吐,重者胸闷心慌、面色苍白、汗出肢冷,甚则不省人事、唇甲发绀、二便失禁、脉微欲绝。

(1)原因:患者精神紧张;或于疲劳、饥饿、大汗、大泻、大出血后;或体位不当;或医生手法过重。

(2)处理:立即停止针刺,将针全部起出,让患者平卧,头部放低,松解衣带,注意保暖。轻者静卧片刻,给予温开水或温糖水即可恢复;重者在上述处理的基础上,用手指按压人中、素髎、内关、足三里,并可灸百会、关元、气海;必要时配合现代医学急救措施。晕针缓解后,患者仍需适当休息方能离去。

（3）预防：对于初次接受针刺治疗和精神紧张者，应先做好思想工作，消除其顾虑；选择舒适持久的体位，最好采取卧位；取穴不宜太多；手法不宜过重；对于过度饥饿、疲劳者，不予针刺。医生在针刺过程中，应密切观察患者的神色变化，询问其感觉，一旦有晕针先兆，可及早采取处理措施。

2. 滞针　指在行针时或留针后医生感觉针下涩滞，捻转、提插、出针均感困难，而患者感觉剧痛的现象。

（1）原因：患者精神紧张或疼痛导致肌肉强烈痉挛；或行针手法不当，单一方向捻针太过；若留针时间过长，有时也可出现滞针。

（2）处理：若因精神紧张或肌肉痉挛引起滞针，可延长留针时间，或用手在邻近部位做按摩，或在邻近部位再刺一针，或弹、刮针柄；若因单向捻转过度，需反方向将针捻回。

（3）预防：对于精神紧张者，先做好解释工作，消除其顾虑；行针时捻转角度不宜过大，更不能单向连续捻转。

3. 弯针　指进针时或将针刺入腧穴后，针身在体内弯曲的现象。针身弯曲，针柄改变了进针或留针时的方向和角度，提插、捻转及出针均感困难，且患者感到疼痛。

（1）原因：医生用力过猛、过速；或针尖碰到坚硬的组织器官；或进针后患者改变体位；或外力碰撞、压迫针柄；或滞针处理不当。

（2）处理：不要再行任何针刺手法。若弯曲度较小，可按一般拔针法将针缓缓拔出；若弯曲度较大，可顺着弯曲方向慢慢将针退出；对于体位移动所致的弯针，应先协助患者恢复原来体位，待局部肌肉放松后，再将针缓缓起出。

（3）预防：医生手法要轻巧，用力适当；患者体位适当，留针过程中勿随意移动；针刺部位和针柄要防止受外物碾压。

4. 断针　又称折针，是指针体折断在体内的现象。行针时或出针后发现针身折断，残端或露于皮肤外，或全部没于皮肤下。

（1）原因：针前失于检查，针身或针根有损伤剥蚀；或针刺时将针身全部刺入腧穴；或行针时强力提插、捻转；或患者移动体位；或弯针、滞针处理不当，强力抽拔。

（2）处理：沉着冷静，嘱患者勿随意改变体位。若残端外露，可用手指或镊子将针取出；若断端与皮肤相平，可用左手拇指、食指垂直向下按压针孔两旁皮肤，使残端暴露体外，右手持镊子将针取出；若残端完全内陷，应在 X 线下定位，手术取出。

（3）预防：针前仔细检查针具；针刺时勿将针身全部刺入腧穴，绝不能进至针根；若出现滞针、弯针应正确处理，勿强力抽拔。

5. 血肿　指针刺部位出现皮下出血而引起肿痛的现象。出针后，针刺部位肿胀疼痛，继而皮肤呈青紫色。

（1）原因：针尖弯曲带钩，使皮肉受损；或刺伤血管。

（2）处理：出针后若见少量出血，可立即压迫局部片刻以止血；若出现微量的皮下出血而局部小块青紫时，一般不必处理，可自行消退；若局部肿胀疼痛较剧，青紫面积大且影响活动功能时，可先冷敷止血，再行热敷或局部轻轻按揉，以促进局部瘀血消散吸收。

（3）预防：仔细检查针具；熟悉人体解剖，避开血管针刺；出针时立即用消毒干棉球按压针孔；注意排除血友病患者。

6. 针后不适　指出针后患者遗留酸痛、沉重、麻木、酸胀等不适感觉的现象。

（1）原因：手法过重；或留针时间过长；或患者体位不适。

（2）处理：一般出现不适后，可令患者休息片刻，不要急于离去。轻者可用手指在局部上下循按，重者可加艾灸。

（3）预防：行针手法均匀适当，避免手法过强和留针时间过长。对于一般病证，出针后可用手指在局部上下循按，避免出现针后异常感。

7. 针刺引起创伤性气胸 指针具刺穿胸腔且伤及肺组织，气体积聚于胸腔，从而造成患者出现呼吸困难等现象。轻者出现胸痛、胸闷、心慌、呼吸不畅，重者出现呼吸困难、唇甲发绀、出汗、血压下降等。

（1）原因：针刺胸部、背部和锁骨附近的腧穴过深。

（2）处理：立即出针，让患者采取半卧位休息。漏气量少者可自然吸收，应密切观察，给予镇咳、抗感染等对症处理；严重者如发生呼吸困难、唇甲发绀、休克等现象需组织抢救，如胸腔排气、少量慢速输氧、抗休克等。

（3）预防：对于胸部、背部及锁骨附近的腧穴，严格掌握进针角度、深度、方向，且留针时间不宜过长。

8. 针刺引起内脏损伤 指针刺内脏周围腧穴过深，针尖刺入内脏引起内脏损伤，出现各种症状的现象。刺伤肝脾：出血，肝脾区疼痛，甚者出现急腹症症状。刺伤肾脏：腰痛，肾区叩击痛，血尿，甚者血压下降、休克。刺伤心脏：轻者强烈刺痛，重者剧烈撕裂痛，甚至休克、死亡。刺伤空腔脏器（胃、胆囊、肠、膀胱）：疼痛，出现急腹症症状。

（1）原因：医生缺乏解剖学和腧穴学知识，针刺内脏周围腧穴过深。

（2）处理：轻者卧床休息，一般能自愈；重者应注意观察血压，加用止血药；出现急腹症及休克时，采用相应的急救方法处理。

（3）预防：熟悉解剖学知识，在安全范围施针，胸腹、腰背部腧穴应掌握好进针的角度、方向和深度，行针幅度宜小。

9. 针刺引起脑脊髓损伤 指针刺颈项、背部腧穴过深，针尖刺入脑脊髓，引起头痛、恶心等现象。刺伤延髓：头痛、恶心呕吐、呼吸困难、昏迷，可危及生命。刺伤脊髓：触电样感觉向肢端放射，可引起暂时性肢体瘫痪。

（1）原因：项部腧穴可因针刺过深或角度、方向不当而伤及延髓。第1腰椎以上棘突间的腧穴、夹脊针刺过深，方向不当而伤及脊髓。

（2）处理：及时出针，轻者休息，对症处理；重者请精神外科医生会诊，及时抢救。

（3）预防：熟悉解剖学知识，针刺上述部位腧穴，严格掌握针刺的角度、方向和深度，避免提插，禁用粗针捣刺。

（黄蓉）

第二节 耳针疗法

一、基本概念

耳针是一种中医治疗方法，它通过对耳廓（即外耳部分）上的特定腧穴进行针刺或其他形式的刺激，以达到防治疾病的目的。

（一）耳针的历史沿革

耳针治疗范围较广，操作简便，且有一定的疾病诊断意义。我国利用耳穴诊治疾病的历史十分悠久。耳针疗法的最早记载可见于马王堆三号汉墓出土的《帛书》中的《足臂十一脉灸经》，这是我国目前发现最早的经脉学专著,其中已提及与上肢、眼、颊、咽喉相联系的"耳脉"。早在《灵枢·五邪》中就载有"邪在肝,则两胁中痛……取耳间青脉以去其掣",运用耳穴诊治疾病的内容。《灵枢·厥病》载:"耳聋无闻,取耳中。"唐代孙思邈《备急千金要方》载有取耳中穴治疗马黄疸、寒暑疫毒等病。历代医学文献也有用针、灸、熨、按摩、耳道塞药、吹药等方法刺激耳廓以防治疾病,以及通过望、触耳廓诊断疾病的论述,且这些方法一直在临床应用。

近几十年来,耳针疗法在刺激方法上不断创新和多样化。除了传统的毫针针刺外,还发展出了电刺激法、埋针法、放血法、注射法、磁疗法、耳夹法、药敷法、贴膏法、压丸法、激光法等20多种刺激方法。耳针疗法不仅在我国得到了广泛应用和发展,还逐渐传播到世界各地,成为一种举世瞩目的独特医疗技术。

(二)耳与脏腑经络

耳与经络之间联系密切,《足臂十一脉灸经》记述了"耳脉",《黄帝内经》对耳与经脉、经别、经筋的关系做了较详细的阐述。《黄帝内经》中强调"耳者,宗脉之所聚也",指出了耳部与全身经络的密切联系。这种联系不仅体现在经脉、经别、经筋的循行上,还体现在耳部作为全身气血汇聚之地的功能上。手太阳小肠经、手少阳三焦经和足少阳胆经、手阳明大肠经等经脉、经别都入耳中;足阳明胃经、足太阳膀胱经的经脉则分别上耳前、至耳上角,与耳发生联系。手足六阴经虽不直接入耳,但通过经别与阳经相合,从而与耳发生联系。奇经八脉中阴跷脉、阳跷脉也并入耳后,阳维脉循头入耳。据《黄帝内经》《难经》等记载,耳与五脏均有生理功能上的联系。如《灵枢·脉度》曰:"肾气通于耳,肾和则耳能闻五音矣。"《灵枢·五阅五使》中有明确记载:"耳者,肾之官也。"《难经·四十难》曰:"肺主声,故令耳闻声"。后世医家在论述耳与脏腑的关系时更为详细,如《证治准绳》曰:"肾为耳窍之主,心为耳窍之客。"说明耳与脏腑在生理功能上是息息相关的。

耳不仅与人体脏腑的生理活动相关,同时也与其病理变化关系密切。人体的内脏或躯体发病时,往往会在耳廓的相应部位出现压痛敏感、皮肤电特异性改变以及脱屑、变形、变色等反应。临床上可以参考这些现象来诊断疾病,也可通过刺激这些部位防治疾病。

(三)耳廓表面解剖

1. 耳廓 分为凹面的耳前和凸面的耳背,其体表解剖见图 3-22。

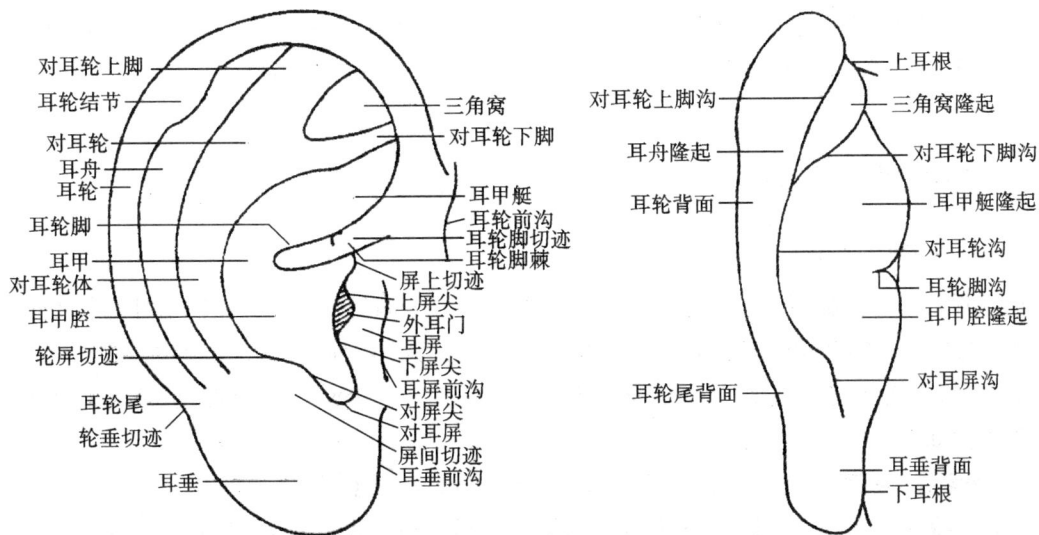

图 3-22 耳廓体表解剖

2. 耳廓的解剖结构名称

（1）耳轮：耳廓卷曲的游离部分。

（2）耳轮结节：耳轮后上部的膨大部分。

（3）耳轮尾：耳轮向下移行于耳垂的部分。

（4）耳轮脚：耳轮深入耳甲的部分。

（5）对耳轮：与耳轮相对呈"Y"形的隆起部，由对耳轮体、对耳轮上脚和对耳轮下脚三部分组成。

①对耳轮体：对耳轮下部呈上下走向的主体部分。

②对耳轮上脚：对耳轮向上分支的部分。

③对耳轮下脚：对耳轮向前下方分支的部分。

（6）三角窝：对耳轮上、下脚与相应耳轮之间的三角形凹窝。

（7）耳舟：耳轮与对耳轮之间的凹沟。

（8）耳屏：耳廓前方呈瓣状的隆起。

（9）屏上切迹：耳屏与耳轮之间的凹陷处。

（10）对耳屏：耳垂上方与耳屏相对的瓣状隆起。

（11）屏间切迹：耳屏和对耳屏之间的凹陷处。

（12）轮屏切迹：对耳轮与对耳屏之间的凹陷处。

（13）耳垂：耳廓下部无软骨的部分。

（14）耳甲：部分耳轮和对耳轮、对耳屏、耳屏及外耳门之间的凹窝。由耳甲腔、耳甲艇两部分组成。

①耳甲腔：耳轮脚以下的耳甲部。

②耳甲艇：耳轮脚以上的耳甲部。

（15）外耳门：耳甲腔前方的孔窍。

二、耳穴的分布规律

耳朵上的腧穴称为耳穴，耳穴分布在耳廓上的一些特定区域。耳穴在耳廓的总体分布规律如同子宫中的胎儿体位。具体而言，与头面相应的腧穴分布在耳垂，与上肢相应的腧穴分布在耳舟，与躯干和下肢相应的腧穴分布在对耳轮体和对耳轮上、下脚，与内脏相应的腧穴集中分布在耳甲（图 3-23）。

三、主要耳穴及其主治

（一）耳穴的诊查

由于耳穴是人体脏腑、器官、躯体在耳部的缩影，当人体某部位发生病变时，耳部相应区域就会发生异常变化，如出现压痛、变形、变色、电阻改变等。采用相应的耳穴检测方法，便可得出初步诊断，作为临床参考。例如，肝炎早期可见肝穴区红润，后期可见肝穴区片状隆起。常用的耳穴检测方法如下。

1. 望诊法（观察法） 在自然光线下，用肉眼或借助放大镜观察耳部形态、色泽改变的方法。异常形态可表现为脱屑、水疱、丘疹、结节、条索状、隆起、凹陷等。异常色泽可表现为充血、红润、苍白、青紫、灰黑等。观察时要排除色素痣、冻疮以及随生理变化出现的假阳性反应。例如，肺穴区出现丘疹、条索状物，提示有肺病，可进一步做 X 线检查，以确诊是支气管炎、肺炎还是肺结核。

Note

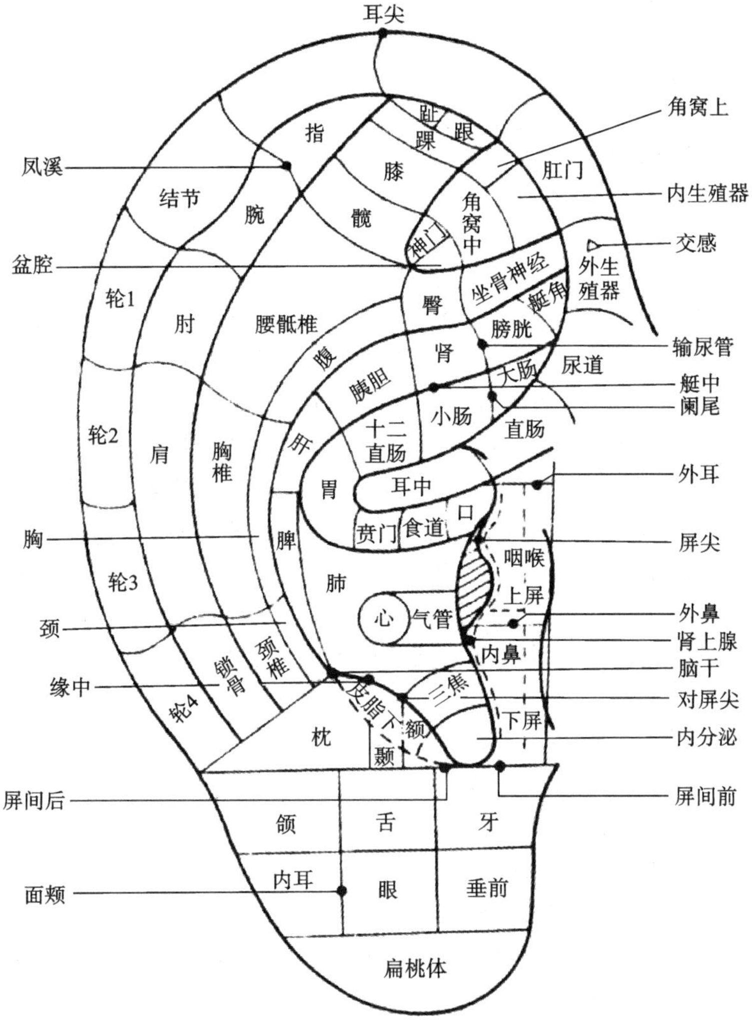

图 3-23 耳穴的分布规律

2. 压痛法(按压法) 指用探棒在病变相应耳穴向心性均匀按压的方法。通常用探棒或三棱针柄由周围向中心均匀按压,寻找痛点。当患者感到压痛时,可出现眨眼、皱眉、躲闪、拒按等反应。例如,胃痛患者可在胃穴区找到明显的压痛点。

3. 电测定法 指用耳穴探测仪测定患者耳廓良导点的方法。将探笔插入耳穴探测仪插孔内,医生手持探极,患者手持握极并握紧。打开电源,将灵敏度调到适中(75%左右)。首先测基础电阻,即将探极置于上耳根穴上,慢慢调电位器至发出一定强度的声响,以此作为基础电阻。然后测良导点,以基础电阻为标准,反应强于此标准的敏感点为良导点,患者会有刺痛感。测定时探极压力要均匀,时间以 1~2 s 为宜。弱阳性穴记"±",阳性穴记"+",强阳性穴记"++"。当人体患病时,相应穴区会出现电阻降低、导电量增加的情况,形成良导点。在某穴区发现良导点,提示该穴区相应的脏器有疾病,可作为诊断参考,并可结合临床症状做进一步检查以确立诊断。例如,在肝穴区发现良导点,可进一步检查肝功能、乙肝全套等以确立诊断。

(二)耳穴的选穴原则

1. 按病变部位选穴 如胃痛选胃穴,目疾选眼穴。

2. 按脏腑辨证选穴 如骨与关节病、耳聋耳鸣、阳痿、遗精等病证选肾穴。

3. 按经络辨证选穴 如坐骨神经痛,选胆、膀胱穴。

Note

4. 按现代医学理论选穴 如月经不调选内分泌穴。

5. 按临床经验选穴 如失眠、痛证选神门穴,发热、高血压选耳尖穴。

以上选穴方法大多配合使用。如胃溃疡,选胃、脾、交感、神门穴。

四、操作方法及注意事项

（一）操作方法

耳穴的刺激方法较多,临床常用以下 3 种方法。

1. 压丸法 即在耳穴表面贴敷压丸的一种简易疗法。既能持续刺激耳穴,又安全无痛,无副作用,目前广泛应用于临床。压丸所选材料常为王不留行籽、油菜籽、小米、白芥子等。临床多用王不留行籽,因其表面光滑,大小和硬度适宜。应用前需用沸水烫洗,晒干后装瓶备用。应用时,将王不留行籽贴附在 0.6 cm×0.6 cm 大小的胶布中央,用镊子夹住,贴敷在选用的耳穴上,每日自行按压 3～5 次,每次每穴按压 30～60 s,3～7 日更换 1 次,双耳交替。刺激强度根据患者情况而定,一般儿童、孕妇、年老体弱、神经衰弱者用轻刺激法,急性疼痛性病证宜用强刺激法。

2. 毫针法 指利用毫针针刺耳穴,治疗疾病的一种常用方法。其操作程序如下。

（1）定穴和消毒:按照耳穴的选穴原则选定作为针刺点的耳穴,也可以使用探棒或耳穴探测仪按压耳部以获得敏感点。耳穴针刺前必须严格消毒,先用 2.5% 碘酒消毒,再用 75% 酒精脱碘,待酒精干后施针。

（2）体位和进针:常采用坐位,但若遇年老体弱、病重或精神紧张者宜采用卧位。针具选用 26～30 号粗细、0.5 寸长的不锈钢针。进针时,医生用左手拇指、食指固定耳廓,中指托着针刺部的耳背,这样既可以掌握针刺的深度,又可以减轻针刺疼痛。然后,用右手拇指、食指持针,采用快速插入的速刺法或慢慢捻入的慢刺法进针均可。刺入深度应视患者耳廓局部的厚薄灵活掌握,一般刺入 2～3 分,以达软骨后毫针站立不摇晃为准。刺入耳穴后,若局部感应强烈,患者症状往往有即刻减轻感;若局部无针感,可调整针刺的方向、深度和角度。刺激强度和手法需依据病情、体质、证型及患者耐受度等综合考虑。

（3）留针和出针:留针时间一般为 15～30 min,慢性病、疼痛性疾病留针时间可适当延长。留针期间,每隔 10 min 行针 1 次。出针是一次治疗的结束动作,医生左手托住患者耳廓,右手迅速将毫针垂直拔出,再用消毒干棉球压迫针眼。

3. 电针法 即针刺获得针感后,接上电针仪的两个电极,以增强针刺感应的方法,具体操作可参照所用电针仪的使用说明书。通电时间一般以 10～20 min 为宜。适用于神经系统疾病、内脏痉挛、哮喘等。

（二）注意事项

（1）由于耳廓暴露在外,表面凹凸不平,结构特殊,在进行耳穴操作时,一定要严格消毒,防止感染。有创面和炎症部位禁针。针刺后,如针孔发红、肿胀,应及时涂 2.5% 碘酒,以防止化脓性软骨膜炎的发生。

（2）对于扭伤和存在运动障碍的患者,进针后应嘱患者适当活动患部,有助于提高疗效。

（3）有习惯性流产的孕妇应禁针。

（4）患有严重器质性病变且伴有高度贫血者不宜进行针刺;对于患有严重心脏病、高血压者不宜用强刺激法。

（5）耳针治疗时要注意防止晕针,一旦发生应及时处理。

（陈延）

第三节 艾灸技术

案例导入

案例 3-2

李某,女,46岁,公司职员,已婚。主诉:反复胃脘部疼痛伴畏寒怕冷、食欲不振2年。患者近2年来反复出现胃脘部疼痛,以隐痛为主,每遇寒冷天气或进食生冷食物后疼痛加重,伴有畏寒怕冷、四肢不温、食欲不振、大便溏薄等症状。患者曾多次就诊,西医诊断为"慢性胃炎",中医诊断为"胃脘痛",服用中西药物治疗,症状时好时坏,未能根治。查体:生命体征平稳,神清合作,慢性病容,心肺(一),腹部平软,剑突下轻压痛,无反跳痛,舌淡苔白,脉沉迟。辅助检查:无痛胃镜示"慢性非萎缩性胃炎伴糜烂"。

请你思考:

(1) 结合所学知识,请你谈谈该患者的诊断(病名及证型)是什么?

(2) 如果你接诊该患者,你会选择艾灸治疗吗? 怎样进行艾灸操作?

一、基本概念

灸法源远流长,《灵枢·官能》曰:"针所不为,灸之所宜。"说明灸法具有独特的疗效。灸法是利用某些可燃材料,熏灼或温熨体表特定部位,借助灸火的热力和药物的作用,刺激经络腧穴,以达到防治疾病目的的一种外治方法。很多材料可用作灸法的原料,其中以艾叶最为常用,艾灸即为临床最常用的灸法。

艾灸技术是使用艾叶制成的艾绒或艾条,通过点燃后产生的温热刺激,作用于人体的特定部位或腧穴,以起到温经散寒、消瘀散结、扶阳固脱、防病保健等作用的一种技术。

二、适应证与禁忌证

(一) 艾灸适应证

艾灸的作用主要体现在温、通、补几个方面,其适应证因施灸技术和应用药物的不同而有所区别。

1. 温经散寒 艾灸可温通经络、散寒祛邪,治疗寒邪凝滞之证。常用于寒凝血滞、经络痹阻所引起的寒湿痹痛、痛经、闭经、胃脘痛、寒疝腹痛、泄泻、痢疾等病证。

2. 消瘀散结 艾灸能通调气机,调和营卫,故使瘀结自散。常用于治疗气血凝滞之证,如乳痈初起、瘰疬、瘿瘤等病证。

3. 扶阳固脱 艾灸具有扶助阳气、举陷固脱的作用。多用于脱证,如因中气不足、阳气下陷而引起的遗尿、阴挺、脱肛、崩漏、带下、久泻、久痢等病证。

4. 防病保健 艾灸养生古称"逆灸",《针灸聚英》载:"无病而先针灸曰逆,逆,未至而迎之也"。艾灸能激发人体正气,增强抗病能力,起到强身益寿、防病保健的作用。

Note

（二）艾灸禁忌证

（1）无论外感还是阴虚内热证，凡脉象数疾者禁灸；极度衰弱、形瘦骨立者，不宜施灸。

（2）高热、抽搐、醉酒、精神失常者，不宜施灸；过饥、过饱、极度疲劳、对灸法恐惧者慎用灸法。

（3）孕妇的腹部、腰骶部，皮肤破损处，禁灸穴，均禁灸；颜面部、浅表大血管处、肌腱所在部位，不宜采用瘢痕灸。

三、灸法的分类

灸法分为艾灸法与其他灸法两大类。艾灸法以艾为灸材，是灸法的主要内容，包括艾炷灸、艾条灸、温针灸、温灸器灸等；其他灸法以药物或其他材料为灸材，包括灯火灸、天灸等。灸法具体分类见图3-24。

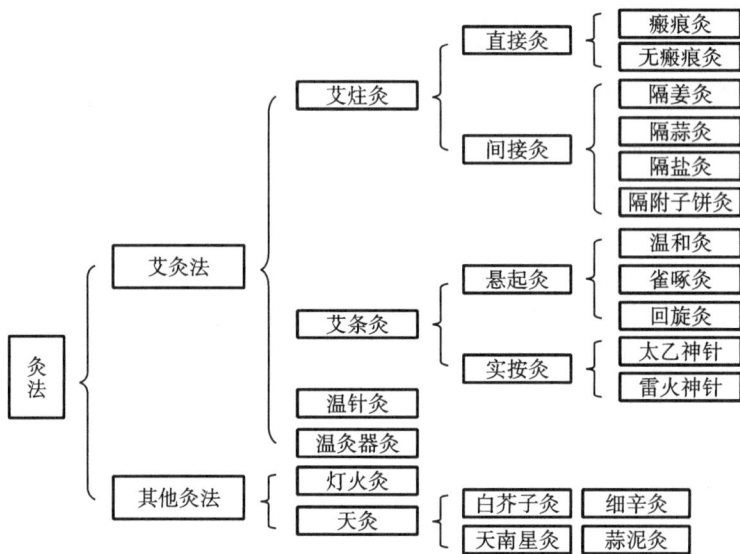

图3-24　灸法分类

四、常用艾灸技术

（一）艾炷灸

1. 艾炷　艾炷是用艾绒制成的圆锥形的艾团。每燃烧1个艾炷，称为灸1壮。

（1）艾炷的制作方法：将适量纯净的艾绒放在平板上或手掌心，用拇指、食指和中指边捏边旋转，搓捏成上尖下大的圆锥形艾团（图3-25）。还可以使用艾炷器制作艾炷，将艾绒放入艾炷器的锥形孔洞中，用金属圆棒直插孔内紧压，倒出后即成圆锥形艾团。此法做出的艾炷大小一致，艾绒紧密。

（2）艾炷的规格：大艾炷如蚕豆大，中艾炷如黄豆大，小艾炷如麦粒大。

2. 艾炷灸法　根据艾炷是否接触皮肤分为直接灸与间接灸两类。

（1）直接灸：将大小适宜的艾炷直接置于皮肤表面施灸的一种方法。根据对皮肤刺激程度的不同，分为瘢痕灸与无瘢痕灸。

①瘢痕灸：又称化脓灸，主要适用于急性病或顽固性疾病。

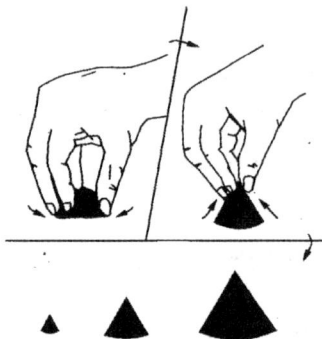

图3-25　艾炷的制作

操作方法：施灸前先在局部涂以少量大蒜汁或姜汁，以增加黏附和刺激作用，再将小艾炷放置在腧穴上，点燃施灸，待小艾炷燃尽后去除灰烬，继续易炷再灸，一般灸5～10壮，使局部皮肤灼伤，起泡化脓，灸疮愈合后留下瘢痕。此法适用于全身各系统的顽固性病证，如哮喘、瘰疬、肺痨、慢性肠胃病、顽痹等。

注意事项：a.施灸过程中，当施灸部位出现灼热疼痛时，可用手在施灸部位周围按摩或轻轻拍打，以减轻疼痛。b.正常情况下，灸后1周左右，施灸部位化脓形成灸疮，5～6周灸疮愈合，结痂脱落后留下瘢痕。注意预防灸疮感染。c.施灸前必须征得患者同意，方可使用本法。

②无瘢痕灸：又称非化脓灸，适用于虚寒轻证、气血虚弱及小儿发育不良等病证。

操作方法：施灸前先在局部涂以少量凡士林（便于艾炷黏附），然后放置大小适宜的艾炷点燃，当艾炷燃剩约2/5，或当患者感觉局部微有灼痛时，即用镊子移除未燃尽的艾炷，换炷再灸。一般灸3～5壮，以局部皮肤充血、红润为度，灸后皮肤无灼伤，不起疱，不留瘢痕。

（2）间接灸：又称隔物灸、间隔灸，指用药物或其他材料将艾炷与施灸部位的皮肤隔开进行施灸的方法。常用的有隔姜灸、隔蒜灸、隔盐灸、隔附子饼灸。

①隔姜灸：用鲜生姜切成直径2～3 cm、厚0.2～0.3 cm的薄片，中间以针刺数孔，放置于施灸部位上，然后将艾炷放在姜片上点燃施灸（图3-26），当艾炷燃尽后，再易炷施灸。一般灸5～10壮，以局部皮肤红晕而不起疱为度。在施灸过程中，若患者感觉局部灼热疼痛，可暂提姜片或者更换艾炷再灸，以减轻不适感。此法有温胃止呕、散寒止痛的作用，常用于因寒所致的呕吐、腹痛、风寒痹痛等病证。

②隔蒜灸：将新鲜独头蒜切成厚0.2～0.3 cm的薄片，中间以针刺数孔，放置于施灸部位上，然后将艾炷放在蒜片上点燃施灸（图3-27），待艾炷燃尽后，易炷再灸。一般灸5～7壮，以局部皮肤红晕而不起疱为度。此法有消肿止痛、拔毒散结的作用，多用于治疗瘰疬、肺痨、肿疡初起等病证。

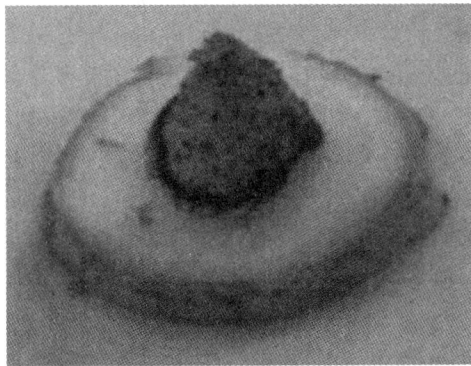

图3-26 隔姜灸

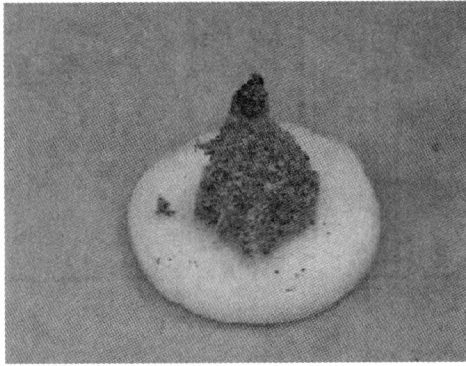

图3-27 隔蒜灸

③隔盐灸：只用于脐部，故称神阙灸。用纯净干燥的食盐（以青盐为佳）填平肚脐，上置大艾炷施灸（图3-28），若患者稍感灼痛，则换炷再灸。亦可在食盐上放置0.1 cm厚的姜片后再施灸，一般灸3～7壮。本法有回阳、救逆、固脱的作用，适用于急性寒性腹痛、吐泻、痢疾、四肢厥冷及中风脱证等。

④隔附子饼灸：将附子研成细末，用黄酒调和制成直径约3 cm、厚约0.8 cm的附子饼，中间以针刺数孔，置于施灸部位，上面再放大艾炷，点燃施灸（图3-29）。注意在施灸过程中，附子饼干焦后需更换新饼，灸至肌肤内温热、局部皮肤红晕为度。附子辛温大热，有温肾壮阳的作用，多用于治疗命门火衰所致的阳痿、早泄、遗精、宫寒不孕以及疮疡久溃不敛等病证。

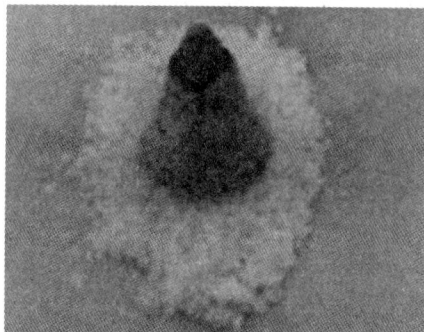

图 3-28　隔盐灸

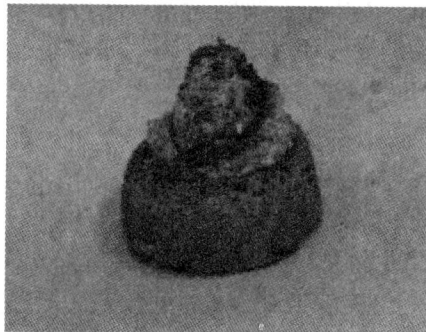

图 3-29　隔附子饼灸

（二）艾条灸

以艾绒为主要成分卷成的圆柱形长条即为艾条，点燃艾条施灸的方法称为艾条灸。根据操作方法的不同，艾条灸分为悬起灸和实按灸。

1. 悬起灸　施灸时，将点燃的艾条悬于施灸部位一定高度上进行熏烤，使热力较为温和地作用于施灸部位，称为悬起灸。悬起灸根据其操作方法不同，分为温和灸、雀啄灸和回旋灸。

（1）温和灸：将艾条一端点燃，对准施灸部位，在距离皮肤表面 2～3 cm 的高度进行熏灼，使局部有温热感且无灼痛感为宜（图 3-30）。一般每处每次灸 10～15 min，以局部皮肤红晕为度。对于昏厥、局部知觉减退的患者，医生可将左手食指、中指分置于施灸部位的两侧，用手指的感觉来测知患者局部的受热程度，以便随时调整施灸的距离，防止烫伤患者。此法临床应用广泛，适用于一切可灸法主治的病证。

（2）雀啄灸：点燃艾条，悬于施灸部位上方 2～3 cm 高处，使艾条一起一落，忽近忽远上下移动，如鸟雀啄食一般施灸（图 3-31）。一般每处每次灸 5～10 min，以局部皮肤红晕为度。此法热感较强，需注意防止烫伤皮肤。此法刺激量较大，常用于小儿疾病、晕厥急救、胎位不正、无乳等病证。

（3）回旋灸：将点燃的艾条悬于施灸部位上方 2～3 cm 高处，做左右往返移动或反复旋转施灸，施灸范围约 3 cm，使皮肤有温热感而无灼痛感（图 3-32）。一般每处每次灸 15～20 min，灸至皮肤出现红晕为宜。此法灸力较温和，热感范围较广，适用于患部面积较大的皮肤病、风寒湿痹、软组织损伤、瘫痪等病证。

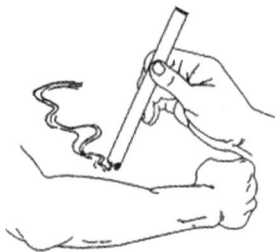

图 3-30　温和灸

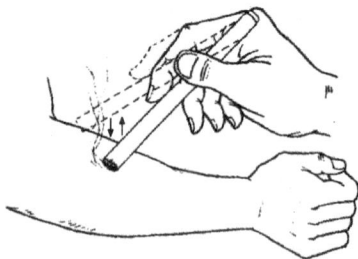

图 3-31　雀啄灸

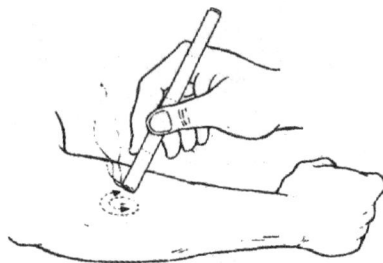

图 3-32　回旋灸

2. 实按灸　指将点燃的药艾条，隔布或隔绵纸数层，实按在腧穴上施灸的一种方法，适用于风寒湿痹、痿证及顽固性疼痛等病证。

操作方法：施灸前，先在施灸部位铺 6～7 层布或棉纸，再将点燃的药艾条（常用的有雷火神针、太乙神针）按在施灸部位上，稍留 1～2 s，使热力透达深部（图 3-33）。若艾火熄灭，可再燃再灸，如此反复施灸 7～10 次，以皮肤红晕为度。施灸时，若患者出现灼痛感，可略提起药艾条，待热感减轻后再行按压。

（三）温针灸

温针灸是将针刺与艾灸结合应用的一种方法。艾绒燃烧的热力可通过针身传入体内，使其发挥针和灸的作用。此法适用于既需要留针又需要施灸的疾病，如痹证、痿证等病证。

操作方法：针刺得气后，将针留在适当的深度，在针柄上端穿置一段长约 2 cm 的艾条，或在针尾上搓捏少许艾绒，从艾条或艾绒的下端点燃施灸（图 3-34），待其燃尽，除去灰烬，将针取出。一般每处每次可施灸 1～3 壮，施灸完毕再将针取出。施灸时，可在皮肤表面隔垫硬纸片，防止艾灰脱落烫伤皮肤。

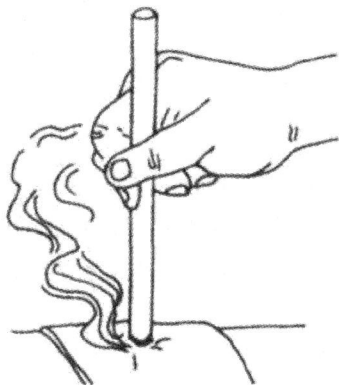

图 3-33 实按灸

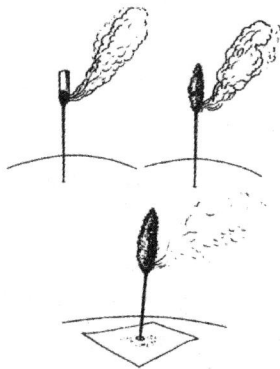

图 3-34 温针灸

（四）温灸器灸

温灸器又名灸疗器，是一种专门用于施灸的器具，常用的有温灸盒（图 3-35）、温灸筒及温灸架等。用温灸器施灸的方法称为温灸器灸。

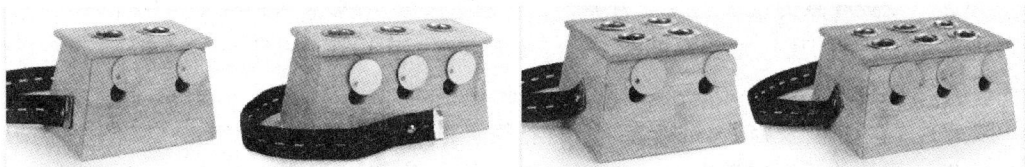

图 3-35 温灸盒

操作方法：施灸时，将艾绒或艾条装入温灸器，点燃后置于腧穴或患处施灸，以施灸部位皮肤红润为度。

临床应用：此法具有调和气血、温中散寒的作用，一切可灸法主治的病证均可应用，对小儿、妇女及畏灸者最为适宜。

五、艾灸异常情况的预防与处理

艾灸的异常情况是指施灸过程中及灸疗之后出现的特殊现象，如烫伤、感染、晕灸、过敏等。

（一）烫伤

1. 原因 施灸部位选择不当、操作者操作不当、灸量过大、灸材劣质，或患者本身昏迷、反应迟钝、局部感觉减退等，均可能导致烫伤。轻者施灸部位出现红肿、小水疱，严重者施灸部位出现大水疱，并伴有疼痛感。

2. 处理 施灸部位出现红肿、小水疱，可不必特殊处理，嘱患者勿抓破水疱，待其自行吸收愈

Note

合;若水疱较大,可用消毒针刺破水疱,将液体放出,再使用 75％酒精棉球擦拭干净,外涂龙胆紫溶液,用无菌纱布覆盖,以预防感染。

3. 预防 操作者应熟练掌握操作技术,操作前选择合适的部位及灸材(艾叶以 3 年以上陈艾为佳),注意评估患者的个人情况。

（二）感染

1. 原因 瘢痕灸及烫伤后处理不当,可引发感染。施灸部位出现红、肿、热、痛,局部形成脓肿、溃疡,甚至坏死,伴随全身感染征象,如发热、全身不适等。

2. 处理 感染较轻者可口服或局部应用抗感染药物;对于有脓肿形成者,应切开排脓后再局部外敷药物。

3. 预防 对于瘢痕灸以及灸后有烫伤的患者,要严格做好烫伤部位的处理。

（三）晕灸

1. 原因 施灸时,患者精神过度紧张,过度疲劳,处于过饥、过饱状态,在大汗、大泻、大失血后,体质过度虚弱,体位不当等,均可能导致晕灸。施灸过程中,患者突然出现面色苍白、出冷汗、精神疲乏、头晕眼花、心慌气短、恶心欲呕;严重者可出现神志昏迷、猝然仆倒、唇甲发绀、大汗淋漓、四肢厥冷、二便失禁、脉微欲绝等。

2. 处理 立即停止施灸,让患者去枕平卧,采取头低脚高位(头稍低,垫高下肢),解开衣领,注意室内通风,给予患者温水或糖水,静卧休息片刻后,一般轻者可逐渐缓解;对于较严重者,可刺激人中、十宣、内关等急救穴,若患者仍未苏醒,应立即予以抢救。

3. 预防 对于初次接受艾灸的患者,应事先做好解释工作,解除其恐惧心理;对于过度疲劳、过饥、过饱者,应推迟灸疗时间;对于大汗、大泻、大失血的患者,应待其体液补充充足后再施灸;对于体质虚弱的患者,应采取合适的体位施灸。在施灸过程中,要注意室内通风,避免环境过冷,密切询问患者的情况及感觉。

（四）过敏

1. 原因 艾灸导致的过敏反应较为少见。若发生过敏,一般患者多属于过敏体质,可能对灸材或其燃烧后产生的物质过敏。以过敏性皮疹最为常见,表现为局限性的红色小疹,或全身性的风团样丘疹,伴有瘙痒、发热,严重者可伴有面色苍白、大汗淋漓、胸闷、呼吸困难、脉细微等症状。

2. 处理 轻者停止灸疗后,过敏症状可自行缓解;重者需进行抗过敏治疗。

3. 预防 施灸前详细询问患者病史,了解有无过敏史;施灸过程中注意观察患者反应,若出现过敏先兆,应立即停止灸疗。

（陈元芳）

Note

第四章 推拿技术

学习目标

1. **素质目标** 树立正确的健康观，弘扬中医药文化，尊重生命，以预防疾病、祛除病痛、关爱患者与维护民众健康为己任，具备大医精诚、救死扶伤的职业精神。遵守职业道德，具备依法行医以及在执业活动中保护患者和自身合法权益的意识与能力。在实践操作过程中体现高度的责任心、同情心、爱心、耐心和细心；具备良好的团结协作精神。

2. **知识目标** 掌握推拿手法的定义、分类及基本要求，熟悉推拿手法的基本作用、适应证、禁忌证及常用手法的操作要领，了解推拿技术的起源、发展历史及在中医临床中的应用现状。

3. **能力目标** 能够熟练掌握并独立进行常用推拿手法操作，达到预期的治疗效果。能够对临床常见病、多发病制定恰当的推拿处方并进行辨证施治，具备一定的推拿治疗能力。能够根据患者具体情况调整推拿手法和力度，确保治疗的安全性和有效性。具备与患者及其家属有效沟通的能力，能够宣讲疾病相关的健康生活方式和预防知识。

案例导入

案例 4-1

李某，男，45 岁，教师，已婚。主诉：右侧肩颈疼痛伴活动受限 3 个月，加重 1 周，伴头晕、手麻，夜间睡眠时症状尤为明显。患者自述长期伏案工作，近 3 个月来右侧肩颈部逐渐出现疼痛，初时轻微，未予重视。近 1 周来，疼痛加剧，并伴有头晕、右手食指及中指麻木感，影响工作与生活。患者无外伤史，但有长期伏案的工作习惯，每日工作超过 8 h，且缺乏运动。疼痛初起时，曾尝试热敷及贴膏药，症状有所缓解，但近期效果不佳。查体：生命体征稳定，神志清楚，面色略显苍白，颈部肌肉紧张，右侧肩颈部压痛明显，活动受限，尤以向右侧旋转及后仰时疼痛加剧。舌淡红，苔薄白，脉弦紧。神经系统检查示右侧上肢浅感觉减退，以食指、中指为著，余未见异常。

请你思考：

（1）结合所学知识，请你谈谈该患者的诊断（病名及证型）是什么？

（2）如果你接诊该患者，需进一步做哪些辅助检查？

（3）如何选择推拿技术进行治疗？

第一节 概 述

一、基本概念

推拿技术是一种以中医理论为指导,推拿师运用自己的肢体或借助一定的推拿器具,在患者的皮肤、肌肉组织等特定部位或经络腧穴,运用一种或多种物理手法来达到治疗疾病、预防保健效果的中医外治法。推拿一词由摩挲、按矫、按摩等词汇逐渐演变而来,包含了千百年来推拿师们不断总结、创新性发展的结果,具有悠久的历史和深厚的文化底蕴。

在漫长的原始文明过程中,人类在打猎开荒、折枝垒石等活动中,可能造成骨骼和软组织损伤,也可能本能地用手按以止血、摩以消肿止痛等方法进行治疗。日积月累,人们总结出一些原始推拿方法。

据记载,战国时曾有不少医书流传于世,但多因兵乱战火而遗失。在殷商废墟出土的甲骨卜辞中,有多条推拿师用推拿技术治疗疾病的记载,说明当时推拿技术已被广泛应用于治疗。秦汉至隋唐时期,推拿技术得到进一步的发展和应用。《素问·血气形志》《素问·异法方宜论》等都提到了推拿在治疗中的重要作用;《史记·扁鹊仓公列传》中也记载了上古时期医家使用推拿的情况。宋金元时期,推拿技术得到了广泛的传播和应用。张从正在《儒门事亲》中将按摩列为汗法之一,进一步推动了推拿技术的发展。明清时期,推拿专著纷纷面世,如《小儿推拿方脉活婴秘旨全书》《小儿推拿秘诀》等,对推拿技术进行了系统的总结和整理。"推拿"一词最早见于明代著名儿科专家万全所著《幼科发挥》(1549 年成书)中,书中载:"一小儿得真搐,予曰不治。彼家请一推拿法者掐之,其儿护痛,目瞪口动,一家尽喜。"明代周于蕃在《秘传推拿妙诀·序》中指出:"推拿一道,古曰按摩,上世治婴赤以指代针之法也。"此后,推拿作为专业学科逐渐得到认可。明代张四维在《医门秘旨·小儿科》(1576 年成书)中首次以推拿之名绘图注穴,标志着小儿推拿学体系的萌生。中华人民共和国成立至今,推拿技术在临床、教学、科研等方面全面发展,并融入多学科的理论,已经成为一门完善的学科。

二、基本要求

1. 持久 手法操作要持续运用一定时间,保持力量和频率的连续性。这不仅能够确保推拿效果得以充分发挥,还能让患者逐渐适应并感受到推拿带来的舒适感。

2. 有力 手法必须具备一定力量,但这种力量并非粗暴蛮力,而是要根据患者的体质、病情及耐受程度适度施力。力度的把握要求推拿师具备丰富的经验和敏锐的感知能力。

3. 柔和 手法动作应稳重且力量缓和,轻而不浮,重而不滞,自然连贯。柔和的手法能减轻患者的疼痛感,增加舒适度,同时也有助于气血的顺畅流通。

4. 均匀 手法动作的节奏性和平稳性至关重要。不能时快时慢,忽轻忽重,以免对患者造成不必要的刺激或损伤。均匀的力度和节奏有助于维持推拿效果的稳定性与持续性。

5. 深透 这是推拿手法的最终目标。通过持久、有力、柔和、均匀的手法操作,让力量能够渗透到肌肉、筋骨甚至脏腑层面,从而达到舒筋活络、活血化瘀、调和气血等治疗效果。

三、主要作用

推拿技术作为中医外治法领域中的一颗璀璨明珠,凭借其独特的操作技艺和深厚的中医理论底蕴,在治疗疾病、预防保健及促进人体健康等方面展现出了卓越的功效。其主要作用如下。

1. 疏通经络,行气活血 推拿技术作用于人体经络腧穴,不仅能激活气血的生成机制,如通过调节脾胃功能促进气血化生,还能促进全身气机的调畅,尤其能增强肝的疏泄作用,使气血运行顺畅。

2. 理筋整复,滑利关节 推拿技术以其细腻的手法,针对筋骨损伤与关节紊乱,实施精准的理筋整复治疗。通过促进损伤部位的气血运行,加速瘀血消散与肿胀减退,有效缓解疼痛与不适。对于"筋出槽、骨错缝"等复杂关节问题,推拿技术则能施展其独特的整复技艺,实现精准复位,恢复骨关节的正常结构与功能。此外,推拿技术还能有效松解关节粘连,增加关节活动度,显著提升关节的灵活性与稳定性。

3. 调整脏腑,平衡阴阳 推拿技术利用手法刺激人体经络腧穴,通过经络的传导作用,深入调节脏腑的生理功能,实现脏腑间的和谐共生与阴阳平衡。这不仅有助于纠正脏腑功能的失调状态,促进气血的生成与循环,还能增强机体的自我修复能力,为身体的健康稳定提供有力保障。同时,推拿的整体调节作用还能将治疗信息广泛传递至全身各处,实现全面的健康维护与疾病防治。

4. 扶正祛邪,预防保健 推拿技术深谙"正气存内,邪不可干"之理,能激发与增强机体的正气,提高人体防病抗病能力。通过疏通经络、调和气血以及调整脏腑功能等多种途径,推拿技术能有效清除体内的病邪,加速疾病的康复进程。此外,定期接受规范的推拿治疗不仅能增强体质、提高免疫力、缓解身心疲劳,还能有效改善睡眠质量,为身心的全面健康提供有力支撑。

四、分类方法

推拿技术的分类方法多样,根据手法的特性、作用机制及临床应用的不同,可分为以下几种。

(一) 按动作形态分类

1. 摆动类手法 摆动类手法以指、掌或腕关节的协调连续摆动为特点,主要包括一指禅推法、滚法、揉法等。这些手法通过柔和且持续的摆动动作,作用于人体特定部位,达到疏通经络、行气活血的效果。

2. 摩擦类手法 摩擦类手法涉及掌、指或肘部在体表进行直线或环旋运动,如摩法、擦法、推法、搓法、抹法等。此类手法通过增加皮肤与皮下组织的摩擦,产生温热效应,促进局部血液循环,缓解肌肉紧张与疼痛。

3. 挤压类手法 挤压类手法利用指、掌或肢体其他部位对体表实施按压或对称挤压,包括按法、点法、捏法、拿法、捻法等。这些手法通过直接作用于经络腧穴或肌肉组织,达到疏通经络、调理气血、缓解疼痛的目的。

4. 振动类手法 振动类手法通过高频率的节律性刺激作用于人体,如抖法、振法等。此类手法能激发局部组织的活力,促进气血流通,对于缓解肌肉痉挛、改善局部血液循环具有显著效果。

5. 叩击类手法 叩击类手法使用手掌、拳背或特定工具(如桑枝棒)叩打体表,如弹法、拍法等。此类手法通过产生冲击力作用于人体,具有疏通经络、活血化瘀、缓解肌肉紧张的作用,适用于治疗疼痛、肿胀等症状。

6. 运动关节类手法 运动关节类手法主要使关节进行被动活动,包括摇法、扳法、拉法等。此类手法通过调整关节位置,恢复关节功能,增强关节稳定性与灵活性,对于治疗关节扭伤、脱位等具有显著疗效。

(二) 按功效与适应证分类

除了按动作形态分类外,推拿技术还可根据其功效与适应证进行分类。例如,可分为舒筋活络类手法(如揉法、滚法)、温经散寒类手法(如擦法、摩法)、活血化瘀类手法(如推法、拍法)、整复关节类手法(如扳法、摇法)等。这种分类方法有助于推拿师根据患者的具体病情选择合适的手

扫码看视频:
成人推拿之搓法

Note

法进行治疗。

（三）其他分类方法

推拿技术还可根据流派、地域、治疗对象等因素进行分类。不同流派或地域的推拿手法往往各具特色,而针对不同年龄段或体质的患者,推拿手法的选择与运用也有所差异。

五、体位与介质

（一）体位选择的原则

1. 充分暴露操作部位　根据病情需要,选择合适的体位以充分暴露受术部位,便于推拿师进行操作。

2. 确保患者舒适放松　所选体位应使患者感觉舒适、肌肉放松、不易疲劳,从而有助于患者放松身心,提升推拿效果。

3. 便于推拿师操作　体位的选择应有利于推拿师进行手法操作,确保手法能够准确、有效地作用于治疗部位。

（二）常用的体位

1. 卧位　适用于全身各部位的推拿,尤其是背部、腰部等大面积区域。患者平躺于推拿床上,推拿师可根据需要调整推拿床的高度与角度。

2. 坐位　适用于头颈部、肩背部及上肢的推拿。患者坐于椅子上,背部可添加靠垫以增加舒适度。对于年龄较大、身体状况较差的患者,可选择有靠背的座位。

3. 侧卧位　适用于腰部、髋部等侧面的推拿。患者侧卧于推拿床上,推拿师可根据需要调整推拿床的角度与高度,确保受术部位充分暴露。

4. 俯卧位　适用于背部、臀部等后侧面的推拿。患者俯卧于推拿床上,面部朝下,要确保呼吸顺畅。

5. 抱坐位　对于较小的患儿,可由家长抱坐于怀中,便于推拿师进行小儿推拿操作。

（三）推拿介质

推拿介质是指在推拿过程中,为了减少对皮肤的摩擦损害或增强疗效,在推拿部位的皮肤上涂抹的液体、膏剂或粉末。推拿介质的使用在我国有悠久的历史,早在《黄帝内经》中就有"形数惊恐,经络不通,病生于不仁,治之以按摩醪药"的记载。常用的推拿介质如下。

1. 油类　如麻油、红花油等,具有良好的润滑作用,并能促进药物渗透。

2. 水类　如冰水、温水等,可根据病情需要选择不同温度的水进行推拿。例如,凉水可用于治疗小儿发热,热水可用于治疗小儿发痧、胎惊等病证。

3. 膏剂　由药物与赋形剂(如凡士林、蜜等)调和而成,具有特定的药物功效。如狗皮膏等药膏可治疗外伤肿痛、风湿痹痛等。

4. 散剂　将药物研末制成散剂,如推拿师手蘸头风摩散摩头顶,可治疗头风。

5. 酒剂　将中药浸泡于白酒中制成的药酒,根据患者病情需要辨证配制相应的药酒。

6. 其他介质　如滑石粉、爽身粉、润肤油等,主要用于润滑皮肤,减少摩擦。

在使用推拿介质时,应根据患者的具体情况与病情需要选择合适的推拿介质,并注意推拿介质的用量与涂抹方式,以确保推拿治疗的安全性与有效性。同时,对于过敏体质的患者,应慎用或避免使用可能引起过敏的推拿介质。

六、适应证与禁忌证

（一）适应证

推拿技术的治疗范围很广,并且随着学科的迅速发展,其适应证也在逐渐扩大。在骨伤科、内科、外科、妇产科、儿科、五官科及保健美容等方面均有较好的治疗效果。

1. 骨伤科疾病 如颈椎病、腰椎病、落枕、肩关节炎、项背肌筋膜炎、急性腰扭伤、慢性腰肌劳损、强直性脊柱炎、骶髂关节综合征、梨状肌综合征、颈肩综合征、肌腱损伤、腱鞘炎、滑囊炎、滑膜炎、腱鞘囊肿、腕管(踝管)综合征、肘关节或腕关节或踝关节损伤、退行性关节炎、韧带损伤、半月板损伤、跟腱损伤、足跟痛、各种扭挫伤、关节脱位及骨折后遗症等。

2. 内科疾病 如感冒、哮喘、心悸、冠心病、头痛、眩晕、原发性高血压、糖尿病、失眠、胃脘痛、胃下垂、呃逆、腹泻、便秘、肺气肿、胆囊炎、尿潴留、阳痿、早泄、遗精、慢性疲劳综合征等。

3. 妇产科、外科疾病 如经前期综合征、痛经、月经不调、不孕症、产后身痛、产后缺乳、带下病、子宫脱垂、慢性盆腔炎、围绝经期综合征、乳腺增生、急性乳腺炎、手术后肠粘连、压力性损伤(又称压疮、褥疮)等。

4. 儿科疾病 如发热、咳嗽、腹泻、呕吐、疳积、惊风、佝偻病、肌性斜颈、夜啼、遗尿、便秘、臂丛损伤、斜视、桡骨头半脱位、脑性瘫痪等。

5. 五官科疾病 如假性近视、鼻炎、慢性扁桃体肿大、声音嘶哑、斜视等。

(二) 禁忌证

(1) 各种急性传染病、感染性疾病。

(2) 诊断不明确的急性脊柱损伤,或伴有脊髓损伤症状。

(3) 恶性肿瘤。

(4) 结核病、化脓性疾病所致的运动器官病证。

(5) 有血液病或出血倾向。

(6) 皮肤破损、皮肤病的病损局部。

(7) 严重的心、脑、肺、肾等器质性疾病,胃或十二指肠溃疡并急性穿孔。

(8) 骨折、脱位、急性感染(如骨髓炎等)。

(9) 有精神疾病,不能配合。

(10) 剧烈运动后、饥饿、极度疲劳、极度虚弱、酒醉。

(11) 妇女月经期、妊娠期。

七、推拿异常情况的预防和处理

推拿技术作为一种安全、有效的中医外治法,在临床应用中受到广泛认可,但若操作不当或患者状态不佳,也可能出现一些异常情况。因此,了解推拿异常情况的预防和处理措施,对于保障患者安全、提高治疗效果至关重要。

(一) 推拿异常情况的预防

1. 全面了解患者情况 在推拿前,应详细询问患者的病史、过敏史、身体状况及当前症状,以判断患者是否适合接受推拿治疗。对于体质虚弱、过饥过饱、过度疲劳、精神紧张或有严重疾病的患者,应谨慎施术或避免推拿。

2. 选择合适体位 根据推拿部位和患者的具体情况选择合适体位,确保患者舒适放松,便于推拿师操作。同时,注意保护患者隐私,避免不必要的暴露。

3. 掌握正确手法 推拿师应熟练掌握推拿手法,确保手法轻柔、准确、有力。在操作过程中,应随时观察患者的反应,及时调整手法力度和速度,避免手法过重或过猛导致患者不适。

4. 控制治疗时间 推拿治疗时间应根据患者的具体情况和病情需要来确定,避免治疗时间过长导致患者疲劳或不适。

5. 保持室内环境适宜 推拿治疗应在安静、舒适、通风良好的环境中进行,避免噪声、异味等外界因素干扰患者情绪和治疗效果。

Note

（二）推拿异常情况的处理

1. 疼痛与不适 若患者在推拿过程中出现疼痛或不适，应立即停止手法操作，询问患者感受并检查治疗部位。对于轻微的疼痛或不适，可采取热敷、按摩等缓解措施；若疼痛剧烈或持续不减，应及时就医处理。

2. 皮肤损伤 推拿过程中若出现皮肤破损、起泡、红肿等现象，应立即停止手法操作，并进行局部消毒处理。对于轻度皮肤损伤，可涂抹适量药膏以促进愈合；若损伤严重或伴有感染症状，应及时就医治疗。

3. 晕厥 若患者在推拿过程中出现面色苍白、头晕目眩、心慌气短、出冷汗等症状，应立即停止手法操作，让患者平卧休息，并保持室内空气流通。轻者可给予温开水或糖水饮用以缓解症状，重者应立即拨打急救电话送医治疗。

4. 瘀斑与皮下出血 推拿后若出现局部皮肤瘀斑或皮下出血现象，一般无须特殊处理，可自行吸收消散。若瘀斑面积较大或伴有明显疼痛等症状，可采用热敷、按摩等方法促进瘀血消散；若症状持续不减或加重，应及时就医检查治疗。

5. 其他异常情况 若患者在推拿过程中出现呼吸困难、抽搐、意识障碍等严重异常情况，应立即停止手法操作并拨打急救电话送医治疗。

总之，推拿异常情况的预防和处理是保障患者安全、提高治疗效果的重要环节。在临床应用中，推拿师应严格遵守操作规程和注意事项，确保推拿治疗的安全性和有效性。同时，患者也应积极配合治疗，并在治疗前向推拿师详细告知自身情况，以便推拿师制定合适的治疗方案。

第二节　常用推拿技术

一、成人推拿技术

成人推拿技术包括单一手法和复合手法。单一手法指使用一种手法进行推拿治疗，如按法、摩法、推法等。复合手法则是将两种或两种以上的单一手法组合起来使用，以达到更好的治疗效果。

（一）摆动类手法

摆动类手法是以手指、掌面或鱼际作为施力点，依托于前臂（尤其是腕关节）进行有节律且连续的摆动动作，以此作为基本动力形式的一类推拿手法。摆动类手法包括一指禅推法、揉法及滚法等。

1. 一指禅推法 一指禅推法指以拇指指端螺纹面、桡侧偏峰或拇指尖端为着力点，借助前臂的主动摆动力量，带动拇指进行往返的屈伸运动，从而对治疗部位施加连续、稳定且深透功力的手法。

（1）操作方法：推拿师需先将手握成空拳状，拇指自然伸直并覆盖于拳眼上方，然后以拇指指端螺纹面、桡侧偏峰或拇指尖端紧贴治疗部位，以肘关节为支撑点，前臂主动发力进行摆动，此摆动进而带动腕关节及拇指掌指关节或指骨间关节的灵活屈伸，确保功力能够轻重交替、持续稳定地作用于受术区域（图4-1）。

（2）操作要领。

①腕部放松：保持腕部自然松弛，避免僵硬用力。

②三匀原则：确保压力、频率、摆动幅度均匀一致。

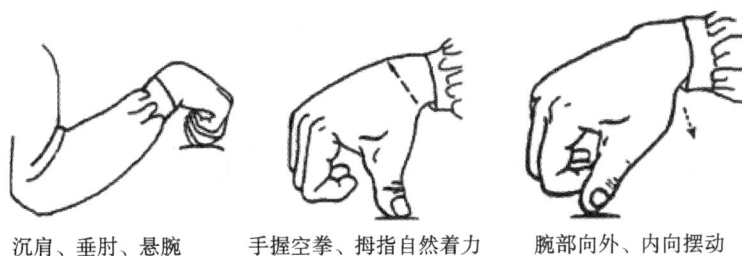

| 沉肩、垂肘、悬腕 | 手握空拳、拇指自然着力 | 腕部向外、内向摆动 |

图 4-1　一指禅推法

③动作灵活:操作过程需流畅连贯,无生硬之感。

④频率控制:一般维持在 120～160 次/分,以达到最佳效果。

⑤姿势要点:沉肩、垂肘、悬腕、掌虚、指实,遵循"紧推慢移"原则,深浅适度,以顺应病情及患者的感受。

(3)临床应用:功效包括舒筋活络、调和营卫、祛瘀消积、开窍醒脑及调节脏腑功能等,广泛应用于内、外、妇、骨伤等各科疾病的治疗与预防,尤其适用于头面部、颈项部、胸腹部及四肢关节等部位,可治疗头痛、眩晕、失眠、面瘫、原发性高血压、胃脘痛、便秘、腹泻、月经不调、痛经、颈椎病、关节疼痛等病证。

2. 揉法　揉法指通过手掌鱼际、掌根、手指指腹等部位吸定于患者的体表特定部位,利用前臂的主动摆动带动皮下组织进行轻柔缓和的回旋运动的推拿手法。根据施力部位的不同,可分为掌揉法、鱼际揉法、指揉法及特定情况下的臂揉法。

(1)操作方法:以鱼际、掌根、手指指腹或前臂尺侧上 1/3 处作为着力点,轻贴于受术部位。保持腕部自然放松,以肘关节(或肩关节,视具体情况而定)为轴心,前臂主动进行连续摆动,进而带动腕部及着力点(鱼际、掌根、手指指腹或前臂尺侧)进行轻柔、和缓的环旋揉动,确保皮下组织随之轻柔地运动(图 4-2)。

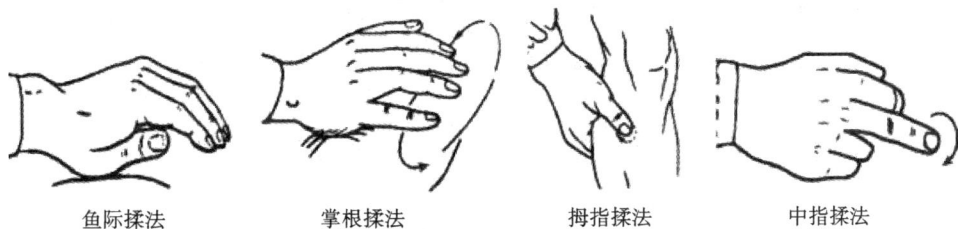

| 鱼际揉法 | 掌根揉法 | 拇指揉法 | 中指揉法 |

图 4-2　揉法

(2)操作要领。

①频率控制:揉法的频率宜保持在 120～160 次/分,以达到最佳效果。

②定点操作:揉法需确保着力点稳定吸定于体表特定部位或腧穴上,避免滑动。

③关节放松:肩、肘、腕关节需充分放松,以前臂的主动摆动为主导,带动皮下组织运动,形成"皮下动而皮不动"的效果。

④协调用力:动作需协调、连续,用力均匀且适度,遵循"紧推慢移"的原则。

(3)临床应用:功效包括疏通经络、行气活血、健脾和胃、消肿止痛等,可广泛应用于全身各部位,特别适用于脘腹痛、胸闷胁痛、便秘及软组织损伤引起的肿痛、风湿痹痛等病证的治疗。

3. 擦法　指以第 5 掌指关节背侧或小鱼际尺侧缘为主要着力点,利用手背近尺侧部分在受术部位持续不断地进行往返擦动的推拿手法。

(1)操作方法:操作时,五指需自然放松,以第 5 掌指关节背侧或小鱼际尺侧缘紧贴受术部

Note

位。沉肩垂肘,以肘关节为支点,前臂主动摆动,带动腕关节进行屈伸运动及前臂的旋转,使手背近尺侧部在受术部位上实现持续、连贯的往返滚动。(图 4-3)。

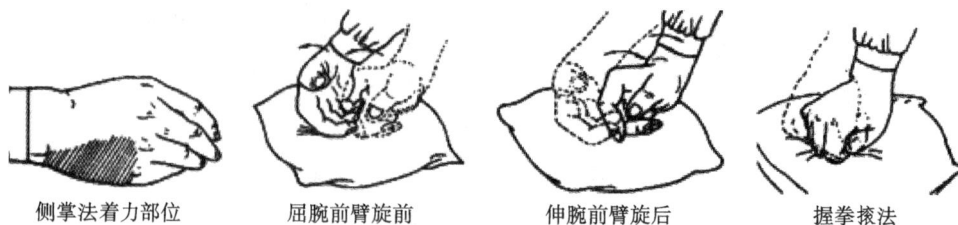

侧掌法着力部位　屈腕前臂旋前　伸腕前臂旋后　握拳滚法

图 4-3　滚法

(2)操作要领。

①频率与节奏:滚法的频率宜控制在 120～160 次/分,动作需协调连贯,富有节奏感。

②压力与幅度:施术时,压力需适中,保持压力、频率、滚动幅度均匀一致。腕关节的屈曲与伸展幅度应适宜,一般屈腕可达 60°～80°,伸腕可达 30°～40°。

③用力分配:在滚动过程中,向外滚动与向内回滚的用力分配约为 3∶1,以确保滚动效果。

(3)临床应用:功效涵盖舒筋通络、活血祛瘀、滑利关节等,适用于颈项部、肩背部、腰臀部及四肢等肌肉较为丰厚的部位。滚法是防治颈椎病、肩关节周围炎、腰椎间盘突出症、各种运动损伤、运动后疲劳、偏瘫、截瘫等疾病的常用手法,同时也是养生保健推拿中的重要组成部分。

(二)摩擦类手法

1.摩法　摩法指以手在患者体表做环形抚摩的推拿手法,分为指摩法与掌摩法两种。

(1)操作方法。

①指摩法:推拿师以手指指面轻贴受术部位,腕部自然放松,手指微屈,借助肩关节与肘关节的协调运动,带动手指做环形摩动。操作时可单指或多指并拢使用,以拇指、食指、中指为常见(图 4-4)。

②掌摩法:推拿师以手掌掌面或掌根、小鱼际等部位贴附受术部位,沉肩垂肘,以肘关节为支点,通过肩-肘关节的运动,带动手掌做环形摩动,确保动作平稳连贯,力量均匀渗透(图 4-4)。

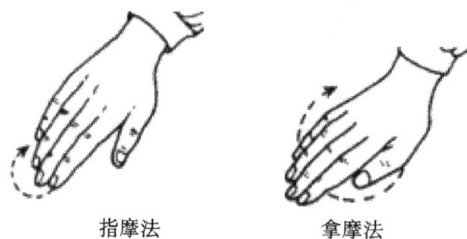

指摩法　　　　　拿摩法

图 4-4　摩法

(2)操作要领。

①摩法频率宜控制在 120～160 次/分;掌摩法可稍缓,约 100 次/分。

②摩动速度应适中,不宜过快,以患者感觉舒适为宜。

③指摩时腕部保持适度紧张,以维持动作的稳定性;掌摩则腕部放松,以达柔和之效。

(3)临床应用:功效在于理气止痛、调理脾胃、活血散瘀、消积导滞,广泛适用于全身各部,尤以面部、胸部、腹部为多。常用于治疗脘腹胀痛、食积胀满、胸胁胀满、腹泻、便秘、咳喘、月经不调、痛经、阳痿、遗精、外伤肿痛等病证,并可用于皮肤美容及面部、腹部保健。

2.擦法　擦法指在受术部位做直线往返摩擦的推拿手法。依据着力部位不同,分为大鱼际擦法、小鱼际擦法(侧擦法)、掌擦法及指擦法(图 4-5)。

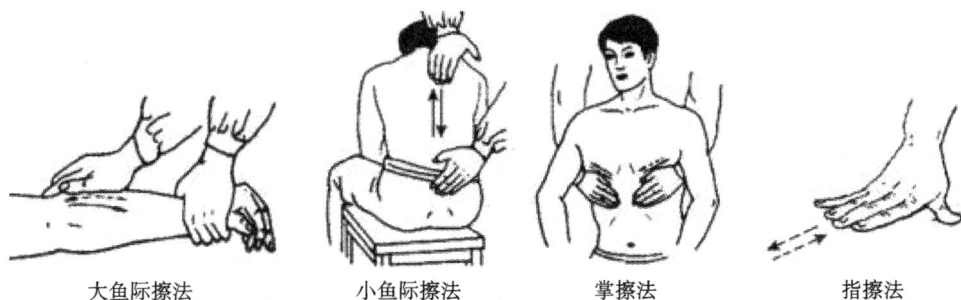

大鱼际擦法　　小鱼际擦法　　掌擦法　　指擦法

图 4-5　擦法

（1）操作方法：推拿师腕关节需伸直并保持一定紧张度,以大鱼际、小鱼际、全掌或特定指面（如拇、中二指,食、中、无名三指螺纹面）紧贴体表,稍用力下压。通过肩关节与肘关节的联合屈伸,带动手指或手掌在受术部位做连续、均匀、直线往返的摩擦运动。

（2）操作要领。

①擦法频率维持在 80～120 次/分,以皮肤产生温热感而不觉烫痛为度。

②操作时,压力需均匀适中,保持直线往返,不得偏斜,距离应尽量拉长,确保指掌紧贴体表,避免跳跃式移动。

③可隔衣操作或涂抹适量麻油、冬青膏等推拿介质,以减少摩擦阻力,保护皮肤。施用擦法后,一般不宜立即施用其他手法,以防皮肤受损。

（3）临床应用。

擦法适用于全身多部位,且各具特色:小鱼际擦法多用于脊柱两侧、肩胛上部及肋间部;大鱼际擦法则多用于四肢,特别是上肢;掌擦法因其接触面积大,适用于肩背部、胁肋部、胸腹部等宽阔平坦区域;指擦法则精细作用于四肢小关节及胸骨部、锁骨下窝等细微之处。

擦法通过其柔和而温热的刺激,具有温肺化痰、温中健脾、疏肝理气、温肾助阳、活血祛瘀、温通经络及强身健体的作用,广泛应用于虚证、寒证及痛证的治疗,如内脏虚损、气血失调所致的咳嗽、哮喘、慢性胃炎、胃及十二指肠溃疡、消化不良、胁肋疼痛、腰背酸痛、肢体麻木、关节不利、小儿遗尿等,亦可用于日常养生保健推拿。

（三）挤压类手法

挤压类手法指通过垂直按压或对称用力挤压受术部位的一类推拿手法。此类手法包括按法、点法、捏法及拿法等。

1. 按法　按法指以指腹、手掌等部位垂直按压体表,以产生治疗效应的推拿手法。

（1）操作方法：推拿师运用拇指、中指螺纹面或手掌（掌根、全掌）乃至肘关节的尺骨鹰嘴部,紧贴受术部位,施以由轻至重的垂直向下按压之力（图 4-6）。

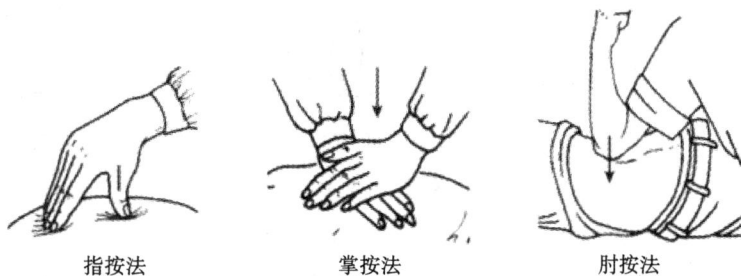

指按法　　掌按法　　肘按法

图 4-6　按法

（2）操作要领。

①着力部位需紧密贴合体表,保持稳定,避免滑动。

扫码看视频：
成人推拿之按法

Note

②按压方向需严格垂直向下,力度控制由轻至重,均匀持续,严禁使用蛮力或突然施加暴力。

(3)临床应用。

①指按法:适用于全身经络腧穴及阿是穴等点状部位。因其接触面积小,能深入经络,具有行气活血、疏通经络、散寒止痛等功效。常用于治疗腰背筋膜炎、颈椎病、肩周炎、腰椎间盘突出症等疼痛性疾病,也可用于感冒、头痛、原发性高血压、糖尿病等内科疾病的辅助治疗与保健。

②掌按法:适用于腰背、腹部、下肢等大面积区域,通过大面积按压,可增强局部血液循环,促进组织修复。

③肘按法:由于肘关节力量强大,适用于肩胛上部、臀部、股后部、腰骶部等肌肉丰厚处,可有效缓解深层肌肉的紧张与疼痛。

2. 点法 点法指使用指端、指骨间关节或肘尖等小面积着力点,垂直按压体表的推拿手法。

(1)操作方法:推拿师以拇指指端、屈指骨突部或肘尖为着力点,置于受术部位或腧穴上,逐渐施加垂直向下的点压力,分别称为拇指端点法、屈指点法和肘点法(图 4-7)。

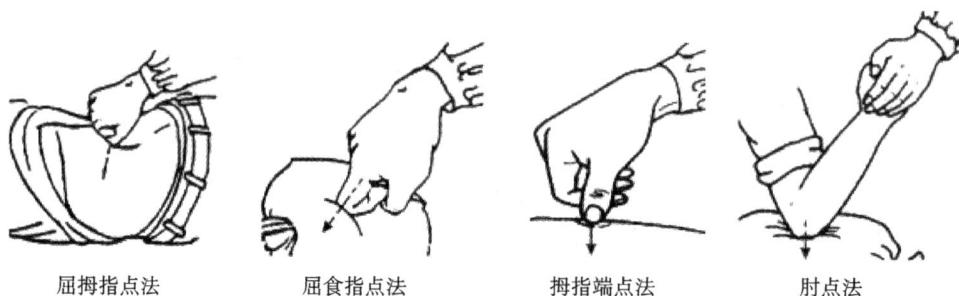

屈拇指点法　　　屈食指点法　　　拇指端点法　　　肘点法

图 4-7　点法

(2)操作要领:点压时务必保持垂直用力,力度由轻至重,平稳持续,以患者感觉"得气"或能耐受为度,避免长时间点压或暴力操作。

(3)临床应用:点法具有疏通经络、调理气机、调节脏腑、解痉止痛等显著疗效,常用于全身各部位腧穴或压痛点的治疗,广泛应用于腰腿麻木疼痛、脘腹挛痛、中风偏瘫、截瘫等感觉迟钝、麻木不仁等病证的治疗。

3. 捏法 捏法指用拇指与其他手指相对用力挤压受术部位肌肤的推拿手法。

(1)操作方法:推拿师运用拇指与食指(二指捏法),拇指与食指、中指(三指捏法),或拇指与其余四指(五指捏法),夹住受术部位,相对用力进行挤压(图 4-8)。

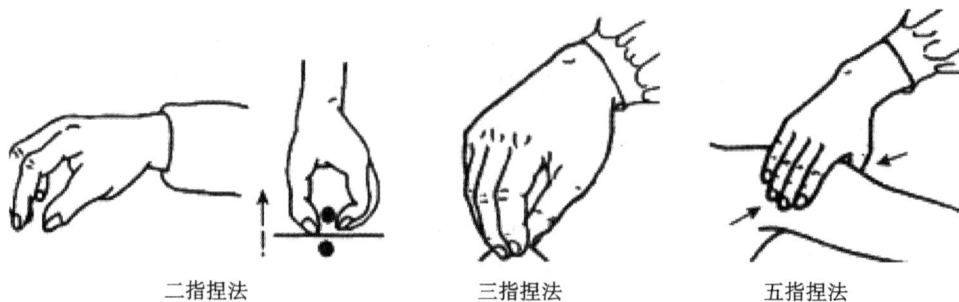

二指捏法　　　　　三指捏法　　　　　五指捏法

图 4-8　捏法

(2)操作要领:用力需均匀柔和,动作连贯且有节律,循序渐进。

(3)临床应用:捏法具有舒筋通络、行气活血、健脾和胃、消食导滞等多种功效,适用于背脊、四肢及颈项部。常用于治疗颈项、四肢肌肉紧张酸痛,辅助骨关节错位及骨折移位的整复,还可用于消化系统、妇科等慢性病的调理以及小儿保健。

4. 拿法 拿法指通过拇指与其他四指指面,或特定为食指、中指指面,相对用力地对受术部位进行节律性提捏与上提的推拿手法,其操作精髓在于"捏而提起"。

(1)操作方法:推拿师以拇指与其余四指(或仅用食指、中指)指面相对,置于选定的受术部位,运用指间夹持之力,进行有节律的提捏与放松,形成提而拿之、放而复提的连续动作(图4-9)。

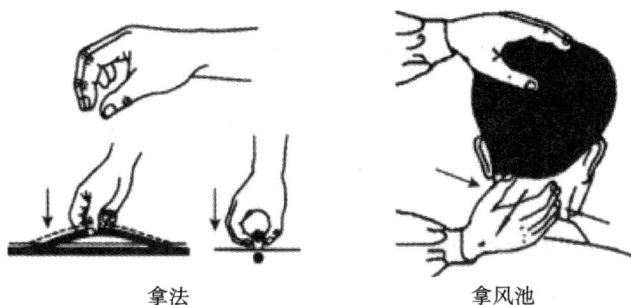

拿法   拿风池

图4-9 拿法

(2)操作要领。

①腕关节保持自然松弛状态,以手指为主要发力点,动作需灵活轻巧,避免僵硬。

②用力应循序渐进,由轻至重,不可骤然施力或时断时续,以保证患者的舒适与安全。

③操作过程中,动作需协调连贯,节律平稳,既要有力度又需保持柔和,使受术部位得以深层放松。

(3)临床应用:拿法具有通经活络、舒筋解痉、发汗解表、活血止痛等功效,广泛应用于四肢、肩颈等肌肉丰厚且易紧张的部位。常用于颈椎病、肩周炎、四肢关节及软组织损伤所致的疼痛、麻木等症状,同时对于缓解头痛、眩晕、失眠及外感风寒等病证亦有显著疗效。此外,拿法亦可用于振奋精神、促进气血流通,是养生保健推拿中不可或缺的手法之一。

(四)叩击类手法

叩击类手法指运用手或特定工具,以有节奏的方式击打体表,从而达到治疗与保健目的的推拿手法。主要包括拍法与击法两种。

1.拍法 拍法指用手掌或手指,以平稳而有节奏的动作拍打体表的推拿手法。

(1)操作方法:推拿师五指并拢,掌指关节微屈,掌心虚空如握球,腕关节放松。以前臂为主动力源,带动手掌或特定手指(如中间三指或五指背部)上下运动,以平稳而有节奏的方式拍击受术部位(图4-10)。

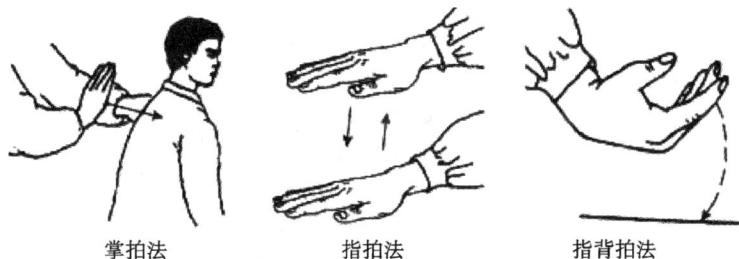

掌拍法   指拍法   指背拍法

图4-10 拍法

(2)操作要领。

①拍击时,腕关节需保持放松状态,以前臂带动手掌或手指进行拍击,确保力量均匀、平稳且有节奏。

②拍击力度应适中,以患者感到舒适且能促进局部血液循环为度。

(3)临床应用:拍法功效包括调和气血、舒筋通络、通利关节、缓解痉挛及消除疲劳等,适用于肩背、腰骶及下肢等大面积区域。常用于运动扭伤、肌肉痉挛、麻木、风湿痹痛、局部感觉迟钝及慢性劳损等病证的治疗与康复。此外,拍法亦是养生保健推拿的常用手法之一,常与擦法、拿法等配合使用。同时,拍法常作为推拿治疗的结束手法,具有放松身心、调和气血的作用。

2. 击法 击法指以掌、拳、指或特制工具为介质,有节奏地叩击体表的推拿手法。根据所用介质的不同,可分为掌击法、拳击法、指击法及棒击法等。

(1)操作方法。

①拳击法:手握空拳,以拳背为着力点,叩击受术部位(图4-11)。

②掌根击法:以掌根部为着力点进行叩击(图4-11)。

③侧掌击法:用单手或双手小鱼际部位进行叩击(图4-11)。

④指击法:以五指、三指或中指指端为着力点进行点叩(图4-11)。

⑤棒击法:使用桑枝棒或特制器械进行叩击(图4-11)。

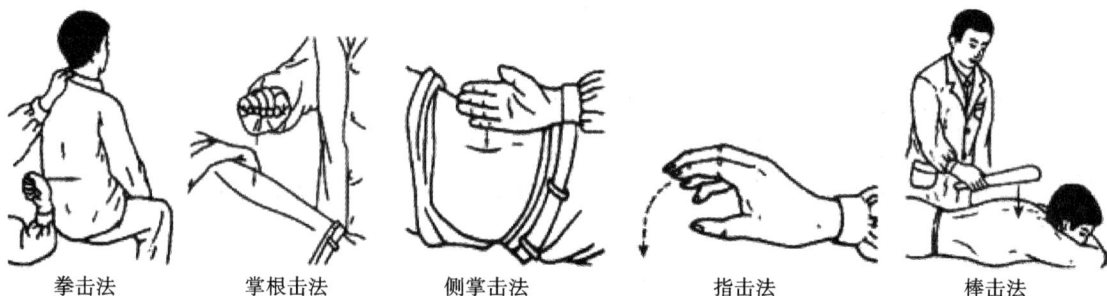

| 拳击法 | 掌根击法 | 侧掌击法 | 指击法 | 棒击法 |

图 4-11 击法

(2)操作要领:击法操作时,需确保用力稳定、快速且短暂,垂直叩击于体表,速度均匀且有节律,避免用力过猛或节奏紊乱。

(3)临床应用:击法具有较强的刺激性,多应用于肩背及四肢等肌肉丰厚且易紧张的部位。其功效包括通经活络、行气活血、解痉止痛等,常用于治疗软组织疼痛、肌肉痉挛、风湿痹痛、头痛、腰腿痛及局部感觉迟钝等病证。同时,击法亦可用于养生保健推拿,促进气血流通,增强身体抵抗力。

(五)振动类手法

振动类手法指以较高频率的节律性刺激持续作用于人体,以达到治疗与保健目的的推拿手法,主要包括抖法与振法。

1. 抖法 抖法指通过单手或双手握住患者四肢远端(如腕部、掌部、踝部等)进行小幅度、连续、高频率上下抖动的推拿手法。

(1)操作方法:推拿师以单手或双手紧握患者的上肢或下肢远端,手腕及前臂主动发力,带动肢体进行小幅度、连续、高频率的上下抖动,使力量通过肢体远端传递至全身(图4-12)。

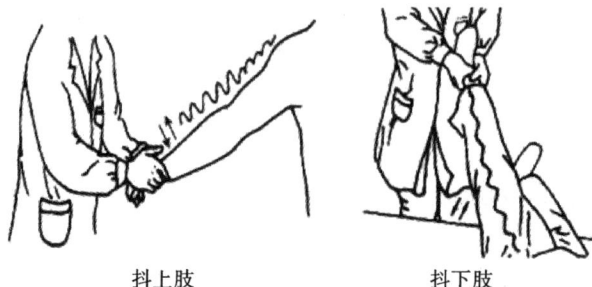

| 抖上肢 | 抖下肢 |

图 4-12 抖法

（2）操作要领。

①抖上肢时，频率宜控制在200～250次/分；抖下肢时，频率则调整为100次/分左右。

②受术肢体需保持伸直且自然放松状态，避免肌肉紧张影响治疗效果。

③操作时，动作应柔和、均匀、连续，抖动幅度小且频率快，以患者感到舒适且力量渗透至深层肌肉为宜。

（3）临床应用：抖法具有舒筋活络、调和气血、通络解痉、滑利关节及消除疲劳的功效，广泛应用于四肢部位，尤以上肢多见。临床上，对于肩、腕、肘和腰腿疼痛、僵硬不适、肢体屈伸不利以及四肢运动性疲劳酸痛等症状有显著疗效。

2. 振法 振法指以指、掌或肘部为着力点，做垂直于体表的快速震颤运动的推拿手法。根据着力点不同，可分为掌振法、指振法及肘振法。

（1）操作方法。

①掌振法：以手掌面着力于受术部位，将注意力集中于掌心，前臂及腕部静止性用力，带动手掌产生快速而强烈的振动（图4-13）。

②指振法：以中指螺纹面或食指、中指指端着力于腧穴或特定部位，运用腕部及指部力量进行快速震颤（图4-13）。

③肘振法：以肘尖为着力点，前臂及上臂部静止性用力，带动肘尖产生强烈的振动（图4-13）。

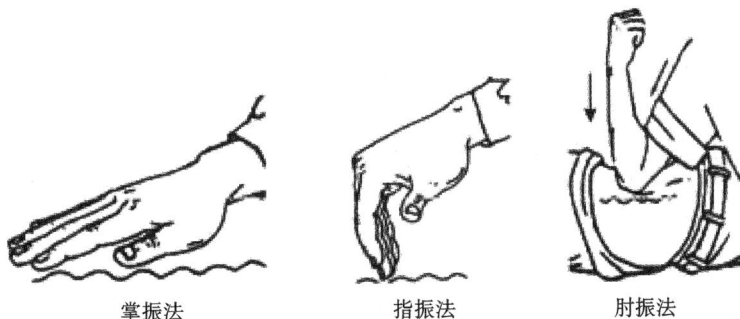

| 掌振法 | 指振法 | 肘振法 |

图 4-13 振法

（2）操作要领。

①操作时，注意力需高度集中于手掌、指端或肘尖上，做到意气相随、以意领气，使震颤之力能渗透至受术部位深层。

②手掌、手指或肘尖应轻置于受术体表，避免用力按压以造成患者不适。动作需协调连贯、均匀持续，每次操作时间不少于3 min，频率保持在300次/分以上。

（3）临床应用：振法具有温经止痛、宽胸理气、活血消肿、温阳补虚等多种功效，适用于阳气不足之证及全身各部位的治疗与保健。指振法灵活多变，适用于全身各部腧穴；掌振法与肘振法则因其振动面积大、力量强，更适用于腹部、背部及腰骶部等大面积区域。临床上，振法常用于治疗头痛、失眠、胃脘痛、咳喘、腰痛、痛经、月经不调、遗尿等病证，同时也是养生保健推拿中的重要手法之一。

（六）其他特色手法

推拿技术中还包括运动关节类手法（如摇法、拔伸法、屈伸法、背法、扳法等）、拿揉法、牵抖法等复合手法和扫散法、踩跷法、捏脊法等特殊手法。这些手法各具特色，操作方法与临床应用也各有千秋，共同构成了中医推拿技术的丰富体系。

二、小儿推拿技术

小儿推拿技术作为推拿技术的重要组成部分，是在中医基础理论指导下，针对小儿独特的生理病理特点，在其体表特定腧穴或部位施以特定手法，起到疏通经络、调和气血、平衡阴阳的一种

扫码看视频·
成人推拿之摇法

中医外治疗法。该技术具有独特的操作特点和腧穴选择,可分为单式操作手法和复式操作手法。单式操作手法指使用一种简单的手法进行推拿治疗,如推法、捏法等。复式操作手法则是将多种单式手法组合起来使用,形成一套完整的治疗方案。此外,小儿推拿还注重腧穴的选择和配伍,常用的腧穴有脾经、肺经、肝经等。在操作过程中,推拿师需根据小儿的体质和病情特点,灵活调整手法力度和频率,确保治疗安全有效。

此疗法以其操作简便、手法轻柔、配穴精简、安全舒适的特点,广泛适用于 6 岁以内的小儿,深受家长的青睐。

(一) 小儿推拿常用手法

1. 推法 推法指以拇指或食指、中指的螺纹面为着力点,在小儿体表特定部位或腧穴上,进行单方向直线或环旋移动的推拿手法。根据运动轨迹的不同,推法可分为直推法、旋推法、分推法和合推法四种。

(1)操作方法。

①直推法:推拿师以拇指桡侧缘或食指、中指的指面,紧贴受术部位皮肤,沿直线方向做单向推动。操作时,可单手进行,也可双手交替进行,甚至使用手掌或掌根以增大接触面积和力度(图4-14)。

②旋推法:推拿师以拇指指端或螺纹面为圆心,在选定腧穴上做小范围的旋转推动,形成圆周运动(图4-14)。

③分推法:推拿师双手拇指指端或螺纹面相对,从某一中心点出发,沿直线或曲线轨迹向两侧分向推动,以疏散局部气血(图4-14)。

④合推法:与分推法相反,推拿师双手拇指指端或螺纹面从两侧向中心点汇聚推动,以聚合气血(图4-14)。

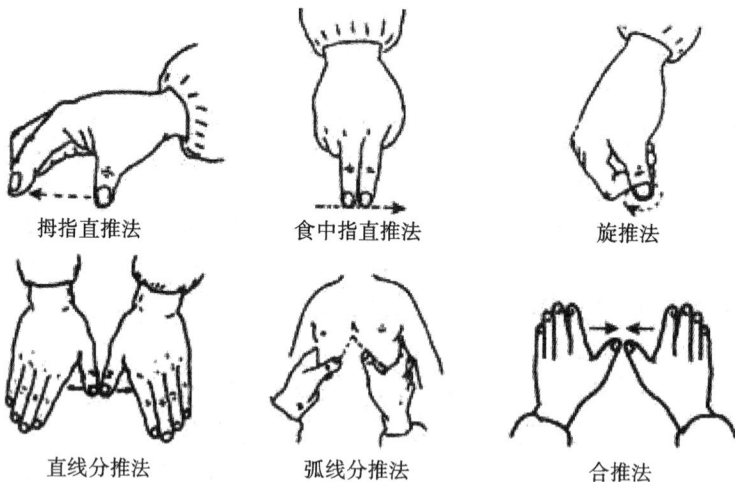

拇指直推法　　　　食中指直推法　　　　旋推法

直线分推法　　　　弧线分推法　　　　合推法

图 4-14　推法

(2)操作要领。

①直推法与旋推法的操作频率以 160～200 次/分为宜,推动时需保持节律性,用力轻快、均匀、连续,以推后皮肤不发红为度。

②分推法与合推法操作时,双手用力需均匀一致,动作协调,节奏平稳,一般连续分推与合推 30～50 次为宜。

(3)临床应用:推法具有疏通经络、调节阴阳、宽胸顺气、消积导滞、化痰行气等多种功效。在小儿推拿中,直推法多用于祛邪,常作为清法使用;旋推法侧重于补虚,多为补法;分推法通过分阴阳,调和人体气机;合推法则有聚合气血之效。推法广泛应用于小儿外感发热、咳嗽咳痰、腹胀便秘、食积不化、胸闷胁胀等多种病证的治疗中,是小儿推拿不可或缺的基本手法之一。

2. 揉法 作为推拿技术的基本手法之一,小儿揉法操作原理与成人推拿中的揉法相似,但针对小儿娇嫩肌肤及生理特点进行了适当调整。主要包括指揉法、鱼际揉法、掌根揉法三种。

(1)操作方法。

①指揉法:以拇指或中指的指端或螺纹面为着力点,固定于小儿体表特定腧穴或部位,进行轻柔的环旋揉动。

②鱼际揉法:利用手掌的大鱼际部位,轻贴于小儿头面部、胸腹部、四肢等处的腧穴或部位,进行环形或上下揉动。

③掌根揉法:以手掌根部为着力点,对小儿腰背部、腹部及四肢等较大面积区域进行轻柔的揉动。

(2)操作要领:动作需轻柔、均匀,力量透达深层组织而不损伤肌肤。根据小儿的耐受程度,适时调整力度与速度,确保治疗过程的安全与舒适。

(3)临床应用:揉法具有调和气血、祛风散热、理气消积、消肿止痛的功效,适用于全身各部位及腧穴。鱼际揉法因其接触面积较大,常用于头面部、胸腹部及四肢的推拿;掌根揉法则更适用于腰背部、腹部等大面积区域的推拿。本法广泛应用于小儿胸胁疼痛、脘腹胀满、食积、便秘、呕吐、外感发热、咳嗽咳痰等多种病证的治疗。

3. 摩法 作为推拿技术中用于小儿体表进行直线或环形摩擦的手法,小儿摩法与成人推拿中的摩法相似,但更加注重轻柔与细腻。

(1)操作方法:指摩法以食指、中指、无名指的指面或手掌的掌面为着力点,在小儿头面部、胸腹部进行直线或环形的摩擦;掌摩法主要以手掌面为着力点,在胸腹部进行较大范围的摩擦。

(2)操作要领:摩法操作时,需保持手法平稳、柔和,力量均匀渗透,避免过度用力导致皮肤受损。频率应适中,以小儿感到舒适为宜。

(3)临床应用:摩法具有温中散寒、消食导滞、理气止痛、安神除烦的作用。指摩法常用于头面部、胸腹部的推拿,以治疗消化不良、呃逆、腹胀腹痛、泄泻、便秘等胃肠疾病,同时也可用于神志病的辅助治疗,如惊风、不寐等;掌摩法则更适用于胸腹部的大面积推拿,同样适用于上述病证的治疗。

4. 运法 为一种特殊的推拿手法,以拇指或中指的指端为着力点,在小儿体表特定腧穴上进行由此至彼的弧形或环形运动。

(1)操作方法:推拿师以拇指或中指的螺纹面轻附于受术部位或腧穴,进行缓慢、由此至彼的弧形或环形运动,或在腧穴周围进行周而复始的环形运动(图 4-15)。

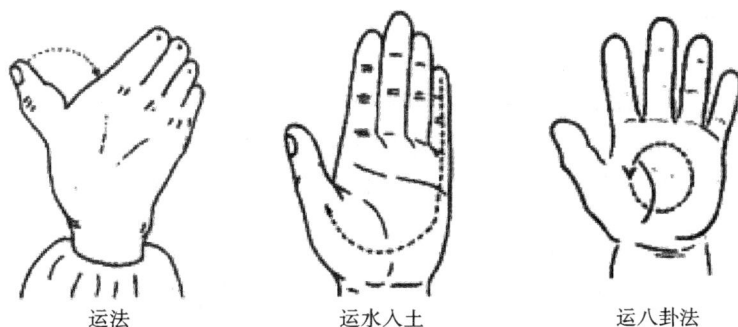

运法　　　　　　　运水入土　　　　　　　运八卦法

图 4-15　运法

(2)操作要领:运法操作时,着力部位需轻贴体表,用力宜轻而不浮,频率宜缓而均匀,一般控制在 80~120 次/分。动作需流畅自然,避免生硬停顿。

(3)临床应用:运法具有宽胸理气、行气活血、行滞消食、通调阴阳、安神定惊的功效,适用于

Note

弧线形或圆弧形腧穴,如内、外八卦等。临床上常用于治疗小儿积滞、呕吐、厌食、咳嗽、腹胀、便秘等病证,通过运法的操作,能够有效改善小儿的脾胃功能,促进气血运行,达到治疗疾病的目的。

5. 搓法和捻法 以双手掌心相对,夹持小儿肢体,进行方向相反的来回搓动,称为搓法。捻法特指用拇指与食指夹持住小儿的手指或脚趾,进行相反方向的往返搓动。

(1)操作方法。

①搓法:推拿师双手掌心相对,夹持小儿肢体,以腕关节带动双手做方向相反的来回搓动,力量均匀,带动皮下组织运动(图4-16)。

②捻法:推拿师以拇指末节与食指相对,夹持小儿手指或脚趾,进行轻柔的相反方向搓动,可沿手指或脚趾的纵轴由近端向远端缓慢移动(图4-16)。

搓上肢　　　　搓肩　　　　捻法

图 4-16　搓法和捻法

(2)操作要领。

①操作频率约为200次/分,动作需轻巧灵活,避免与皮肤产生明显摩擦。

②搓法时,肢体不可夹持过紧,以免影响血液循环。

③捻法时,应沿手指或脚趾的自然形态进行,避免过度扭曲。

(3)临床应用:搓法多用于四肢,具有行气活血、舒筋活络的功效;捻法常用于四肢小关节部,具有理筋通络、滑利关节、消肿止痛等功效。常作为推拿的辅助手法或结束手法,如搓上肢、肩部、股后部、小腿、胁肋及腰背部。

小儿推拿中,搓法相对少用,多以捻法代之,用于手指、脚趾的局部治疗。

6. 按法 小儿推拿中的按法主要包括指按法和掌按法。

(1)操作方法及要领:同成人推拿手法,指按法以拇指或中指指端按压腧穴或部位;掌按法则以手掌根部或全掌按压。操作时需垂直用力,力量由轻到重,以小儿能耐受为度。

(2)临床应用:指按法适用于全身各部位经络、腧穴。掌按法多用于腰背部、胸腹部及下肢后侧,具有温补作用,适用于虚寒证。常与揉法结合,形成复合手法,可增强疗效。

7. 捏法(捏脊法) 用拇指与其他手指相对用力挤压受术部位的手法称为捏法;双手捏持脊柱两侧皮肤,交替向上推移的手法称为捏脊法,亦称翻皮法。

(1)操作方法:捏法同成人推拿手法,以拇指与其余四指相对用力挤压。捏脊法则以双手拇指桡侧缘顶住皮肤,食指、中指前按,三指同时用力提拿肌肤(图4-17左);或食指屈曲,以中节桡侧缘顶住皮肤,拇指前按,二指同力提拿肌肤,双手交替捻动向前推行(图4-17右)。

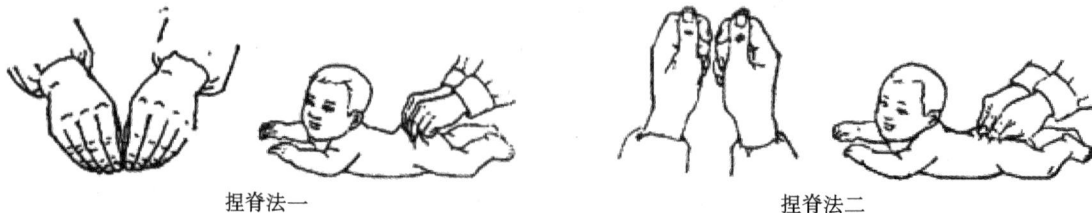

捏脊法一　　　　捏脊法二

图 4-17　捏脊法

（2）操作要领：同成人推拿手法，提拿时用力适度，避免重捏或拧转，两手交替进行，保持动作连贯。

（3）临床应用：捏脊法主要用于脊柱部，具有健脾消积、松络行气、强健身体等功效。常用于小儿疳积、厌食、消化不良、泄泻等病证，也用于小儿预防保健。

8. 拿法 小儿推拿中常用三指拿法，即以拇指与食指、中指相对用力，捏住并提起肌肉或腧穴。

（1）操作方法及要领：同成人推拿手法，以三指相对用力，捏住并提起肌肉或腧穴，用力需均匀，避免过紧或过松（图4-18）。

拿法　　　　　　　　拿肩井

图4-18　拿法

（2）临床应用：本法常用于颈项、肩部和四肢部，具有发汗解表、止惊定搐、舒筋通络等功效。常用于治疗感冒、惊风、头痛、头晕、腹胀腹痛、肩背酸楚等病证。拿肩井为小儿推拿常用手势（图4-18）。

9. 掐法 用拇指指甲或拇指、食指指甲按压治疗点或腧穴的手法称为掐法。

（1）操作方法：推拿师手握空拳，拇指伸直，紧贴于食指桡侧缘，以拇指指甲着力，垂直、平稳、用力进行切掐（图4-19）。

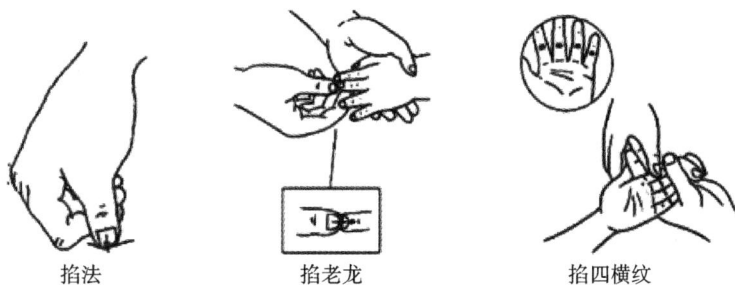

掐法　　　　　掐老龙　　　　　掐四横纹

图4-19　掐法

（2）操作要领：操作时位置准确，垂直用力，平稳加压，避免滑动以掐破皮肤。每次掐按治疗点或腧穴一般持续4～5次，或根据小儿反应中病即止，不宜长时间反复施术。

（3）临床应用：掐法为强烈的点状刺激手法，常用于全身各部的腧穴，尤其是小儿头面部及手足部腧穴。此手法具有安神定惊、发汗退热、行滞消食等多种功效。例如，掐人中、掐十王、掐老龙（图4-19）等手法常用于治疗高热、惊风等急证；掐四横纹（图4-19）、掐板门等则对小儿疳积有显著疗效。

10. 摇法 将小儿关节沿其自然运动轴进行被动的环旋运动，称为摇法。

（1）操作方法：推拿师一手固定关节的一端，另一手握住关节的另一端，在小儿可接受的范围内进行前后、左右的摇摆运动。摇动的幅度应从小到大，方向及幅度需严格控制在生理活动范围内，动作需缓和、协调、平稳，用力由小到大、由轻到重、由慢到快，避免造成关节损伤（图4-20）。

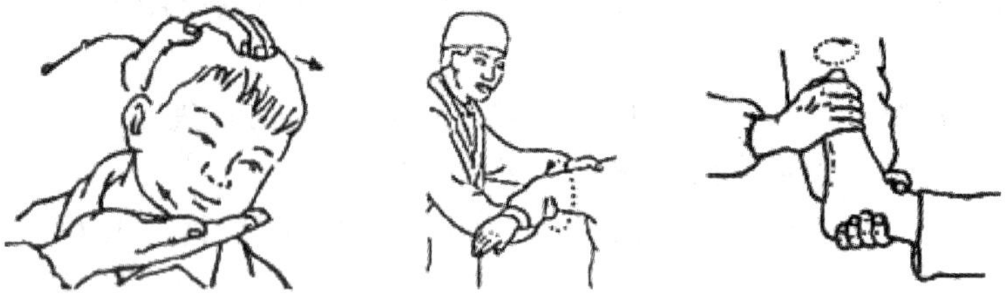

| 摇头部 | 摇上肢 | 摇脚踝 |

图 4-20　摇法

（2）操作要领：操作时要密切关注小儿的反应，确保小儿处于放松状态，避免其因恐惧或疼痛而抵抗。同时，推拿师的动作需精准，力度适中，以防造成不必要的伤害。

（3）临床应用：摇法具有舒筋活络、滑利关节、松解粘连等作用，主要用于颈项部、腰部、四肢关节等全身关节部位。多用于治疗关节酸痛、各种软组织损伤性疾病及运动功能障碍等病证。通过摇法，可以促进关节囊及周围软组织的血液循环，增强关节的灵活性和活动范围。

（二）小儿推拿手法特点

1. 顺序分明　小儿推拿操作时，一般遵循先头面，次上肢、胸腹、腰背，最后下肢的顺序。这一顺序有助于整体调节小儿的气血运行，促进身体各系统的协调与平衡。同时，也可根据病情轻重缓急，先推主穴，后推配穴，或反之。手法操作时，先以轻柔、刺激较轻的手法开始，逐渐过渡到强刺激手法；除急救外，强刺激手法一般放在最后操作，以避免对小儿造成不必要的刺激和伤害。

2. 以补虚泻实为重点　小儿脏气清灵，病情多单纯，多表现为虚证或实证。推拿治疗时，需遵循"虚者补之，实者泻之"的治疗原则，以补虚泻实为重点。一般而言，轻刺激手法为补，重刺激手法为泻；频率快为泻，频率慢为补；向心推为补，离心推为泻；时间长为补，时间短为泻；顺经推为补，逆经推为泻。例如，逆时针摩腹具有补益作用，而顺时针摩腹具有泻下作用。治疗时，必须仔细辨明病情的虚实，正确合理地运用推拿手法，以达到最佳的治疗效果。

（张家毓）

第五章 拔罐技术

学习目标

1. **素质目标**：树立以患者为中心的理念，在工作中体现爱伤意识。
2. **知识目标**：掌握拔罐的操作流程；熟悉拔罐法的适应证与禁忌证；了解不同的罐具。
3. **能力目标**：能规范操作拔罐法。

案例导入

案例 5-1

吴某，女，54 岁，已婚，农民。2012 年 12 月 15 日初诊。患者 10 天前因过劳出现腰部疼痛，活动障碍，未予任何治疗，后每逢天冷，疼痛加重。现症：畏寒喜暖，腰骶部冷痛重着，活动不利。舌淡苔白腻，脉沉而迟缓。

请你思考：

1. 此患者可辨为何病何证？
2. 如何进行拔罐治疗？

第一节 概　　述

一、基本概念

拔罐疗法是以罐为工具，借助热力、抽气等方法，排出罐内空气形成负压，使罐吸附于受术部位，造成局部皮肤充血或瘀血，从而调节机体功能，达到防病治病目的的一种中医传统疗法。

拔罐疗法最早见于先秦时期，医家应用动物的角作为吸拔工具，故称为"角法"。长沙马王堆出土的《五十二病方》中已有关于角法治病的记述"牡痔居窍旁……以小角角之"。晋代葛洪的《肘后备急方》中记载用角法治疗痈肿以及吸角器的制作方法。近年来，随着罐具的改进和创新，古老的拔罐疗法与电磁光药等理化物质有机结合，拓宽了其适用范围，使施术更为方便，疗效也有所提高。

Note

二、适应证与禁忌证

(一) 适应证

拔罐法具有温通经络、祛风散寒、除湿通络、行气活血、消肿止痛、拔毒排脓等作用,其适用范围较广。

(1) 常用于风湿痹痛、各种神经疼痛和麻痹、急慢性疼痛,如腹痛、腰背痛、颈肩腰腿痛、关节痛、落枕、软组织闪挫扭伤等。

(2) 用于感冒、头痛、咳嗽、哮喘、消化不良、泄泻、月经不调、痛经等内科及妇科病证。

(3) 丹毒、红丝疔、毒蛇咬伤、疮疡等外科疾病亦可应用。

(二) 禁忌证

(1) 急性心脑血管疾病、凝血机制障碍、呼吸衰竭、心功能衰竭、严重水肿、慢性全身虚弱性疾病及接触性传染病等。

(2) 不合作患者。

(3) 皮肤高度过敏者、传染性皮肤病以及皮肤肿瘤(肿块)部位、皮肤糜烂部位、水肿及大血管处禁用。

(4) 急性外伤性骨折、急性关节扭伤、严重水肿者。

(5) 孕妇,6 岁以下儿童,70 岁以上老年人,及过饥、过饱、醉酒、过度疲劳者,慎用拔罐法。

三、罐的种类

1. 陶瓷罐　陶罐与瓷罐合称为陶瓷罐。优点是价格低廉、吸拔力强、易于保管和消毒,适用于各个部位。缺点是罐体较重,携带不便;易碎;不透明,无法观察皮肤颜色变化,不便控制拔罐时间。

2. 玻璃罐　玻璃罐由耐热玻璃制成,一般为大腔小口,是我国现阶段广泛应用的一种罐具。根据罐口直径和容器大小的不同,玻璃罐可分为多种型号。其优点是边缘较厚,质地透明,有利于观察吸拔部位皮肤的充血和瘀血状况,便于控制拔罐强度,尤其适用于走罐法;缺点是易碎,导热性能较强,若使用不当,可能导致皮肤烫伤。

3. 抽气罐　抽气罐是一种采用机械抽气原理制成的硬质塑料制品,通过抽气实现吸拔力度的调控。其优点是无须点火,可避免皮肤烫伤;缺点是无温热感,无法实现走罐操作。

4. 竹罐　在竹子资源丰富的地区,竹罐较为常见。竹罐的优点是方便易得,可使用药液浸泡后用作药罐;缺点是材质不透明,不能观察内部情况,容易干裂漏气。

第二节　常用拔罐技术

一、操作方法

(一) 操作前准备

1. 物品准备　治疗盘、罐具、95％酒精棉球(或棉片)、止血钳、酒精灯、打火机、灭火瓶、烫伤膏、润滑剂、纱布或自备毛巾、毛毯等。

2. 施术者准备　穿工作服,仪表大方,鞋帽整洁,洗手,戴口罩。

3. 患者准备 取合适体位,充分暴露拔罐部位,注意保暖。

（二）吸拔操作方法

1. 火罐法 火罐法是利用燃烧热力排去罐内空气,使之形成负压,再将罐吸附于受术部位的方法。

（1）闪火法:用止血钳夹住95%酒精棉球,点燃酒精棉球后迅速在罐内旋绕1～2圈后抽出,将罐迅速扣于受术部位。闪火法是最常用的吸附方法,操作过程比较安全,可用于各种体位。在操作过程中应该注意酒精棉球不要在罐口停留,以免烧热罐口,烫伤皮肤。

（2）投火法:取易燃纸片或者95%酒精棉片,点燃后迅速投入罐内,然后将罐扣在受术部位。此法由于罐内有燃烧物,应避免燃烧物滑落烫伤皮肤,多用于人体侧面横拔。

（3）贴棉法:将酒精棉球贴在内罐壁中部,点燃后迅速扣在受术部位。此法亦多用于身体侧面横向拔罐。应该注意避免酒精过多,滴下或流下烫伤皮肤。

（4）架火法:用一不易燃烧及传热的物体,如小瓶盖等(其直径要小于罐口),放在受术部位上,上置小块酒精棉球,点燃棉球后将罐子扣上。这种方法吸附力强,适用于肌肉丰厚且平坦的部位。

2. 抽气罐法 将抽气罐紧扣在受术部位上,用活塞将罐内的空气抽出,使之产生负压,从而吸附于皮肤之上。

（三）运罐操作方法

1. 留罐法 指拔罐后留置10～15 min。留罐法为最常见的拔罐方法,一般疾病均可应用。

2. 闪罐法 用闪火法将罐拔住后立即取下再拔,如此反复吸拔多次,至皮肤潮红为度。适用于肌肉比较松弛,吸拔不紧或留罐有困难,以及局部皮肤麻木或儿童患者。操作时,准备两三个火罐,更替使用,以免罐口温度太高,灼伤皮肤。

3. 走罐法 先在罐口或皮肤上涂少许润滑剂,将罐吸拔好后,用手握住罐体,慢慢在皮肤表面上下,或左右,或循经来回推拉数次,至皮肤潮红为度。走罐法适用于面积较大,肌肉丰厚的部位,如脊背、腰臀、大腿等,多选用罐口平滑厚实的玻璃罐进行操作。

4. 刺络拔罐法 在实施部位进行消毒后,用三棱针、一次性注射针头或粗毫针进行点刺,或使用皮肤针叩刺出血后,再在出血部位拔罐、留罐,以增加出血量,加强刺血的治疗效果。留罐时间一般为10～15 min,这种方法多用于治疗坐骨神经痛、丹毒、皮肤瘙痒、痤疮、神经性皮炎以及各种急慢性软组织损伤。

（四）起罐操作方法

起罐时,用一只手握住罐体中下部,另一只手的拇指或食指向下按压罐口边的皮肤,使罐口与皮肤之间产生空隙,当空气进入罐内时,即可将罐取下。对于抽气罐,则可以提起抽气罐的阀门,空气自然进入罐内,罐具即可取下。

二、注意事项

（1）拔罐要根据受术部位以及患者舒适度选择合适的体位。

（2）要根据所拔部位面积大小选择大小适宜的罐具。

（3）在吸附罐的过程中,要轻、快、稳、准,不可过度用力压罐。

（4）罐吸附后要嘱咐患者切勿大幅度变动体位,以免罐具脱落。

（5）注意留罐时间,以免因留罐过长引起烫伤甚至起水疱。

（6）凡使用过的罐,均应消毒处理后备用。

目标自测

Note

（徐智广）

第六章　刮痧技术

扫码看课件

学习目标

1. **素质目标**：培养实事求是、科学严谨的工作作风和良好的职业道德；增强学生对中华优秀传统文化的自信。
2. **知识目标**：掌握刮痧的具体操作流程。
3. **能力目标**：能够运用刮痧技术防治临床常见病证。

案例导入

案例 6-1

张某，女，39 岁，中学教师，已婚。主诉：长时间肩背部疼痛、沉重等不适感。患者日常工作繁忙，经常需要伏案备课，并长时间使用电脑制作课件、复习题等，同时又需要照顾家务。劳累后经常出现肩背部疼痛、沉重等不适感。曾就诊于医院，诊断为"肩背筋膜炎"。最近期末复习，工作时间延长，肩背部疼痛加重，想寻求中医刮痧来缓解病痛。

请你思考：

1. 刮痧技术可以帮助到张老师吗？
2. 刮痧操作都有哪些注意事项呢？

第一节　概　　述

知行领航站

一、基本概念

刮痧疗法是借助特制器具，在中医经络腧穴理论的指导下，采用相应的手法在体表进行刮拭，使之发红，出现片块状的青紫瘀斑或瘀点，即"出痧"，从而达到活血化瘀、祛邪排毒的效果以防治疾病的一种外治法。

刮痧具有祛除邪气、疏通经络、调和气血、调整脏腑功能等作用，既可用于保健，又可用于疾病的治疗。

刮痧疗法起源于远古时期，已有几千年的历史。针刺的最原始工具是砭石，古人用石片在身

Note

体上刮拭以治疗疾病,这是刮痧疗法的雏形。两千多年前的《黄帝内经》有类似"痧病"的记载;唐代人们就已经运用苎麻来刮治痧病;元代和明代的中医书籍里有更多的刮痧记载,如元代医家危亦林撰写的《世医得效方》卷二就有"沙证"("沙"通"痧")的记载;清代的中医书籍对刮痧的描述更为详细。由于本疗法操作简便、见效快,因此在民间应用广泛。

二、适应证与禁忌证

(一)适应证

1. 内科疾病　如感冒、头痛、咳嗽、呕吐、中暑、急慢性胃炎、便秘、腹泻、各种神经痛等。

2. 外科病症　如风疹、湿疹、荨麻疹等。

3. 骨伤科疾病　如颈椎病、落枕、腰肌劳损、肩周炎、腱鞘炎、扭伤等。

4. 妇科疾病　如月经不调、痛经、闭经、崩漏、不孕、乳痈、产后病、绝经前后诸证等。

5. 儿科疾病　如营养不良、食欲不振、小儿泄泻、遗尿、小儿痿症等。

6. 五官科疾病　如目赤肿痛、近视、弱视、咽喉肿痛、耳鸣、耳聋、鼻炎等。

7. 保健　如预防疾病、病后恢复、强身健体、减肥、美容等。

(二)禁忌证

刮痧疗法在临床上应用非常广泛,但也有其局限性和禁忌证。具体的禁忌证有以下几种。

(1)凡危重病症,如急性传染病、重症心脏病、急性骨髓炎、结核性关节炎及急性高热等疾病,禁用本疗法。

(2)有出血倾向的疾病,如血小板减少性疾病、白血病等,禁用本疗法。

(3)传染性皮肤病(如疖肿、痈疮、溃烂等)、皮肤高度过敏、新鲜或未愈合的伤口、骨折处禁用本疗法。

(4)孕妇的腹部、腰骶部以及三阴交、合谷、昆仑等具有活血化瘀作用的腧穴,禁用本疗法。

(5)小儿囟门未完全闭合时,头顶部禁用本疗法。

(6)醉酒、过饥、过饱、过度疲劳以及对本法恐惧者,禁用本疗法。

(7)年老体弱,女性的面部,禁用大面积强力刮拭。

三、刮痧板种类

刮痧工具(刮痧板和润滑剂)的选择直接关系到刮痧的效果。古代用汤勺、铜钱、嫩竹板等作为刮痧板,用麻油、水、酒等作为润滑剂。但目前多选用经过加工的、有药物治疗作用的、没有副作用的工具,可以明显提高刮痧的疗效。按照材质分类,常用的刮痧板有以下四种。

1. 牛角刮痧板　牛角刮痧板是传统最好的刮痧工具,可用水牛角、黄牛角、牦牛角等。水牛角本身是一种中药材,味辛、咸,性寒,辛可发散行气、活血消肿;咸能软坚润下;寒能清热解毒、凉血定惊。且水牛角质地坚韧、光滑耐用、原料丰富、加工简便。因此,使用天然水牛角制成的刮痧板为最佳,不仅对人的皮肤没有毒性刺激,还对热性病症有辅助治疗作用。

2. 玉石刮痧板　玉石性味甘平,入肺经,具有润肤生肌、清热解毒、镇静安神、辟邪散浊等作用,其质地温润光滑,便于持握,因其触感舒适,故适宜面部刮痧。使用完毕后要注意清洁,避免碰撞,避免与化学试剂接触。

3. 砭石刮痧板　砭石刮痧板是用泗滨浮石制作而成,含有多种微量元素,红外辐射频带极宽,可以疏通经络、清热排毒、软坚散结,并能使人体局部皮肤增温,用于刮痧的砭石刮痧板边厚小于 3 mm。砭石可含有害物质,购买时需认真辨别真伪,购买经国家权威部门检测合格的砭石。

4. 塑料刮痧板　选材容易,价格便宜,临床普遍使用。

在形状上,常用的刮痧板有长方形、半圆形、鱼形、梳形、椭圆形等。

第二节　常用刮痧技术

一、刮痧前的准备

（一）刮痧用具的准备

（1）根据刮痧部位选择形状合适的刮痧板，并对其进行消毒处理。

（2）根据所需刮痧介质的特点，准备刮痧油或刮痧乳。

（3）准备好适量消毒棉球或消毒毛巾备用。

（二）人员术前准备

（1）仔细检查核对患者情况，避免存在禁忌证。

（2）检查所用物品是否齐全，并按次序排列整齐。

（3）对患者说明施术过程，取得患者配合，消除患者顾虑和紧张，增强治疗信心。

（4）施术者做好双手清洁消毒。

（5）安排刮痧体位，以患者舒适并且施术者操作方便为原则。具体刮痧体位与刮痧部位有关，一般头面部、颈部、上肢刮痧时可采取坐位，躯干部、下肢刮痧时可采用俯卧位或仰卧位。

（三）刮痧顺序、时间与疗程

刮痧治疗时手握刮痧板厚边，保健时手握刮痧板薄边。施术者手持刮痧板，使刮痧板的一边紧靠在掌心，四指和拇指分别放在刮痧板两侧，自然弯曲并紧握刮痧板。刮痧板与刮拭方向一般保持在 $30°\sim60°$。

刮拭方向从颈部到背部、腹部、上肢，再到下肢，从上向下刮拭，胸部从内向外刮拭。刮痧时间与疗程，应根据不同疾病的性质及患者体质状况等因素灵活掌握。刮痧时间一般为每个部位刮 $3\sim5$ min，最长不超过 20 min。对于一些不出痧或出痧少的患者，不可强求出痧，以患者感到舒适为原则。一般第一次刮完间隔 $3\sim5$ 天，待痧退后（即痧斑完全消失）再进行第二次刮痧。出痧后一至两天，皮肤可能出现轻度疼痛、发痒，属正常现象。

二、常用刮痧技术

（一）刮痧的种类

1. 直接刮痧法　在施术时，施术者用刮痧器具，直接刮拭患者身体某个部位的皮肤，使皮肤发红、充血，而呈现出紫红色或暗黑色的斑点。直接刮痧法直接作用于人体，刺激量大，故这种方法适用于体质比较强壮，并且病证属实的患者。直接刮痧法根据所用刮痧板及受术部位的不同可分为平刮、斜刮及角刮。

（1）平刮：用刮痧板的平边，在刮拭部位上按一定方向进行大面积的平行刮拭。此法适用于较平坦的部位。

（2）斜刮：用刮痧板的平边，在刮拭部位上进行斜向刮拭。此法主要适用某些不能进行平刮的部位。

（3）角刮：用刮痧板的棱角或边角，在刮拭部位上进行较小面积的刮拭，或在沟、窝、凹陷处进行刮拭。

2. 间接刮痧法　在施术时，用一块毛巾或棉布，覆盖于受术部位，然后在毛巾或棉布上进行刮拭,使皮肤发红、充血,呈现出斑点。这种方法多用于婴幼儿、年老体弱患者,以及患有某些皮肤病的患者。

3. 揪痧 施术者将中指和食指弯曲如钩状,蘸取润滑剂连续夹揪皮肤,也可向一定方向拧扯,重复往返数次,以施术处皮肤发红或发紫发黑(发痧的严重程度表现),局部出痧,未出现皮损为度。本法适用于皮肤张力不大的头面部及腹、颈、肩、背部等处。

4. 拍痧 用手掌或借助工具,反复拍打受术部位,直至出痧。出痧快慢因人而异,一般不超过 200 下(每分钟 50～60 下)。

(二)人体不同部位的刮痧方法

刮痧时的顺序一般为从上到下,从中间向两边,刮时应取单一方向,不宜来回刮,每次大约刮 20 下。

1. 头部 头部有头发覆盖,刮痧时可拨开刮痧部位的头发,不必涂抹刮痧油即可进行刮拭,一般顺序是从前到后,从上到下,从中间向两边。头部刮痧有改善头部血液循环,疏通全身阳气之作用,可预防和治疗中风及中风后遗症,以及头痛、脱发、失眠、感冒等病证。

2. 面部 面部刮痧手法应轻柔,一般不宜出痧太重,以免影响美观。刮拭方向应按照面部肌肉走向进行刮拭。面部刮痧有养颜祛斑美容的功效,主治颜面五官的病证,如眼病、鼻病、耳病、面瘫、雀斑、痤疮等。

3. 项部 刮督脉颈项部分,从哑门刮到大椎;刮拭颈部两侧到肩,从风池开始经肩井、巨骨至肩髃。前颈部因有喉结,不适合大面积刮拭,可采用揪痧的方法进行。项部刮痧具有育阴潜阳、补益人体正气、防治疾病的作用,主治颈项病变,如颈椎病、头痛、咽炎等。

4. 胸部 胸部刮痧一般从中部开始,从任脉的天突到膻中;胸部两侧应以任脉为界分别向左右刮拭。刮拭胸部主治心肺疾病,如冠心病、慢性支气管炎、气管哮喘、肺气肿等;此外还可预防和治疗妇女乳腺炎、乳腺癌等。

5. 肩背部 肩背部应由上向下刮拭。一般先刮后背正中线的督脉,再刮两侧的膀胱经脉和夹脊。肩部可沿着肩胛骨轮廓刮拭,并点刮天宗。因背部有五脏六腑的背俞穴,故刮拭背部可以治疗全身五脏六腑的病证。

6. 腹部 刮拭腹部正中线,从鸠尾经中脘、关元刮至曲骨;刮拭腹部两侧,从幽门刮至日月。急腹症忌刮,神阙禁刮。腹部有肝、胆、脾、胃、膀胱、肾、大肠、小肠等脏腑,故刮拭腹部可治疗以上脏腑病变。

7. 四肢 刮拭四肢时,遇关节部位不可强力重刮。对下肢静脉曲张、水肿者应从下向上刮拭。皮肤若有感染、破溃、痣瘤等,刮拭时应避开。急性骨关节创伤、挫伤之处不宜刮痧,但在康复阶段做保健刮痧可提前康复。四肢刮痧可主治全身病证,如刮拭手少阴心经主治心脏疾病,刮拭足阳明胃经主治消化系统病证,刮拭四肢肘膝以下五输穴可主治全身疾病。

(三)刮痧补泻方法

刮痧疗法分为补法、泻法与平补平泻法。其补泻作用取决于操作力量的轻重、速度的急缓、时间的长短等诸多因素。

1. 补法 补法是指能鼓舞人体的正气,使低下的机能恢复旺盛的方法。刮拭时力度较小,速度较慢,时间较长,以患者无疼痛等不适感为宜,刮后皮肤仅出现微红为度,适用于儿童、妇女或年老体弱者,以及疼痛敏感部位、虚证人群。

2. 泻法 泻法是指能疏泄病邪,使亢进的机能恢复正常的方法。刮拭时力度较大,速度较快,时间较短,以患者能承受为度,适用于年轻力壮、体质较强者,背部脊柱两侧,下肢及骨关节软组织较丰满处,以及实证、热证、痛证者。

3. 平补平泻法 平补平泻法有三种方法:一是压力较大,速度较慢;二是压力较小,速度较快;三是压力中等,速度适中。具体应用时可根据患者病情和身体情况灵活选用。其中压力中等、速度适中的手法较容易被患者接受。平补平泻法常用于正常人的保健治疗。

三、注意事项

(1) 保持合适的室温。室内温度不要太低,特别是冬天应避开有风的地方,夏天应避免风扇和空调直吹刮拭部位。

(2) 选取的刮痧板一定要边缘光滑,没有破损。刮拭时要边刮边蘸润滑油,不能干刮。凡肌肉丰满处,宜用刮痧板的横面刮拭;对于一些关节处、手指和足趾部、头面部等,因其肌肉较少、凹凸较多,宜用刮痧板棱角刮拭。

(3) 刮痧用具一定要注意清洁消毒,防止交叉感染。施术者的双手也要保持干净。

(4) 刮拭时,要时常询问患者有无疼痛,根据患者反应来调节手法的轻重,不要刮伤皮肤。

(5) 患者在饥饿、劳累、口渴时,不宜刮痧,应让患者进食、休息、喝水后再行刮拭。身体虚弱者、老年人、儿童以及特别紧张怕痛的患者刮拭力量要轻。

(6) 施术者在刮痧过程中要精神集中,随时注意观察患者的表情变化和全身情况,应能及时发现、及时处理异常的情况。如果在刮痧过程中,患者出现头晕、眼花、心慌、出冷汗、面色苍白、恶心欲呕、四肢发冷或头晕摔倒等现象,应立即停止刮痧,并让患者平卧,取头低脚高的体位。给患者喝温开水或糖水,并注意保暖,一般会很快好转。若不奏效,迅速掐按患者的合谷、水沟、内关、百会等腧穴,让患者静卧;若无缓解应立即采取其他急救措施进行治疗。

(7) 前一次刮痧部位的痧斑未退之前,最好不要在原来的部位进行第二次刮拭出痧。

(8) 刮完后应擦干皮肤上的油或水渍,并在青紫处抹少量驱风油,让患者休息片刻后方可离开。

(9) 刮痧后患者应保持情绪平静,不宜发怒、烦躁或忧思焦虑;并忌食生冷瓜果和油腻之品。

(10) 刮痧出痧后 12 h 内忌洗冷水澡。

(张 倩)

目标自测

Note

第七章 方药技术

扫码看课件

学习目标

1. **素质目标**：理解"神农尝百草"精神的现代意义；领会中药配伍与方剂组成原则的意义；培养精准用药的职业习惯和安全用药意识。

2. **知识目标**：熟悉方药的基本概念、中药性能与配伍规律；理解中药炮制的目的和方剂组成原则；了解常用方剂剂型。熟悉临床常用中成药的分类、药物组成、功效主治、用法用量。

3. **能力目标**：能够准确选用常用中成药治疗临床常见病。

案例导入

案例 7-1

张某，女，45 岁，工人，已婚。主诉：口臭、口中异味 3 个月，加重 1 周。患者近 3 个月来，自觉口臭，口中异味，情绪不佳，伴胃脘胀闷，纳呆，乏力，口干不欲饮，大便溏泄，时而不爽，时有呃逆，睡眠差。1 周前口臭、口中异味加重。舌淡红，舌苔白厚，脉细滑。查 ^{13}C 呼气试验示幽门螺杆菌(一)。

请你思考：

1. 结合所学知识，请你谈谈该患者的诊断(病名及证型)是什么。

2. 试从中医角度分析口臭产生的病因病机。

3. 患者最适宜用的中成药是什么？服药过程中应注意什么？

知行领航站

第一节 中药概述

一、基本概念

中药是我国传统药物的总称，包括天然的植物、动物、矿物及其他加工品，但主要以植物药为主，因此长期以来人们习惯把中药称为"本草"。中药的运用有着悠久的历史，也是中医学的重要组成部分。几千年来，中药作为中医防治疾病、养生保健的主要武器之一，对保障中华民族的繁衍和人民的健康发挥了不可磨灭的作用。

Note

中药主要源自天然动植物,具有自然属性,但中药的使用是在中医药学理论的指导下进行的,在历代医家的医疗实践中,形成了中药特有的理论体系和应用方式。因此凡是以中医药学理论为指导进行采集和炮制加工,用于临床防病治病的药物,都统称为中药。

二、中药性能

中药之所以能针对病情起作用,是因为中药本身也有其自身的作用偏性特点,可利用中药的药物偏性来调整人体阴阳气血的偏盛、偏衰。中药的偏性特点也称中药性能,中药性能有治疗作用和不良作用之分。治疗作用是中药的正面效果;不良反应即副作用,也称毒副作用。临床用药的基本原则之一是正确有效地应用中药性能,掌握中药性能才能最大限度地减少不良反应,以保证安全有效地用药。中药的性能主要包括四气、五味、升降浮沉、中药归经及中药毒性等。

(一)四气(四性)

所谓四气,即寒、热、温、凉四种不同的药性,又称四性。《神农本草经》最早归纳总结了中药具有四气五味的药性理论,书中提到:"药有酸、咸、甘、苦、辛五味,又有寒、热、温、凉四气。"结合中医阴阳学说理论,温、热属阳,温次于热;凉、寒属阴,凉次于寒。在中医治则中,"寒者热之,热者寒之"是指疗寒以热药,疗热以寒药的临床用药原则。如患者出现面红目赤、高热烦渴、咽喉肿痛、脉数,属阳热之证,临床予以知母、栀子、石膏等寒凉的中药治疗;反之,若患者出现面色苍白、脘腹冷痛、四肢冰凉、脉微欲绝等阴寒之证,临床上给予附子、干姜、肉桂等温热的中药治疗。中药的寒、热、温、凉四性是根据药物作用于人体后所发生的机体反应归纳总结出来的,也反映了中药对人体阴阳盛衰、寒热变化的作用倾向。

此外,还有一类中药可归纳为平性药。平性药作用于人体后的寒热偏性特点不明显,药性平和,作用相对缓和,但平性药还是在中药四性的范围之内,平性是相对而言,不是绝对的,故中药仍称四气(四性)而不称五气。

(二)五味

中药的五味药性理论在《黄帝内经》及《神农本草经》中均有详细记载。所谓五味,是指药物有酸、苦、甘、辛、咸五种不同的药味。五味也具有阴阳属性,后世医家概括为辛甘(淡)属阳、酸苦咸属阴。中药的药味不同则治疗作用也不同。《素问·藏气法时论》最早对五味的作用进行了高度概括:"辛散,酸收,甘缓,苦坚,咸软。"实际上药物中还有涩味和淡味,其中淡味附于甘味,能利小便、通润泽;涩味与酸味的药物作用类似,常有收敛、固涩之功,故仍以五味称之。

1. 酸味(能收、能涩) 酸味药物具有收敛、固涩的功效。收敛固涩药多具酸味,常用于体虚自汗,遗精遗尿,久咳肺虚,久泻不止,妇女崩漏带下等病证的治疗。另外,部分酸味药还具有生津止渴的作用,如乌梅不仅可敛肺止咳,还可生津止渴。

2. 苦味(能泄、能燥、能坚) 苦味药物具有泄热、燥湿、泻火坚阴的功效。清热燥湿药、泻火坚阴药多具苦味,常用于实热、实火及湿热等证的治疗。例如黄连、黄柏清热燥湿,大黄泄热通便等。

3. 甘味(能补、能和、能缓) 甘味药物具有补益和中、调和药性、缓急止痛的功效。补益药、缓急止痛药及调和药多具有甘味,常用于阴阳气血虚亏、脏腑功能不和等证以及疼痛的治疗。如熟地黄补血养阴,蜂蜜补中、润燥、止痛、解毒,甘草补脾益气、缓急止痛、调和诸药等。

4. 辛味(能散、能行) 辛味药物具有发散,行气活血的功效。发散风寒风热解表类药、行气活血类药多具有辛味,常用于外感风寒风热等表证、气血瘀阻等证的治疗。例如麻黄发汗解表,薄荷发散风热,木香行气止痛、川芎活血化瘀等。

5. 咸味(能软、能下) 咸味药物具有软坚散结、泻下通便的功效。软坚类药、散结类药、泻下通便类药多具有咸味,常用于癥瘕痞块、瘰疬、便秘等病证的治疗。例如鳖甲软坚散结,芒硝泄热通便等。

此外还有涩味和淡味,其中淡味附于甘味,能渗、能利,具有渗湿、利小便的功效。利水渗湿类药多具淡味,常用于水肿,小便不利等病证的治疗。如茯苓利水消肿、健脾止泻,通草利水渗湿、通气下乳、消暑利湿等。涩味与酸味的药物作用类似,常有收敛、固涩之功效。

(三) 升降浮沉

升降浮沉是指药物作用于机体后所表现出的上升、下降、散发和内收的不同趋向性。升,即上升提举,趋向上升;降,即下达降逆,趋向下降;浮,即向外发散,趋向散发;沉,即向内收敛,趋向内收。中药升降浮沉作用趋向性的形成是根据药物作用于机体表现出来的疗效反应而归纳出来的用药理论,但也与药物本身生长环境、药物质地属性、药物的四性五味、药物的炮制与配伍等因素密切相关。药物的升降沉浮具有阴阳属性。升浮类药物,药材质地多为轻清之品,有上升提举、向外发散的作用趋向性,属阳;沉降类药材质地多为坚实重浊之品,有向下、向内收敛的作用趋向性,属阴。

(四) 归经

药物明显地作用于某一或若干经脉或脏腑,而较少作用于其他经脉或脏腑,甚至不起作用,选择性地作用于机体的某一部分,称为归经。归经不同,药物的治疗作用也不同,相应的药效作用部位也不同。如酸枣仁,可安神定志,归心经,对心悸、失眠疗效明显。有些药物对数条经脉上的病证均有治疗效果,药物也可同时归数经。例如山药可归肾经、脾经、肺经等,具有补肾固精、健脾止泻、养肺益阴的功效。

有些药物不仅有自身的归经属性,还可以起到导向作用把其他药物引向相应经脉发挥作用,这类药物称为引经药,起着"导"的作用,配伍在方剂中,可以引导诸药直达病所。引经药主要分三大类:一是病证引经药,例如太阳头痛用川芎,阳明头痛加白芷,少阳头痛配柴胡,少阴头痛配细辛;二是十二经引经药,例如手太阴肺经可用升麻、桔梗、葱白,手阳明大肠经可用石膏、白芷,足阳明胃经可用白芷、葛根,手少阴心经可用细辛、黄连等;三是局部部位引经药,例如血府逐瘀汤用桔梗载药上达胸中,以助化胸中瘀血;补中益气汤用柴胡、升麻引药上行,升举阳气。

(五) 中药毒性

中药毒性也是药物的偏性,药物作用于人体所产生的毒副作用或者不良反应称为药物的毒性反应。正确认识和掌握中药的毒性,是用药安全的前提。

1. 毒性分级 《素问·五常政大论》把中药毒性分为四类,即"大毒""常毒""小毒""无毒";现存最早的药学专著《神农本草经》根据中药毒性将药物分为上、中、下三品。目前我国中药依据2020版《中国药典》将有毒中药分为三级:"有大毒""有毒""有小毒"。

(1) 有大毒:药物作用于机体后中毒症状严重,引起主要机体脏器严重损害,甚至造成死亡,这类中药归为"有大毒"。例如草乌、川乌、马钱子等。

(2) 有毒:因药物用量过大或用药时间过长而出现严重中毒症状,并引起重要脏器损害,甚至造成死亡,这类中药归为"有毒"。如附子、蜈蚣、雄黄等。

(3) 有小毒:药物作用于机体后中毒症状轻微,可出现一定的不良反应。一般不损害脏器组织器官,也不造成死亡者,归为"小毒"。如吴茱萸、鸦胆子、苦杏仁等。

2. 中毒原因 掌握中药中毒的原因,对于预防中药中毒十分重要。其主要原因有以下几点:

(1) 剂量过大:毒性较大的中药超剂量使用,如砒霜、斑蝥、蟾酥、马钱子等;即使毒性不大的中药,如果超剂量服用也可导致中毒。

(2) 服用时间过长:有毒中药超过正常疗程长期服用,容易导致机体蓄积中毒。例如长期服用朱砂可引起肾脏损害,出现蛋白尿等。

(3) 炮制不当:特别是有大毒的中药,如生附子、生川乌和生草乌必须严格炮制降低毒性后才

Note

能使用。若使用上述炮制不当或未经炮制的中药,即会引起中毒。

(4)配伍不当:中药配伍违背了"十八反""十九畏"配伍禁忌即会引起中毒反应。

(5)中药制剂不妥:中药的制剂不同,其毒副作用也可不同。例如酒能使川乌、草乌等毒性增加;未按要求先煎久煎,导致中药毒性未降低而引起中毒。

(6)误食误用:因自采、自购、自用而误服伪品,例如独角莲代天麻使用;仅外用中药内服使用也可导致中毒。

三、中药炮制

中药炮制是我国中药饮片制备的一门传统制药技术。中药的炮制应用和发展历史悠久,《黄帝内经》《神农本草经》等历代中医文献中均有记载,历史上又称"炮炙""修治"。中药炮制是指中药在应用或制成各种剂型前,在中医药理论的指导下,按照辨证施药的要求和中药自身性质的需要,对药材进行必要的炮制和处理的过程,最终使药材符合临床使用要求。中药炮制对保证药效、用药安全及制剂等方面均有重要意义。

(一)炮制目的

1. 降低或去除毒副作用　对一些有毒副作用的药物进行加工炮制,使之广泛应用于临床。如醋煮甘遂、京大戟,酒炒常山,甘草金银花水煮川乌、草乌,姜矾水制半夏、南星子等,都可使药材的毒副作用减轻或去除,以保障临床用药安全。

2. 增强药材功效　药材经过炮制后有利于增强功效,如醋制延胡索,活血止痛的效果明显增强;蜜制紫菀,润肺止咳的功效增强。

3. 改变药材性能　药物的性味归经、升降浮沉等性能可因炮制发生改变,从而扩展使用范围。如生地黄侧重清热凉血、滋阴生津,而酒制熟地黄侧重滋阴补血、填精益髓。

4. 方便药材贮存　中药材经修制、烘干晒干、炒制等工序炮制后,可防霉,使药材久而不坏,易于保存。如赤小豆等药材,加热烘干后可以防止发芽变质,保证药效。

5. 矫正药材气味,便于服用　对有特殊气味或臭味的药材,炮制可起到去味去臭的作用,以备临证服用。

(二)中药炮制的方法

1. 修制法　修制法包括纯净药材、粉碎药材、切制药材等工序,以备进一步对药材进行加工贮存、调剂、制剂。

2. 水制法　用水或其他液态辅料对药材进行加工处理的方法称为水制法。其用途主要是对药材进行清洁,去除杂质;使药材变软,便于切割;减少毒副作用,调整药性。常用的方法有漂洗、喷洒、浸泡、闷润、水飞等。

3. 火制法　用火对药材进行炒、炙、煅、煨、炮、燎、烘等加工处理的方法称为火制法。

4. 水火共制法　水火共制法要水、火两用,有些药材还得加入其他辅料炮制。包括煮法、蒸法、炖法、燀法、淬法等。

5. 其他　制霜、发酵、发芽、精制、药拌等。

四、中药配伍

将两种或两种以上的中药,根据病情的不同,结合中药的药性功用特点,有选择地配伍应用,称为中药配伍。历代医家通过不断临床实践总结,将单味药的应用同药与药之间的配伍关系归纳为七个方面,称为中药的"七情",即单行、相须、相使、相畏、相杀、相恶、相反七个方面。掌握中药的配伍规律,对临床用药的指导和应用都是非常有意义的。

（一）中药配伍关系

1. 单行 用单独一味中药来治疗疾病称为单行。例如用人参单独一味中药治疗元气虚脱证。国内也有中药学专家认为，单行是指方剂中药物单独发挥作用。

2. 相须 性能和功效作用相似的两种药物配合运用，可以增强原有药物功效作用称为相须配伍。例如桂枝与麻黄相须使用，能增强发汗解表之功。

3. 相使 以一味中药为主药，另一味中药为辅药，两种药物合用时，辅药可增强主药功效称为相使配伍。例如吴茱萸配伍生姜，辅药生姜可以提高主药吴茱萸温中散寒、止呕止痛的功效。

4. 相畏 某一种药物的毒副作用可以被另外一种药物消除、抑制或者降低称为相畏配伍。例如半夏的毒副作用能被生姜抑制，生半夏可用生姜炮制加工成姜半夏使用，从而使毒副作用明显降低。

5. 相杀 某一种药物能够消除、抑制或降低另外一种药物的毒副作用称为相杀配伍。例如麝香可以消除苦杏仁的毒性，绿豆可以消除巴豆的毒性。需要指出的是，相杀和相畏配伍实质上并没有区别，属于同一种配伍关系的两种提法。

6. 相恶 两味中药同用，其中一味中药可以使另一味中药的原有功效减弱甚至消失称为相恶配伍。例如莱菔子可以使人参大补元气的功效明显减弱，人参恶莱菔子，临床中不能配伍使用。

7. 相反 两味中药同用会产生毒副作用称为相反配伍。例如藜芦反人参、丹参、玄参、沙参；甘草反大戟、海藻、芫花等，详见用药禁忌"十八反""十九畏"中相关药物。

（二）中药配伍禁忌

中药的"七情"配伍关系里面，临床常用的配伍关系为相须、相使、相畏、相杀。相反和相恶则是临床用药配伍的禁忌。中药配伍禁忌为"十八反"和"十九畏"。

1. 中药十八反 金代张从正《儒门事亲》中言："本草名言十八反，半蒌贝蔹及攻乌，藻戟遂芫俱战草，诸参辛芍叛藜芦。"即乌头类（包括川乌、草乌、附子）反川贝母、浙贝母、平贝母、伊贝母、湖北贝母、瓜蒌仁、瓜蒌皮、天花粉、半夏、白及、白蔹；甘草反甘遂、大戟、海藻、芫花；藜芦反人参、西洋参、党参、丹参、玄参、南沙参、北沙参、苦参、细辛、白芍、赤芍。

2. 中药十九畏 明代刘纯《医经小学》中言："硫黄元是火之精，朴硝一见便相争。水银莫与砒相见，狼毒最怕密陀僧。巴豆性烈最为上，偏与牵牛不顺情。丁香莫与郁金见，牙硝难合京三棱。川乌草乌不顺犀，人参又忌五灵脂。官桂善能调冷气，若逢石脂便相欺。大凡修合看顺逆，炮爁炙煿要精微。"即硫黄畏朴硝，水银畏砒霜，狼毒畏密陀僧，巴豆畏牵牛，丁香畏郁金，牙硝畏三棱，川乌、草乌畏犀角[①]，人参畏五灵脂，肉桂畏石脂。

五、煎服方法与禁忌

目前临床最常用的中药服用方法仍是汤剂。中药的煎服方法对煎药用具、煎药用水、煎煮火候、煎煮时间等均有相关要求。中药煎煮方法是否正确将影响用药安全及中药疗效。

（一）煎服方法

（1）煎药用具：用砂锅、瓦罐煎煮最佳，搪瓷罐煎煮次之，忌用铜、铁、铝等金属锅煎煮，以免药材煎煮后与铜、铁、铝等金属离子发生化学反应，影响药材疗效。

（2）煎药用水：煎煮用水宜水质清洁干净，古时常用井水、山泉水等，现今常用自来水、纯净水、蒸馏水。

（3）煎煮火候：煎药的火候分为文火与武火两种，文火指的是水温缓慢升高，水液缓慢蒸发的

---

① 由于犀牛是国家保护动物，犀角已被禁止作为药物来使用，现在多用水牛角来代替。

Note

火候;武火指水温迅速升高沸腾,水液蒸发速度较快的火候,又称急火。

(4)煎煮方法:首先浸泡药材,一般先将需要煎煮的药材放入煎药用具内浸泡 30 min,以水面高出药面 1～2 cm 为宜。一般中药可煎煮 2 次,第二次煎煮加水宜为第一次煎煮水量的 1/3～1/2。两次煎液去渣滤净后混合,根据病情的需要,分成多次服用。其次确定煎煮火候及时间。一般用武火急煎的药物有解表类药、清热类药,煎煮时间短,煎煮沸腾后再煎 10～15 min 即可;一般补益类药需要用文火慢煎,时间宜久,煎煮沸腾后继续煎 30～60 min。有些药物由于药材质地或药性不同,煎法比较特殊,特殊煎法归纳起来有以下几种。

①先煎:金石类、矿物类、介壳类中一些有效成分难溶于水的药物,为使有效成分充分析出,应打碎先煎 20～30 min,然后再下他药同煎。如磁石、代赭石、寒水石、紫石英、龙骨、牡蛎、海蛤壳、瓦楞子、珠母贝、石决明等。此外,毒性较强的药物,如附子、川乌、草乌等,最好先煎 30～60 min,此后毒性就会减轻,能保证用药安全。

②后下:一些具有芳香气味的药物,长时间煎煮易使其有效成分挥发而降低药效,应待其他药物煎煮沸腾 5～10 min 后再放进去同煎。如薄荷、砂仁、木香等。此外,有些药物虽不属于芳香类药物,但久煎会破坏其有效成分,也需要后下,如钩藤、大黄、佩兰等。

③包煎:适用于黏性强、粉末状和表面有绒毛的药物,包煎以防止药液混浊或刺激咽喉而引起咳嗽,或沉于锅底,受热时引起焦煳,如蛤蜊粉、滑石、旋覆花、车前子、辛夷等,宜先用纱布袋装好,再与其他药物同煎。

④另煎:对一些名贵药材单独煎煮,可更好地将有效成分煎出或更能有效利用。其煎液可与其他药物煎液同服或混服。如人参、西洋参、羚羊角[①]等名贵药材。

⑤烊化:某些胶类药物及黏性强的药物,为避免粘锅或黏附其他药物影响煎煮,可将此类药物用水或黄酒单独加热溶化后,再与其他药液冲服,也可将此类药物放入其他药物煎过的药液中加热溶化后服用,如阿胶、鹿角胶、龟甲胶等。

⑥冲服:一些贵重药物,用量较轻,为防止散失,常需研磨成细末制成散剂用温开水或其他药物煎液冲服,如麝香、牛黄、西洋参、鹿茸等;有些药物,根据病情需要,为了提高药效,也常研末冲服,如三七、白及、蜈蚣、全蝎、延胡索等;有些药物高温易破坏药效或其有效成分难溶于水,如雷丸、朱砂等,也只能作为散剂冲服。另外,竹沥汁、姜汁、藕汁、鲜地黄汁、蜂蜜等液体药物也都需冲服。

(二)服药法

主要包括服药时间和服药方法。

1. 服药时间 汤剂一般为每日 1 剂,于餐前或餐后服用,一般胸膈以上疾病宜在餐后服用;若疾病在胸膈以下,则宜饭前服用。一些对肠胃有刺激作用的药物及消食药宜餐后服用;补益药物多滋腻碍胃,宜空腹服用;泻下药及驱虫药宜空腹服用,助眠药宜睡前服用。药物不论在餐前还是餐后服用,为不影响药物和食物的消化吸收以及药物药效的发挥,在服药与进食之间应保持约 1 h 的间隔时间。

2. 服药方法 汤剂一般都温服,每次服用 100～150 mL,每次间隔 4～6 h,急性病可按需要及时服用。解表药宜偏热服用,甚至盖衣盖被,或食热粥,以助发汗解表;寒证宜热药热服,热证宜寒药冷服。

(三)服药禁忌

服药禁忌是指一些药物服用期间需要忌口,以免影响药物的有效性及安全性。在服用中药期间,饮食宜清淡,一般忌食生冷、腥膻油腻、辛辣有刺激性的食物。当然具体还需根据药物和病

① 野生赛加羚羊为国家一级保护动物,严禁捕猎,现在多用山羊角来代替。

情的不同,注意服药饮食禁忌。例如人参忌萝卜,常山忌葱,鳖甲忌苋菜,地黄、何首乌忌葱、蒜;热性病应忌食辛辣、油腻、煎炸食物;寒性病应忌食生冷食物、清凉饮料等。

(王世鑫)

第二节 方剂概述

一、基本概念

方剂,是指中医在辨证审因、确定治法后,依据组方理论,选择适宜的药物,明确用量,并酌定剂型、用法而成的药物配伍组合。

方剂是中医学理、法、方、药的重要组成部分。临证时首先辨证,再确立治法,在治法的指导下选用相应的药物组成方剂。因此,治法是组方的依据,方剂是治法的体现,即"法随证立""方从法出"。由此可见,治法是指导遣药组方的原则,方剂是体现和完成治法的主要手段。

二、组成原则

方剂是在使用单味药治病进而用多味药治证的基础上,辨证立法选择适当的药物组合而成。药物的功用各不相同,通过合理的配伍,能增强或改变药物原有的功用,调其偏性,制其毒性,消除或减缓对人体的不利因素,从而发挥更好的治疗作用。

(一)组方原则

方剂的组方原则即君臣佐使。每一首方剂的组成,必须根据病情,在辨证立法的基础上,选用适当的药物,在配伍组成方面,必须遵循严格的原则。如《素问·至真要大论》说:"主病之谓君,佐君之谓臣,应臣之谓使。"因此,根据历代医家论述及名方组成,有如下组方原则。

君药是方剂中针对主病或主证起主要治疗作用的药物。其药力居方中之首,是方剂中必须具有的药物。

臣药,一是辅助君药加强治疗主病或主证的药物;二是针对兼病或兼证起主要治疗作用的药物,其药力次于君药。

佐药,一是佐助药,即配合君药和臣药以加强治疗作用,或直接治疗次要的兼证;二是佐制药,即用以消除或减缓君药和臣药的毒性与烈性;三是反佐药,即根据病情需要,用与君药性味相反而又能在治疗中起相成作用的药物。

使药,一是引经药,即能引方中诸药直达病所的药物;二是调和药,即具有调和方中诸药作用的药物。

临床应用时,不一定每首方剂都具备佐药和使药,若病情比较单纯,用一二味药即可奏效,或君药和臣药无毒烈之性,有的则不需加用佐药。主病药物能至病所,则不必再用引经的使药。一般君药宜少,臣药可多于君药,佐药可多于臣药,而使药用一二味即可。总之方剂中药味的多少,以及君、臣、佐、使是否齐备,应视病情与治法的需要来确定,只要恰合病情,用药适宜,配伍严谨,主次分明即可。

(二)组成变化

1. 药味增减 药味增减有两种情况。一种是佐使药的加减,适用于主证未变而次要兼证不同的病例,这种加减变化不至于引起全方功效的根本改变。另一种是臣药的加减,由于改变了方剂的配伍关系,全方的功效会发生根本变化。

2. 药量增减　方剂的药物组成虽然相同,但用量各异,致使方剂的配伍关系及功用、主治亦不相同。如小承气汤与厚朴三物汤均由大黄、厚朴、枳实三药组成,但前方重用大黄四两为君,为攻下热结之剂,主治阳明腑实证;后方重用厚朴八两为君,为行气消满之方,主治气滞大便不通之证。

3. 剂型变化　方剂的剂型各有特点,同一方剂,若剂型不同,其作用有大小缓峻之别,在主治病情上亦有轻重缓急之分。如理中丸与人参汤,两方组成及用量完全相同,前者为细末,炼蜜为丸,用于中焦虚寒之轻证,作用较缓和;后者治疗中上二焦之虚寒较重者,取汤剂以速治。

三、常用剂型

剂型,是在方剂组成之后,根据病情的需要和药物的不同性能,加工制成的一定形态的制剂形式。传统剂型有汤剂、丸剂、散剂、膏剂、酒剂、丹剂、露剂、锭剂、条剂、线剂、搽剂等,现在又研制了许多剂型,如片剂、冲剂、糖浆剂、口服液、胶囊剂、颗粒剂、注射剂、气雾剂等。

1. 汤剂　汤剂是将药物饮片配齐后,用水或黄酒等浸泡,再煎煮一定时间,去渣取汁而成。其特点是吸收快,能迅速发挥药效,便于随证加减,是临床广泛使用的一种剂型。汤剂适用于病情较重或不稳定的患者。

2. 丸剂　丸剂是将药物研成细末,加适宜的黏合剂制成的圆形固定剂型。丸剂吸收缓慢,药效持久,且服用与携带方便。适用于慢性、虚弱性疾病,如十全大补丸、杞菊地黄丸等。亦可用于急救,如安宫牛黄丸等。常用的丸剂有蜜丸、水丸、糊丸、浓缩丸等。

3. 散剂　散剂是将药物粉碎,混合均匀,制成的粉末状制剂,有内服与外用两种。内服散剂有细末和粗末之分,细末可直接冲服,如七厘散;粗末可加水煮沸取汁服用,如银翘散等。外用散剂一般作外敷,掺撒疮面或患病部位,如金黄散等。亦有作吹喉用,如冰硼散等。散剂的特点是吸收快,制作简单,便于服用及携带,节省药材。

4. 膏剂　膏剂是将药物用水或植物油煎熬去渣而制成的剂型,有内服和外用两种。内服膏剂有流浸膏、浸膏、煎膏三种,外用膏剂分软膏和硬膏两种。流浸膏、浸膏多用来调配其他制剂。煎膏是将药物加水反复煎煮去渣浓缩后,加炼蜜或炼糖制成的半液体剂型,多用于慢性、虚弱性疾病,如内服的枇杷膏等。软膏是用药物细粉与适宜的药物基质制成的具有适当黏度的半固体外用制剂,多用于皮肤、黏膜或创面,如外用的三黄软膏等。硬膏又称膏药,是以植物油将药物煎至一定程度,去渣并加入黄丹等冷却制成的外用剂型,可用于跌打损伤、风湿疼痛等。

5. 丹剂　丹剂有内服与外用两种。内服丹剂没有固定剂型,有丸剂,亦有散剂,以药品贵重而名曰丹,如至宝丹等。外用丹剂,是以某些矿物类药经高温烧炼制成的药品,常研粉涂撒疮面,主要供外科用。

6. 酒剂　酒剂古称"酒醴",又称药酒,是将药物置于酒中浸泡,去渣取液供内服或外用。酒有活血通络和助长药效的特性,适用于风湿疼痛、体虚补养和跌打损伤等,外用有活血消肿止痛的作用。酒剂不适用于阴虚火旺的病证。

7. 胶囊剂　胶囊剂系指将药物填装于空心硬质胶囊中或密封于弹性软质胶囊(用明胶、甘油、水及其他药用材料制备而成)中而制成的固体制剂。其特点包括:①能掩盖药物的不良嗅味或提高药物稳定性;②药物的生物利用度较高;③可弥补其他固体剂型的不足,如含油量高的药物或液态药物难以制成丸剂、片剂等,但可制成胶囊剂;④可延缓药物的释放和靶向释药。根据囊壳的差别,通常将胶囊剂分为硬胶囊和软胶囊两大类。

8. 栓剂　栓剂是将药物细粉与基质混合制成的一定形状的固体制剂,用于腔道并在其间溶解而释放药物,有杀虫止痒、清热解毒、收敛等作用。外用栓剂可减少药物对肝脏的毒副作用及对胃黏膜的刺激作用。

(徐新华)

第三节　常用中成药

中成药是中医药临床应用中的重要组成部分,是以中药材为主要原料,在中医药理论指导下,为了预防及治疗疾病的需要,按规定的处方和制剂工艺加工制成一定剂型,具有特有名称并标明功能主治、用法、用量和规格,经由国家药品监督管理部门批准生产,可以作为商品出售的中药制成品。

中成药剂型多样,常见的中成药剂型包括丸剂、散剂、膏剂、丹剂、酒剂、片剂、颗粒剂、糖浆剂、注射剂和口服液等。在选择中成药时,一要严格按照药品说明书规定的功能主治使用,辨证施药,禁止超功能主治用药。二要根据病情和体质,选择适宜的剂型和剂量。有使用剂量范围的中成药,老年人使用剂量应取偏小值。三要注意药物的副作用和禁忌证,过敏体质者应慎用,避免使用可能引起过敏反应的药物。四是在选择中成药时,还需要考虑患者的年龄、性别、体质等个体差异。

此外,在使用中成药时,最好在中医师的指导下进行,以确保药物的合理使用和疗效的最大化。同时,也要注意用药监护,用药过程中应密切观察用药反应,若发现异常,应立即停药,必要时积极采取救治措施。

中成药的分类原则多种多样,常以中成药的主要功效和主治病证进行分类,符合中医理法方药特点,利于临床辨证选药。

一、解表中成药

解表中成药是指以解表药为主要组成,具有发散表邪、解除表证作用的一类中成药。表证有恶寒发热、头痛、身重、无汗或有汗、鼻塞、流涕、咳嗽、脉浮等症状。表证有寒热之分,体质有虚实之别,邪有内外兼夹。

现代研究提示,解表中成药具有发汗、解热、解肌、镇痛、抑菌、抗病毒、抗炎、抗过敏、止咳、平喘、祛痰等作用,部分解表剂还具有镇痛、镇静、解痉、抗惊厥、利尿等作用。

解表中成药一般可分为辛温解表、辛凉解表、扶正解表、表里双解四类。解表中成药服用时忌风寒,忌油腻。不宜在服药期间同时服用滋补性中药。

1. 辛温解表　辛温解表中成药适用于外感风寒引起的发热、恶风寒,头项强痛、肢体酸痛、鼻塞流涕、口渴、舌苔薄白、脉浮紧等。

荆防颗粒

【药物组成】荆芥、防风、羌活、独活、柴胡、前胡、川芎、枳壳、茯苓、桔梗、甘草。

【功能主治】发汗解表,散风祛湿。用于风寒感冒,症见头痛身痛、恶寒无汗、鼻塞清涕、咳嗽白痰。

【用法用量】开水冲服,按照药品说明书规定的用法用量使用。

感冒清热颗粒(口服液、咀嚼片、胶囊)

【药物组成】荆芥穗、薄荷、防风、柴胡、紫苏叶、葛根、桔梗、苦杏仁、白芷、苦地丁、芦根。

【功能主治】疏风散寒,解表清热。用于风寒感冒,症见头痛发热、恶寒身痛、鼻流清涕、咳嗽咽干。

【用法用量】口服。颗粒:开水冲服;口服液、胶囊:直接服用;咀嚼片:咀嚼溶化后吞服。按照药品说明书规定用法用量使用或遵医嘱。

【使用注意】忌烟、酒及辛辣、生冷、油腻食物。风热感冒者禁用。

正柴胡饮颗粒

【药物组成】柴胡、陈皮、防风、甘草、赤芍、生姜。

【功能主治】发散风寒,解热止痛。用于外感风寒所致的发热恶寒、无汗、头痛、鼻塞、喷嚏、咽痒咳嗽、四肢酸痛;流感初起、轻度上呼吸道感染见上述证候者。

【用法用量】开水冲服。一次 10 g 或 3 g,一日 3 次,小儿酌减或遵医嘱。

【使用注意】忌烟、酒及辛辣、生冷、油腻食物。风热感冒者不适用。

2. 辛凉解表　辛凉解表中成药适用于外感风热引起的发热、微恶风寒,头痛咳嗽、口渴咽痛、苔薄白或微黄、脉浮数等。

银翘解毒颗粒(片、丸、软胶囊、胶囊)

【药物组成】金银花、连翘、薄荷、荆芥、淡豆豉、牛蒡子(炒)、桔梗、淡竹叶、甘草。

【功能主治】疏风解表,清热解毒。用于风热感冒,症见发热头痛、咳嗽口干、咽喉疼痛。

【用法用量】颗粒:开水冲服;丸:用芦根汤或温开水送服;片、软胶囊、胶囊:均为口服。按照药品说明书规定用法用量使用。

【使用注意】忌烟、酒及辛辣、生冷、油腻食物。风寒感冒者不适用。

桑菊感冒丸(片、合剂)

【药物组成】桑叶、菊花、连翘、薄荷油、苦杏仁、桔梗、甘草、芦根。

【功能主治】疏风清热,宣肺止咳。用于风热感冒初起,症见头痛、咳嗽、口干、咽痛。

【用法用量】口服。按照药品说明书规定用法用量使用。

连花清瘟颗粒(片、胶囊)

【药物组成】连翘、金银花、炙麻黄、炒苦杏仁、石膏、板蓝根、绵马贯众、鱼腥草、广藿香、大黄、红景天、薄荷脑、甘草。

【功能主治】清瘟解毒,宣肺泄热。用于治疗流行性感冒属热毒袭肺证,症见发热、恶寒、肌肉酸痛、鼻塞流涕、咳嗽、头痛、咽干咽痛、舌偏红、苔黄或黄腻。

【用法用量】口服。按照药品说明书规定用法用量使用。

【使用注意】风寒感冒者慎服。

3. 扶正解表　扶正解表中成药适用于素体虚弱又感外邪而致的表证,症见恶寒、发热、头痛、身重、无汗肢冷、倦怠嗜卧、面色苍白、舌淡苔白、脉浮大无力等。

败毒散

【药物组成】党参、茯苓、枳壳、甘草、川芎、羌活、独活、柴胡、前胡、桔梗。

【功能主治】发汗解表,散风祛湿。用于外感热病,症见憎寒壮热、项强头痛、四肢酸痛、噤口痢疾、无汗鼻塞、咳嗽有痰。

【用法用量】另加生姜、薄荷少许炖煮,取汤服。一次 6～9 g,一日 1～2 次。

【使用注意】忌生冷、油腻食物。

参苏感冒片(参苏丸)

【药物组成】党参、紫苏叶、葛根、前胡、姜半夏、茯苓、陈皮、甘草、桔梗、枳壳、麦冬、桑白皮。

【功能主治】益气解表,疏风散寒,祛痰止咳。用于身体虚弱、感受风寒所致感冒,症见恶寒发热、头痛鼻塞、咳嗽痰多、胸闷呕逆、乏力气短。

【用法用量】口服,用温开水送服。按照药品说明书规定用法用量使用。

Note

【使用注意】体质强壮,表证较重,里热炽盛者不宜使用。

4. 表里双解 表里双解中成药适用于表证未解、又见里证,或原有宿疾,复感外邪,出现表证和里证同时并见之证。

葛根芩连丸

【处方】葛根、黄芩、黄连、炙甘草。

【功能主治】解肌透表,清热解毒,利湿止泻。用于湿热蕴结所致的泄泻腹痛、便黄而黏、肛门灼热;及风热感冒所致的发热恶风、头痛身痛。

【用法与用量】口服。一次 3 袋;小儿一次 1 袋(每袋装 1 g),一日 3 次;或遵医嘱。

防风通圣丸(颗粒)

【药物组成】防风、荆芥穗、薄荷、麻黄、大黄、芒硝、栀子、滑石、桔梗、石膏、川芎、当归、白芍、黄芩、连翘、甘草、白术(炒)。

【功能主治】解表通里,清热解毒。用于外寒内热,表里俱实,恶寒壮热,头痛咽干,小便短赤,大便秘结,瘰疬初起,风疹湿疹。

【用法用量】口服。按照药品说明书规定用法用量使用。

【使用注意】孕妇慎用。

二、清热中成药

清热中成药是指以清泄里热药为主要组成,具有清热解毒、泻火凉血、解暑、退虚热等作用,治疗里热证的一类中成药。里热证有发热、口干、咽燥、面红、目赤、大便干结、小便短赤、舌红苔黄、脉数等症状。

现代研究认为清热中成药主要具有抑菌、抗病毒、解热、抗炎等作用。

清热中成药可分为清热泻火、清热解毒、清脏腑热、清热解暑和清虚热等五类。清热药性多寒凉,易伤脾胃,影响运化,故必要时需配用醒脾和胃药,以祛病而不碍胃。本类中成药对有表证及寒证者禁用,体质虚弱及产后者慎用。

1. 清热泻火 清热泻火类中成药具有清热泻火解毒作用。适用于火热炽盛,化为热毒,熏肌蚀肤,深入脏腑,发于官窍,症见烦躁狂乱、头面红肿焮痛、口鼻生疮、咽喉不利、疮疡疔毒、化脓溃烂、大便燥结等。

黄连上清丸(片、胶囊、颗粒)

【药物组成】黄连、栀子(姜制)、连翘、炒蔓荆子、防风、荆芥穗、白芷、黄芩、菊花、薄荷、酒大黄、黄柏(酒炒)、桔梗、川芎、石膏、旋覆花、甘草。

【功能主治】散风清热,泻火止痛。用于风热上攻、肺胃热盛所致的头晕目眩、暴发火眼、牙齿疼痛、口舌生疮、咽喉肿痛、耳痛耳鸣、大便秘结、小便短赤。

【用法用量】口服。按照药品说明书规定用法用量使用。

【使用注意】忌食辛辣食物;孕妇慎用;脾胃虚寒者禁用。

牛黄上清丸(片、软胶囊、胶囊)

【药物组成】人工牛黄、薄荷、菊花、荆芥穗、白芷、川芎、栀子、黄连、黄柏、黄芩、大黄、连翘、赤芍、当归、地黄、桔梗、甘草、石膏、冰片。

【功能主治】清热泻火,散风止痛。用于热毒内盛、风火上攻所致的头痛眩晕、目赤耳鸣、咽喉肿痛、口舌生疮、牙龈肿痛、大便燥结。

【用法用量】口服。按照药品说明书规定用法用量使用。

【使用注意】孕妇、哺乳期妇女慎用,脾胃虚寒者慎用。

2. 清热解毒 清热解毒中成药适用于各种热毒病证。症见咽喉肿痛、口舌生疮、痄腮斑疹、疮疡疔毒、瘰疬痰核、舌红苔黄、脉数等。

牛黄解毒丸(片、软胶囊、胶囊)

【药物组成】人工牛黄、雄黄、石膏、大黄、黄芩、桔梗、冰片、甘草。

【功能主治】清热解毒。用于火热内盛,症见咽喉肿痛、牙龈肿痛、口舌生疮、目赤肿痛。

【用法用量】口服。按照药品说明书规定用法用量使用。

【使用注意】孕妇禁用。不宜久服。

清热解毒口服液(片)

【药物组成】石膏、金银花、玄参、地黄、连翘、栀子、甜地丁、黄芩、龙胆、板蓝根、知母、麦冬。

【功能主治】清热解毒。用于热毒壅盛所致的发热面赤、烦躁口渴、咽喉肿痛;流感、上呼吸道感染见上述证候者。

【用法用量】口服。按照药品说明书规定用法用量使用或遵医嘱。

【使用注意】脾胃虚寒及气虚疮疡脓清者忌用。

板蓝根颗粒

【药物组成】板蓝根。

【功能主治】清热解毒,凉血利咽。用于肺胃热盛所致的咽喉肿痛、口咽干燥、腮部肿胀;急性扁桃体炎、腮腺炎见上述证候者。

【用法用量】开水冲服。一次 5～10 g,一日 3～4 次。

【使用注意】忌烟酒、辛辣、鱼腥食物。不宜在服药期间同时服用滋补性中药。

3. 清脏腑热　清脏腑热类中成药适用于热邪偏盛于某一脏腑所致的热证。其症状随脏腑的不同而不同,如心经实热:心烦口渴,口舌生疮,小便短赤而涩痛等;肝经实火:胁痛口苦,目赤肿痛,淋浊,阴部生疮,阴囊红肿等;肺热炽盛:咳喘,咳吐黄痰、脓血等。

导赤丸

【药物组成】连翘、黄连、栀子(姜炒)、木通、玄参、天花粉、赤芍、大黄、黄芩、滑石。

【功能主治】清热泻火,利尿通便。用于火热内盛所致的口舌生疮、咽喉疼痛、心胸烦热、小便短赤、大便秘结。

【用法用量】口服。水蜜丸(每 10 粒重 1 g)一次 2 g,大蜜丸(每丸重 3 g)一次 1 丸,一日 2 次;周岁以内小儿酌减。

龙胆泻肝丸

【药物组成】龙胆、柴胡、黄芩、栀子(炒)、泽泻、木通、盐车前子、酒当归、地黄、炙甘草。

【功能主治】清肝胆,利湿热。用于肝胆湿热所致头晕目赤、耳鸣耳聋、耳肿疼痛、胁痛口苦、尿赤涩痛、湿热带下。

【用法用量】口服。按照药品说明书规定用法用量使用。

【使用注意】孕妇慎用。

4. 清热解暑　清热解暑中成药适用于暑热证。症见身热心烦、汗多口渴、小便不利、舌红脉数等。

六一散

【药物组成】滑石、甘草。

【功能主治】清暑利湿。用于感受暑湿所致的发热、身倦、口渴、泄泻、小便黄少;外用治疗痱子。

【用法用量】调服或包煎服。外用,扑撒患处。

【使用注意】阴虚、津伤者,内无湿热者,及小便清长者忌用。孕妇忌服。

清暑益气丸

【药物组成】人参、黄芪(蜜炙)、炒白术、苍术(米泔炙)、麦冬、泽泻、醋五味子、当归、黄柏、葛根、醋青皮、陈皮、六神曲(麸炒)、升麻、甘草。

Note

【功能主治】祛暑利湿,补气生津。用于中暑受热、气津两伤,症见头晕身热、四肢倦怠、自汗心烦、咽干口渴。临床用于小儿夏季热、热射病、功能性发热等属暑热耗气伤津者。

【用法用量】姜汤或温开水送服。一次1丸(每丸重9g),一日2次。

【使用注意】忌食辛辣油腻之品。

十滴水胶囊

【药物组成】樟脑、干姜、大黄、小茴香、肉桂、辣椒、桉油。

【功能主治】健胃,祛暑。用于因中暑而引起的头晕、恶心、腹痛、胃肠不适。

【用法用量】口服。按照药品说明书规定用法用量使用。

【使用注意】孕妇忌服。驾驶员和高空作业者慎用。

5. 清虚热 清虚热中成药适用于热病后期,邪热未尽,阴液已伤,热留阴分证。症见夜间发热、热退无汗;或阴虚火旺、骨蒸潮热、低热不退、咽干口燥等。

知柏地黄丸(浓缩丸)

【药物组成】知母、黄柏、熟地黄、山茱萸(制)、牡丹皮、山药、茯苓、泽泻。

【功能主治】滋阴降火。用于阴虚火旺所致潮热盗汗、口干咽痛、耳鸣遗精、小便短赤。

【用法用量】口服。按照药品说明书规定用法用量使用。

玄麦甘桔颗粒(片、胶囊)

【药物组成】玄参、麦冬、甘草、桔梗。

【功能主治】清热滋阴,祛痰利咽。用于阴虚火旺、虚火上浮所致口鼻干燥、咽喉肿痛。

【用法用量】颗粒:开水冲服;片:含服。胶囊:口服。按照药品说明书规定用法用量使用。

【使用注意】外感表证未除,或痰湿内盛者忌用。

三、泻下中成药

泻下中成药是指以泻下药为主要组成,具有通导大便、排除胃肠积滞、荡涤实热、攻逐水饮等作用,用于治疗里实证的一类中成药。里实证有脘腹胀满、腹痛拒按、大便秘结、不思饮食等症状。

现代研究认为泻下中成药具有泻下、利尿、利胆、抗感染等作用。

本类中成药禁用或慎用于妇女胎前、产后及月经期。应用作用较强的泻下中成药,当奏效即止,慎勿过剂,尤其慎用于老年人、儿童及体质虚弱患者。泻下中成药适用于里实证,对于虚证的大便秘结不宜使用,或配伍补气补阴药酌情使用,且不能久服,以免耗损胃气。

麻仁丸

【药物组成】火麻仁、苦杏仁、大黄、枳实(炒)、姜厚朴、炒白芍。

【功能主治】润肠通便。用于肠热津亏所致的便秘,症见大便干结难下、腹部胀满不舒;习惯性便秘见上述证候者。

【用法用量】口服。水蜜丸一次6g,小蜜丸一次9g,大蜜丸一次1丸(每丸重9g),一日1~2次。

苁蓉通便口服液

【药物组成】肉苁蓉、何首乌、枳实(麸炒)、蜂蜜。

【功能主治】润肠通便。用于老年便秘,产后便秘。

【用法用量】口服,按照药品说明书规定的用法用量使用。睡前或清晨服用。

【使用注意】孕妇慎用。年轻体壮者便秘时不宜用本药。服用本药出现大便稀溏时应立即停服。

当归龙荟丸

【药物组成】酒当归、龙胆(酒炙)、芦荟、青黛、栀子、酒黄连、酒黄芩、盐黄柏、酒大黄、木香、人工麝香。

【功能主治】泻火通便。用于肝胆火旺所致心烦不宁、头晕目眩、耳鸣耳聋、胁肋疼痛、脘腹胀痛、大便秘结。

【用法用量】口服。一次 6 g,一日 2 次。

【使用注意】孕妇禁用。

四、祛湿中成药

祛湿中成药是指以祛湿药物为主要组成,具有化湿利水、通淋泄浊作用,治疗水湿病证的一类中成药。祛湿中成药可分为化湿和胃、清热祛湿、渗湿利水、温化寒湿、祛风除湿五类。

现代研究提示祛湿中成药具有解热、止痛、抗炎、利尿等作用。

本类中成药在处方组成上除选择祛湿药外,常配伍理气药,使"气化湿亦化"。本类中成药多辛香温燥或甘淡渗利,易耗伤阴津,故身体阴虚津亏、病后体弱及妊娠水肿者慎用。

1. 化湿和胃类　化湿和胃类中成药适用于湿浊内阻,脾胃失和等证。症见脘腹痞满,嗳气吞酸,呕吐泄泻,食少体倦等。

藿香正气口服液(水、软胶囊、滴丸)

【药物组成】苍术、陈皮、厚朴(姜制)、白芷、茯苓、大腹皮、生半夏、甘草浸膏、广藿香油、紫苏叶油。

【功能主治】解表化湿,理气和中。用于外感风寒、内伤湿滞或夏伤暑湿所致的感冒,症见头痛昏重、胸膈痞闷、脘腹胀痛、呕吐泄泻;胃肠型感冒见上述证候者。

【用法用量】口服。按照药品说明书规定用法用量使用。

【使用注意】忌辛辣、生冷、油腻之物;虚证禁用。

香砂养胃丸(颗粒)

【药物组成】木香、砂仁、白术、陈皮、茯苓、半夏(制)、醋香附、枳实(炒)、豆蔻(去壳)、姜厚朴、广藿香、甘草。

【功能主治】温中和胃。用于胃阳不足、湿阻气滞所致的胃痛、痞满,症见胃痛隐隐、脘闷不舒、呕吐酸水、嘈杂不适、不思饮食、四肢倦怠。临床用于消化性溃疡、慢性浅表性胃炎和糖尿病胃轻瘫等属胃阳不足、湿阻气滞者。

【用法用量】口服。按照药品说明书规定用法用量使用。

【使用注意】饮食宜清淡,忌烟、酒及辛辣、生冷、油腻食物。忌情绪激动及生闷气。胃阴虚者不宜用,主要表现为口干欲饮、大便干结、小便短少。

保济丸

【药物组成】钩藤、菊花、蒺藜、厚朴、木香、苍术、天花粉、广藿香、葛根、化橘红、白芷、薏苡仁、稻芽、薄荷、茯苓、广东神曲。

【功能主治】解表,祛湿,和中。用于暑湿感冒,症见发热头痛、腹痛腹泻、恶心呕吐、肠胃不适;亦可用于晕车晕船。

【用法用量】口服。按照药品说明书规定用法用量使用。

【使用注意】外感燥热者不宜服用。

2. 清热祛湿类　清热祛湿类中成药适用于外感湿热,或湿热内郁以及湿热下注所致的暑湿、黄疸、热淋、痿痹等证。症见发热倦怠、头痛身重、胸闷腹胀、小便短赤、面目身黄、尿赤涩痛、足膝痿软等。

二妙丸

【药物组成】苍术(炒)、黄柏(炒)。

【功能主治】燥湿清热。用于湿热下注,症见足膝红肿热痛、下肢丹毒、白带、阴囊湿痒。

【用法用量】口服。按照药品说明书规定用法用量使用。

【使用注意】忌食辛辣、油腻等刺激性食物;阴虚者禁用。

八正合剂

【药物组成】瞿麦、车前子(炒)、萹蓄、大黄、滑石、川木通、栀子、甘草、灯心草。

【功能主治】清热,利尿,通淋。用于湿热下注所致小便短赤、淋沥涩痛、口燥咽干。

【用法用量】口服。一次 15～20 mL,一日 3 次,用时摇匀。

黄疸肝炎丸

【药物组成】茵陈、滇柴胡、炒栀子、青叶胆、醋延胡索、郁金(醋炙)、醋香附、麸炒枳壳、槟榔、青皮、佛手、酒白芍、甘草。

【功能主治】疏肝理气,利胆退黄。用于肝气不舒、湿热蕴结所致的黄疸,症见皮肤黄染、胸胁胀痛、小便短赤;急性肝炎、胆囊炎见上述证候者。

【用法用量】口服。按照药品说明书规定用法用量使用。

【使用注意】孕妇、肝硬化及脾胃虚寒者慎用。

利胆排石片(颗粒)

【药物组成】金钱草、茵陈、黄芩、木香、郁金、大黄、槟榔、麸炒枳实、芒硝、姜厚朴。

【功能主治】清热利湿,利胆排石。用于湿热蕴毒、腑气不通所致的胁痛、胆胀,症见胁肋胀痛、发热、尿黄、大便不通;胆囊炎、胆石症见上述证候者。

【用法用量】口服。按照药品说明书规定用法用量使用。

【使用注意】体弱、肝功能不良者慎用;孕妇禁用。

清肝利胆口服液(胶囊)

【药物组成】茵陈、山银花、栀子、厚朴、防己。

【功能主治】利肝胆湿热。用于湿热蕴结肝胆所致的纳呆、胁痛、疲倦、乏力、尿黄、苔腻、脉弦。

【用法用量】口服。按照药品说明书规定用法用量使用。

【使用注意】烟酒及辛辣油腻食物。

3. 渗湿利水类 渗湿利水类中成药以利水渗湿药为主组成,具有通利水道、渗泄水湿作用,用于治疗小便不利、水肿、泄泻、痰饮、淋证等水湿所致的病证。

三金片

【药物组成】金樱根、菝葜、羊开口、金沙藤、积雪草。

【功能主治】清热解毒,利湿通淋,益肾。用于下焦湿热所致的热淋、小便短赤、淋沥涩痛、尿急频数;急慢性肾盂肾炎、膀胱炎、尿路感染见上述证候者;肾虚湿热下注所致慢性非细菌性前列腺炎。

【用法用量】口服。治疗病证及按照药品说明书规定用法用量使用。

【使用注意】①偶见血清丙氨酸氨基转移酶(ALT)、血清门冬氨酸氨基转移酶(AST)轻度升高,血尿素氮(BUN)轻度升高,血白细胞(WBC)轻度降低。②用药期间请注意肝、肾功能的监测。

清淋颗粒

【药物组成】瞿麦、萹蓄、木通、盐车前子、滑石、栀子、大黄、炙甘草。

【功能主治】清热泻火,利水通淋。用于膀胱湿热所致的淋证、癃闭,症见尿频涩痛、淋沥不畅、小腹胀满、口干咽燥。

【用法用量】开水冲服。按照药品说明书规定用法用量使用。

【使用注意】孕妇忌服,体质虚弱者不宜服。

Note

排石颗粒

【药物组成】连钱草、盐车前子、木通、徐长卿、石韦、忍冬藤、滑石、瞿麦、茼麻子、甘草。

【功能主治】清热利水,通淋排石。用于下焦湿热所致的石淋,症见腰腹疼痛、排尿不畅或伴有血尿;泌尿系结石见上述证候者。

【用法用量】开水冲服。按照药品说明书规定用法用量使用或遵医嘱。

【使用注意】脾虚便溏者及孕妇慎用;服药期间应多饮水并适当活动。忌油腻食物。

4. 温化寒湿类 温化寒湿类中成药适用于阳不化气、水湿内停所致的水肿,症见小便不利,水肿腹胀,呕逆泄泻,渴不思饮;肾不化气,清浊不分,小便频数,时下白浊等。

五苓胶囊(散)

【药物组成】泽泻、茯苓、猪苓、肉桂、麸炒白术。

【功能主治】温阳化气,利湿行水。用于膀胱化气不利、水湿内聚引起的小便不利、水肿腹胀、呕逆泄泻、渴不思饮。

【用法用量】口服。按照药品说明书规定用法用量使用。

萆薢分清丸

【药物组成】粉萆薢、石菖蒲、甘草、乌药、盐益智仁。

【功能主治】分清化浊,温肾利湿。用于肾不化气、清浊不分所致的白浊、小便频数。

【用法用量】口服。按照药品说明书规定用法用量使用。

【使用注意】忌食油腻、茶、醋及辛辣刺激性物。

5. 祛风除湿类 祛风除湿类中成药是由祛风除湿药为主要组成,具有祛除风寒湿邪作用,治疗风湿痹证的一类中成药。主要用于风湿痹证之肢体疼痛,关节不利、肿大,筋脉拘挛等症。

独活寄生丸(合剂)

【药物组成】独活、桑寄生、熟地黄、牛膝、细辛、秦艽、茯苓、肉桂、防风、川芎、党参、甘草、酒当归、白芍、盐杜仲。

【功能主治】养血舒筋,祛风除湿,补益肝肾。用于风寒湿闭阻、肝肾两亏、气血不足所致的痹病,症见腰膝冷痛、屈伸不利。

【用法用量】口服。按照药品说明书规定用法用量使用。

【使用注意】孕妇慎用。

小活络丸

【药物组成】胆南星、制川乌、制草乌、地龙、乳香(制)、没药(制)。

【功能主治】祛风散寒,化痰除湿,活血止痛。用于风寒湿邪闭阻、痰瘀阻络所致的痹病,症见肢体关节疼痛,或冷痛,或刺痛,或疼痛夜甚、关节屈伸不利、麻木拘挛。

【用法用量】黄酒或温开水送服。按照药品说明书规定用法用量使用。

【使用注意】孕妇禁用。

舒筋活络酒

【药物组成】木瓜、桑寄生、玉竹、续断、川牛膝、当归、川芎、红花、独活、羌活、防风、白术、蚕沙、红曲、甘草。

【功能主治】祛风除湿,活血通络,养阴生津。用于风湿阻络、血脉瘀阻兼有阴虚所致的痹病,症见关节疼痛、屈伸不利、四肢麻木。

【用法用量】口服。一次 20～30 mL,一日 2 次。

【使用注意】孕妇慎用。

五、温里中成药

温里中成药是指以温热药为主要组成,具有温中祛寒、温里助阳、散寒通络作用,用于治疗里寒证的一类中成药。里寒证表现为形寒肢冷,面色㿠白,口淡不渴,或渴喜热饮,静而少言,小便清长,大便稀溏,舌质淡,苔白润,脉沉迟。

现代研究表明,温里中成药具有改善胃肠功能、抗溃疡、强心、抗心律失常、改善血液循环、抗缺氧、增强免疫、抗休克、健胃等作用。

温里中成药又可分为温中祛寒、温经散寒、回阳救逆三类。

本类中成药性热而燥,凡属热证、阴虚证者及孕妇应忌用或慎用。

1. 温中祛寒 温中祛寒中成药适用于中焦虚寒的病证。症见四肢不温、脘腹冷痛、呕吐泄泻、舌淡苔白、脉沉细等。

附子理中丸(片)

【药物组成】附子(制)、党参、炒白术、干姜、甘草。

【功能主治】温中健脾。用于脾胃虚寒,脘腹冷痛,呕吐泄泻,手足不温。

【用法用量】口服。按照药品说明书规定用法用量使用。

【使用注意】孕妇慎用。

小建中片(合剂、颗粒)

【药物组成】桂枝、白芍、炙甘草、生姜、大枣。

【功能主治】温中补虚,缓急止痛。用于脾胃虚寒所致脘腹疼痛、喜温喜按、嘈杂吞酸、食少;慢性结肠炎、胃及十二指肠溃疡见上述证候者。

【用法用量】口服。按照药品说明书规定用法用量使用。

【使用注意】外感风热表证未清患者及脾胃湿热或明显胃肠道出血症状者,不宜服用。

2. 温经散寒 温经散寒中成药适用于寒邪凝滞经脉或冲任虚寒等证。症见手足厥冷、肢体痹痛或漏下不止、月经不调等。此类疾病多系阳气外虚、阴血内弱、寒在经脉,故不宜纯用辛热之剂,常以温经散寒药与养血通脉药配合组成。

艾附暖宫丸

【药物组成】艾叶(炭)、醋香附、制吴茱萸、肉桂、当归、川芎、白芍(酒炒)、地黄、黄芪(蜜炙)、续断。

【功能主治】理气养血,暖宫调经。用于血虚气滞、下焦虚寒所致的月经不调、痛经,症见行经后错、经量少、有血块、小腹疼痛、经行小腹冷痛喜热、腰膝酸痛。

【用法用量】口服。按照药品说明书规定用法用量使用。

【使用注意】饮食宜清淡,忌服生冷食物,避免受寒。

痛经丸

【药物组成】当归、白芍、川芎、熟地黄、醋香附、木香、青皮、山楂(炭)、延胡索、炮姜、肉桂、丹参、茺蔚子、红花、益母草、五灵脂(醋炒)。

【功能主治】温经活血,调经止痛。用于下焦寒凝血瘀所致的痛经、月经不调,症见经行错后、经量少有血块、行经小腹冷痛、喜暖。

【用法用量】口服,临经时服用。按照药品说明书规定用法用量使用。

【使用注意】孕妇禁用。

3. 回阳救逆 回阳救逆中成药适用于阴盛阳衰、阳气将亡之证。症见冷汗自出、四肢厥逆、恶寒倦卧、下利清谷、脉微欲绝等。

四逆汤

【药物组成】淡附片、干姜、炙甘草。

【功能主治】温中祛寒,回阳救逆。用于阳虚欲脱所致冷汗自出、四肢厥逆、下利清谷、脉微欲绝。

【用法用量】口服。一次 10～20 mL,一日 3 次;或遵医嘱。

Note

参附注射液

【药物组成】红参、附片。

【功能主治】回阳救逆，益气固脱。主要用于阳气暴脱的厥脱证（感染性、失血性、失液性休克等）；也可用于阳虚（气虚）所致的惊悸、怔忡、喘咳、胃疼、泄泻、痹症等。

【用法用量】肌内注射、静脉滴注、静脉推注，剂量及用法详见药品说明书或遵医嘱。

【使用注意】①新生儿、婴幼儿禁用。孕妇慎用。②本品避免直接与辅酶 A、维生素 K_3、氨茶碱混合配伍使用。③本品不宜与中药半夏、瓜蒌、贝母、白蔹、白及和藜芦等同时使用。

六、理气中成药

理气中成药是指以理气药为主要组成，具有行气或降气作用，用以治疗气滞证或气逆证为主的中成药。气滞证见脘腹胀满、嗳气吞酸、呕恶食少、大便失常或胸闷胁痛、月经不调等症状；气逆证见呃逆、呕恶、喘息等症状。

现代研究认为理气中成药具有缓解胃肠平滑肌痉挛、增强胃肠运动、健胃、助消化、利胆、松弛支气管平滑肌、收缩血管、升压及兴奋心脏等作用。

理气类中成药多属芳香辛燥之品，易耗气伤津，故年老体弱者、阴虚火旺者、孕妇及有出血倾向的患者慎用，不可过量使用。

逍遥丸

【药物组成】柴胡、当归、白芍、炒白术、茯苓、炙甘草、薄荷、生姜。

【功能主治】疏肝健脾，养血调经。用于肝郁脾虚所致的郁闷不舒、胸胁胀痛、头晕目眩、食欲减退、月经不调。

【用法用量】口服。按照药品说明书规定用法用量使用。

【使用注意】忌食寒凉、生冷食物。感冒时不宜服用本药。月经过多者不宜服用本药。

越鞠丸

【药物组成】醋香附、川芎、炒栀子、苍术（炒）、六神曲（炒）。

【功能主治】理气解郁，宽中除满。用于胸脘痞闷，腹中胀满，饮食停滞，嗳气吞酸。

【用法用量】口服。一次 6～9 g，一日 2 次。

【使用注意】阴虚火旺者慎用，忌忧思恼怒、生冷食物。

元胡止痛片（口服液、软胶囊、胶囊、颗粒、滴丸）

【药物组成】醋延胡索、白芷。

【功能主治】理气，活血，止痛。用于气滞血瘀所致胃痛、胁痛、头痛及痛经。

【用法用量】口服。按照药品说明书规定用法用量使用或遵医嘱。

【使用注意】孕妇禁用。本品药性温燥，阴虚火旺者慎服。置室内阴凉干燥处储藏。饮食宜清淡，忌酒及辛辣、生冷、油腻食物。

木香顺气丸

【药物组成】木香、砂仁、醋香附、槟榔、甘草、陈皮、厚朴、枳壳（炒）、苍术（炒）、青皮（炒）、生姜。

【功能主治】行气化湿，健脾和胃。用于湿浊中阻、脾胃不和所致的胸膈痞闷、脘腹胀痛、呕吐恶心、嗳气纳呆。

【用法用量】口服。一次 6～9 g，一日 2～3 次。

【使用注意】孕妇慎用。

苏子降气丸

【药物组成】炒紫苏子、厚朴、前胡、甘草、姜半夏、陈皮、沉香、当归。

【功能主治】降气化痰，温肾纳气。用于上盛下虚、气逆痰壅所致的咳嗽喘息、胸膈痞塞。

【用法用量】口服。一次 6 g，一日 1～2 次。

【使用注意】阴虚，舌红无苔者忌服。

七、理血中成药

理血中成药是指以理血药为主要组成，具有活血祛瘀或止血作用，用以治疗血瘀证或出血病证的一类中成药。血瘀有外伤肿痛，或瘀阻经脉之半身不遂，或瘀血内停之胸腹诸痛，或经闭、痛经、产后恶露不行等症状。血溢有吐血、衄血、咯血、便血、崩漏、皮下出血、外伤出血等。因此，理血中成药分为活血化瘀、止血两类。

现代研究表明，活血化瘀中成药有扩张外周血管、增加器官血流量、抗血栓形成、改善微循环等作用。止血中成药有使局部血管收缩、缩短凝血时间等作用。

本类中成药使用时首先应分清标本缓急；其次应做到祛瘀不忘扶正，止血不忘化瘀，避免止血留瘀之弊。活血祛瘀类中成药孕妇忌用或慎用，妇女月经过多亦不宜应用。

1. 活血化瘀类 活血化瘀中成药适用于瘀血证。症见胸腹诸痛、肿块、瘀斑、闭经等。

血府逐瘀口服液（丸、胶囊）

【药物组成】柴胡、当归、地黄、赤芍、红花、桃仁、麸炒枳壳、甘草、川芎、牛膝、桔梗。

【功能主治】活血祛瘀，行气止痛。用于气滞血瘀所致的胸痹、头痛日久，症见痛如针刺而有定处、内热烦闷、心悸失眠、急躁易怒。

【用法用量】空腹服，丸需用红糖水送服。按照药品说明书规定用法用量使用。1 个月为一个疗程。

【使用注意】忌食辛冷食物；孕妇禁用。

复方丹参片（丸、胶囊、喷雾剂、颗粒、滴丸）

【药物组成】丹参、三七、冰片。

【功能主治】活血化瘀，理气止痛。用于气滞血瘀所致的胸痹，症见胸闷、心前区刺痛；冠心病心绞痛见上述证候者。

【用法用量】口服。喷雾剂口腔喷射吸入；滴丸吞服或舌下含服。按照药品说明书规定用法用量使用。

【使用注意】孕妇慎用。

三七伤药片（胶囊、颗粒）

【药物组成】三七、制草乌、雪上一枝蒿、冰片、骨碎补、红花、接骨木、赤芍。

【功能主治】舒筋活血，散瘀止痛。用于跌打损伤，风湿瘀阻，关节痹痛；急慢性扭挫伤、神经痛见上述证候者。

【用法用量】口服。按照药品说明书规定用法用量使用或遵医嘱。

【使用注意】本品药性强烈，应按规定量服用；孕妇忌用；有心血管疾病患者慎用。

益母草膏（口服液、颗粒）

【药物组成】益母草。

【功能主治】活血调经。用于血瘀所致的月经不调、产后恶露不绝，症见月经量少、淋漓不净、产后出血时间过长；产后子宫复旧不全见上述证候者。

【用法用量】口服。按照药品说明书规定用法用量使用或遵医嘱。

【使用注意】孕妇禁用。

桂枝茯苓丸（片、胶囊）

【药物组成】桂枝、茯苓、牡丹皮、赤芍、桃仁。

【功能主治】活血，化瘀，消癥。用于妇人宿有癥积，或血瘀经闭，行经腹痛，产后恶露不尽，子宫肌瘤，慢性盆腔炎包块，痛经，子宫内膜异位症，卵巢囊肿见上述证候者；也可用于女性乳腺

Note

囊性增生病属瘀血阻络证,症见乳房疼痛、乳房肿块、胸胁胀闷;或用于前列腺增生属瘀阻膀胱证,症见小便不爽、尿细如线、或点滴而下、小腹胀痛者。

【用法用量】口服,饭后服。前列腺增生疗程8周,其余适应证疗程12周,按照药品说明书规定用法用量使用或遵医嘱。

【使用注意】孕妇忌用,或遵医嘱;经期停服;偶见药后胃脘不适、隐痛,停药后可自行消失。

乳块消片(胶囊、颗粒)

【药物组成】橘叶、丹参、皂角刺、炒王不留行、川楝子、地龙。

【功能主治】疏肝理气,活血化瘀,消散乳块。用于肝气郁结、气滞血瘀所致乳腺增生、乳房胀痛。

【用法用量】口服。按照药品说明书规定用法用量使用或遵医嘱。

【使用注意】孕妇忌服。

2. 止血类　　止血类中成药适用于各种出血的病证。症见吐血、衄血、咯血、便血、崩漏、皮下出血、外伤出血等。

槐角丸

【药物组成】槐角(清炒)、地榆炭、黄芩、麸炒枳壳、当归、防风。

【功能主治】清肠疏风,凉血止血。用于血热所致的肠风便血、痔疮肿痛。

【用法用量】口服。按照药品说明书规定用法用量使用。

【使用注意】阳虚出血者忌用。

七厘胶囊(散)

【药物组成】血竭、乳香(制)、没药(制)、红花、儿茶、冰片、人工麝香、朱砂。

【功能主治】化瘀消肿,止痛止血。用于跌扑损伤,血瘀疼痛,外伤出血。

【用法用量】口服,按照药品说明书规定的用法用量使用。外用,调敷患处。

【使用注意】孕妇禁用。

八、安神中成药

安神中成药以安神药为主要组成,具有安神定志的功效,主要用于治疗心神不安的病证,症见惊恐不安、喜怒不定、烦躁不宁或惊悸、健忘、虚烦不寐等。神志不安表现为心悸健忘、虚烦失眠者,多属虚证,治宜养心安神;表现为惊狂善怒、烦躁不安者,治宜重镇安神。

现代研究表明,安神中成药对中枢神经系统有抑制作用,可表现为镇静、催眠、安定、抗惊厥等。

安神中成药多用矿石、贝壳类药物,不宜久服,以免伤胃碍脾,必要时配伍养胃健脾药。某些重镇安神中成药含朱砂(主要成分为硫化汞)等,具有一定毒性,长期服用能引起慢性中毒,不宜久服。

天王补心丸

【药物组成】丹参、当归、石菖蒲、党参、茯苓、五味子、麦冬、天冬、地黄、玄参、制远志、炒酸枣仁、柏子仁、桔梗、甘草、朱砂。

【功能主治】滋阴养血,补心安神。用于心阴不足所致心悸健忘、失眠多梦、大便干燥。

【用法用量】口服。按照药品说明书规定用法用量使用。

【使用注意】脾胃虚弱、胃纳欠佳、湿邪留滞者,不宜使用。

柏子养心丸(片)

【药物组成】柏子仁、党参、炙黄芪、川芎、当归、茯苓、制远志、酸枣仁、肉桂、醋五味子、半夏曲、炙甘草、朱砂。

【功能主治】补气,养血,安神。用于心气虚寒所致心悸易惊、失眠多梦、健忘。临床用于神经衰弱、记忆减退、精神分裂症、更年期综合征、甲状腺功能亢进、心脏病等属心气虚寒者。

【用法用量】口服。按照药品说明书规定用法用量使用。

【使用注意】忌食辛辣食物。

甜梦口服液(胶囊)

【药物组成】刺五加、黄精、蚕蛾、桑椹、党参、黄芪、砂仁、枸杞子、山楂、熟地黄、制淫羊藿、陈皮、茯苓、制马钱子、法半夏、泽泻、山药。

【功能主治】益气补肾,健脾和胃,养心安神。用于头晕耳鸣,视减听衰,失眠健忘,食欲不振,腰膝酸软,心慌气短,中风后遗症;对脑功能减退、冠状血管疾病、脑血管栓塞及脱发也有一定作用。

【用法用量】口服。按照药品说明书规定用法用量使用。

【使用注意】运动员慎用。请仔细阅读说明书并遵医嘱使用。

九、祛痰中成药

祛痰中成药是指以祛痰药为主要组成,具有消除痰饮作用,治疗各种痰病的一类中成药。痰病主要有咳嗽喘促、咳吐痰涎、眩晕呕吐、癫狂惊痫以及胸痹等症状。

现代研究认为祛痰中成药具有消炎、化痰、镇咳、平喘、止吐、调节机体免疫功能、抗菌、抗病毒、抗过敏等作用。主要用于治疗多种呼吸系统疾病、有的中成药还可用于治精神疾病、胃肠病变、良性或恶性肿瘤。

由于痰的成因和性质不同,祛痰中成药可分为燥湿化痰、清热化痰、润肺化痰、温肺化痰、治风化痰五类。

1. 燥湿化痰类 燥湿化痰中成药适用于湿痰病证。症见咳痰色白、痰多易咳、胸满痞闷、呕恶眩晕、肢体困倦、舌苔白滑或腻、脉缓或弦滑等。

二陈丸

【药物组成】陈皮、半夏(制)、茯苓、甘草。

【功能主治】燥湿化痰,理气和胃。用于痰湿停滞导致的咳嗽痰多、胸脘胀闷、恶心呕吐。临床用于慢性支气管炎、慢性胃炎、梅尼埃病、神经性呕吐等属湿痰者。

【用法用量】口服。一次 9～15 g,一日 2 次。

【使用注意】本方中药性偏燥,燥痰者慎用。吐血、消渴、阴虚、血虚者忌用。

杏仁止咳合剂(糖浆)

【药物组成】杏仁水、百部流浸膏、远志流浸膏、陈皮流浸膏、桔梗流浸膏、甘草流浸膏。

【功能主治】化痰止咳。用于痰浊阻肺所致咳嗽痰多;急、慢性支气管炎见上述证候者。

【用法用量】口服。按照药品说明书规定用法用量使用。

2. 清热化痰类 清热化痰中成药适用于痰热病证。症见咳痰色黄、黏稠难咳、舌红口干、苔黄腻、脉滑数等。

清气化痰丸

【药物组成】酒黄芩、瓜蒌仁霜、半夏(制)、胆南星、陈皮、苦杏仁、枳实、茯苓。

【功能主治】清肺化痰。用于痰热阻肺所致的咳嗽痰多、痰黄稠黏、胸腹满闷。临床用于肺炎、急性支气管炎、慢性支气管炎急性发作等属痰热内结者。

【用法用量】口服。一次 6～9 g,一日 2 次;小儿酌减。

【使用禁忌】外感风寒或阴虚久咳者忌服;孕妇忌服。

礞石滚痰丸

【药物组成】金礞石(煅)、沉香、黄芩、熟大黄。

【功能主治】逐痰降火。用于痰火扰心所致的癫狂惊悸,或喘咳痰稠、大便秘结。临床用于中风、精神分裂症、癫痫、偏头痛、神经官能症等属实火顽痰胶固者。

【用法用量】口服。一次 6～12 g，一日 1 次。

【使用注意】本方药力峻猛，体虚之人不可轻用，以免损伤正气。孕妇忌服。

蛇胆川贝散（软胶囊、胶囊）

【药物组成】蛇胆汁、川贝母。

【功能主治】清肺，止咳，除痰。用于肺热咳嗽，痰多。

【用法用量】口服。按照药品说明书规定用法用量使用。

【使用注意】外感风寒、阴虚久咳者忌服。

止咳橘红口服液（丸）

【药物组成】化橘红、陈皮、法半夏、茯苓、款冬花、甘草、瓜蒌皮、紫菀、麦冬、知母、桔梗、地黄、石膏、苦杏仁（去皮炒）、炒紫苏子。

【功能主治】清肺，止咳，化痰。用于痰热阻肺引起的咳嗽痰多、胸满气短、咽干喉痒。

【用法用量】口服。按照药品说明书规定用法用量使用。儿童遵医嘱。

【使用注意】忌食辛辣油腻。

3. 润肺化痰类　润肺化痰中成药适用于燥痰病证。症见呛咳气促、痰稠而黏、咳痰不利、口燥咽干、舌红少苔等。

养阴清肺丸（口服液、膏）

【药物组成】地黄、麦冬、玄参、川贝母、白芍、牡丹皮、薄荷、甘草。

【功能主治】养阴润燥，清肺利咽。用于阴虚肺燥所致咽喉干痛、干咳少痰或痰中带血。

【用法用量】口服。按照药品说明书规定用法用量使用。

川贝雪梨膏

【药物组成】梨清膏、川贝母、麦冬、百合、款冬花。

【功能主治】润肺止咳，生津利咽。用于阴虚肺热所致咳嗽、喘促、口燥咽干。

【用法用量】口服。按照药品说明书规定用法用量使用。

【使用注意】忌辛辣食物。

百合固金口服液（丸、片、颗粒）

【药物组成】百合、地黄、熟地黄、麦冬、玄参、川贝母、当归、白芍、桔梗、甘草。

【功能主治】养阴润肺，化痰止咳。用于肺肾阴虚所致燥咳少痰、痰中带血、咽干喉痛。

【用法用量】口服。按照药品说明书规定用法用量使用。

【使用注意】脾虚便溏、食欲不振者忌用。

4. 温肺化痰类　温肺化痰中成药适用于寒痰病证。症见咳痰清稀色白、舌淡苔白滑、脉沉迟等。

半夏止咳糖浆

【药物组成】半夏（姜制）、麻黄、苦杏仁、紫菀、款冬花、瓜蒌皮、陈皮、甘草（炙）、薄荷油。

【功能主治】止咳祛痰。用于风寒咳嗽，痰多气逆。

【用法用量】口服。按照药品说明书规定用法用量使用。

【使用注意】忌食辛辣、油腻食物。支气管扩张、肺脓疡、肺心病、肺结核患者应在医师指导下服用。高血压、心脏病严重患者慎用。

控涎丸

【药物组成】醋甘遂、红大戟、白芥子。

【功能主治】涤痰逐饮。用于痰涎水饮停于胸膈所致胸胁隐痛、咳喘痛甚、痰不易出、瘰疬、痰核。

【用法与用量】用温开水或枣汤、米汤送服。按照药品说明书规定用法用量使用。

【使用注意】孕妇忌服;体虚者慎用。

5. 祛风化痰类 祛风化痰中成药适用于风痰病证。风痰之病,有内外之别。外风生痰见恶风发热、咳嗽咽痒、痰多等。内风夹痰症见眩晕头痛,或发癫痫,甚则昏厥等。

半夏天麻丸

【药物组成】法半夏、天麻、黄芪(蜜炙)、人参、苍术(米泔炙)、麸炒白术、茯苓、陈皮、泽泻、六神曲(麸炒)、炒麦芽、黄柏。

【功能主治】健脾祛湿,化痰息风。用于脾虚湿盛、痰浊内阻所致的眩晕、头痛、如蒙如裹、胸脘满闷。

【用法用量】口服。一次 6 g,一日 2～3 次。

【使用注意】忌食生冷油腻。

医痫丸

【药物组成】生白附子、天南星(制)、半夏(制)、猪牙皂、僵蚕(炒)、乌梢蛇(制)、蜈蚣、全蝎、白矾、雄黄、朱砂。

【功能主治】祛风化痰,定痫止搐。用于痰阻脑络所致的癫痫,症见抽搐昏迷、双目上吊、口吐涎沫。

【用法与用量】口服。一次 3 g,一日 2～3 次;小儿酌减。

【使用注意】本品含毒性药,不宜多服;孕妇禁用。

十、消食中成药

消食中成药是以消食药为主要组成,具有消食导滞作用,治疗食积不化的一类中成药。食积不化证主要有脘腹胀满、不思饮食、嗳腐吞酸、恶心呕吐、大便失常、消化不良等症状。现代研究认为大部分消食中成药具有助消化、降血脂及抑菌等作用。

保和丸(片、颗粒)

【药物组成】焦山楂、六神曲(炒)、半夏(制)、茯苓、陈皮、连翘、炒莱菔子、炒麦芽。

【功能主治】消食,导滞,和胃。用于食积停滞所致脘腹胀满、嗳腐吞酸、不思饮食。

【用法用量】口服。按照药品说明书规定用法用量使用。

健脾丸(糖浆)

【药物组成】党参、炒白术、陈皮、枳实(炒)、炒山楂、炒麦芽。

【功能主治】健脾开胃。用于脾胃虚弱所致脘腹胀满、食少便溏。

【用法用量】口服。按照药品说明书规定用法用量使用。

枳实导滞丸

【药物组成】枳实(炒)、大黄、黄连(姜汁炙)、黄芩、六神曲(炒)、白术(炒)、茯苓、泽泻。

【功能主治】消积导滞,清利湿热。用于饮食积滞、湿热内阻所致的脘腹胀痛、不思饮食、大便秘结、痢疾里急后重。

【用法用量】口服。一次 6～9 g,一日 2 次。

健胃消食片

【药物组成】太子参、陈皮、山药、炒麦芽、山楂。

【功能主治】健胃消食。用于脾胃虚弱所致的食积,症见不思饮食、嗳腐吞酸、脘腹胀满;消化不良见上述证候者。

【用法与用量】口服或咀嚼。按照药品说明书规定用法用量使用。

十一、平肝息风中成药

平肝息风中成药是指以辛散祛风或息风止痉药为主要组成,具有疏散外风或平息内风作用,

Note

治疗风病的一类中成药。风病有内外之分。外风为风邪由外侵入人体,其主要表现为头痛、恶风、皮肤瘙痒、肢体麻木、筋骨挛痛、屈伸不利,或口眼歪斜,甚者角弓反张等。内风则由脏腑功能失调引起,其主要表现为眩晕、震颤、四肢抽搐、语言謇涩、足废不用,严重者出现猝然昏倒、不省人事、口角歪斜、半身不遂等症。

现代研究认为平肝息风中成药大多有镇静、抗惊厥、抗菌、抗炎、降压、解热、镇痛等作用。

川芎茶调丸

【药物组成】川芎、白芷、羌活、细辛、防风、荆芥、薄荷、甘草。

【功能主治】疏风止痛。用于外感风邪所致的头痛,或有恶寒、发热、鼻塞。

【用法与用量】饭后清茶送服。按照药品说明书规定用法用量使用。

【使用注意】孕妇慎服。

天麻钩藤颗粒

【药物组成】天麻、钩藤、石决明、栀子、黄芩、牛膝、盐杜仲、益母草、桑寄生、首乌藤、茯苓。

【功能主治】平肝息风,清热安神。用于肝阳上亢引起的头痛、眩晕、耳鸣、眼花、震颤、失眠;高血压见上述证候者。

【用法用量】开水冲服。按照药品说明书规定用法用量使用或遵医嘱。

【使用注意】肝经实火或湿热所致的头痛,不宜使用本方。

镇脑宁胶囊

【药物组成】猪脑粉、细辛、丹参、水牛角浓缩粉、川芎、天麻、葛根、藁本、白芷。

【功能主治】息风通络。用于风邪上扰所致的头痛头昏、恶心呕吐、视物不清、肢体麻木、耳鸣;血管神经性头痛、高血压、动脉硬化见上述证候者。

【用法用量】口服。按照药品说明书规定用法用量使用。

天麻头痛片

【药物组成】天麻、白芷、川芎、荆芥、当归、乳香(醋制)。

【功能主治】养血祛风,散寒止痛。用于外感风寒、瘀血阻滞或血虚失养所致的偏正头痛、恶寒、鼻塞。

【用法用量】口服。按照药品说明书规定用法用量使用。

降脂灵片(颗粒)

【药物组成】制何首乌、枸杞子、黄精、山楂、决明子。

【功能主治】补肝益肾,养血明目。用于肝肾不足型高脂血症,症见头晕、目眩、须发早白。

【用法用量】口服。按照药品说明书规定用法用量使用。

【用法用量】忌油腻饮食。

十二、开窍中成药

开窍中成药是指以芳香开窍药为主要组成,具有开窍醒神作用,治疗神昏窍闭证的一类中成药。

闭证主要有神志昏迷、牙关紧闭、握拳,或兼有高热、谵语、抽搐、脉数,或伴有面青、脉迟、苔白等症状。根据其感邪与临床表现的不同,闭证有热闭和寒闭之分。热闭由温邪热毒内陷心包或痰热蒙蔽心窍所致,治宜清热开窍;寒闭由寒湿痰浊之邪蒙蔽心窍所致,治宜温通开窍。因此,开窍中成药分为凉开和温开二类。

开窍中成药大都由气味芳香、辛散走窜的药物组成,故不可久服,以免损伤正气。制备中成药时,应注意保留芳香成分。

1. 凉开类 凉开中成药适用于温邪热毒内陷心包或痰热蒙蔽心窍所致的热闭证。症见高热、神昏谵语,甚或惊厥等。

安宫牛黄丸(散)

【药物组成】牛黄、水牛角浓缩粉、麝香或人工麝香、珍珠、朱砂、雄黄、黄连、黄芩、栀子、郁金、冰片。

【功能主治】清热解毒,镇惊开窍。用于热病,邪入心包所致高热惊厥、神昏谵语;中风昏迷及脑炎、脑膜炎、中毒性脑病、脑出血、败血症见上述证候者。

【用法用量】口服。按照药品说明书规定用法用量使用或遵医嘱。

【使用注意】孕妇慎用。

清开灵口服液(片、软胶囊、泡腾片、注射液、胶囊、颗粒)

【药物组成】胆酸、珍珠母、猪去氧胆酸、栀子、水牛角、板蓝根、黄芩苷、金银花。

【功能主治】清热解毒,镇静安神。用于外感风热时毒、火毒内盛所致高热不退、烦躁不安、咽喉肿痛、舌红绛、苔黄、脉数者;上呼吸道感染、病毒性感冒、急性化脓性扁桃体炎、急性咽炎、急性气管炎、高热等病证属上述证候者。

【用法用量】口服。按照药品说明书规定用法用量使用。儿童酌减,或遵医嘱。

【使用注意】久病体虚患者如出现腹泻时慎用。

醒脑静注射液

【药物组成】麝香、栀子、郁金、冰片。

【功能主治】清热泻火,凉血解毒,开窍醒脑。用于流行性乙型脑炎、肝昏迷属热入营血、内陷心包证,症见高热烦躁、神昏谵语、舌绛脉数。

【用法用量】肌内注射、静脉滴注。剂量及用法详见药品说明书规定或遵医嘱。

【使用注意】①本品为芳香性药物,开启后应立即使用,防止挥发。②对本品过敏者慎用,运动员慎用。③孕妇忌用。

万氏牛黄清心丸

【药物组成】牛黄、朱砂、黄连、栀子、郁金、黄芩。

【功能主治】清热解毒,镇惊安神。用于热入心包、热盛动风证,症见高热烦躁、神昏谵语及小儿高热惊厥。

【用法用量】口服。按照药品说明书规定用法用量使用。

【使用注意】孕妇慎用。

2. **温开类** 温开中成药适用于寒湿痰浊蒙蔽心窍所致的寒闭证。症见突然昏厥、牙关紧闭、神昏不语、苔白脉迟等。

苏合香丸

【药物组成】苏合香、安息香、冰片、水牛角浓缩粉、人工麝香、檀香、沉香、丁香、香附、木香、乳香(制)、荜茇、白术、诃子肉、朱砂。

【功能主治】芳香开窍,行气止痛。用于痰迷心窍所致的痰厥昏迷、中风偏瘫、肢体不利,以及中暑、心胃气痛。

【用法用量】口服。一次 1 丸,一日 1~2 次。

【使用注意】孕妇禁用。

十三、补虚中成药

补虚中成药是指以补虚药为主要组成,具有滋养、补益人体气血阴阳作用,用以治疗各种虚证的一类中成药。虚证主要有气虚、血虚、气血两虚、阴虚、阳虚,故补虚中成药分为补气、补血、气血双补、补阴、补阳五类。

现代研究提示补虚中成药具有增强机体免疫能力、调节胃肠功能,调节和促进核酸、糖、蛋白质、脂质等物质代谢和能量代谢,调整内分泌功能,提高机体对内外环境的适应能力,增强机体解

Note

毒功能,改善造血系统功能,提高机体的工作能力等。

补虚中成药以丸剂多见,还有口服液、胶囊剂、片剂、颗粒剂、膏剂等剂型。

1. 补气类 补气中成药具有补气健脾的作用,适用于气虚的病证。症见倦怠无力、面色㿠白、少气懒言、头晕自汗、食欲不振、便溏脱肛,或子宫脱垂、舌淡、脉细弱等。

补中益气丸(合剂、颗粒)

【药物组成】黄芪(蜜炙)、党参、甘草(蜜炙)、炒白术、当归、升麻、柴胡、陈皮。

【功能主治】补中益气,升阳举陷。用于脾胃虚弱、中气下陷所致的泄泻、脱肛、阴挺,症见体倦乏力、食少腹胀、便溏久泻、肛门下坠或脱肛、子宫脱垂。

【用法用量】口服。按照药品说明书规定用法用量使用。

【使用注意】凡阴虚发热、阳气欲脱、湿热证者不宜使用。

生脉饮(胶囊)

【药物组成】红参、麦冬、五味子。

【功能主治】益气复脉,养阴生津。用于气阴两亏所致心悸气短、脉微自汗。

【用法用量】口服。按照药品说明书规定用法用量使用。

【使用注意】①忌不易消化食物。②感冒发热患者不宜服用。

参苓白术丸(散)

【药物组成】人参、白术(麸炒)、茯苓、山药、薏苡仁(炒)、莲子、白扁豆(炒)、砂仁、桔梗、甘草。

【功能主治】补脾胃,益肺气。用于脾胃虚弱所致食少便溏、气短咳嗽、肢倦乏力。临床应用于慢性腹泻、慢性结肠炎、慢性肝炎、肝硬化等属脾胃气虚夹湿证候者。

【用法用量】口服。按照药品说明书规定用法用量使用。

【使用注意】实热便秘者忌用。高血压及孕妇忌用。

补益蒺藜丸

【药物组成】黄芪(蜜炙)、白术(麸炒)、山药、茯苓、白扁豆、芡实(麸炒)、当归、沙苑子、菟丝子、陈皮。

【功能主治】健脾补肾,益气明目。用于脾肾不足所致眼目昏花、视物不清、腰酸气短。

【用法用量】口服。一次2丸,一日2次。

【使用注意】忌食辛辣食物。

2. 补血类 补血中成药具有养血生血的作用,适用于血分亏虚的病证。症见头晕目眩、面色无华、唇爪色淡、心悸失眠或妇女月经不调、经少色淡、舌淡、脉细等。

四物合剂(颗粒)

【药物组成】当归、川芎、白芍、熟地黄。

【功能主治】养血调经。用于血虚所致的面色萎黄、头晕眼花、心悸气短及月经不调。临床用于妇女月经不调、胎产疾病、荨麻疹、过敏性紫癜、神经性头痛等属血虚者。

【用法用量】温开水冲服。按照药品说明书规定用法用量使用。

3. 气血双补类 气血双补中成药具有补气养血的作用,适用于气血两虚的病证。症见面色无华、头晕目眩、心悸怔忡、食少体倦、气短懒言、舌淡苔白、脉虚细无力等。

当归补血口服液

【药物组成】当归、黄芪。

【功能主治】补养气血。用于气血两虚证。临床用于贫血、头晕、心悸健忘、妇女月经不调、产后血虚、体弱。

【用法用量】口服。一次10 mL,一日2次。

复方阿胶浆

【药物组成】阿胶、红参、熟地黄、党参、山楂。

【功能主治】补气养血。用于气血两虚所致头晕目眩、心悸失眠、食欲不振及白细胞减少症和贫血。

【用法用量】口服。一次 20 mL,一日 3 次。

【使用注意】①服用本品同时不宜服用藜芦、五灵脂、皂荚或其制剂;不宜喝茶和吃萝卜,以免影响药效。②凡脾胃虚弱所致呕吐泄泻、腹胀便溏、咳嗽痰多者慎用。③感冒患者不宜服用。

归脾丸(合剂、颗粒)

【药物组成】党参、炒白术、炙黄芪、炙甘草、茯苓、制远志、炒酸枣仁、龙眼肉、当归、木香、大枣(去核)。

【功能主治】益气健脾,养血安神。用于心脾两虚所致气短心悸、失眠多梦、头昏头晕、肢倦乏力、食欲不振、崩漏便血。临床用于神经衰弱,脑外伤综合征,血小板减少性紫癜,更年期综合征,贫血,再生障碍性贫血,椎管内麻醉后并发头晕、头痛,功能性子宫出血,甲状腺功能亢进,胃溃疡,冠心病,心律失常,高血压等属心脾气血两虚及脾不统血者。

【用法用量】口服,丸剂用温开水或生姜汤送服。按照药品说明书规定用法用量使用。

【使用注意】有痰湿、瘀血、热邪内伏者忌用。忌生冷食物。忌思虑过度及过劳。

八珍丸(颗粒)

【药物组成】党参、炒白术、茯苓、甘草、当归、白芍、川芎、熟地黄。

【功能主治】补气益血。用于气血两虚所致面色萎黄、食欲不振、四肢乏力、月经过多。

【用法用量】口服。按照药品说明书规定用法用量使用。

【使用注意】①孕妇慎用。②不宜和感冒类药同时服用。③服本药时不宜同时服用藜芦或其制剂。④本品为气血双补之药,性质较黏腻,有碍消化,故咳嗽痰多,脘腹胀痛,纳食不消,腹胀便溏者忌服。⑤本品宜饭前服用或进食同时服用。

十全大补丸

【药物组成】党参、炒白术、茯苓、炙甘草、当归、川芎、酒白芍、熟地黄、炙黄芪、肉桂。

【功能主治】温补气血。用于气血两虚所致面色苍白、气短心悸、头晕自汗、体倦乏力、四肢不温、月经量多。

【用法用量】口服。按照药品说明书规定用法用量使用。

【使用注意】孕妇忌用。外感发热、内有实热、阴虚火旺者不宜服用。

人参养荣丸

【药物组成】人参、白术(土炒)、茯苓、炙甘草、当归、熟地黄、白芍(麸炒)、炙黄芪、陈皮、制远志、肉桂、五味子(酒蒸)。

【功能主治】温补气血。用于心脾不足、气血两虚所致形瘦神疲、食少便溏、病后虚弱。临床用于贫血、神经官能症、神经衰弱、产后及病后虚弱、低血压属心脾不足、气血两虚者。

【用法用量】口服。按照药品说明书规定的用法用量使用。

【使用注意】兼表证或实热证患者忌用。

4. 补阴类 补阴中成药具有滋补阴液的作用,适用于阴亏津伤的病证。症见形体消瘦、面容憔悴、口干舌燥、虚烦不眠、头晕耳鸣、小便短赤,甚则骨蒸盗汗、呛咳无痰、颧部发红、梦遗滑精、舌红少苔、脉沉细等。

六味地黄丸(软胶囊、胶囊、颗粒)

【药物组成】熟地黄、酒萸肉、牡丹皮、山药、茯苓、泽泻。

【功能主治】滋阴补肾。用于肾阴亏损所致头晕耳鸣、腰膝酸软、骨蒸潮热、盗汗遗精、消渴。

【用法用量】口服。按照药品说明书规定的用法用量使用。

【使用注意】忌不易消化的食物。感冒发热患者不宜服用。

大补阴丸

【药物组成】熟地黄、盐知母、盐黄柏、醋龟甲、猪脊髓。

【功能主治】滋阴降火。用于阴虚火旺所致潮热盗汗、咳嗽咯血、耳鸣遗精。临床用于肺结核、附睾炎、肾炎、血尿、血栓闭塞性脉管炎、更年期综合征、糖尿病、心悸、小儿暴盲等属阴虚内热者。

【用法用量】口服。按照药品说明书规定用法用量使用。

【使用注意】忌油腻食物。孕妇慎用。虚寒性患者不适用。

杞菊地黄丸(口服液、片、胶囊)

【药物组成】枸杞子、菊花、熟地黄、山茱萸(制)、牡丹皮、山药、茯苓、泽泻。

【功能主治】滋肾养肝。用于肝肾阴亏所致眩晕耳鸣、羞明畏光、迎风流泪、视物昏花。临床用于治疗中心性视网膜炎、青光眼、老年性白内障、视神经乳头炎、脑震荡后遗症、高血压、慢性肝炎属肝肾阴虚者。

【用法用量】口服。按照药品说明书规定用法用量使用。

【使用注意】脾胃虚寒,大便稀溏者慎用。儿童及青年患者遵医嘱。

归芍地黄丸

【药物组成】当归、酒白芍、熟地黄、山茱萸(制)、牡丹皮、山药、茯苓、泽泻。

【功能主治】滋肝肾,补阴血,清虚热。用于肝肾两亏、阴虚血少所致头晕目眩、耳鸣咽干、午后潮热、腰腿酸痛、足跟疼痛。临床用于慢性肝炎、功能性子宫出血、肺结核、甲状腺功能亢进、糖尿病、神经衰弱、妇女月经不调、产后病后虚弱、贫血、失血后血少体衰等属肝肾两亏、阴虚血少者。

【用法用量】口服。按照药品说明书规定用法用量使用。

【使用注意】肾阳虚、脾虚湿困者慎用。

五子衍宗丸(片)

【药物组成】枸杞子、菟丝子(炒)、覆盆子、五味子(蒸)、盐车前子。

【功能主治】补肾益精。用于肾虚精亏所致的阳痿不育、遗精早泄、腰痛、尿后余沥。

【用法用量】口服。按照药品说明书规定用法用量使用。

【使用注意】孕妇慎服。忌食辛辣食物。不宜和感冒类药同时服用。宜饭前服用或进食同时服用。

5. 补阳类　补阳中成药具有温补阳气的作用,适用于阳虚的病证。症见形寒肢冷、面色苍白、腰膝酸软、神疲乏力、小便频数、下利清谷、阳痿早泄、舌淡苔白、脉沉迟等。

桂附地黄丸(口服液、胶囊)

【药物组成】肉桂、附子(制)、熟地黄、山茱萸(制)、牡丹皮、山药、茯苓、泽泻。

【功能主治】温补肾阳。用于肾阳不足所致腰膝酸冷、肢体水肿、小便不利或反多、痰饮喘咳、消渴。临床用于慢性肾炎、前列腺肥大、老年性尿失禁、糖尿病、高血压、哮喘、慢性腰痛等属肾阳不足者。

【用法用量】口服。按照药品说明书规定用法用量使用。

【使用注意】阴虚有热、阳亢者禁用。

右归丸

【药物组成】熟地黄、炮附片、肉桂、山药、酒萸肉、菟丝子、鹿角胶、枸杞子、当归、盐杜仲。

【功能主治】温补肾阳,填精止遗。用于肾阳不足、命门火衰所致腰膝酸冷、精神不振、怯寒畏冷、阳痿遗精、大便溏薄、尿频而清。临床主要用于性功能减退、慢性肾炎及糖尿病等属肾阳不足、命门火衰者。

【用法用量】口服。按照药品说明书规定用法用量使用。

Note

【使用注意】阴虚火旺者忌用;湿浊内盛者不宜使用;忌生冷饮食。

济生肾气丸

【药物组成】熟地黄、山茱萸(制)、牡丹皮、山药、茯苓、泽泻、肉桂、附子(制)、牛膝、车前子。

【功能主治】温肾化气,利水消肿。用于肾阳不足,水湿内停所致的肾虚水肿、腰膝酸重、小便不利、痰饮咳喘。临床主要用于治疗前列腺增生、慢性肾小球肾炎、糖尿病致神经源性膀胱等属肾阳不足,水湿内停者。

【用法用量】口服。水蜜丸一次 6 g,小蜜丸一次 9 g,大蜜丸一次 1 丸(每丸重 9 g),一日 2~3 次。

男宝胶囊

【药物组成】鹿茸、海马、阿胶、牡丹皮、黄芪、驴肾、狗肾、人参、当归、杜仲、肉桂、枸杞子、菟丝子、附子、巴戟天、肉苁蓉、熟地黄、茯苓、白术、山茱萸、淫羊藿、补骨脂、覆盆子、胡芦巴、麦冬、锁阳、仙茅、川续断、牛膝、玄参、甘草。

【功能主治】壮阳补肾。用于肾阳不足引起的性欲淡漠、阳痿滑泄、腰腿酸痛、阴囊湿冷、精神萎靡、食欲不振等症。

【用法用量】口服。按照药品说明书规定用法用量使用。

十四、固涩中成药

固涩中成药是指以收敛固涩药为主要组成,具有收敛固涩作用,治疗气血精津滑脱散失病证的一类中成药。由于病因和发病部位不同,滑脱证主要有自汗盗汗、泛吐酸水、久泻久痢、遗精滑泄、崩漏带下等症状。因此,收涩中成药分为固表止汗、制酸止痛、涩肠止泻、涩精止遗、固崩止带五类。

现代研究认为固涩药大多含有鞣质,有收敛、抑菌等作用。

固涩中成药属于治标应急的药物,临床常与补益药同用,治标固本兼顾。固涩药有敛邪作用,故凡表邪未解,或内有湿滞,余热未清等,均不宜用,以免"闭门留寇"。

1. 固表止汗类 固表止汗中成药适用于卫外不固的自汗或阴虚有热的盗汗等证。症见自汗、盗汗、恶风、心悸、短气烦倦等。

玉屏风口服液(胶囊、颗粒、袋泡茶)

【药物组成】黄芪、防风、白术(炒)。

【功能主治】益气,固表,止汗。用于表虚不固所致自汗恶风、面色㿠白,或体虚易感风邪者。本品有增强机体免疫功能和抗变态反应等作用。

【用法用量】口服。袋泡茶:开水浸泡 15 min 后饮服。按照药品说明书规定用法用量使用。

【使用注意】①忌油腻食物。②本品宜饭前服用。③小儿、孕妇、高血压、糖尿病患者应在医师指导下服用。

龙牡壮骨颗粒

【药物组成】党参、黄芪、山麦冬、醋龟甲、炒白术、山药、醋南五味子、龙骨、煅牡蛎、茯苓、大枣、甘草、乳酸钙、炒鸡内金、维生素 D_2、葡萄糖酸钙。

【功能主治】强筋壮骨,和胃健脾。用于治疗和预防小儿佝偻病、软骨病;对小儿多汗、夜惊、食欲不振、消化不良、发育迟缓也有治疗作用。

【用法用量】开水冲服。按照药品说明书规定用法用量使用。

【使用注意】①忌辛辣、生冷、油腻食物。②服药期间应多晒太阳,多食含钙及易消化的食品。③婴儿应在医师指导下服用。④感冒发热患者不宜服用。⑤本品含维生素 D_2、乳酸钙、葡萄糖酸钙。

2. 收涩制酸类 收涩止酸中成药适用于胃痛吐酸的病证。症见胃脘疼痛、嗳气吞酸、嘈杂不舒等。

Note

乌贝散（颗粒）

【药物组成】海螵蛸（去壳）、浙贝母、陈皮油。

【功能主治】制酸止痛，收敛止血。用于肝胃不和所致的胃脘疼痛、泛吐酸水、嘈杂似饥；胃及十二指肠溃疡见上述证候者。

【用法用量】饭前口服。按照药品说明书规定用法用量使用。

【使用注意】脾胃阴虚致胃痛者忌用。禁服含乌头、附子类药物。

安胃片

【药物组成】醋延胡索、枯矾、海螵蛸（去壳）。

【功能主治】行气活血，制酸止痛。用于气滞血瘀所致的胃脘刺痛、吞酸嗳气、脘闷不舒；胃及十二指肠溃疡、慢性胃炎见上述证候者。

【用法用量】口服。按照药品说明书规定用法用量使用。

【使用注意】胃痛而胃酸缺乏者忌用。由于方中含有白矾，不可久服，以免造成铝蓄积中毒。

3. 涩肠止泻类　涩肠止泻中成药适用于脾肾虚寒所致的泻痢日久、滑脱不禁等病证。症见肠鸣腹痛、久泻久痢、脱肛等。

四神丸（片）

【药物组成】肉豆蔻（煨）、补骨脂（盐炒）、五味子（醋制）、吴茱萸（制）、大枣（去核）。

【功能主治】温肾散寒，涩肠止泻。用于肾阳不足所致的泄泻，症见肠鸣腹胀、五更溏泄、食少不化、久泻不止、面黄肢冷。

【用法用量】口服。按照药品说明书规定用法用量使用。

【使用注意】湿热或热毒痢疾、湿热泄泻者忌用。服药期间禁食生冷、油腻之品。

驻车丸

【药物组成】黄连、炮姜、当归、阿胶。

【功能主治】滋阴，止痢。用于久痢伤阴所致赤痢腹痛、里急后重及休息痢。临床用于慢性痢疾、溃疡性结肠炎等属于湿热未除、久痢伤阴者。

【用法用量】口服。按照药品说明书规定用法用量使用。

【使用注意】湿热积滞、痢疾初起者忌服。

固肠止泻胶囊（浓缩丸）

【药物组成】乌梅、黄连、干姜、木香、罂粟壳、延胡索。

【功能主治】调和肝脾，涩肠止痛。用于肝脾不和所致泻痢腹痛；慢性非特异性溃疡性结肠炎见上述证候者。

【用法用量】口服。按照药品说明书规定用法用量使用。

【使用注意】儿童禁用，孕妇忌用；适用于肝脾不和的泄泻，对于湿热泄泻、伤食泄泻者慎用；本品易成瘾，不宜常服；忌食生冷、辛辣、油腻等刺激性食物。

4. 涩精止遗类　涩精止遗中成药适用于肾虚失藏、精关不固或肾气不固、膀胱失约，以致遗精滑泄、小便失禁的病证。症见腰膝酸软、头晕耳鸣、小便频数、遗精滑泄等。

金锁固精丸

【药物组成】沙苑子（炒）、芡实（蒸）、莲须、龙骨（煅）、牡蛎（煅）、莲子。

【功能主治】固肾涩精。用于肾虚不固所致的遗精滑泄、神疲乏力、四肢酸软、腰酸耳鸣。临床用于治疗滑精、前列腺肥大、前列腺炎、慢性肾炎、慢性宫颈炎、产后小便失禁、顽固性盗汗、糖尿病肾病等属于肾虚不固者。

【用法用量】空腹用淡盐水或温开水送服，按照药品说明书规定用法用量使用。

【使用注意】下焦湿热或相火偏旺而致遗精、早泄者，不宜使用本品。服药期间，不宜进食辛辣、油腻食物，不宜饮酒，忌房事。

缩泉丸（胶囊）

【药物组成】山药、益智仁（盐炒）、乌药。

【功能主治】补肾缩尿。用于肾虚所致的小便频数、夜间遗尿。临床用于小儿遗尿、前列腺炎、前列腺肥大、尿崩症、尿道综合征、慢性肾小球肾炎、肾病综合征等属于肾虚者。

【用法用量】口服。按照药品说明书规定用法用量使用。

【使用注意】肝经湿热、阴虚之尿频、遗尿者不宜使用。服药期间，饮食应清淡，忌饮酒，忌食辛辣食物。

5. 固崩止带类 固崩止带中成药适用于妇女血崩暴注及带下淋漓等病证。症见腰膝乏力、心悸气短、带下淋漓、崩漏不止等。

白带丸

【药物组成】白芍、椿皮、当归、黄柏（酒炒）、醋香附。

【功能主治】清热，除湿，止带。用于湿热下注所致的带下病，症见带下量多、色黄、有味。临床用于急慢性盆腔炎、细菌性阴道炎、滴虫性阴道炎等属于湿热下注者。

【用法用量】口服。按照药品说明书规定用法用量使用。

【使用注意】肝肾阴虚证者忌用。由下焦虚寒或寒湿所致的白带过多者忌用。

固经丸

【药物组成】盐关黄柏、酒黄芩、麸炒椿皮、醋香附、炒白芍、醋龟甲。

【功能主治】滋阴清热，固经止带。用于阴虚血热所致月经先期、经血量多、色紫黑及赤白带下。临床用于月经先期、月经过多、带下病、人流术后月经过多等属于阴虚血热者。

【用法用量】口服。按照药品说明书规定用法用量使用。

【使用注意】内有瘀血者不宜使用，以防苦寒留瘀。脾胃虚寒，食欲不振，畏寒肢冷者不宜服用。孕妇慎服。服药期间，忌食辛辣、油腻之品。

十五、外用类中成药

外用中成药指以外用中药为主要组成，通过接触体表皮肤、黏膜、直肠而起清热解毒、消肿止痛、祛腐生新等作用的一类中成药。

外用中成药是指以活血化瘀、清热解毒、消肿止痛、止血收敛、舒筋活络、续筋接骨等药物为主要组成，以外用方法给药治疗各类疾病的中成药。主要适用于跌打损伤，风湿痹痛，疔疮疖肿，痔疮出血，湿疹瘙痒，口舌生疮，及痈疽疮疡溃后脓出不畅，或溃后腐肉不去，新肉难生等。

外用中成药由于直接用于患处，或药施于外而作用于里，其用法简便易行、疗效迅捷持久，故临床适应范围广，各科疾病均可应用。因某些中成药中含有毒之品，不宜内服，外用也不宜过量，以免中毒。皮肤过敏或破损者不宜用。

冰硼散

【药物组成】冰片、硼砂（煅）、朱砂、玄明粉。

【功能主治】清热解毒，消肿止痛。临床用于热毒蕴结所致的口舌生疮、牙龈肿痛、咽喉肿痛及牙周炎、扁桃体炎、口腔溃疡等口腔疾病；流行性腮腺炎、百日咳、新生儿脐炎、带状疱疹、急慢性中耳炎、霉菌性阴道炎和宫颈糜烂等属热毒蕴结之证。尚用治鼻塞不通，只需少许吹鼻，数分钟后鼻分泌物即明显减少，鼻黏膜肿胀逐渐消退，鼻腔通畅。

【用法用量】吹敷患处，每次少量，一日数次。

【使用注意】新生儿慎用或忌用。属虚寒性溃疡者禁用。用药期间，忌食生冷、辛辣食物。

伤湿止痛膏

【药物组成】生草乌、生川乌、乳香、没药、生马钱子、丁香、肉桂、荆芥、防风、老鹳草、香加皮、积雪草、骨碎补、白芷、山奈、干姜、薄荷脑、冰片、樟脑、芸香浸膏、颠茄流浸膏。

【功能主治】祛风湿,活血止痛。用于风湿性关节炎,肌肉疼痛,关节肿痛。临床用于风湿性关节炎、颈肩痛、腰腿痛、运动性挫伤、头痛、晕车、晕船等属风湿瘀滞者。

【用法用量】外用,贴于患处。

【使用注意】孕妇慎用。对橡皮膏过敏者、皮肤糜烂有渗液者以及外伤合并化脓者,均不宜应用本药贴用。

如意金黄散

【药物组成】姜黄、大黄、黄柏、苍术、厚朴、陈皮、甘草、生天南星、白芷、天花粉。

【功能主治】清热解毒,消肿止痛。用于热毒瘀滞肌肤所致疮疡肿痛、丹毒流注,症见肌肤红、肿、热、痛。临床用于流行性腮腺炎、疖疮、黄水疮、跌打损伤、静脉炎、会阴切口硬结和重度褥疮等属热毒瘀滞者。

【用法与用量】外用。红肿、烦热、疼痛,用清茶调敷;漫肿无头,用醋或葱酒调敷,亦可用植物油或蜂蜜调敷。一日数次。

【使用注意】外用药,不可内服。

马应龙麝香痔疮膏

【药物组成】人工麝香,人工牛黄,珍珠,琥珀,硼砂,冰片,煅炉甘石粉。

【功能主治】清热燥湿,活血消肿,去腐生肌。用于湿热瘀阻所致的各类痔疮、肛裂,症见大便出血,或疼痛、有下坠感;亦用于肛周湿疹。

【用法用量】外用。膏剂涂于患部或肛门处,一日1次。

【使用注意】孕妇禁用。忌烟酒及辛辣、油腻、刺激性食物。

正骨水

【药物组成】九龙川、木香、海风藤、土鳖虫、豆豉姜、猪牙皂、香加皮、莪术、买麻藤、过江龙、香樟、徐长卿、降香、两面针、碎骨木、羊耳菊、虎杖、五味藤、千斤拔、朱砂根、横经席、穿壁风、鹰不扑、草乌、薄荷脑、樟脑。

【功能主治】活血祛瘀,舒筋活络,消肿止痛。用于跌打扭伤,骨折脱位以及体育运动前后消除疲劳。

【用法与用量】用药棉蘸药液轻搽患处;重症者用药液湿透药棉敷患处1h,每日2～3次。

【使用注意】忌内服;不能搽入伤口;用药过程中若有瘙痒起疹,暂停使用。

云南白药(胶囊)

【药物组成】国家保密配方。

【功能主治】化瘀止血,活血止痛,解毒消肿。用于跌打损伤,瘀血肿痛,吐血,咯血,便血,痔血,崩漏下血,疮疡肿毒及软组织挫伤,闭合性骨折,支气管扩张及肺结核咯血,溃疡病出血,以及皮肤感染性疾病。

【用法用量】刀、枪、跌打诸伤,无论轻重,出血者用温开水送服;瘀血肿痛与未流血者用酒送服;妇科各病证,用酒送服;月经过多、崩漏,用温水送服。毒疮初起,服0.25g,另取药粉,用酒调匀,敷患处。其他内出血各证均可内服。云南白药口服一次0.25～0.5g,胶囊口服一次1～2粒,一日4次(二至五岁按1/4剂量服用;五至十二岁按1/2剂量服用)。凡遇较重的跌打损伤可先服保险子1粒,轻伤及其他病证不必服。

【使用注意】孕妇忌用;服药一日内,忌食蚕豆、鱼类及酸冷食物。

紫金锭

【药物组成】山慈菇、红大戟、千金子霜、五倍子、人工麝香、朱砂、雄黄。

【功能主治】辟瘟解毒,消肿止痛。用于中暑,脘腹胀痛,恶心呕吐,痢疾泄泻,小儿痰厥;外治疗疮疖肿,痄腮,丹毒,喉风。

【用法用量】口服,按照药品说明书规定用法用量使用。外用,醋磨调敷患处。

【使用注意】孕妇忌服。

片仔癀(胶囊)

【药物组成】牛黄、麝香、三七、蛇胆等。

【功能主治】清热解毒,凉血化瘀,消肿止痛。用于热毒血瘀所致急慢性病毒性肝炎,痈疽疔疮,无名肿毒,跌打损伤及各种炎症。

【用法与用量】口服。按照药品说明书规定用法用量使用。外用,研末用冷开水或食醋少许调匀涂在患处(溃疡者可在患处周围涂敷之),一日数次,常保持湿润,或遵医嘱。

【使用注意】孕妇忌服。

生肌散

【药物组成】寒水石、滑石、密陀僧、海螵蛸、淀粉、枯矾、龙骨、干胭脂。

【功能主治】解毒,生肌。用于疮疖久溃,肌肉不生,久不收口。

【用法用量】散剂:患部用温开水洗净后,撒药少许,或用温开水调敷。

【使用注意】外用药,不可入口。溃烂初期禁用。

京万红软膏

【药物组成】白蔹、白芷、半边莲、冰片、苍术、赤芍、川芎、穿山甲、大黄、当归、地黄、地榆、红花、胡黄连、槐米、黄柏、黄连、黄芩、金银花、苦参、没药、木鳖子、木瓜、乳香、桃仁、土鳖虫、乌梅、五倍子、血竭、血余炭、罂粟壳、栀子、紫草、棕榈。

【功能主治】活血解毒,消肿止痛,去腐生肌。用于轻度水、火烫伤,疮疡肿痛,创面溃烂。

【用法用量】用生理盐水清理创面,涂敷本品或将本品涂于消毒纱布上,敷盖创面,用消毒纱布包扎,一日1次。

【使用注意】本品为外用药,不可内服。孕妇慎用。

目标自测

(徐新华)

Note

·下 篇·
具体运用

第八章　中医防治原则

学习目标

1. 素质目标：树立中医"治未病"和"生命至上、健康至上"理念，坚持以预防为主的卫生方针。
2. 知识目标：掌握中医治则的基本概念和内容；理解"治未病"的主要内容。
3. 能力目标：能够运用中医治则为患者进行健康指导；能够运用中医养生保健方法强身健体。

案例导入

案例 8-1

李某，男，35岁，职员。口腔黏膜糜烂两周，灼热疼痛，门诊诊断为"急性口腔炎"，采用多种治疗方法效果均不明显。一周前求诊于中医，服用清热泻火之剂，症状反而加重。就诊时上颚剧痛如灼，日不能食，夜不能寐。诊见口腔黏膜糜烂成片，舌偏红，苔黄根腻，呈现热盛之象。患者自诉有慢性胃炎病史，时有胃脘隐痛，喜饮热水，大便稀溏，四肢发冷，面色苍白，脉沉细而缓。以温中健脾之法治疗，方用理中丸加味。服药两剂，疼痛明显减轻，黏膜糜烂部位大部分已愈，大便转实。继续原方再服两剂，病愈。

请你思考：

1. 为什么使用清热药治疗"热盛之象"病情加重，改用温热药治疗反而获得好转？
2. 本病采用的是什么治疗原则和方法？

第一节　中医治未病

一、基本概念

中医学自古以来就高度重视疾病的预防工作，在长期医疗实践中形成了以中医理论为指导、重视疾病预防（预防疾病发生、防止加重和愈后复发）的独具特色的"治未病"预防医学体系。所谓"治未病"，涵盖了未病先防、欲病早治和既病防变三个方面的内容。

《黄帝内经》首次系统提出"治未病"理论。《素问·四气调神大论》鲜明指出："圣人不治已病治未病,不治已乱治未乱……夫病已成而后药之,乱已成而后治之,譬犹渴而穿井,斗而铸锥,不亦晚乎。"张仲景在《金匮要略》提出"见肝之病,知肝传脾,当先实脾"的既病防变思想。孙思邈在《备急千金要方·论诊候》中强调"上医医未病之病,中医医将病之病,下医医已病之病",并在《备急千金要方·养性》中提出:"常须安不忘危,预防诸病也。"朱丹溪在《丹溪心法》中强调摄生调养。叶天士提出"先安未受邪之地"的防治观,使"治未病"理论日臻完善。

2007年,国家中医药管理局启动"治未病"健康工程,并明确了治未病健康工程的目标是"努力构建中医特色明显、技术适宜、形式多样、服务规范的预防保健服务体系",标志着中医治未病工作进入了新的发展阶段。随后开展了相关试点单位建设、相关标准制定等一系列工作,在转变人们健康观念、更新临床思维模式等方面富有成效。2019年7月,国务院印发《国务院关于实施健康中国行动的意见》,国家卫生健康委员会制定《健康中国行动(2019—2030年)》等,聚焦疾病预防和健康促进两大核心,促进以治病为中心向以人民健康为中心转变。这标志着中医治未病理念已经深入人心,浸润到国家政策的方方面面。

二、主要内容

(一)未病先防

"未病先防"的理念强调在疾病尚未发生之前采取积极的措施,充分调动人体自身的主观能动性,增强体质和养护正气,提高机体的自然抗病能力,使身体能够更好地抵御各种疾病的侵袭。

1. 调养正气,提高抗病能力 情志刺激可能导致正气内虚,易招致外邪而致病,故平时应注意调摄精神,保持精神愉快,使气机调畅,气血和谐,以利于健康。经常锻炼身体,既能增强体质,又可减少或防止疾病的发生;同时要适应自然环境的变化,对饮食起居、劳逸等有适当的节制和安排,并适当进行药物预防及人工免疫,这也是防病和调养正气的重要方法。

2. 防止邪气侵害 讲究卫生,防止环境、水源和食物的污染,避免六淫、疫疠、七情、饮食与劳逸等致病邪气的侵袭。这些均是未病先防的有效手段和方法。

(二)既病防变

既病防变指在疾病发生的初始阶段,应做到早期诊断、早期治疗,以防止疾病的发展和传变。

1. 早期诊治 疾病的初期,病位较浅,病情较轻,正气未衰,易于治愈,应早期诊治,使邪去正乃安。正如《温疫论》所言:"大凡客邪贵乎早治,乘人气血未乱,肌肉未消,津液未耗,病人不至危殆,投剂不至掣肘,愈后亦易平复。欲为万全之策者,不过知邪之所在,早拔去病根为要耳。"若不及时诊治,病邪就有可能步步深入,使病情愈加复杂、深重,治疗也更加困难。

2. 控制疾病的传变 根据疾病的发展传变规律,对尚未受邪而即将可能被传及之处,事先调理安抚,则可阻止传变的发生,达到截断扭转病情的目的。正如《难经·七十七难》记载:"上工治未病,中工治已病……见肝之病,则知肝当传之与脾,故先实其脾气,无令得受肝之邪。"按照五行相克的规律,由于肝木可以克制脾土,因此在治疗肝病的过程中,通常需要配合健脾和胃的方法。

三、中医保健方法

(一)二十四式太极拳

太极拳是一种源远流长的中国传统保健运动,其动作柔和、连贯、缓慢,强调内外兼修。二十四式太极拳是其中一种简化版本,适合各个年龄段的人群练习。

1. 动作要领

(1)预备式:身体自然站立,目视前方,双脚并拢,双手自然下垂于大腿外侧;头项正直,似有上顶之势,沉肩坠肘,胸腹放松,呼吸自然,精神集中。

(2)第一式:起式(图 8-1)。

①两脚开立；②两臂前举；③屈膝按掌。

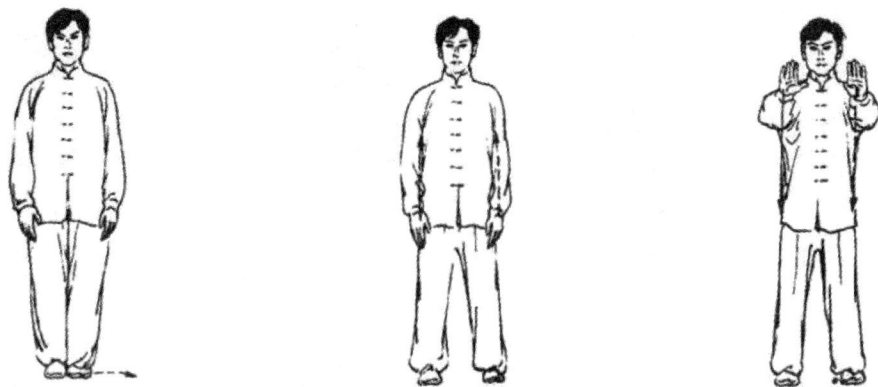

图 8-1 起式

（3）第二式：左右野马分鬃（图 8-2）。
①收脚抱球，左转出步，弓步分手。
②后坐撇脚，跟步抱球，右转出步，弓步分手。
③后坐撇脚，跟步抱球，左转出步，弓步分手。

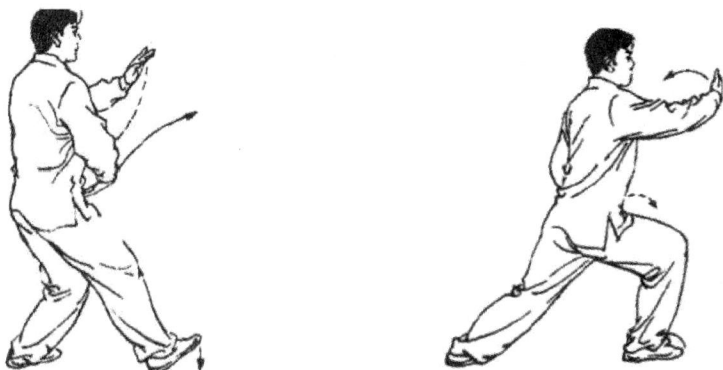

图 8-2 左右野马分鬃

（4）第三式：白鹤亮翅（图 8-3）。
①跟半步胸前抱球；②后坐举臂；③虚步分手。

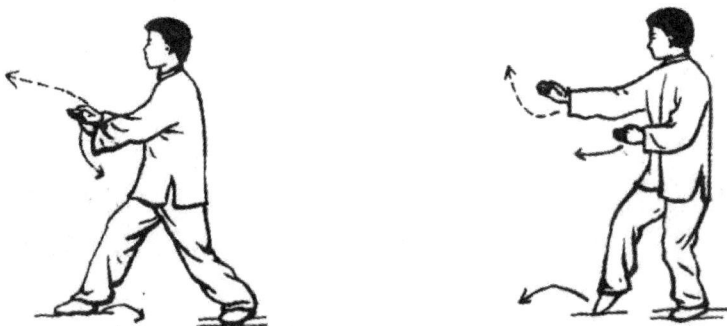

图 8-3 白鹤亮翅

（5）第四式：左右搂膝拗步（图 8-4）。
①左转落手，右转收脚举臂，出步屈肘，弓步搂推。

②后坐撤脚,跟步举臂,出步屈肘,弓步楼推。另一侧重复以上动作。

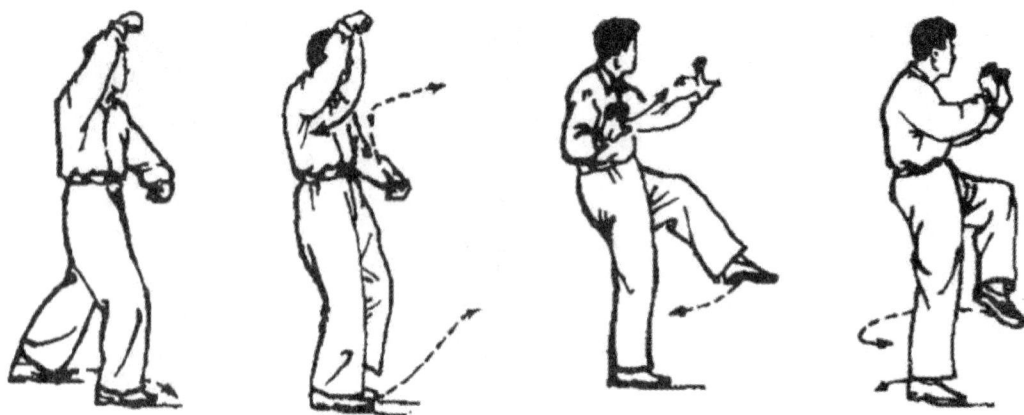

图 8-4　左右搂膝拗步

(6) 第五式:手挥琵琶(图 8-5)。

①跟步展手;②后坐挑掌;③虚步合臂。

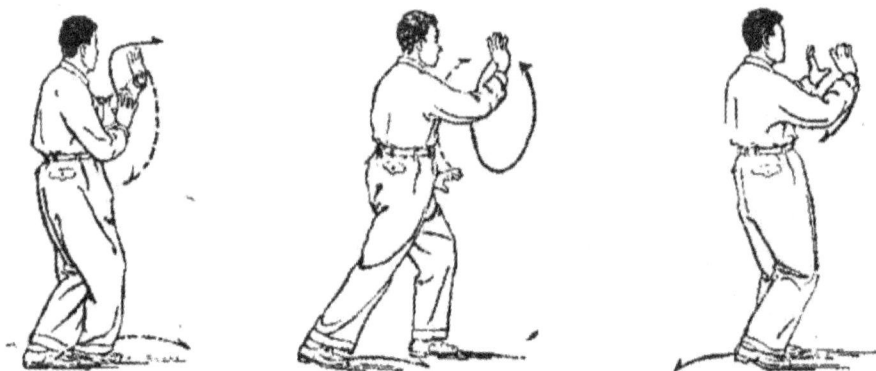

图 8-5　手挥琵琶

(7) 第六式:左右倒卷肱(图 8-6)。

①两手展开;②提膝屈肘;③撤步错手;④后坐推掌。以上动作重复四次。

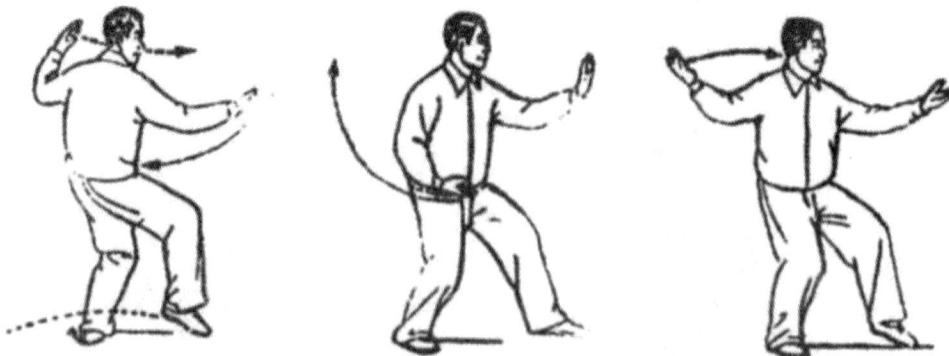

图 8-6　左右倒卷肱

(8) 第七式:左揽雀尾(图 8-7)。

①右转收脚抱球;②左转出步;③弓步掤臂;④左转随臂展掌;⑤后坐右转下捋;⑥左转出步搭腕;⑦弓步前挤;⑧后坐分手屈肘收掌;⑨弓步按掌。

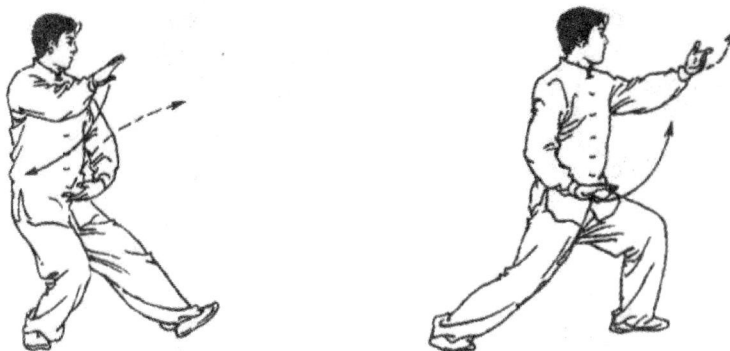

图 8-7 左揽雀尾

（9）第八式：右揽雀尾（图 8-8）。

①后坐扣脚、右转分手；②回体重收脚抱球；③右转出步；④弓步棚臂；⑤右转随臂展掌；⑥后坐左转捋；⑦右转出步搭手；⑧弓步前挤；⑨后坐分手屈肘收掌；⑩弓步推掌。

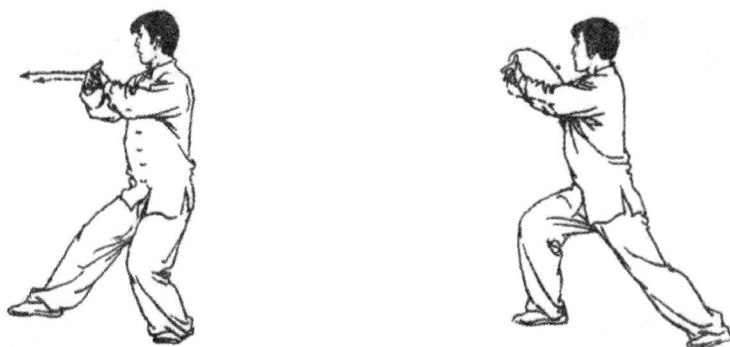

图 8-8 右揽雀尾

（10）第九式：单鞭（图 8-9）。

①左转扣脚；②右转收脚展臂；③出步勾手；④弓步推举。

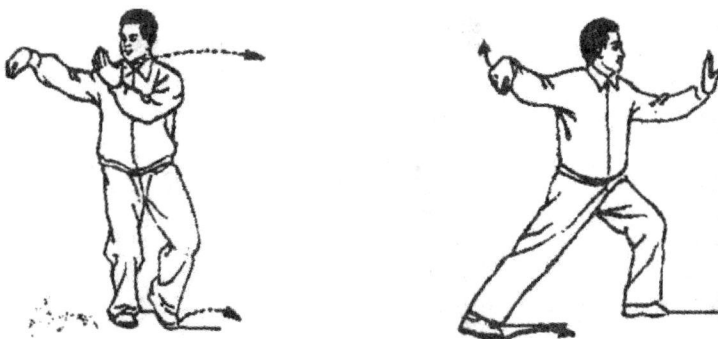

图 8-9 单鞭

（11）第十式：云手（图 8-10）。

①右转落手；②左转云手；③并步按掌；④右转云手；⑤出步按掌。以上动作重复三次。

（12）第十一式：单鞭（图 8-9）。

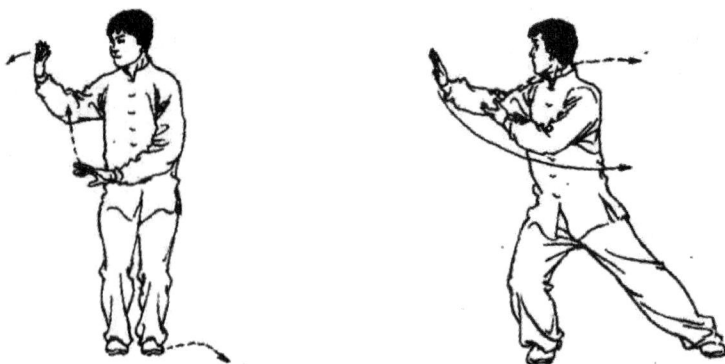

图 8-10 云手

①斜落步右转举臂;②出步勾手;③弓步按掌。

(13) 第十二式:高探马(图 8-11)。

①跟步后坐展手;②虚步推掌。

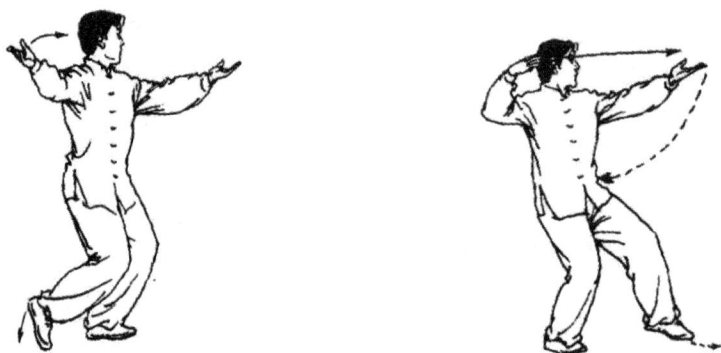

图 8-11 高探马

(14) 第十三式:右蹬脚(图 8-12)。

①收脚收手;②左转出步;③弓步划弧;④合抱提膝;⑤分手蹬脚。

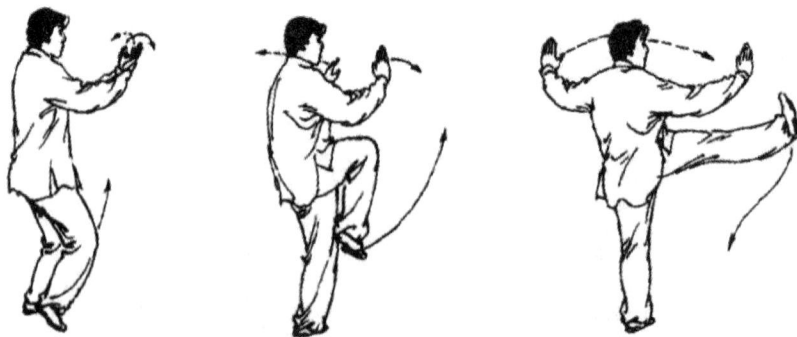

图 8-12 右蹬脚

(15) 第十四式:双峰贯耳(图 8-13)。

①收脚落手;②出步收手;③弓步贯拳。

(16) 第十五式:转身左蹬脚(图 8-14)。

①后坐扣脚;②左转展手;③回体重合抱提膝;④分手脚。

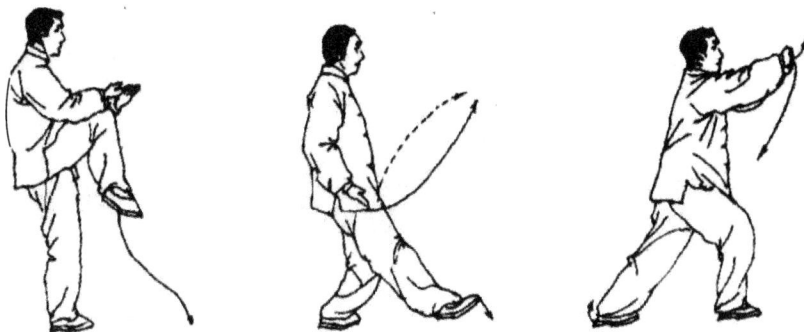

图 8-13　双峰贯耳

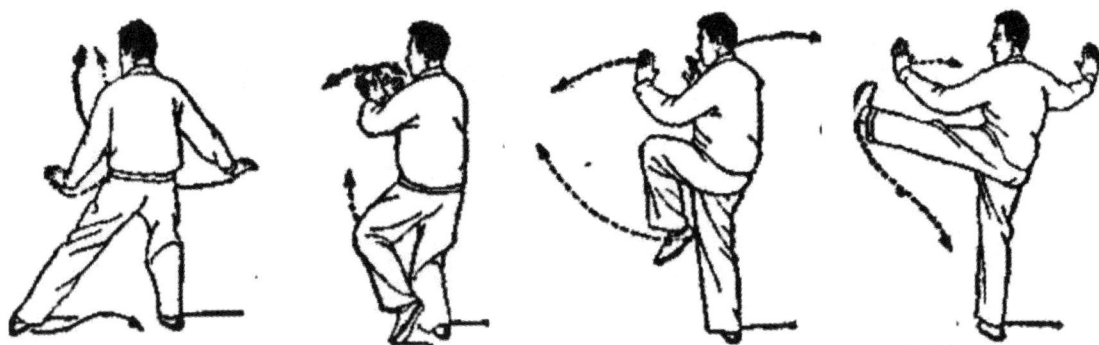

图 8-14　转身左蹬脚

(17) 第十六式:左下式独立(图 8-15)。

①收脚勾手;②蹲身仆步;③穿掌下势;④撇脚弓腿;⑤扣脚转身;⑥提膝挑掌。

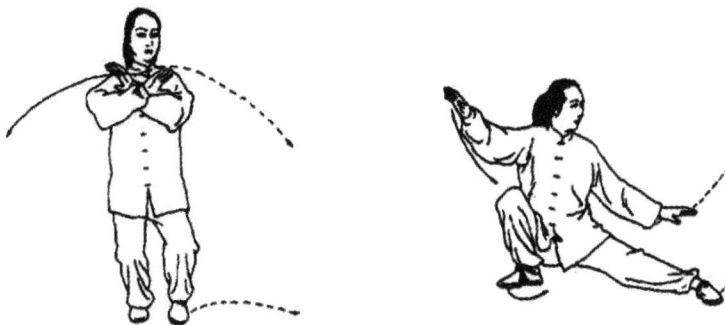

图 8-15　左下式独立

(18) 第十七式:右下式独立(图 8-16)。

①落脚左转勾手;②蹲身仆步;③穿掌下势;④撇脚弓腿;⑤扣脚转身;⑥提膝挑掌。

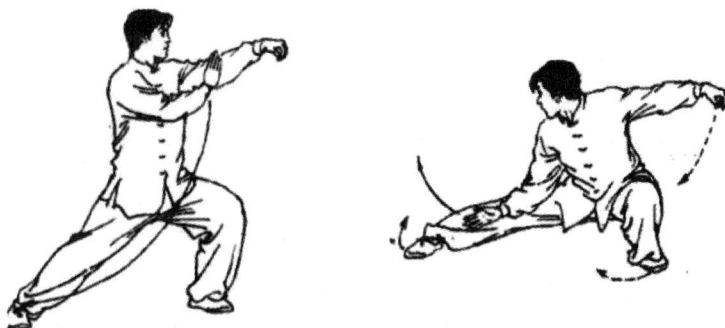

图 8-16　右下式独立

Note

（19）第十八式：左右穿梭（图8-17）。

①落步落手；②跟步抱球；③右转出步；④弓步推架；⑤后坐落手；⑥跟步抱球；⑦左转出步；⑧弓步推架。

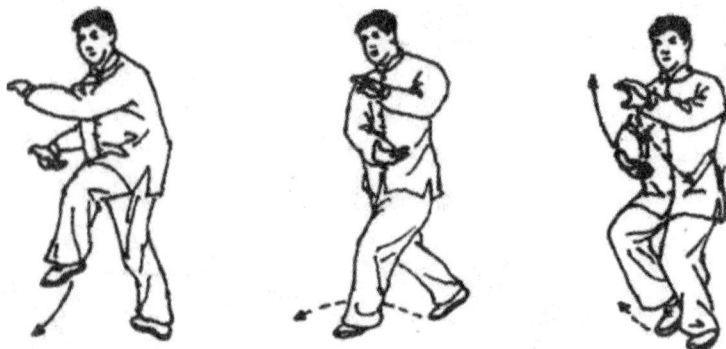

图8-17　左右穿梭

（20）第十九式：海底针（图8-18）。

①跟步落手；②后坐提手；③虚步插掌。

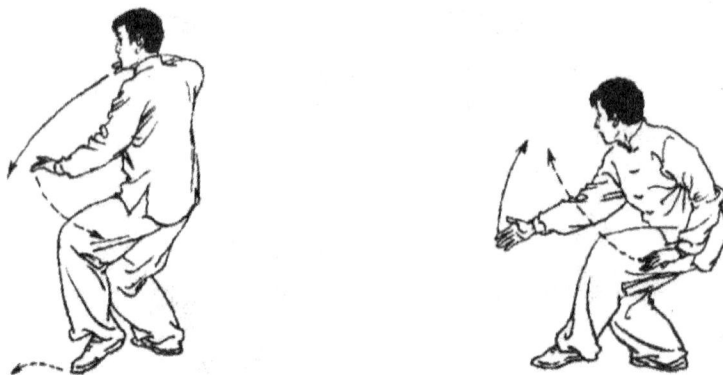

图8-18　海底针

（21）第二十式：闪通臂（图8-19）。

①收脚举臂；②出步翻掌；③弓步推架。

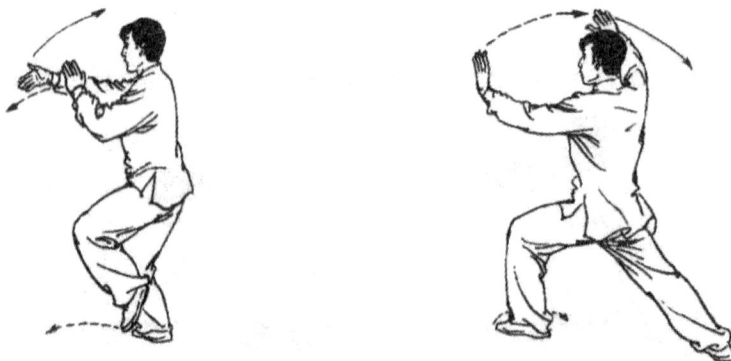

图8-19　闪通臂

（22）第二十一式：转身搬拦捶（图8-20）。

①后坐扣脚,右转摆掌;②收脚握拳;③垫步搬捶;④跟步旋臂;⑤出步裹拳拦掌;⑥弓步打拳。

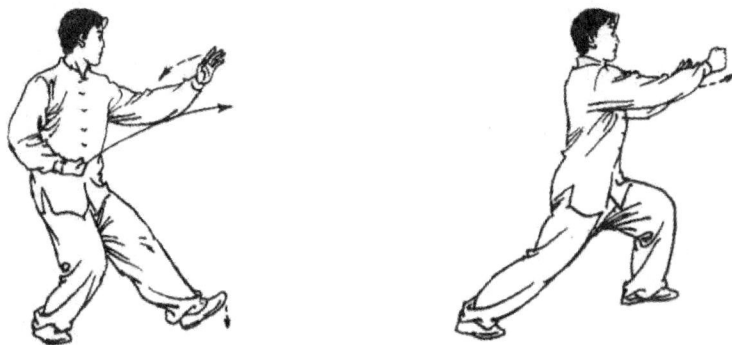

图 8-20 转身搬拦捶

(23)第二十二式:如封式闭(图 8-21)。

①穿臂翻掌;②后坐收掌;③弓步推掌。

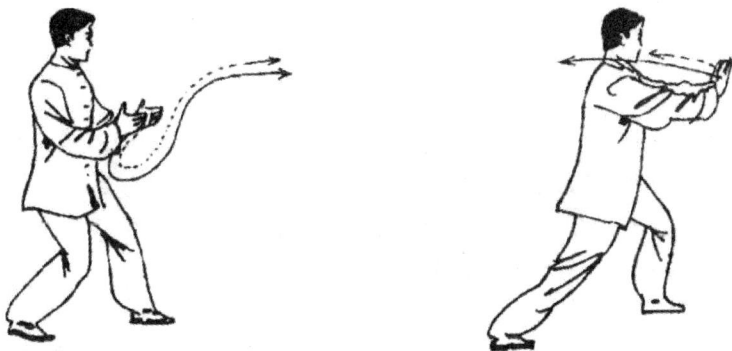

图 8-21 如封式闭

(24)第二十三式:十字手(图 8-22)。

①后坐扣脚;②右转撇脚分手;③移重心扣脚划弧。

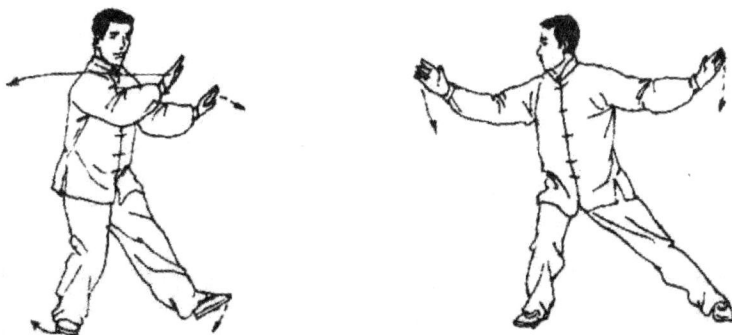

图 8-22 十字手

(25)第二十四式:收势(图 8-23)。

①收脚合抱;②旋臂分手;③下落收势。

2. 作用 练习二十四式太极拳,可以有效增强身体的柔韧性、平衡性和协调性,同时还能调节呼吸,促进气血流通,达到强身健体、延年益寿的效果。

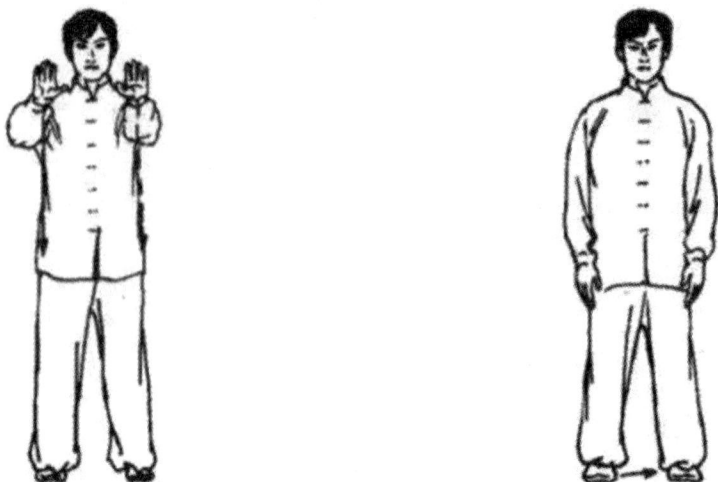

图 8-23　收势

（二）八段锦

八段锦是一种传统的中医保健气功，由八组动作组成，每组动作都有其特定的健身功效（图8-24）。

1. 动作要领

（1）预备式：两脚并步站立，两臂自然垂于体侧，目视前方。随后，左脚向左开步，与肩同宽，两臂内旋向两侧摆起，与髋同高，掌心向后，目视前方。接着，两臂外旋，向前、向内划弧摆至与肩平，屈肘，两掌心相对，目视前方。随后，松腰沉髋，重心下降，两膝关节微屈，同时两臂外旋，两掌向前下按至腹前，掌心向下，指尖相对，目视前方。

（2）第一式：两手托天理三焦。

①两脚平行开立，与肩同宽。两臂徐徐分别自左右身侧向上高举过头十指交叉，翻转掌心极力向上托使两臂充分伸展，不可紧张，似伸懒腰。同时缓缓抬头上观有擎天柱地的神态，此时缓缓吸气。

②转掌心朝下，在身前正落至胸高时，随落随翻转掌心再朝上，微低头，眼随手运。同时配以缓缓呼气。如此托按4～8次。

（3）第二式：左右开弓似射雕。

①两脚平行开立，略宽于肩，成马步。上体正直，两臂平屈于胸前，搭腕，左臂在上，右臂在下。

②拉弓：左手握勾拳，食指与拇指呈八字形撑开，左手缓缓向左平推，左臂展直，同时右臂屈肘向右拉回，右拳停于右肋前，眼看左手。呼气，身体复位。如此左右交替练习4～8次。

（4）第三式：调理脾胃须单举。

①左手自身前成竖掌向上高举继而翻掌上撑，指尖向右，配合吸气，同时右掌心向下按，指尖朝前。

②呼气，左手俯掌在身前下落，全身随之放松，恢复自然站立，如此左右手交替上举各4～8次。

（5）第四式：五劳七伤往后瞧。

①两脚横向分开，与肩同宽，两臂自然下垂。两手从体旁缓缓托起，头颈带动脊柱缓缓向左拧转，眼看后方同时配合吸气。

②头颈带动脊柱徐徐向右转，眼睛恢复向前平视，双手下落恢复原位，同时配合呼气，如此左右后瞧各4～8次。

第一式：两手托天理三焦

第二式：左右开弓似射雕

第三式：调理脾胃须单举

第四式：五劳七伤往后瞧

第五式：摇头摆尾去心火

第六式：两手攀足固肾腰

第七式：攒拳怒目增气力

第八式：背后七颠百病消

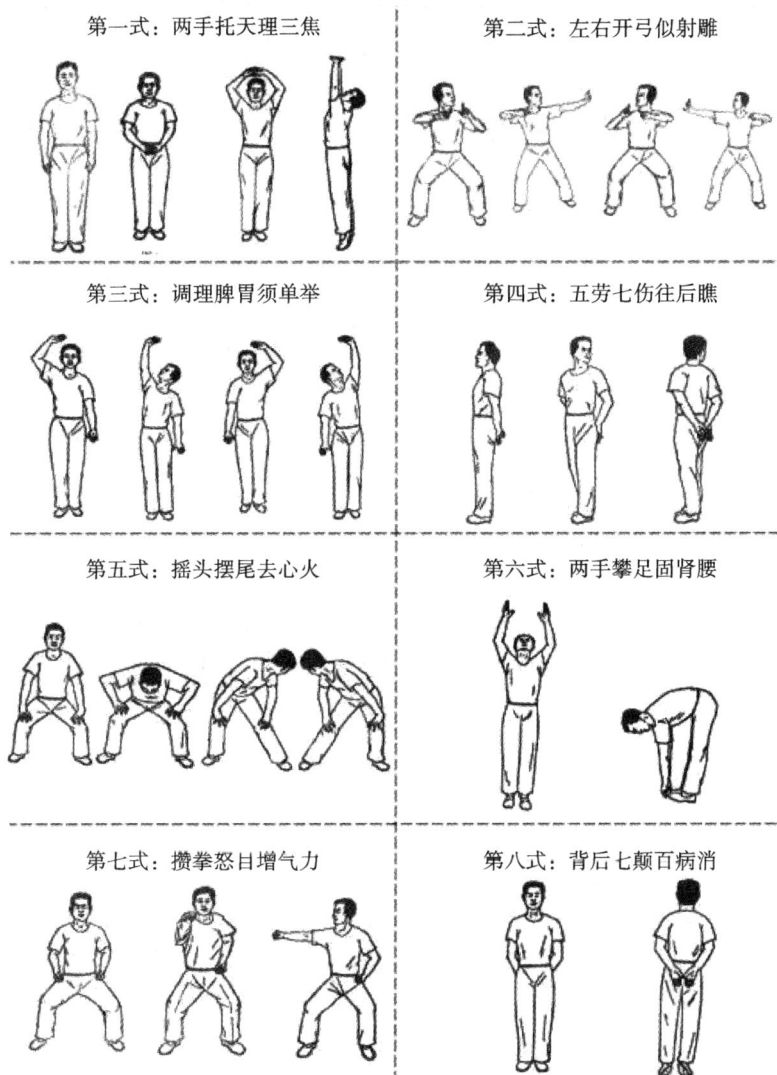

图 8-24 八段锦图解

（6）第五式：摇头摆尾去心火。

①两脚分开，马步站立，双手上托，吸气。

②缓缓呼气，双手下落，按于腿上后拧腰向左，以腰带身向右旋转吸气，以脖子为中心，头部缓缓旋转一周，同时以腰为中心摆尾一周，随后身体恢复马步站立，缓缓深长呼气。如此左右进行 4～8 次。

（7）第六式：两手攀足固肾腰。

①两脚平行开立，与肩同宽，吸气，双手上举，过头顶。

②呼气下落，双手至腋下反穿，顺身体两侧下行。慢慢弯腰，尝试用手指触摸脚尖或脚踝，注意保持背部挺直。吸气恢复直立，呼气，双手下落。如此反复俯仰 4～8 次。

（8）第七式：攒拳怒目增气力。

①两脚开立，马步站立，两手握拳分置腰间，拳心朝上，向前发力，同时两眼瞪大，如同愤怒。

②左拳向前方缓缓击出，成立拳或俯拳皆可，由拳变掌，旋转，抓握（如同抓握前方物品）回收，成仰拳置于腰间。如此左右交替各击出 4～8 次。

（9）第八式：背后七颠百病消。

①两手自然下垂，掌心相对，身体夹紧。

②脚跟离地,身体略向前倾,吸气;呼气时,脚跟落地,身体微微震动。如此起落4～8次。结束后身体恢复收式两手合于腹前,周身放松,体态安详。

2. 作用　练习八段锦可以调节人体的气血,平衡阴阳,增强脏腑功能,改善体质。八段锦的动作简单易学,适合在日常生活中随时进行,尤其适合中老年人群,有助于预防和缓解各种慢性病。

(三) 五禽戏

五禽戏是一种模仿五种动物动作的保健操,包括虎、鹿、熊、猿、鸟五种动物的动作。

1. 虎势戏

(1) 虎举:两手掌心向下,手指张开成虎爪,目视手掌。手外旋,小指先弯曲,其他手指依次握拳,缓慢上提至肩前,再张开成虎爪举至头顶;目视手掌。双手外旋握拳,拳心相对;目视两拳。拳下拉至肩前变掌下按,沿体前下落至腹前,手指张开,掌心向下;目视手掌。重复动作1～3次,双手自然垂于体侧;目视前方(图8-25)。

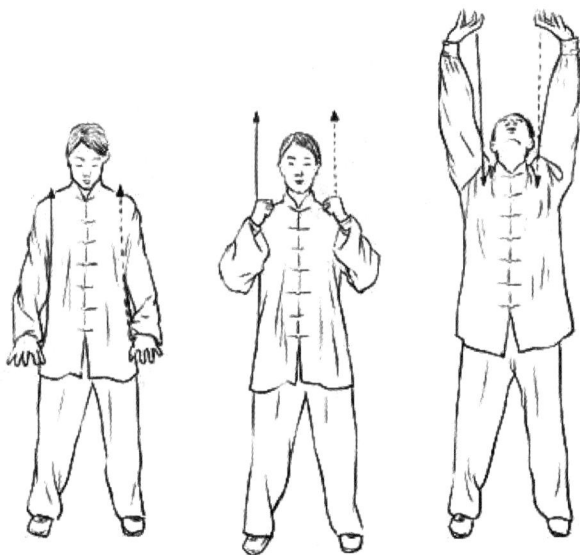

图 8-25　虎举

(2) 虎扑:两手握拳,上提至肩前上方,掌心向下。上体前俯,挺胸塌腰,目视前方。屈膝下蹲,收腹含胸,两手向下划弧至膝侧。伸膝送髋,挺腹后仰,两掌握拳上提至胸侧。左腿提起,双手上举,左脚迈步成虚步,上体前倾,两拳变"虎爪"扑至膝前两侧。上体抬起,左脚收回,开步站立,两手自然下落。重复动作1～3次,两掌举至胸高,掌心向上。两臂屈肘,掌内合下按,自然垂于体侧(图8-26)。

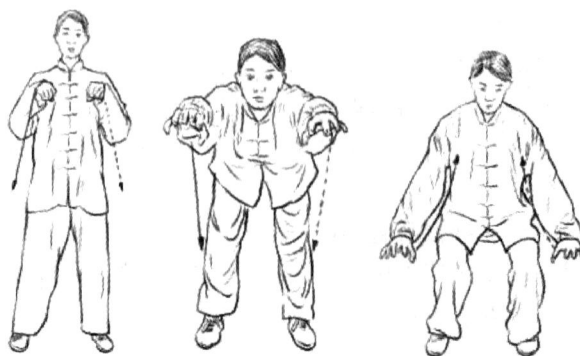

图 8-26　虎扑

2. 熊势戏

（1）熊运：两掌握空拳成"熊掌"，拳眼相对，垂手至下腹部；目视两拳。以腰、腹为轴，上体做顺时针摇晃；同时，两拳随之沿右肋部、上腹部、左肋部、下腹部画圆；目随上体摇晃环视。之后唯左右相反，上体做逆时针摇晃，两拳随之画圆。做完最后一动，两拳变掌下落，自然垂于体侧；目视前方（图8-27）。

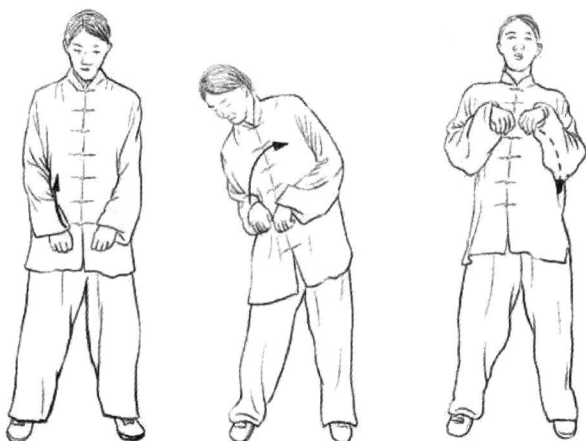

图8-27 熊运

（2）熊晃：身体重心右移，左髋上提，左脚离地微屈膝；握拳成"熊掌"，目视左前方。重心前移，左脚落地踏实，右腿伸直，身体右转，左臂内旋前靠，左拳至左膝前上方，拳心向左；右掌至体后，拳心向后；目视前方。身体左转，重心后坐，右腿屈膝，左腿伸直，拧腰晃肩，两臂前后摆动；右拳至左膝前上方，拳心向右；左拳至体后，拳心向后；目视前方。身体右转，重心前移，左腿屈膝，右腿伸直，左臂内旋前靠，左拳至左膝前上方，拳心向左；右掌至体后，拳心向后；目视前方，左右相反。左脚上步，开步站立，两手自然垂于体侧。两掌举至胸前同高，掌心向上；目视前方。屈肘，两掌内合下按，自然垂于体侧；目视前方。重复动作1～3次（图8-28）。

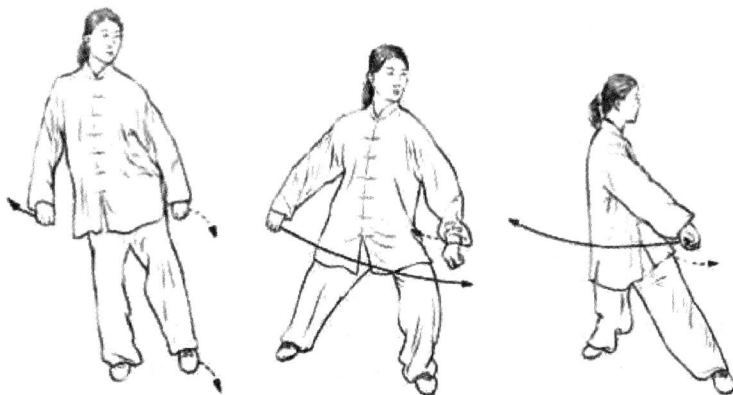

图8-28 熊晃

3. 鹿势戏

（1）鹿抵：两腿微屈，身体重心移至右腿，左脚经右脚内侧向左前方迈步，脚跟着地；同时，身体稍右转；两掌握空拳，向右侧摆起，拳心向下，高与肩平；目随手动，视右拳。身体重心前移；左腿屈膝，脚尖外展踏实；右腿伸直蹬实；同时，身体左转，两掌成"鹿角"，向上、向左、向后画弧，掌心向外，指尖朝后，左臂弯曲外展平伸，肘抵靠左腰侧；右臂举至头前，向左后方伸抵，掌心向外，指尖朝后；目视右脚跟。随后，身体右转，左脚收回，开步站立；同时两手向上、向右、向下画弧，两

Note

掌握空拳下落于体前;目视前下方。之后唯左右相反,重复动作1～3次(图8-29)。

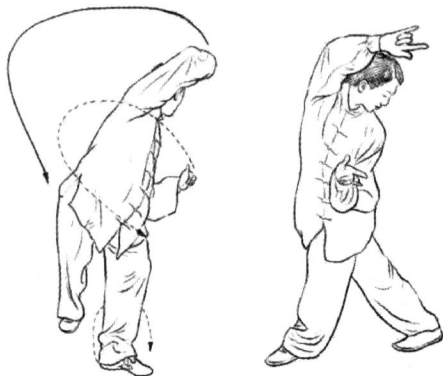

图 8-29　鹿抵

(2)鹿奔:左脚向前跨成弓步,两手握拳向上划弧至肩平,拳心向下;目视前方。重心后移,左膝伸直,右腿屈膝;低头弓背收腹,两臂内旋,掌背相对,拳变"鹿角"。重心前移,上体抬起,右腿伸直,左腿屈膝成弓步;两臂外旋,"鹿角"变空拳,拳心向下;目视前方。左脚收回,直立;两拳变掌,回落体侧;目视前方。之后重复动作,唯左右相反。完成后,两掌举至胸高,掌心向上;目视前方。屈肘,两掌内合下按,垂于体侧;目视前方(图8-30)。

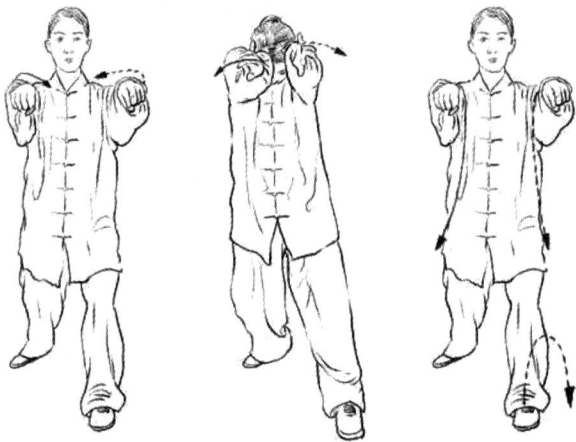

图 8-30　鹿奔

4. 猿势戏

(1)猿提:双手在胸前伸直分开,然后弯曲手腕捏紧成"猿钩"。提掌至胸,耸肩,收腹提肛,脚跟提起,头转向左,目视左侧。头转正,肩下沉,松腹落肛,脚跟着地,掌变向下,目视前方。掌沿体前下按至体侧,目视前方,头转向右。重复动作1～3次(图8-31)。

(2)猿摘:左脚后退,右腿屈膝,重心在右;左臂收至腰侧,右掌前摆。重心后移,左脚踏实,右脚收至内侧,成右丁步;右掌画弧至头左侧,目随右掌后转头。右掌下按至髋侧,目视右掌。右脚前迈,左脚点地;右掌画弧至右上方,左掌成采摘势;目视左掌。重心后移,左掌握固,右掌回落体前。左腿屈膝,右脚收至内侧,成右丁步;左臂收至耳旁,右掌捧托;目视左掌。之后唯左右相反,重复动作1～4次。左脚横开一步,两腿直立;两手自然垂于体侧。两掌举起至胸高,掌心向上;目视前方。两掌内合下按,垂于体侧;目视前方(图8-32)。

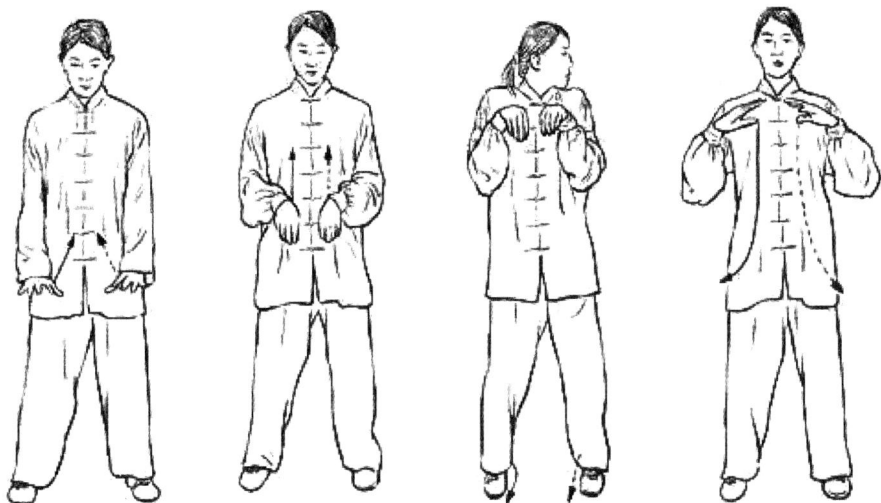

图 8-31　猿提

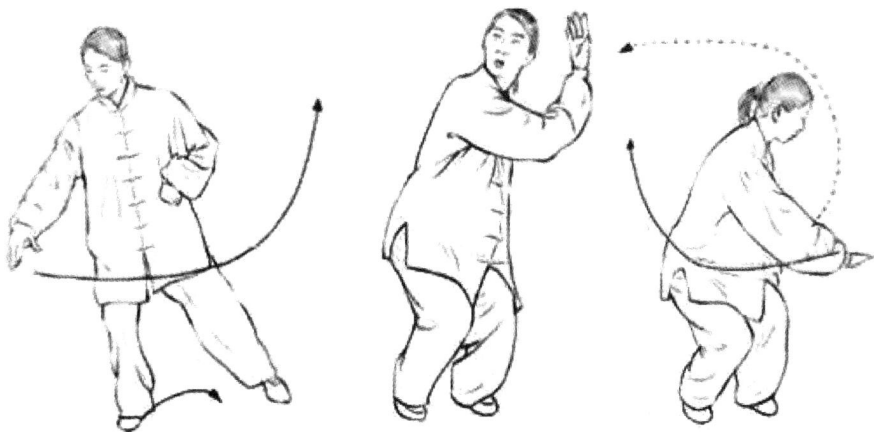

图 8-32　猿摘

5．鸟势戏

（1）鸟伸：两腿微屈下蹲，两掌在腹前相叠。两掌向上举至头前上方，掌心向下，指尖向前；身体微前倾，提肩，缩颈，挺胸，塌腰；目视前下方。两腿微屈下蹲；同时，两掌相叠下按至腹前；目视两掌。身体重心右移；右腿蹬直，左腿伸直向后抬起；同时，两掌左右分开，掌成"鸟翅"，向体侧后方摆起，掌心向上；抬头，伸颈，挺胸，塌腰；目视前方。右式与左式相同，重复 1～3 次。左脚下落，两脚开步站立，两手自然垂于体侧；目视前方（图 8-33）。

（2）鸟飞：两腿微屈；两掌成"鸟翅"合于腹前，掌心相对；目视前下方。右腿伸直独立，左腿屈膝提起，小腿自然下垂，脚尖朝下；同时，两掌成展翅状，在体侧平举向上，稍高于肩，掌心向下；目视前方。左脚下落在右脚旁，脚尖着地，两腿微屈；同时，两掌合于腹前，掌心相对；目视前下方。右腿伸直独立，左腿屈膝提起，小腿自然下垂，脚尖朝下；同时，两掌经体侧向上举至头顶上方，掌背相对，指尖向上；目视前方。左脚下落在右脚旁，全脚掌着地，两腿微屈；同时，两掌合于腹前，掌心相对；目视前下方。右式与左式相同，重复 1～3 次。两掌向身体侧前方举起，与胸同高，掌心向上；目视前方。屈肘，两掌内合下按，自然垂于体侧；目视前方（图 8-34）。

模仿这些动物的形态和动作，可以达到锻炼身体各个部位的目的。五禽戏不仅能增强体质，还能提高身体的灵活性和协调性，有助于预防和缓解颈椎病、腰椎病等常见疾病。

Note

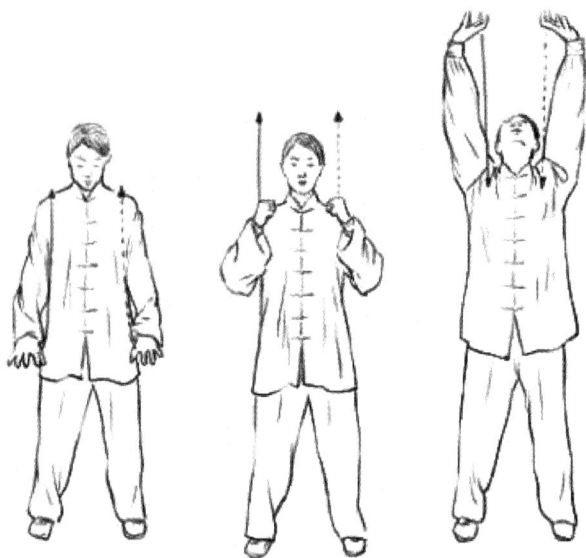

图 8-33　鸟伸

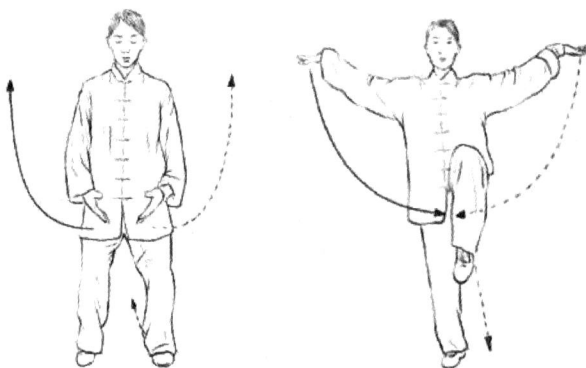

图 8-34　鸟飞

（四）饮食调理

中医认为，饮食是人体健康的重要基础。通过合理的饮食调理，可以预防和治疗疾病。中医饮食调理注重食物的性味归经，强调因人而异、因地制宜，主张"药食同源"，通过合理搭配食物，以达到养生保健的目的。例如，根据个人体质的不同，选择适宜的食材和烹饪方法，既可满足口腹之欲，又能调理身体、预防疾病。

中医饮食养生的核心在于"食养正气，调和阴阳"，认为食物与药物同源同功，合理的饮食结构、食材选择及烹饪方式，能够调节人体气血运行，平衡脏腑功能，最终实现"治未病"的养生目标。

1. 补充精微，濡养气血　《黄帝内经》提出"五谷为养，五果为助，五畜为益，五菜为充"的膳食原则，强调各类食物的协同作用。现代研究发现，粳米、小米等谷物所含的碳水化合物与植物蛋白可补益中焦；红枣、龙眼等红色食物富含铁元素，符合中医"红色入心养血"的理论；黑芝麻、桑葚等黑色食物含花青素和微量元素，印证"黑色入肾填精"的养生智慧。

2. 调和阴阳，平衡体质　寒性体质（畏寒肢冷）宜食生姜羊肉汤、肉桂茶等温热之品；热性体质（面红口渴）推荐绿豆百合粥、苦瓜炒蛋等凉润膳食；现代人群常见气阴两虚（熬夜、用眼过度），可食用西洋参石斛炖鸡汤。

3. 调理脏腑,靶向养护 根据"五味入五脏"理论制定食养方案。肝郁气滞:玫瑰花陈皮茶疏肝,配合绿色蔬菜清肝。脾虚湿困:四神汤(茯苓、莲子、芡实、山药)健脾化湿。肺燥干咳:雪梨银耳羹润肺,佐杏仁润肠通便。

4. 未病先防,既病防变 春季升发:香椿芽、荠菜助少阳之气。长夏湿重:赤小豆薏米粥利湿健脾。秋燥伤津:蜂蜜藕粉羹滋阴润燥。冬寒闭藏:当归生姜羊肉汤温补元阳。针对高血压前期人群,推荐芹菜汁配菊花决明子茶;糖尿病高危群体宜常吃苦荞麦、山药等低升糖指数食材。

5. 辅助治疗,促进康复 肿瘤放化疗后:黄芪枸杞乌鸡汤提升正气。术后气血亏虚:十全大补药膳(含人参、白术等)。慢性肾病:玉米须冬瓜皮代茶饮利水消肿。须注意疾病禁忌,如痛风患者慎吃高嘌呤食物,湿热黄疸忌食肥甘厚味。

6. 延年益寿,提升生命质量 《寿亲养老新书》记载:"老人之食,大抵宜其温热、熟软。"现代抗衰老研究证实,黑色食物(黑豆、黑米)富含抗氧化成分;深海鱼类脂肪酸益智健脑;发酵食品(纳豆、酸奶)调节肠道微生态;高龄老年人膳食调查显示,其普遍具有饮食有节、荤素搭配、顺应节气的特点。

第二节 中医治疗原则

治疗原则,简称治则。中医治疗原则是在中医学长期医疗实践中不断总结经验而确立的临床治疗准则,是临床治疗疾病时立法、处方、用药过程中必须遵循的规范。

治疗原则与治疗方法都属于中医学的治疗理念范畴,二者既有联系也有区别。治疗原则是从整体上把握治疗疾病的规律,对收集的病证资料进行全面分析、比较、综合和判断,然后针对不同病情制定相应的治疗原则。例如,虚证采用补法扶正,实证采用泻法祛邪。治疗方法则是在辨证之后,依据结果在治疗原则的指导下制定的直接且具有针对性的治疗方案;它是治疗原则的具体实施和应用。例如,在扶正原则下可采用益气、补血、滋阴、温阳等不同方法;在祛邪原则下则可选用发汗、泻下、清热、祛痰等多种手段。

在中医学治疗原则体系中,"治病求本"是核心。这意味着在治疗过程中必须探究疾病的根本原因并采取相应对策,具有普遍指导意义,贯穿整个治疗过程。因此,"治病求本"对其他治疗原则具有统领作用,其他治疗原则均是这一根本治疗原则的具体体现。

一、扶正与祛邪

疾病进展可视为邪正斗争的过程,邪正斗争的结果决定了疾病的走向和预后。若正气胜出则病情缓解。反之,若邪气胜出,则病情恶化。通过扶助正气、祛除病邪来改变邪正双方力量对比是中医治疗学的核心原则之一。

扶正即扶持正气、强化体质、提升机体抵御外邪的能力。祛邪旨在消除病邪、减轻或消除邪气的毒害作用,以达到消退邪气、安宁正气的效果。扶正与祛邪虽各有所异,但相辅相成,互为因果。扶正能使正气加强,有助于机体抵御和祛除病邪。祛邪能排除病邪的侵害和干扰,使邪去正安,有利于正气的保存和恢复。

运用本法时,必须全面分析正邪双方的消长盛衰状况,并根据其在疾病中的地位,决定扶正与祛邪的主次和先后。一般单纯扶正法,适用于以正气虚为主要矛盾,且邪气又不盛的虚性病证,如气虚、阳虚、血虚、阴虚者,分别用补气、补阳、补血、滋阴法治之。单纯祛邪法,适用于以邪实为主要矛盾,而正气未衰的实性病证,如表邪亢盛、痰涎壅塞、食物中毒、食积胀满等,分别用解表祛邪、消导化痰、涌吐、泻下法治之。扶正与祛邪兼用,适用于正虚邪实病证,扶正而不留邪,祛邪又不伤正,但在具体应用时,还应分清是正虚为主,还是邪实为主,酌情有所偏重。先祛邪后扶正,适用于邪盛正虚,但正气尚能耐攻伐者,如瘀血所致之崩漏证,应先活血祛瘀,再调养经血,如不然,则瘀血不去,崩漏难止。先扶正后祛邪,适用于正虚邪实,以正虚为主的患者,如虫积者因其正气太虚而不宜驱虫,宜先健脾以扶正,待正气恢复后,再驱虫消积。

二、正治反治

正治与反治是在"治病求本"的根本原则指导下,针对病证有无假象而制定的两种治疗原则。在疾病发展过程中,大多数病证的本质与其表现出的现象是一致的,但有些病证却不尽一致,即出现假象。因此,在治疗疾病时,必须寻找出疾病的根本原因,并掌握疾病的根本原因与病证现象之间的关系,再确定相应的诊疗方案。正治与反治,就是指所用治法的性质与病证现象之间表现出逆从关系的两种治则,所谓"逆者正治,从者反治"(《素问·至真要大论》),是辨证论治的一个基本原则。

(一) 正治

正治是指治疗用药的性质、作用趋向逆病证的表象而治的一种常用治则。这一治则采用与病证性质相反的方药进行治疗,故又称为"逆治",适用于疾病本质(病因、病机)与病证现象(症状、体征)相一致的病证。常用的正治法主要有以下 4 种。

1. 寒者热之 寒性病证出现寒象,用温热性质的方药进行治疗,称为"寒者热之",如表寒证用辛温解表法、里寒证用辛热散寒法等。

2. 热者寒之 热性病证出现热象,用寒凉性质的方药进行治疗,称为"热者寒之",如表热证用辛凉解表法、里热证用苦寒清热法等。

3. 虚则补之 虚损病证表现虚弱的征象,用补益扶正的方药进行治疗,称为"虚则补之",如阳气虚弱证用温阳益气法、阴血不足证用滋阴养血法等。

4. 实则泻之 邪实病证表现实证的征象,用攻逐祛邪的方药进行治疗,称为"实则泻之",如阳明腑实证用通腑泄热法,瘀血内阻证用活血化瘀法等。

(二) 反治

反治是指所用药物的性质、作用趋向顺从病证的某些表象而治的一种治则。这一治则采用与病证表现出的假象性质相一致的方药进行治疗,故又称为"从治",适用于疾病本质与病证现象不完全一致,甚至相反的病证,正如《伤寒论》所描述的"病人身大热反欲得近衣者,热在皮肤,寒在骨髓也。身大寒反不欲近衣者,寒在皮肤,热在骨髓也"。临床上常用的反治法主要有以下 4 种。

1. 热因热用 热因热用是用温热性质的方药治疗具有假热现象病证的治法,又称以热治热法,适用于阴寒内盛、格阳于外、反见热象的真寒假热证。例如患者四肢厥冷、下利清谷、脉微欲绝等,病证本质属阳衰阴盛,但同时又见身热不恶寒、口渴面赤、胀大等阳气浮越于外的假热症状,应用温热的方药如人参、附子、干姜等顺从假热属性治其真寒,待里寒一散,阳气得复,假热自然消失。

2. 寒因寒用 寒因寒用是用寒凉性质的方药治疗具有假寒现象病证的治法,即以寒治寒法,适用于里热盛极、阳盛格阴、反见寒象的真热假寒证。例如患者渴喜冷饮、烦躁不安、便干尿黄、舌红苔黄,病证本质属里热炽盛,但同时又见四肢厥冷、脉沉等阳气被遏不能外达的假寒症状,故用寒凉的方药顺从假寒属性治其真热,待里热一清,阳气外达,假寒便会随之解除。

3. 塞因塞用 塞因塞用是用补益的方药治疗具有闭塞不通症状之虚证的治法,即以补开塞法,适用于体虚、脏腑精气功能减退而出现闭塞症状的真虚假实证。一般实邪内阻时,往往会出现闭塞不通的症状,但在气血津液不足、脏腑功能低下时,也会出现因虚而闭塞不通的现象。例如脾气虚,运化无力,可出现脘腹胀满;肠腑阴液不足,可导致便秘;胞宫精血亏虚,易引起闭经等。这些病证的本质皆为虚,所以运用"塞因塞用"的反治法,分别给予补气健脾、滋阴润肠及充养精血等补益的方法治疗,闭塞不通的症状便能缓解。

4. 通因通用　通因通用是用通利祛邪的方药治疗具有通泄症状之实证的治法,即以通治通法,适用于因实邪内阻出现通泄症状的真实假虚证。一般情况下,泄泻、崩漏、尿频等症,多用止泻、固冲、缩尿等法,但这些通泄症状出现在实性病证中,则当以通治通。如食滞内停,阻滞胃肠,致腹痛泄泻,泻下物臭如败卵时,不仅不能止泻,相反,当消食、导滞、攻下,推荡积滞,使食积去而泻自止。又如瘀血内阻,血不循经所致的崩漏,如用止血药,则瘀阻更甚而血难循其经,出血难止,此时当活血化瘀,瘀去则血自归经而出,血自止。再如湿热下注而致的淋证,若见尿频、尿急、尿痛等症,以利尿通淋清其湿热,则诸症自消。

总之,正治与反治,在所用药物性质与病证表象性质上存在着相逆与相从的差异,但对疾病的本质而言,二者都是逆病证性质而治的法则,均属于治病求本。

三、标本兼治

标与本是一个相对的概念,常用来说明疾病过程中的各种矛盾关系。标与本具有多种含义:若以疾病的本质与现象而言,本质为本,现象为标;以发病的先后而言,先发之病为本,后发之病为标;若以病因与症状而言,病因为本,症状为标等。疾病的发生、发展是通过临床症状显现出来的,但这些症状只是疾病的现象,不是疾病的本质。因此,只有充分收集疾病各方面的信息,并在中医理论指导下进行综合分析,才能准确判断其标本状况,找出疾病的根本原因,并针对"本"确定相应的治疗方法。

标本先后治则在临床上的运用,强调面对复杂多变的病证,应先分清其标本缓急,再确定治疗的先后主次。这一治则体现了在处理疾病过程中面对各种矛盾的灵活处理方法,体现了重点突出、措施有节的治疗步骤,也是对治病求本原则的补充。

(一)急则治其标

急则治其标是指标病或标症甚急,若不先治其标,有可能危及患者生命或影响对本病的治疗时所采用的一种治疗原则。如肺痨患者突然出现大咯血,此时应先止血以治标,待血止、病情缓和后再治本。又如有些慢性病患者,在原有宿疾的基础上复感外邪,而新感证又比较急时,应先治外感之标,待新病愈后,再治宿疾以治其本。因此,先治其标也是治本的必要前提。

(二)缓则治其本

缓则治其本是指标病或标症缓而不急,抓住疾病的本质进行治疗时所采用的一种治疗原则。一般适用于慢性病或急性病恢复期患者,如风寒头痛,风寒之邪阻滞经络的病因病机为本,头痛的症状表现为标,采用疏风散寒法针对本质进行治疗,风寒之邪一除,则头痛自解。又如肺阴虚所致的咳嗽,肺阴虚为本,咳嗽为标,治疗用滋阴润肺之法,肺阴充足,则咳嗽亦随之而愈。

(三)标本同治

标本同治是指标本并重时采取的一种治疗原则,即在时间和条件上不允许单治标或单治本时,必须标本兼顾而同治,才能取得较好疗效。如阳热内盛,阴液亏损,出现腹满痛而便结,若单用清热泻下以治标则进一步伤正,若仅用滋阴生津以治本则热邪又不得祛除,只有采用泻下与滋阴并举的标本同治法,才能使正盛邪退而病愈。

四、调整阴阳

调整阴阳是指调整阴阳的偏盛偏衰,以恢复阴阳相对平衡的治疗原则。人体的病理变化虽然复杂,但疾病的发生、发展变化,其本质是人体阴阳相对平衡遭到破坏,造成体内阴阳偏盛偏衰的结果,故疾病的根本原因是阴阳失调。因此调整阴阳,补偏救弊,达到阴平阳秘,就是针对阴阳失调这一基本病理变化而制定的治疗原则。正如《素问·至真要大论》记载:"谨察阴阳所在而调之,以平为期。"在具体运用时,又要以扶正祛邪治则为指导,一方面补益人体阴阳之偏衰,另一方面祛除阴阳偏盛之邪气,从而达到阴阳平衡,使疾病痊愈的目的。

(一) 损其有余

损其有余又称损其偏盛,主要是针对阴阳偏盛病理变化所制定的治疗原则。阴阳偏盛是指阴邪或阳邪的亢盛,所谓"邪气盛则实",故临床上表现为实证,当采用"实则泻之"的治则以损其有余。如针对阳邪偏盛导致的实热证,应遵"治热以寒"即"寒者热之"的方法进行清泄阳热;针对阴邪偏盛导致的实寒证,应遵"治寒以热"即"寒者热之"的方法以温散寒邪。《素问·阴阳应象大论》指出:"阴胜则阳病,阳胜则阴病。"在阴阳偏盛的病变过程中,阳热亢盛易伤阴,阴寒偏盛易伤阳,故当阴阳偏盛进一步发展,明显损及人体正气时,则当兼顾其不足,在损其有余的同时,分别配以滋阴或温阳的治法。

(二) 补其不足

补其不足又称补其偏衰,主要是针对阴或阳的一方,甚至双方虚损不足时的病理变化所制定的治疗原则。由于阴阳偏衰是指人体正气之阴阳虚衰,即所谓"精气夺则虚",故临床上表现为虚证,当采用"虚则补之"的治则以助其不足,调补阴阳。

1. 阴阳互制之调补阴阳 一是阴病治阳,指阳偏衰不能制阴而阴盛,出现虚寒证,当补阳以制阴,又称为"益火之源,以消阴翳"。二是阳病治阴,指阴偏衰不能制阳而阳亢,出现虚热证,当养阴以制阳,又称为"壮水之主,以制阳光"。

2. 阴阳互济之调补阴阳 由于阴阳之间存在着互根互用的关系,因此阴阳偏衰进一步发展,可以产生"阴阳互损"的病理变化,其结果是出现阴阳两虚证。在治疗阴阳偏衰的病证时,要注意"阴中求阳""阳中求阴"的阴阳相济之法。阴中求阳是指在补阳时适当配用补阴药,以此来促进阳气的化生。阳中求阴是指在补阴时适当配用补阳药,以此来促进阴液的化生。正如《景岳全书·新方八略引》所言:"善补阳者,必于阴中求阳,则阳得阴助而生化无穷;善补阴者,必于阳中求阴,则阴得阳升而泉源不竭。"

人体是一个有机整体,脏与脏、腑与腑以及脏与腑之间在生理上相互协调,在病理上互相影响,脏腑病变也受阴阳平衡的影响。所以在治疗脏腑病变时,应根据脏腑及其病变的阴阳属性调整其盛衰虚实。

五、调理气、血、津液

气、血、津液是构成人体与维持人体生命活动的基本物质,各有其功用又相互化生。因此,疾病的发生常表现为气、血、津液的失调。气的失调主要为气虚及气机失调(气滞、气逆、气陷、气脱和气闭),调气的具体原则与方法是气虚宜补、气滞宜疏、气逆宜降、气陷宜升、气脱宜固、气闭宜开。血的失调主要为血虚和血行失常,调血的具体原则与方法是血虚则补、血瘀则行、血寒则温、血热则凉、出血则止。津液失常主要为津液不足和津液输布、排泄障碍,调津液的具体原则与方法是滋养津液、祛除水湿痰饮。

六、调和脏腑

顺应脏腑生理特性、调理脏腑阴阳气血、调理脏腑相互关系,这是调和脏腑的基本原则。人体的各个脏腑由于所处位置不同、形质不同而具有不同的生理特性,故治疗脏腑病变亦要顺应其不同特性。如肺为娇脏,不耐寒热,故肺病用药宜温润和平,不寒不热,钱乙所创的泻白散、程钟龄所制的止嗽散都典型地体现了肺脏的生理特点。脏腑病变关乎气血阴阳的失调,而不同脏腑的气血阴阳失调情况是有差异的,如脏病多虚证,腑病多实证,故治疗不同的脏腑病变不能泛泛地调理气血阴阳,而是要有针对性,结合病因病机,合理地选择或补或泻、或调气或调血、或补阴或补阳等治法。脏腑在生理上密切联系,在病理上相互影响,因此,治疗脏腑疾病往往既直接治疗发病之脏之腑,又调和相关脏腑。调和脏腑关系的治疗原则主要包括补母泻子、抑强扶弱、腑病治脏、脏病治腑、脏腑同治等。

七、三因制宜

三因制宜即因时、因地、因人制宜的简称。疾病的发生、发展与转归,是由多方面因素决定的。中医学十分重视时令气候、地理环境、情志、饮食等条件对疾病的影响,尤其患者本身的体质因素,对疾病的影响更大。因此,治疗疾病时应充分考虑这些因素,区别不同情况,制定相应的治疗方法。

(一) 因时制宜

根据不同季节的气候特点考虑治疗用药原则,这种原则称为因时制宜。四季更替,气候发生寒、热、温、凉之变化,对人体生理活动及病理变化产生不同影响。因此,治疗疾病时,要根据不同季节和气候的特点来指导治疗用药。如夏季气候温热,人体腠理开泄,故不宜过用辛温发散药,避免开泄太过,耗伤气阴;冬季气候寒凉,人体腠理致密,当慎用寒凉,以防伤阳;暑季多雨,气候潮湿,故病多夹湿,治宜加入化湿、渗湿之品。

(二) 因地制宜

根据不同地区的地理特点考虑治疗用药原则,这种原则称为因地制宜。不同地区的地理环境、气候、生活习惯等各不相同,人的生理活动和病理变化特点也不尽一致,所以治疗用药应有所差别。如同一风寒表证,治宜辛温发汗以解表,西北地区多用麻黄、桂枝、细辛,东南地区多用荆芥、苏叶、淡豆豉、生姜,湿重地区多用羌活、防风、佩兰等。此外,某些地区还有地方病,如地方性甲状腺肿、大骨节病等,在治疗疾病时也应因地制宜。

(三) 因人制宜

根据患者的年龄、性别、体质、生活习惯等不同特点来确定治疗用药原则,这种原则称为因人制宜。年龄不同,生理状况及气血盈亏亦不同,治疗用药应有差别。如年老体弱之人,气血不足,病多虚或虚实夹杂,治宜偏于补益,实证攻之宜慎;小儿气血未充,脏腑娇嫩,易寒易热,易虚易实,病情变化较快,故治疗时忌峻攻、峻补,用量宜轻。女性有经、带、胎、产等生理特点,治疗用药应考虑随证施治。人有先天禀赋及后天调养不同,形体有强弱、胖瘦不同,以及寒热阴阳偏盛之别,所以治疗用药当加以区别。阳热体质或平素偏食辛辣者,用药宜偏凉,慎用温热;阳虚体质或嗜食生冷者,用药宜偏温,慎用苦寒。另外,应注意肥人多痰、瘦人多火以及患有慢性病、职业病等情况,在治疗时均应考虑。

总之,三因制宜原则,就是要求诊治疾病时不能孤立地看待疾病,既要看到患者的整体性和不同特点,又要看到自然环境对人体的影响。它体现了中医治病的整体观念和辨证论治思想,以及在实际应用中的原则性和灵活性。

第三节　中医治法

中医治法是中医理论体系的重要组成部分,是在中医辨证论治的基础上,针对不同的病症确立的治疗方法。中医治法丰富多样,灵活多变,是中医临床实践的重要指导原则。程钟龄在《医学心悟》中提出:"治病之方,则又以汗、和、下、消、吐、清、温、补八法尽之。"现将常用的"八法"内容,简要介绍。

一、汗法

汗法,亦称解表法,即通过开泄腠理、调畅营卫、宣发肺气等作用,使在表的六淫之邪随汗而解。适用于外感表证,尤宜于表证初起,兼有恶寒、发热、头痛、身疼等症状。汗法使用时需注意患者的体质,如阴虚、血虚、里虚等证慎用。中病即止,不可过汗,以免损伤正气。根据病情轻重,可选用辛温解表、辛凉解表等方剂,如荆防颗粒、银翘散等。

二、和法

和法,亦称和解法,即通过和解或调和的方法,使半表半里之邪,或脏腑、阴阳、表里失和之证得以解除。适用于邪犯少阳、肝脾不和、肠胃不和、气血营卫失和等证。用药宜平和,兼顾正邪双方。如小柴胡汤和解少阳,逍遥散调和肝脾等。

三、下法

下法,亦称泻下法,即通过荡涤肠胃、通泻大便的方法,使停留在肠胃的有形积滞从大便排出。适用于燥屎内结、冷积不化、瘀血内停、宿食不消、结痰停饮以及虫积等里实证。里实证兼正虚者,应与扶正药配合使用。下法使用时需严格掌握剂量和用药时机,避免损伤正气。下法分为寒下、温下、润下等,如大承气汤、温脾汤、麻子仁丸等方剂。

四、消法

消法,亦称消散法,即通过消食导滞、行气活血、化痰利水、驱虫等方法,使气、血、痰、食、水、虫等渐积形成的有形之邪渐消缓散。适用于饮食停滞、气滞血瘀、癥瘕积聚、水湿内停、痰饮不化、疳积虫积等证。消法作用较缓,对于正气虚衰者,应与扶正药配合使用。如保和丸消食导滞,失笑散活血祛瘀,二陈汤化痰祛湿等。

五、吐法

吐法,亦称涌吐法,即通过涌吐的方法,使停留在咽喉、胸膈、胃脘的痰涎、宿食或毒物从口中吐出。适用于误食毒物,尚在胃中;或痰涎壅盛,阻塞气道;或宿食停滞胃脘,胀满疼痛等病情急迫,且体质壮实者。吐法易伤胃气,孕妇、老年人、体弱者禁用。常用瓜蒂散等方剂,但使用时需在医生严格指导下进行。

六、清法

清法,亦称清热法,即通过清热、泻火、解毒、凉血等方法,以清除里热之邪。适用于温热病邪入气分、营分、血分以及脏腑火热证等。注意分清虚实,勿伤脾胃。如石膏知母汤清气分热,清营汤清营分热,犀角地黄汤清血分热等。

七、温法

温法,亦称温阳法,即通过温里祛寒的作用,以治疗里寒证。适用于中焦虚寒、亡阳欲脱、寒凝经脉等证。热证、阴虚证及孕妇忌用或慎用。具体包括温中散寒、回阳救逆、温经散寒等,常用方剂如理中丸、四逆汤、当归四逆汤等。

八、补法

补法,亦称补益法,即通过补益人体气血阴阳,以治疗相应的虚证。临床上注意辨别虚证的性质和部位,做到有的放矢。使用补法时应避免"闭门留寇",同时补法分为填精、补气、补血、补阴、补阳等,如四君子汤补气,四物汤补血,六味地黄丸补阴,金匮肾气丸补阳等。

(袁　霞)

目标自测

第九章 常见病的中医治疗

1. **素质目标**:进一步树牢"整体观念"和"辨证论治"的中医临证思维,树立"生物-心理-社会"医学模式和以预防为导向、以患者健康为中心的健康服务理念。

2. **知识目标**:掌握临床常见疾病的诊断要点;熟悉疾病的主要证型的症状及治疗方法;了解疾病的概念及病因病机。

3. **能力目标**:能够根据病史和体格检查等结果,确定疾病名称,并能运用所学的中医基本理论说明疾病治疗措施的合理性;能对常见病进行鉴别诊断;能与患者及其家属进行有效沟通。

第一节 呼吸系统疾病

一、感冒

(一) 概述

感冒是指感受风邪或时行病毒而导致肺卫功能失调,以恶寒、发热、鼻塞、流涕、头身疼痛不适等为主要临床表现的一种外感疾病。感冒为常见多发病,一年四季均可发病,以冬春季多见。感冒又有伤风、冒风、伤寒、冒寒、重伤风等名称。在一个时期内广泛流行、证候相似者,称为时行感冒。凡普通感冒(伤风)、流行性感冒(时行感冒)及其他上呼吸道感染而表现感冒证候者,皆可参照以下内容进行辨证论治。

《黄帝内经》已有关于外感风邪引起感冒的论述,如《素问·骨空论》曰:"风者百病之始也,……风从外入,令人振寒,汗出头痛,身重恶寒。"《素问·风论》说:"风之伤人也,或为寒热。"张仲景在《伤寒论·辨太阳病脉证并治》提出以桂枝汤治表虚证、以麻黄汤治表实证,为感冒的辨证论治奠定了基础。感冒病名出自北宋《仁斋直指方·诸风》,该书在"伤风方论"论及参苏饮时指出:"治感冒风邪,发热头疼,咳嗽声重,涕唾稠黏。"朱丹溪在《丹溪心法》中提出本病病位在肺,治疗应分立辛温、辛凉两大法则,言:"伤风属肺者多,宜辛温或辛凉之剂散之。"到明清时期,多将感冒与伤风互称,并对虚人感冒也有进一步的认识,提出扶正祛邪的治疗原则。至于时行感冒,巢元方著《诸病源候论·时气病诸候》载:"时行病者,是春时应暖而反寒……冬时应寒而反温,非其时而有其气。是以一岁之中,病无长少,率相似者,此则时行之气也。"至清代,随着温热病学说的兴起与发展,不少医家逐渐认识到本病之发生与感受时行之气相关,林佩琴在《类证治裁·伤风》中明确提出了"时行感冒"之名。徐灵胎著《医学源流论·伤风难治论》载:"凡人偶感风寒,头痛发热,咳嗽涕出,俗语谓之伤风……乃时行之杂感也。"指出感冒有属触冒时气所致者。

（二）辨证要点

1. 辨风寒感冒与风热感冒 感冒常以风夹寒、夹热而发病，因此临床上应首先分清风寒、风热两证。二者均有恶寒、发热、鼻塞、流涕、头身疼痛等症，但风寒证恶寒重，发热轻，无汗，鼻流清涕，口不渴，舌苔薄白，脉浮或浮紧；风热证发热重恶寒轻，有汗，鼻流浊涕，口渴，舌苔薄黄，脉浮数。

2. 辨普通感冒与时行感冒 普通感冒呈散发性发病，病情较轻，少有传变；时行感冒呈流行性发病，传染性强，肺系症状较轻而全身症状显著，病情较重，且可以发生传变，入里化热，合并他病。

3. 辨常人感冒与虚人感冒 普通人感冒后，症状较明显，但易康复。平素体虚之人感冒后，缠绵不已，经久不愈或反复感冒。在临床上还应区分是气虚还是阴虚。气虚感冒者，兼有倦怠乏力，气短懒言，身痛无汗，或恶寒甚，咳嗽无力，脉浮弱等症。阴虚感冒者，兼有身微热，手足心发热，心烦口干，少汗，干咳少痰，舌红，脉细数等症。

（三）诊断要点

（1）根据气候突然变化，有伤风受凉、淋雨冒风的经历，或时行感冒正流行之际。

（2）起病较急，病程较短，病程3～7天，普通感冒一般不传变。

（3）典型的肺卫症状，初起鼻咽部痒而不适，鼻塞、流涕，喷嚏，语声重浊或声嘶，恶风，恶寒，头痛等。继而发热，咳嗽，咽痛，肢节酸重不适等。部分患者病及脾胃，而兼有胸闷，恶心，呕吐，食欲减退，大便稀溏等症。

时行感冒呈流行性发病，多人同时发病，迅速蔓延。起病急，全身症状显著，如高热，头痛，周身酸痛，疲乏无力等，而肺系症状较轻。

（4）四季皆有，以冬春季为多见。

（四）分型论治

1. 内治法

（1）风寒感冒。

①症状：恶寒重，发热轻，无汗，头痛，肢节酸痛，鼻塞声重，时流清涕，喉痒，咳嗽，痰吐稀薄色白，舌苔薄白，脉浮或浮紧。

②方药：荆防败毒散。方中荆芥、防风解表散寒；柴胡解表疏风；羌活、独活散寒除湿，为治肢体疼痛之要药；川芎活血散风止头痛；枳壳、前胡、桔梗宣肺利气；茯苓、甘草化痰和中。表寒兼里热，又称"寒包火"，发热恶寒，鼻塞声重，周身酸痛，无汗口渴，咽痛，咳嗽气急，痰黄黏稠，或尿赤便秘，舌苔黄白相兼，脉浮数，解表清里，用双解汤加减。

风寒感冒可用成药荆防颗粒、通宣理肺丸等，轻证亦可用生姜20 g，红糖适量，煎水服用。

（2）风热感冒。

①症状：发热，微恶风寒，或有汗，鼻塞喷嚏，流稠涕，头痛，咽喉疼痛，咳嗽痰稠，舌苔薄黄，脉浮数。

②方药：银翘散。方中金银花、连翘辛凉透表，兼以清热解毒；薄荷、荆芥、淡豆豉疏风解表，透热外出；桔梗、牛蒡子、甘草宣肺祛痰，利咽散结；竹叶、芦根甘凉轻清，清热生津止渴。

时行感冒，呈流行性发生，寒战高热，全身酸痛，酸软无力，或有化热传变之势，重在清热解毒，方中加大青叶、板蓝根、重楼、贯众、生石膏等。

风热感冒可用成药银翘解毒片（丸）、桑菊感冒冲剂等。时行感冒用板蓝根冲剂等。

（3）暑湿感冒。

①症状：发生于夏季，面垢身热汗出，但汗出不畅，身热不扬，身重倦怠，头昏重痛，或有鼻塞流涕，咳嗽痰黄，胸闷欲呕，小便短赤，舌苔黄腻，脉濡数。

②方药:新加香薷饮。方中香薷发汗解表;金银花、连翘辛凉解表;厚朴、扁豆花和中化湿。暑湿感冒或感冒而兼见中焦诸症者,可用成药藿香正气丸(片、水、软胶囊)等。

(4)气虚感冒。

①症状:恶寒较甚,发热,无汗,头痛身楚,咳嗽,痰白,咳痰无力,平素神疲体弱,气短懒言,反复易感,舌淡苔白,脉浮而无力。

②方药:参苏饮。方中人参、茯苓、甘草益气以祛邪;苏叶、葛根疏风解表;半夏、陈皮、桔梗、前胡宣肺理气、化痰止咳;木香、枳壳理气调中;生姜、大枣调和营卫。

(5)阴虚感冒。

①症状:身热,微恶风寒,少汗,头昏,心烦,口干,干咳少痰,舌红少苔,脉细数。

②方药:加减葳蕤汤。方中玉竹滋阴,以资汗源;甘草、大枣甘润和中;淡豆豉、薄荷、葱白、桔梗疏表散邪;白薇清热和阴。

2.外治法

(1)针刺:以手太阴、手阳明经穴为主,取主穴列缺、合谷、风池、太阳、外关等。风寒感冒配风门、肺俞;风热感冒配曲池、大椎。夹湿者配阴陵泉;夹暑者配委中。咽喉肿痛加少商、尺泽,鼻塞甚配迎香;全身酸楚配身柱;体虚感冒配足三里、关元。实证针用泻法,虚证针用补法或平补平泻法。

(2)耳穴贴压:取穴交感、神门、肾上腺、心、气管、肺、三焦、内分泌等,将王不留行籽放在0.7 cm×0.7 cm的胶布中间,对准耳穴贴敷。嘱患者每天按压6次,每次约10 min,7天为1个疗程。

(3)穴位贴敷:选取党参、炒白术、白芥子等研细末,加入少许生姜汁或蜂蜜调糊,敷于天突、大椎、风门、肺俞(双)、中府等腧穴,每次约2 h,每天1次,7天为1个疗程。具体贴敷时间依据患者皮肤反应而定,以患者耐受为度。

(4)拔罐:在背腰部足太阳膀胱经上拔罐,留罐5~10 min。

(5)推拿疗法:取穴少商、列缺、太渊、鱼际、大椎、风门、天突、肺俞等。点压、按揉腧穴,以酸胀感为宜。

(五)预防与调摄

加强体育锻炼,增强机体适应气候变化的调节能力,在气候变化时适时增减衣服,注意防寒保暖,慎接触感冒患者以免时邪入侵等。时行感冒的流行季节,在医生指导下预防服药一般可使感冒的发病率大为降低。如冬春季用贯众、紫苏、荆芥;夏季用藿香、佩兰、薄荷;时邪毒盛,流行广泛用板蓝根、大青叶、菊花、金银花等。

感冒患者应适当休息,多饮水,饮食以流质、素食为宜,慎食油腻难消化之物。卧室空气应流通,但不可直接吹风。药物煎煮时间宜短,取其气全以保留芳香挥发有效物质,无汗者宜服药后进热粥或覆被以促汗解表,汗后及时换干燥洁净衣服以免再次受邪。

二、咳嗽

(一)概述

咳嗽是指外感或内伤等因素,导致肺失宣肃,肺气上逆,冲击气道,发出咳声或伴咳痰为临床特征的一种病证。历代将有声无痰称为咳,有痰无声称为嗽,有痰有声谓之咳嗽。临床上多为痰声并见,很难截然分开,故以咳嗽并称。

咳嗽既是独立性的病证,又是肺系多种病证的一个症状。以下内容是讨论以咳嗽为主要临床表现的一类病证。现代医学的上呼吸道感染、支气管炎、支气管扩张、肺炎等以咳嗽为主症者可参考本病证进行辨证论治。

咳嗽的病位,主脏在肺,分为外感咳嗽与内伤咳嗽。外感咳嗽病因为外感六淫之邪;内伤咳嗽病因为饮食、情志等内伤因素致脏腑功能失调,内生病邪。外感咳嗽若迁延失治,邪伤肺气,更易反复感邪,而致咳嗽频作,转为内伤咳嗽;肺脏有病,卫外不固,易受外邪引发或加重,在气候变化时尤为明显。久则从实转虚,肺脏虚弱,阴伤气耗。由此可知,咳嗽虽有外感、内伤之分,但有时两者又可互为因果。

（二）辨证要点

1. 辨外感内伤 外感咳嗽,多为新病,起病急,病程短,常伴肺卫表证。内伤咳嗽,多为久病,常反复发作,病程长,可伴见他脏兼证。

2. 辨证候虚实 外感咳嗽以风寒、风热、风燥为主,均属实,而内伤咳嗽中的痰湿、痰热、肝火多为邪实正虚,阴津亏耗咳嗽则属虚,或虚中夹实。另外,咳声响亮者多实,咳声低怯者多虚;脉有力者属实,脉无力者属虚。

（三）诊断要点

（1）以咳逆有声,或咳吐痰液为主要临床症状。

（2）急性咳嗽,周围血白细胞总数和中性粒细胞常增高。

（3）听诊可闻及两肺野呼吸音增粗,或伴散在干、湿啰音。

（4）肺部 X 线检查正常或肺纹理增粗。

（四）分型论治

1. 外感咳嗽

（1）风寒袭肺。

①症状:咳声重浊,气急,喉痒,咳痰稀薄色白,常伴鼻塞,流清涕,头痛,肢体酸楚,恶寒发热,无汗等表证,舌苔薄白,脉浮或浮紧。

②方药:三拗汤合止嗽散。三拗汤由麻黄、杏仁、甘草、生姜组成;止嗽散由桔梗、荆芥、紫菀、百部、白前、陈皮、甘草组成。前方以宣肺散寒为主,后方以疏风润肺为主。若素有寒饮伏肺,兼见咳嗽上气、痰液清稀、胸闷气急、舌淡红、苔白而滑、脉浮紧或弦滑者,治以疏风散寒,温化寒饮,可用小青龙汤。

（2）风热犯肺。

①症状:咳嗽咳痰不爽,痰黄或稠黏,喉燥咽痛,常伴恶风身热,头痛肢楚,鼻流黄涕,口渴等表热证,舌苔薄黄,脉浮数或浮滑。

②方药:桑菊饮。方中桑叶、菊花、薄荷疏风清热;桔梗、杏仁、甘草宣降肺气,止咳化痰;连翘、芦根清热生津。

（3）风燥伤肺。

①症状:喉痒干咳,无痰或痰少而粘连成丝,咳痰不爽,或痰中带有血丝,咽喉干痛,唇鼻干燥,口干,常伴鼻塞,头痛,微寒,身热等表证,舌红干而少津,苔薄白或薄黄,脉浮。

②方药:桑杏汤。方中桑叶、淡豆豉疏风解表,清宣肺热;杏仁、浙贝母化痰止咳;南沙参、梨皮、栀皮清热润燥生津。

另有凉燥伤肺咳嗽,乃风寒与燥邪相兼犯肺所致,表现为干咳而少痰或无痰,咽干鼻燥,兼有恶寒发热,头痛无汗,舌苔薄白而干等症。方以杏苏散加减;若恶寒甚、无汗,可配荆芥、防风以解表发汗。

2. 内伤咳嗽

（1）内治法。

①痰湿蕴肺。

a. 症状:咳嗽反复发作,尤以晨起咳甚,咳声重浊,痰多,痰黏腻或稠厚成块,色白或带灰色,胸闷气憋,痰出则咳缓、憋闷减轻。常伴体倦,脘痞,腹胀,大便时溏,舌苔白腻,脉濡滑。

b.方药:二陈汤合三子养亲汤。二陈汤以半夏、茯苓燥湿化痰;陈皮、甘草理气和中;三子养亲汤以白芥子温肺利气、快膈消痰;苏子降气行痰,使气降则痰不逆;莱菔子消食导滞,使气行则痰行。临床应用时,可加桔梗、杏仁、枳壳以宣降肺气;胸闷脘痞者,可加苍术、厚朴健脾燥湿化痰。

②痰热郁肺。

a.症状:咳嗽气息急促,或喉中有痰声,痰多稠黏或为黄痰,咳吐不爽,或痰有热腥味,或咳吐血痰,胸胁胀满,或咳引胸痛,面赤,或有身热,口干欲饮,舌苔薄黄腻,舌红,脉滑数。

b.方药:清金化痰汤。方中用黄芩、知母、栀子、桑白皮清泄肺热;茯苓、贝母、瓜蒌、桔梗、橘红、甘草化痰止咳;麦冬养阴润肺以宁咳。

③肝火犯肺。

a.症状:上气咳逆阵作,咳时面赤,常感痰滞咽喉,咯之难出,量少质黏,或痰如絮状,咳引胸胁胀痛,咽干口苦。症状可随情绪波动而增减。舌红或舌边尖红,苔薄黄少津,脉弦数。

b.方药:黛蛤散合泻白散。方中青黛、海蛤壳清肝化痰;桑白皮、地骨皮清泄肺热;粳米、甘草和中养胃,使泄肺而不伤津。二方相合,使气火下降,肺气得以清肃,咳逆自平。

④肺阴亏虚。

a.症状:干咳,咳声短促,痰少黏白,或痰中带血丝,或声音逐渐嘶哑,口干咽燥,常伴有午后潮热,手足心热,夜寐盗汗,口干,舌红少苔,或舌上少津,脉细数。

b.方药:沙参麦冬汤。方中用沙参、麦冬、玉竹、天花粉滋阴润肺以止咳;桑叶轻清宣透,以散燥热;甘草、白扁豆补土生金。

(2)外治法。

①针刺:外感咳嗽选穴以手太阴、手阳明经穴为主,取主穴肺俞、列缺、合谷等,外感风寒配风门,外感风热配大椎、风池。咽喉肿痛加少商、尺泽,热重者加大椎、曲池、尺泽。内伤咳嗽选穴以肺之背俞穴、募穴和原穴为主,取主穴肺俞、中府、太渊、三阴交等,痰湿侵肺配阴陵泉、丰隆;肝火犯肺配行间、鱼际;痰热郁肺配尺泽、曲池、天突,肺阴亏虚配膏肓、太溪。实证针用泻法,虚证针用补法或平补平泻法。

②耳穴贴压:取交感、神门、肾上腺、心、气管、肺、三焦、内分泌等,用王不留行籽放在0.7 cm×0.7 cm的胶布中间,对准耳穴贴敷。嘱患者每天按压6次,每次约10 min,7天为1个疗程。

③穴位贴敷:选取党参、炒白术、白芥子等研细末,加入少许生姜汁或蜂蜜调糊,敷于天突、大椎、风门、肺俞(双)、丰隆等腧穴,每次约2 h,每天1次,7天为1个疗程。具体贴敷时间据患者皮肤反应而定,以患者耐受为度。

④拔罐:在背腰部足太阳膀胱经上拔罐,留罐5~10 min。

⑤推拿:取穴少商、列缺、太渊、鱼际、大椎、风门、肺俞、脾俞、丰隆、足三里等。点压、按揉腧穴,以酸胀感为宜。

(五)预防与调摄

咳嗽的预防,重点在于提高机体卫外功能,增强皮毛腠理适应气候变化的能力,一旦感冒应及时治疗。咳嗽时要注意观察痰的变化,咳痰不爽时,可轻拍其背以促痰液咳出,饮食上慎食肥甘厚腻之物,以免碍脾助湿生痰,若属燥、热、阴虚咳嗽者,忌辛辣动火食品,各类咳嗽都应戒烟,避免烟尘刺激。

三、喘证

(一)概述

喘证是以呼吸困难,甚至张口抬肩,鼻翼扇动,不能平卧为特征的病证。喘证的症状轻重不一,轻者仅表现为呼吸困难,不能平卧;重者稍动则喘息不已,甚则张口抬肩,鼻翼扇动;严重者,喘促持续不解,烦躁不安,面青唇紫,肢冷,汗出如珠,脉浮大无根,发为喘脱。

喘证之名最早见于《黄帝内经》。《灵枢·五阅五使》有言"肺病者,喘息鼻张",《灵枢·本脏》有言"肺高则上气肩息",提出肺为主病之脏,且可涉及肾、心、肝、脾等脏,并描述了喘证的症状表现。《金匮要略·肺痿肺痈咳嗽上气》中所言"上气"即是指气喘、肩息、不能平卧的证候,辨证分虚实两大类,并列方治疗。金元时期的医家对喘证的论述各执一词。如刘河间论喘因于火热:"病寒则气衰而息微,病热则气甚而息粗……故寒则息迟气微,热则息数气粗而为喘也"。朱丹溪认识到七情、饱食、体虚等皆可成为内伤致喘之因,在《丹溪心法》说:"六淫七情之所感伤,饱食动作,脏气不和,呼吸之息,不得宣畅而为喘急。亦有脾肾俱虚,体弱之人,皆能发喘。"明代张景岳把喘证归纳成虚实两大证。如《景岳全书·喘促》说:"实喘者有邪,邪气实也;虚喘者无邪,元气虚也。"指出了喘证的辨证纲领。清代叶天士《临证指南医案·喘》说:"在肺为实,在肾为虚。"林佩琴著《类证治裁》认为:"喘由外感者治肺,由内伤者治肾。"这些论点,对指导临床实践具有重要意义。

喘证既可以作为一个独立的病证,亦可见于多种急慢性病过程中。它涉及的范围很广,不但是肺系疾病的主要证候,且可因其他脏腑病变影响于肺所致。因此,必要时当结合辨病,与有关疾病互参,以便全面分析疾病的特点,并掌握其不同的预后转归。临床上如肺炎、喘息性支气管炎、肺气肿、肺源性心脏病、心脏性哮喘、肺结核、硅肺以及癔症等发生呼吸困难时,均可按照以下内容辨证施治。

（二）辨证要点

喘证的辨证首当分清虚实。实喘者呼吸深长有余,呼出为快,气粗声高,伴有痰鸣咳嗽,脉数有力,病势多急;虚喘者呼吸短促难续,深吸为快,气怯声低,少有痰鸣咳嗽,脉象微弱或浮大中空,病势徐缓,时轻时重,遇劳则甚。

实喘又当辨外感内伤。外感起病急,病程短,多有表证;内伤病程久,反复发作,无表证。虚喘应辨病、辨脏器。肺虚者劳作后气短不足以息,喘息较轻,常伴有面色㿠白,自汗易感冒;肾虚者静息时亦有气喘,动则更甚,伴有面色苍白、颧红、怕冷、腰膝酸软;心气、心阳衰弱时,喘息持续不已,伴有发绀,心悸,水肿,脉结代。

（三）诊断要点

1. 诊断依据

（1）以喘促短气,呼吸困难,甚至张口抬肩,鼻翼扇动,不能平卧,口唇发绀为特征。

（2）多有慢性咳嗽、哮喘、肺痨、心悸等病史,每遇外感及劳累而诱发。

（3）相关检查:喘证发作时当结合听诊,注意肺部有无干、湿啰音或哮鸣音。胸部X线检查及CT检查、心电图检查,以鉴别喘证出现的原因是肺源性的(如肺炎、肺气肿、肺结核、硅肺)还是为心源性的(如心衰),同时可配合血常规、生化检查,检测血白细胞总数、中性粒细胞数等。

2. 病证鉴别

（1）喘证与气短:喘证与气短同为呼吸异常,喘证呼吸困难,张口抬肩,摇身撷肚,实证气粗声高,虚证气弱声低;短气亦即少气,主要表现为呼吸浅促,或短气不足以息,似喘而无声,亦不抬肩撷肚。气短不若喘证呼吸困难之甚,但气短进一步加重,亦可出现虚喘表现。

（2）喘证与哮病:喘指气息而言,为呼吸气促困难,甚则张口抬肩,摇身撷肚。哮指声响而言,必见喉中哮鸣有声,有时亦伴有呼吸困难。喘未必兼哮,而哮必兼喘。

（四）分型论治

1. 实喘

（1）风寒犯肺。

①症状:喘息咳逆,呼吸急促,胸部胀闷;痰多色白清稀,恶寒无汗,头痛鼻塞;或有发热,口不

Note

渴;舌苔薄白而滑,脉浮紧。

②方药:麻黄汤合华盖散。麻黄汤由麻黄、桂枝、杏仁、甘草组成;华盖散由麻黄、苏子、杏仁、陈皮、桑白皮、赤茯苓、甘草组成。前方宣肺平喘,解表散寒力强,适用于咳喘,寒热身痛者;后方宣肺化痰,降气化痰功著,适用于喘咳胸闷,痰气不利者。

(2)表寒肺热。

①症状:喘逆上气,息粗鼻扇,胸胀或痛;咳而不爽,吐痰稠黏,伴形寒、身热、烦闷、身痛;有汗或无汗,口渴;舌苔薄白或黄,舌边红,脉浮数或滑。

②方药:麻杏石甘汤加减。常用药有麻黄、杏仁、石膏、甘草、瓜蒌、贝母。

(3)痰热郁肺。

①症状:喘咳气涌,胸部胀痛,痰多质黏色黄或夹血痰;伴胸中烦闷,身热有汗,口渴而喜冷饮;面赤咽干,尿赤便秘;舌红,苔黄腻,脉滑数。

②方药:桑白皮汤加减。常用药有桑白皮、半夏、苏子、杏仁、贝母、栀子、黄芩、黄连。

(4)痰浊阻肺。

①症状:喘咳痰鸣,胸中满闷,甚则胸盈仰息;痰多黏腻色白,咳吐不利;呕恶纳呆,口黏不渴;舌淡,苔白腻,脉滑或濡。

②方药:二陈汤合三子养亲汤。二陈汤由半夏、橘红、茯苓、甘草、生姜、乌梅组成;三子养亲汤由苏子、白芥子、莱菔子组成。两方同治痰湿,前方重点在胃,痰多脘痞者较宜;后方重点在肺,痰涌气急者较宜。

(5)肝气乘肺。

①症状:每遇情志刺激而诱发,突然呼吸短促,息粗气憋;胸胁闷痛,咽中如窒,但喉中痰鸣不著;平素多忧思抑郁,或失眠,心悸;或心烦易怒,面红目赤;舌红,苔薄白或黄,脉弦。

②方药:五磨饮子。本方由沉香、槟榔、乌药、木香、枳实组成。肝郁气滞较著者,可加用柴胡、郁金、青皮等;心悸、失眠者,加百合、合欢皮、酸枣仁、远志等;若气滞腹胀,大便秘结者,加大黄即六磨汤,以降气通腑。

(6)水凌心肺。

①症状:喘咳气逆,倚息而难平卧,咳痰稀白,心悸,全身水肿,尿少;怯寒肢冷,面色瘀暗,唇甲发绀;舌淡胖或胖暗,或有瘀斑、瘀点,舌下青筋显露,苔白滑,脉沉细或涩。

②方药:真武汤合葶苈大枣泻肺汤。真武汤由附子、茯苓、白术、芍药、生姜组成;葶苈大枣泻肺汤由葶苈子、大枣组成。可酌加泽兰、桂枝、益母草、黄芪、防己等益气温阳、活血行水之品。

2. 虚喘

(1)内治法。

①肺虚证。

a.症状:喘促短气,气怯声低,喉有鼾声;咳声低弱,痰吐稀薄,自汗畏风;或咳呛,痰少质黏,烦热口干,咽喉不利,面颧潮红;舌淡红,或舌红少苔,脉软弱或细数。

b.方药:生脉散合补肺汤。生脉散由人参、麦冬、五味子组成;补肺汤由人参、黄芪、桑白皮、熟地黄、紫菀、五味子组成。前方益气养阴,后方重在补肺益肾。

②肾虚证。

a.症状:喘促日久,动则喘甚,呼多吸少,气不得续;形瘦神惫,跗肿,汗出肢冷,面青唇紫;或见喘咳,面红烦躁,口咽干燥,足冷,汗出如油;舌淡苔白或黑润,或舌红少津,脉沉弱或细数。

b.方药:金匮肾气丸合参蛤散。金匮肾气丸由附子、桂枝、地黄、山茱萸、山药、茯苓、泽泻、牡丹皮组成;参蛤散由人参、蛤蚧组成。前者偏于温阳,用于久喘而势缓者;后者长于益气,用于喘重而势急者。若肾阴虚者,宜用七味都气丸合生脉散加减。

③喘脱证。

a.症状：喘逆剧甚，张口抬肩，鼻翼扇动，不能平卧，稍动则咳喘欲绝；或有痰鸣，心悸烦躁，四肢厥冷，面青唇紫，汗出如珠；脉浮大无根，或脉微欲绝。

b.方药：参附汤送服黑锡丹。参附汤由人参、附子组成；黑锡丹由黑锡、硫黄、阳起石、附子、木香、胡芦巴、小茴香、肉豆蔻、肉桂、沉香、川楝子、补骨脂组成。前方扶阳固脱，后方镇摄肾气。可配合蛤蚧粉，以温肾阳，散阴寒，降逆气，定虚喘。

（2）外治法。

①针灸：毫针主穴取肺俞、列缺、定喘等，痰多加足三里、丰隆、脾俞；兼恶寒、发热加风门、大椎，用平补平泻法，留针 30 min，隔天 1 次，10～15 次为 1 个疗程。灸法取大杼、肺俞、膏肓、天突、膻中、鸠尾，每次 3～4 穴，艾条灸 10～15 min，或艾炷灸 3～5 壮，每天或隔天 1 次。

②耳针：主穴取下屏尖、肺、支气管、神门等，每次选 2～3 穴。针刺留针 15～30 min，隔天 1次，10 次为 1 个疗程。或用王不留行籽耳穴按压胶布固定。

③穴位敷贴：主穴取大椎、定喘、肺俞、风门、心俞；配穴取膈俞、膏肓、神堂、脾俞、肾俞、大杼、膻中、天突。每次取主穴和配穴各 2～3 穴。

④推拿：每天或隔天 1 次，10 次为 1 个疗程。

（五）预防与调摄

对于喘证的预防，平时要慎风寒，适寒温，节饮食，少食黏腻和辛热刺激之物，以免助湿生痰动火；已病则应注意早期治疗，力求根治，尤需防寒保暖，防止受邪而诱发，忌烟酒，远房事，调情志，饮食清淡而富有营养。加强体育锻炼，增强体质，提高机体的抗病能力，但活动量应根据个人体质强弱而定，不宜过度疲劳。

四、哮病

（一）概述

哮病，是以喉中哮鸣有声，呼吸困难，甚则喘息不能平卧为主症的反复发作性肺系疾病。后世医家鉴于哮必兼喘，故又称哮喘，而喘未必兼哮，为与喘证区分，故定名为哮病。该病是一种常见的慢性呼吸系统疾病，现代医学中的支气管哮喘属于本病范畴，可参照本病辨证论治；喘息性支气管炎、嗜酸性粒细胞增多症（或其他急性肺部过敏性疾患）引起的哮喘也可参照本病辨证论治。

《黄帝内经》虽无哮病之名，但在许多篇章里，都记载了有关哮病症状、病因病机的内容。如《素问·阴阳别论》所载"阴争于内，阳扰于外，魄汗未藏，四逆而起，起则熏肺，使人喘鸣"，即包括哮病症状在内。张仲景在《金匮要略·肺痿肺痈咳嗽上气》篇曰"咳而上气，喉中水鸡声，射干麻黄汤主之"，明确指出了哮病发作时的特征及治疗，并从病理上将其归属于痰饮病中的"伏饮"证；在《金匮要略·痰饮咳嗽》篇中指出"膈上病痰，满喘咳吐，发则寒热，背痛腰疼，目泣自出，其人振振身瞤剧，必有伏饮"。此后还有呴嗽、哮吼等形象的命名。朱丹溪首次将"哮"与"喘"并列论述，并阐明病理因素"专主于痰"，提出发作期"攻邪为先"、缓解期"宜扶正气"的治疗原则。明代《医学正传》则进一步明确区分哮与喘，指出"哮以声响名，喘以气息言"。清代叶天士《临证指南医案》认为哮病亦有由外邪壅遏而致者，"若夫哮证，亦由初感外邪，失于表散，邪伏于里，留于肺俞"。清代李用粹《证治汇补·哮病》指出："哮即痰喘之久而常发者，因内有壅塞之气，外有非时之感，膈有胶固之痰，三者相合，闭拒气道，抟击有声，发为哮病。"

哮病的病位主要在肺，与脾、肾密切相关。基本病机为痰阻气道，肺失宣降。病理因素以痰为主。哮病发作时的病理环节为痰阻气闭，以邪实为主。由于病因不同，体质差异，又有寒哮（冷哮)、热哮之分。哮因寒诱发,素体阳虚,痰从寒化,属寒痰为患,则发为寒哮;若因热邪诱发,素体阳盛,痰从热化,属痰热为患,则发为热哮。或由痰热内郁,风寒外束,则为寒包火证。寒痰内郁化热,寒哮亦可转化为热哮。

（二）辨证要点

哮病总属邪实正虚之证,发时以邪实为主,当分寒、热、寒包热、风痰、虚哮等五类,注意是否兼有表证。而未发时以正虚为主,应辨阴阳之偏虚,肺脾肾三脏之所属。若久发正虚,虚实错杂者,当按病程新久及全身症状辨别其主次。

（三）诊断要点

（1）多与先天禀赋有关,家族中可有哮病史。常由气候突变、饮食不当、情志失调、劳累等诱发。

（2）呈反复发作性。发时常突然,可见鼻痒、喷嚏、咳嗽、胸闷等先兆。喉中有明显哮鸣声,呼吸困难,不能平卧,甚至面色苍白,唇甲青紫,数分钟至数小时后缓解。

（3）平时可一如常人,或稍感疲劳、纳差。但病程日久,反复发作,导致正气亏虚,可常有轻度哮鸣,甚至在大发作时持续难平,出现"喘脱"。

（四）分型论治

1. 发作期

（1）寒哮。

①症状:呼吸急促,喉中哮鸣有声,胸膈满闷如塞;咳不甚,痰稀薄色白,咳吐不爽,面色晦滞带青,口不渴或渴喜热饮,天冷或受寒易发,形寒畏冷;初起多兼恶寒、发热、头痛等表证;舌苔白滑,脉弦紧或浮紧。

②方药:射干麻黄汤。本方由射干、麻黄、生姜、细辛、紫菀、款冬花、大枣、半夏、五味子组成。若痰涌气逆,不得平卧,可加葶苈子、苏子、杏仁、白前、陈皮等;若表寒里饮,寒象较重,可用小青龙汤治疗。

（2）热哮。

①症状:气粗息涌,咳呛阵作,喉中哮鸣,胸高胁胀,烦闷不安;汗出口渴喜饮,面赤口苦,咳痰色黄或色白,黏浊稠厚,咳吐不利,不恶寒;舌红,苔黄腻,脉滑数或弦滑。

②方药:定喘汤。本方由白果、麻黄、杏仁、苏子、半夏、款冬花、桑白皮、黄芩、甘草组成。若表寒外束,肺热内郁,加石膏配麻黄解表清里;肺气壅实,痰鸣息涌,不得平卧,加葶苈子、地龙;肺热壅盛,咳痰稠黄,加海蛤壳、射干、知母、鱼腥草。

2. 缓解期

（1）内治法。

①肺虚证。

a.症状:喘促短气,语声低微,面色白,自汗畏风;咳痰清稀色白,多因气候变化而诱发,发前喷嚏频作,鼻塞流清涕;舌淡苔白,脉细弱或虚大。

b.方药:玉屏风散。本方由黄芪、白术、防风组成。若气阴两虚,呛咳,痰少质黏,口咽干,舌红,可用生脉散加沙参、玉竹、黄芪。

②脾虚证。

a.症状:倦怠无力,食少便溏,面色萎黄无华;痰多而黏,咳吐不爽,胸脘满闷,恶心纳呆;或食油腻易腹泻,每因饮食不当而诱发。舌淡,苔白滑或腻,脉细弱。

b.方药:六君子汤。本方由人参、白术、茯苓、炙甘草、陈皮、半夏组成。若脾阳不振,形寒肢冷者,加附子、干姜;若中虚喘哮,痰壅气滞者,加三子养亲汤;若脾虚气陷,少气懒言者,可改用补中益气汤加减治疗。

③肾虚证。

a.症状:平素息促气短,动则为甚,呼多吸少;咳痰质黏起沫,脑转耳鸣,腰酸腿软,心慌,不耐劳累;或五心烦热,颧红,口干;或畏寒肢冷,面色苍白;舌淡苔白质胖,或舌红少苔,脉沉细或细数。

b.方药:金匮肾气丸或七味都气丸。前方由附子、桂枝、地黄、山茱萸、山药、茯苓、牡丹皮、泽泻组成;后者由熟地黄、山茱萸、山药、茯苓、泽泻、牡丹皮、五味子组成。前方偏于温肾助阳,后者偏于益肾纳气。

(2)外治法。

①针灸:毫针主穴取肺俞、列缺、定喘等;痰多加足三里、丰隆、脾俞;兼恶寒、发热加风门、大椎,用平补平泻法,留针 30 min,隔天 1 次,10～15 次为 1 个疗程。灸法取大杼、肺俞、膏肓、天突、膻中、鸠尾,每次 3～4 穴,艾条灸 10～15 min,或艾炷灸 3～5 壮,每天或隔天 1 次,对气味敏感者禁用灸法。

②耳针:主穴取平喘、下屏尖、肺、支气管、神门等,每次选 2～3 穴,适用于哮喘发作期。

③穴位敷贴:主穴取大椎、定喘、肺俞、风门、心俞;配穴取膈俞、膏肓、神堂、脾俞、肾俞、大杼、膻中、天突。每次取主穴和配穴各 2～3 穴。每年初、中、末伏各 1 次,每次敷贴 1～5 h,患者感到局部灼热痛痒时揭去药膏。

④推拿:每天或隔天 1 次,10 次为 1 个疗程。

(五)预防与调摄

注意保暖,避免因寒冷空气的刺激而诱发。根据身体情况,做适当的体育锻炼,以逐步增强体质,提高抗病能力。饮食宜清淡,忌肥甘油腻,辛辣甘甜,防止生痰生火,避免海膻发物、烟尘异味,保持心情舒畅,避免不良情绪的影响,劳逸适当,防止过度疲劳。平时可常服玉屏风散、肾气丸等药物,以调护正气,提高抗病能力。

五、肺胀

(一)概述

肺胀是指多种慢性肺系疾病反复发作,迁延不愈,肺脾肾三脏虚损,从而导致肺管不利,气道不畅,肺气壅滞,胸膺胀满的病理改变,以喘息气促、咳嗽咳痰、胸部膨满、胸闷如塞,或唇甲发绀、心悸水肿,甚至出现以昏迷、喘脱为临床特征的病证。

肺胀是内科常见病、多发病,严重威胁到患者的健康与生命,寻求防治本病的有效方法是目前国内外医学界亟待解决的课题。中医药治疗本病有着广阔的前景,并积累了较为丰富的经验。现代医学中的慢性阻塞性肺病、老年性肺气肿和慢性肺源性心脏病等,可参照本病进行辨证论治。

本病病变首先在肺,继则影响脾、肾,后期病及心、肝。肺胀的病理性质多属标实本虚。标实为痰浊、水饮、瘀血和气滞,痰有寒化与热化之分;本虚为肺、脾、肾气虚,晚期则气虚及阳,或阴阳两虚。其基本病机是肺之体用俱损,呼吸功能错乱,气壅于胸,滞留于肺,痰瘀阻结肺管气道,导致肺体胀满,张缩无力,而成肺胀。

(二)辨证要点

1. 辨标本虚实 肺胀的本质是标实本虚,要分清标本主次,虚实轻重。一般感邪发作时偏于标实,平时偏于本虚。标实为痰浊、瘀血,早期以痰浊为主,渐而痰瘀并重,并可兼见气滞、水饮错杂为患。后期痰瘀壅盛,正气虚衰,本虚与标实并重。

2. 辨脏腑阴阳 肺胀的早期以气虚或气阴两虚为主,病位在肺脾肾,后期气虚及阳,以肺、肾、心为主,或阴阳两虚。

(三) 诊断要点

(1) 典型的临床表现为胸部膨满,胀闷如塞,喘咳上气,痰多及烦躁,心悸等,以喘、咳、痰、胀为特征。

(2) 病程缠绵,时轻时重,日久可见面色晦暗,唇甲发绀,脘腹胀满,肢体水肿,甚或喘脱等危重证候,病重可并发神昏、动风或出血等症。

(3) 有长期慢性喘咳病史及反复发作史,一般经10～20年形成;发病年龄多为老年,中青年少见。

(4) 常因外感而诱发,其中以寒邪为主,过劳、暴怒、炎热也可诱发本病。

(5) 体检可见桶状胸,胸部叩诊为过清音,肺部闻及哮鸣音或痰鸣音及湿啰音,且心音遥远。

(6) X线、心电图等检查支持现代医学肺气肿、肺心病的诊断。

(四) 分型论治

1. 内治法

(1) 外寒内饮。

①症状:咳逆喘满不得卧,气短气急,咳痰白稀,呈泡沫状,胸部膨满,恶寒,周身酸楚,或有口干不欲饮,面色青暗;舌体胖大,舌暗淡,舌苔白滑,脉浮紧。

②方药:小青龙汤。方中麻黄、桂枝、干姜、细辛温肺散寒化饮;半夏、甘草祛痰降逆;佐白芍、五味子收敛肺气,使散中有收。若咳而上气,喉中如有水鸡声,表寒不著者,可用射干麻黄汤。若饮郁化热,烦躁而喘,脉浮,用小青龙加石膏汤兼清郁热。

(2) 痰浊壅肺。

①症状:咳嗽痰多,色白黏腻或呈泡沫,短气喘息,稍劳即著,怕风汗多,脘痞纳少,倦怠乏力;舌暗,苔薄腻或浊腻,脉滑。

②方药:苏子降气汤合三子养亲汤。前方由苏子、苏叶、半夏、当归、前胡、厚朴、肉桂、甘草、生姜、大枣组成;后者由苏子、白芥子、莱菔子组成。

(3) 痰热郁肺。

①症状:咳逆喘息气粗,痰黄或白,黏稠难咯,胸满烦躁,目胀睛突,或发热汗出,或微恶寒,溲黄便干,口渴欲饮,舌暗红,苔黄或黄腻,脉滑数。

②方药:越婢加半夏汤。方用麻黄、石膏,辛凉配伍,辛能宣肺散邪,凉能清泄肺热;半夏、生姜散饮化痰以降逆;甘草、大枣安内攘外,以扶正祛邪。

(4) 痰瘀阻肺。

①症状:咳嗽痰多,色白或呈泡沫,喉间痰鸣,喘息不能平卧,胸部膨满,憋闷如塞,面色灰白而暗,唇甲发绀,舌暗或紫,舌下瘀筋增粗,苔腻或浊腻,脉弦滑。

②方药:葶苈大枣泻肺汤合桂枝茯苓丸。方中用葶苈子涤痰除壅,以开泄肺气;佐大枣甘温安中而缓药性,使泻不伤正;桂枝通阳化气,温化寒痰;茯苓除湿化痰;牡丹皮、赤芍助桂枝通血脉,化瘀滞。痰多可加三子养亲汤化痰下气平喘。

(5) 痰蒙神窍。

①症状:咳逆喘促日重,咳痰不爽,表情淡漠,嗜睡,甚或意识朦胧,谵妄,烦躁不安,入夜尤甚,昏迷,撮空理线,或肢体困动,抽搐,舌暗红或淡紫,或紫绛,苔白腻或黄腻,脉细滑数。

②方药:涤痰汤合安宫牛黄丸或至宝丹。涤痰汤中半夏、茯苓、甘草、竹茹、胆南星清热涤痰;橘红、枳实理气行痰除壅;菖蒲芳香开窍;人参扶正防脱。加安宫牛黄丸或至宝丹清心开窍。若

Note

舌苔白腻而有寒象者,以制天南星易胆南星,开窍可用苏合香丸。

(6)肺脾两虚。

①症状:咳嗽,痰白泡沫状,少食乏力,自汗怕风,面色少华,腹胀,便溏;舌体胖大、有齿痕,舌淡,舌苔白,脉细或脉缓或弱。

②方药:六君子汤合玉屏风散。六君子汤由人参、白术、茯苓、炙甘草、陈皮、半夏组成;玉屏风散由黄芪、防风、白术组成。气喘者加炙麻黄、苏子;痰多色黄稠者加用桑白皮、芦根、黄芩、鱼腥草。

(7)肺肾气虚。

①症状:呼吸浅短难续,咳声低怯,胸满短气,甚则张口抬肩,倚息不能平卧,咳嗽,痰如白沫,咯吐不利,心慌,形寒汗出,面色晦暗,舌淡或暗紫,苔白润,脉沉细无力。

②方药:补虚汤合参蛤散。方中用人参、黄芪、茯苓、甘草补益肺脾之气;蛤蚧、五味子补肺纳肾;干姜、半夏温肺化饮;厚朴、陈皮行气消痰,降逆平喘。还可加桃仁、川芎、水蛭活血化瘀。若见面色苍白,冷汗淋漓,四肢厥冷,血压下降,脉微欲绝等喘脱危象者,急加参附汤送服蛤蚧粉或黑锡丹补气纳肾,回阳固脱。同时也可酌情选用生脉、参麦、参附注射液。

(8)阳虚水泛。

①症状:面浮,下肢肿,甚或一身悉肿,脘痞腹胀,或腹满有水,尿少,心悸,喘咳不能平卧,咳痰清稀,怕冷,面青唇紫,舌胖质暗,苔白滑,脉沉虚数或结代。

②方药:真武汤合五苓散。方中用附子、桂枝温阳化气以行水;茯苓、白术、猪苓、泽泻、生姜健脾利水;白芍敛阴和阳。还可加红花、赤芍、泽兰、益母草、北五加皮行瘀利水。

2.外治法

(1)针灸:毫针主穴取肺俞、列缺、气海等,咳嗽剧烈加大杼、尺泽;喘甚加天突、定喘、膻中;痰多加足三里、丰隆、脾俞;兼恶寒、发热加风门、大椎,用平补平泻法,留针 30 min,隔天 1 次,10～15 次为 1 个疗程。灸法取大杼、肺俞、膏肓、天突、膻中、鸠尾,每次 3～4 穴,艾条灸 10～15 min,或艾炷灸 3～5 壮,每天或隔天 1 次。

(2)耳针:主穴取平喘、肾上腺、肺、支气管,配以神门、交感、枕。针刺留针 15～30 min,隔天 1 次,10 次为 1 个疗程。或用王不留行籽耳穴按压,胶布固定。

(3)腧穴注射:取胸 1～6 夹脊穴。用胎盘多肽注射液,每次选 1～2 对穴,每穴注射 0.5～1 mL。两穴交替使用,每天或隔天 1 次,10 次为 1 个疗程。

(4)腧穴敷贴:主穴取大椎、定喘、肺俞、风门、心俞;配穴取膈俞、膏肓、神堂、脾俞、肾俞、大杼、膻中、天突。每次取主穴和配穴各 2～3 穴。每年初、中、末伏各 1 次,每次敷贴 1～5 h,患者感到局部灼热痛痒时揭去药膏。

(5)推拿:每天或隔天 1 次,10 次为 1 个疗程。

(6)传统体育康复:可选用太极拳、六字诀、易筋经、八段锦、五禽戏等。

(五)预防与调摄

预防本病的关键,是重视对原发病的治疗。一旦罹患咳嗽、哮病、喘病、肺痨等肺系疾病,应积极治疗,以免迁延不愈,发展为本病。应加强体育锻炼,平时常服扶正固本方药,有助提高抗病能力。既病之后,宜适寒温,预防感冒,避免接触烟尘,以免诱发加重本病。如因外感诱发,应立即治疗,以免加重。戒烟酒及恣食辛辣、生冷之品。有水肿者应进低盐或无盐饮食。

(王维)

第二节　消化系统疾病

一、胃痛

（一）概述

胃痛是由各种原因引起的以上腹胃脘部发生疼痛为主要临床特征的一种消化系统病证。胃痛，又称胃脘痛。本病在消化系统病证中最为多见，人群中发病率较高，中药治疗效果较好。现代医学中的急慢性胃炎、消化性溃疡、胃痉挛、胃下垂、胃黏膜脱垂症、胃神经官能症等疾病，当其以上腹部胃脘疼痛为主要临床表现时，均可参考本病辨证论治。电子胃镜及组织病理学、CT 等检查，有助于诊断。

胃痛的病因主要有外感寒邪，饮食所伤，情志不遂，脾胃虚弱等。此外，气滞日久，血行瘀滞，或久痛入络，胃络受阻，或胃出血后，离经之血未除，以致瘀血内停，胃络阻滞不通，均可引起瘀血胃痛。《临证指南医案·胃脘痛》指出："胃痛久而屡发，必有凝痰聚瘀。"若脾阳不足，失于健运，湿邪内生，聚湿成痰成饮，蓄留胃脘，又可致痰饮胃痛。

本病的病位在胃，与肝、脾关系密切，也与胆、肾有关。基本病机为胃气阻滞，胃络瘀阻，不通则痛；脾胃虚弱，胃失所养，不荣则痛。胃痛的治疗，以理气和胃止痛为基本原则。旨在疏通气机，恢复胃腑和顺通降之性，通则不痛，从而达到止痛的目的。胃痛属实者，治以祛邪为主，根据寒凝、食停、气滞、郁热、血瘀、湿热之不同，分别用温胃散寒、消食导滞、疏肝理气、泄热和胃、活血化瘀、清热化湿诸法；属虚者，治以扶正为主，根据虚寒、阴虚之异，分别用温中益气、养阴益胃之法。虚实并见者，则扶正祛邪之法兼而用之。

（二）辨证要点

1. 辨寒热　寒证胃痛多见胃脘冷痛，因饮冷受寒而发作或加重，得热则痛减，遇寒则痛增，伴有面色茵白，口不渴，舌淡，苔白等症；热证胃痛多见胃脘灼热疼痛，进辛辣燥热食物易诱发或加重，喜冷恶热，胃脘得凉则舒，伴有口干口渴，大便干结，舌红，苔黄少津，脉数等症。

2. 辨虚实　虚证胃痛多见于久病体虚者，其胃痛隐隐，痛势徐缓而无定处，或摸之未得其所，时作时止，痛而不胀或胀而时减，饥饿或过劳时易诱发疼痛或致疼痛加重，揉按或得食则疼痛减轻，伴有食少乏力，脉虚等症；实证胃痛多见于新病体壮者，其胃痛兼胀，表现为胀痛、刺痛，痛势急剧而拒按，痛有定处，食后痛甚，伴有大便秘结，脉实等症。

3. 辨气血　初痛在气，久痛在血。胃痛且胀，以胀为主，痛无定处，时痛时止，常由情志不舒引起，伴胸脘痞满，喜叹息，得嗳气或矢气则痛减者，多属气分；胃痛久延不愈，其痛如刺如锥，持续不解，痛有定处，痛而拒按，伴食后痛增，舌紫暗，舌下脉络紫暗迂曲者，多属血分。

（三）诊断要点

（1）反复发作或突然发作，且以上腹胃脘部疼痛为主症，可伴随嗳气、呃逆、吞酸、上腹胀气、恶心、呕吐等症状。可因突然受寒、不当进餐、情绪变化诱发。

（2）电子胃肠镜及上腹部 CT 检查，可提示慢性胃炎、贲门失弛缓、胃十二指肠溃疡、胃部占位性病变等胃部疾病。

（3）既往胃痛病史有助于诊断。若有消化性溃疡病史，且在大量饮酒或暴食后发作，伴面色苍白、头晕、汗出等症状，应怀疑上消化道出血，立刻做相应处理。

（四）分型论治

（1）寒邪客胃。

①症状：胃痛暴作，甚则拘急作痛，得热痛减，遇寒痛增，口淡不渴，或喜热饮，苔薄白，脉弦紧。

②方药：良附丸。方中高良姜温胃散寒，香附行气止痛。

③可灸（按揉）中脘、天枢、梁丘、足三里等腧穴。

（2）饮食积滞。

①症状：暴饮暴食后或长期饮食停滞，胃脘疼痛，胀满不消，疼痛拒按，得食更甚，嗳腐吞酸，或呕吐不消化食物，其味腐臭，吐后痛减，纳呆，大便不爽，得矢气及便后稍舒，舌苔厚腻，脉滑有力。

②方药：保和丸。本方用山楂、神曲、莱菔子消食导滞，健胃下气；半夏、陈皮、茯苓健脾和胃，化湿理气；连翘散结清热，共奏消食导滞和胃之功。本方为治疗饮食停滞的通用方，均可加入谷芽、麦芽、隔山消、鸡内金等。

③可针刺（按揉）足三里、上巨虚等腧穴。

（3）肝气犯胃。

①症状：胃脘胀满，攻撑作痛，脘痛连胁，胸闷嗳气，喜长叹息，大便不畅，得嗳气、矢气则舒，遇烦恼郁怒则痛作或痛甚，苔薄白，脉弦。

②方药：柴胡疏肝散。柴胡疏肝散为疏肝理气之要方。方中柴胡、白芍、川芎、香附疏肝解郁，陈皮、枳壳、甘草理气和中，诸药合用共奏疏肝理气，和胃止痛之效。

③可针刺（按揉）天枢、足三里、太冲等腧穴。

（4）肝胃郁热。

①症状：胃脘灼痛，痛势急迫，喜冷恶热，得凉则舒，心烦易怒，泛酸嘈杂，口干口苦，舌红少苔，脉弦数。

②方药：丹栀逍遥散合左金丸。方中柴胡、当归、白芍、薄荷解郁柔肝止痛，牡丹皮、栀子清肝泄热，白术、茯苓、甘草、生姜和中健胃。左金丸中黄连清泄胃火，吴茱萸辛散肝郁，以补原方之未备。

③可针刺（按揉）天枢、足三里、太冲、内庭等腧穴。

（5）瘀血停滞。

①症状：胃脘疼痛，痛如针刺刀割，痛有定处，按之痛甚，食后加剧，入夜尤甚，或见吐血、黑便，舌紫暗或有瘀斑，脉涩。

②方药：失笑散合丹参饮。方中五灵脂、蒲黄、丹参活血化瘀止痛，檀香、砂仁行气和胃。如痛甚可加延胡索、三七粉、三棱、莪术，并可加理气之品，如枳壳、木香、郁金。

③可针刺（按揉）天枢、血海、足三里、三阴交等腧穴。

（6）脾胃湿热。

①症状：胃脘灼热疼痛，嘈杂泛酸，口干口苦，渴不欲饮，口甜黏浊，食甜食则冒酸水，纳呆，恶心，身重肢倦，小便色黄，大便不畅，舌苔黄腻，脉象滑数。

②方药：清中汤。方中黄连、栀子清热化湿，半夏、茯苓、草豆蔻健脾祛湿，陈皮、甘草理气和胃。热盛便秘者，加金银花、蒲公英、大黄、枳实；气滞腹胀者，加厚朴、大腹皮。若寒热互结，干噫食臭，心下痞硬，可用半夏泻心汤加减。

③可针刺（按揉）天枢、足三里、阴陵泉、内庭等穴位。

（7）胃阴亏虚。

①症状：胃脘隐隐灼痛，似饥而不欲食，口燥咽干，口渴思饮，消瘦乏力，大便干结，舌红少津或光剥无苔，脉细数。

Note

②方药:益胃汤合芍药甘草汤。方中沙参、麦冬、生地黄、玉竹养阴益胃,芍药、甘草和中缓急止痛。

③可针刺(按揉)中脘、天枢、足三里等腧穴。

(8)脾胃虚寒。

①症状:胃痛隐隐,绵绵不休,冷痛不适,喜温喜按,空腹痛甚,得食则缓,劳累或食冷或受凉后疼痛发作或加重,泛吐清水,食少,神疲乏力,手足不温,大便溏薄,舌淡苔白,脉虚弱。

②方药:黄芪建中汤。方中黄芪补中益气,小建中汤温脾散寒,和中缓急止痛。泛吐清水较重者,可加干姜、吴茱萸、半夏、茯苓等温胃化饮;如寒盛者可用附子理中汤,或大建中汤温中散寒;若脾虚湿盛者,可合二陈汤;若兼见腰膝酸软,头晕目眩,形寒肢冷等肾阳虚证者,可加附子、肉桂、巴戟天、仙茅,或合用肾气丸、右归丸之类助肾阳以温脾和胃。

③可艾灸(按揉)中脘、神阙、天枢、关元、足三里、三阴交等腧穴。

二、痞满

(一) 概述

痞满是由各种原因引起脾胃功能失调,升降失司,胃气壅塞,出现的以胸脘痞塞满闷不舒,按之柔软,压之不痛为主要临床特征的一种脾胃病证。本证按部位可划分为胸痞、胃痞等,此处主要讨论胃痞。现代医学中的慢性胃炎尤其是慢性萎缩性胃炎、胃神经官能症、胃下垂、消化不良等疾病,当以胃脘部痞塞,满闷不舒为主要表现时,可参考本病辨证论治。

痞满的病因主要有表邪内陷,饮食不节,痰湿阻滞,情志失调,脾胃虚弱等。其病机是胃失和降,脾虚气滞。发病早期属实,患病日久则转虚,或虚实夹杂,伴有情绪不畅,胃痞的总体病机属本虚标实,以脾虚为本,以食积、痰湿、气滞、血瘀等实邪为标。该病中医证型较多,常虚实夹杂,以脾胃虚寒较为多见。《素问·至真要大论》曰:"太阳之复……心胃生寒,胸膈不利,心痛否满。"《素问·藏气法时论》曰:"脾病者,身重善肌肉痿……虚则腹满肠鸣,飧泄食不化。"《丹溪心法》认为:"由阴伏阳蓄,气与血不运而成。处心下,位中央,满痞塞者,皆土之病也。"《万病回春》指出:"夫痞满者……乃胸腹饱闷而不舒畅也,有气虚中满,有血虚中满,有食积中满,有脾泄中满,有痰膈中满,皆是七情内伤,六淫外侵,或醉饱饥饿失节,房劳过度……故阳自升而阴自降而成天地不交之痞不通泰也。"《明医杂著》说:"人惟饮食不节,起居不时,损伤脾胃,胃损则不能纳,脾损则不能化,脾胃俱损,纳化皆难,元气斯弱,百邪易侵,而饱闷、痞积、关格吐逆、腹痛、泻利等证作矣。"这些对胃痞的病因、病位、症状等进行了描述。

(二) 诊断要点

(1)本病以胃脘部痞满、胀闷不舒为主要临床表现,可伴嗳气、反酸、恶心等症状。

(2)电子胃镜可见慢性萎缩性或浅表性胃炎,可伴糜烂或肠化,可见不同程度胆汁反流或息肉,可见贲门松弛或失弛缓等。

(3)必要时可做组织病理学检测或 CT 检查,以排除其他病变。

(三) 分型论治

(1)邪热内陷。

①症状:胃脘痞满,灼热急迫,按之满甚,心中烦热,咽干口燥,渴喜饮冷,身热汗出,大便干结,小便短赤,舌红苔黄,脉滑数。

②方药:大黄黄连泻心汤。方中大黄泄热消痞开结,黄连清泄胃火,使邪热得除,痞气自消。可酌加金银花、蒲公英以助泄热,加枳实、厚朴、木香等以助行气消痞之力。若便秘心烦者,可加全瓜蒌、栀子以宽中开结,清心除烦;口渴欲饮者,可加天花粉、连翘以清热生津。

可针刺(按揉)中脘、天枢、梁门、梁丘、足三里等腧穴。

（2）饮食停滞。

①症状：胃脘痞满，按之尤甚，嗳腐吞酸，恶心呕吐，厌食，大便不调，苔厚腻，脉弦滑。

②方药：保和丸。方中山楂、神曲、莱菔子消食导滞，半夏、陈皮行气开结，茯苓健脾利湿，连翘清热散结。若食积较重，脘腹胀满者，可加枳实、厚朴以行气消积；若食积化热，大便秘结者，可加大黄、槟榔以清热导滞通便；若脾虚食积，大便溏薄者，可加白术、黄芪以健脾益气。

可针刺（按揉）中脘、天枢、足三里、上巨虚等腧穴。

（3）痰湿内阻。

①症状：脘腹痞满，闷塞不舒，胸膈满闷，头重如裹，身重肢倦，恶心呕吐，不思饮食，口淡不渴，小便不利，舌体胖大，边有齿痕，苔白厚腻，脉沉滑。

②方药：二陈汤合平胃散。方中苍术、半夏燥湿化痰，厚朴、陈皮宽中理气，茯苓、甘草健脾和胃，共奏燥湿化痰，理气宽中之功。可加前胡、桔梗、枳实以助其化痰理气。若气逆不降，嗳气不除者，可加旋覆花、代赭石以化痰降逆；胸膈满闷较甚者，可加薤白、菖蒲、枳实、瓜蒌以理气宽中；咳痰黄稠，心烦口干者，可加黄芩、栀子以清热化痰。

可针刺（按揉）中脘、天枢、足三里、阴陵泉、丰隆等腧穴。

（4）肝郁气滞。

①症状：胃脘痞满闷塞，脘腹不舒，胸膈胀满，心烦易怒，喜太息，恶心嗳气，大便不爽，常因情志因素而加重，苔薄白，脉弦。

②方药：越鞠丸。方中香附、川芎疏肝理气，活血解郁；苍术、神曲燥湿健脾，消食除痞；栀子泻火解郁。本方为通治气、血、痰、火、湿、食诸郁痞满之剂。本证型也可用柴胡疏肝散加减治疗。若气郁较甚，胀满明显者，可加柴胡、郁金、枳壳，或合四逆散以助疏肝理气；若气郁化火，口苦咽干者，可加龙胆草、川楝子，或合左金丸，以清肝泻火；若气虚明显，神疲乏力者，可加党参、黄芪等以健脾益气。

可针刺（按揉）中脘、天枢、足三里、太冲、行间等腧穴。

（5）脾胃虚弱。

①症状：胃脘痞闷，胀满时减，喜温喜按，食少不饥，身倦乏力，少气懒言，大便溏薄，舌质淡，苔薄白，脉沉弱或虚大无力。

②方药：补中益气汤加减。方中人参、黄芪、白术、甘草等补中益气，升麻、柴胡升举阳气，当归、陈皮理气化滞，使脾气得复，清阳得升，胃浊得降，气机得顺，虚痞自除。若痞满较甚，可加木香、砂仁、枳实以理气消痞，或可选用香砂六君子汤以消补兼施。若脾阳虚弱，畏寒怕冷者，可加肉桂、附子、吴茱萸以温阳散寒；湿浊内盛，苔厚纳呆者，可加茯苓、薏苡仁以淡渗利湿；若水饮停胃，泛吐清水痰涎，可加吴茱萸、生姜、半夏以温胃化饮。

可针灸（按揉）中脘、神阙、关元、足三里、三阴交、太白等腧穴。

若属表邪内陷，与食、水、痰相合，或因胃热而过食寒凉，或因寒郁化热而致虚实并见，寒热错杂，而出现心下痞满，按之柔软，喜温喜按，呕恶欲吐，口渴心烦，肠鸣下利，舌淡红，苔白或黄，脉沉弦者，可用半夏泻心汤加减，辛开苦降，寒热并用，补泻兼施；若中虚较甚，则重用炙甘草以补中气；若水热互结，心下痞满，干噫食臭，肠鸣下利者，则加生姜以化饮。

拓展阅读

胃痞在《黄帝内经》称为"痞""满""痞满""痞塞"等。《伤寒论》对本病证的理法方药论述颇详，如谓"但满而不痛者，此为痞""心下痞，按之濡"，提出了痞的基本概念，并指出该病病机是正虚邪陷，升降失调，并拟定了寒热并用，辛开苦降的治疗法，其所创诸泻心汤乃治痞满之祖方，一直为后世医家所用。李东垣《兰室秘藏·卷二》之辛开苦降，消补兼施的消痞丸、枳实消痞丸更是后世治痞的名方。

《伤寒论·辨太阳病脉证并治下》："心下痞，按之濡，其脉关上浮者，大黄黄连泻心汤主之。""伤寒发汗，若吐若下，解后，心下痞硬，噫气不除者，旋覆代赭汤主之。"

《类证治裁·痞满》："伤寒之痞，从外之内，故宜苦泄；杂病之痞，从内之外，故宜辛散……痞虽虚邪，然表气入里，热郁于心胸之分，必用苦寒为泻，辛甘为散，诸泻心汤所以寒热互用也。杂病痞满，亦有寒热虚实之不同。"

三、泄泻

（一）概述

泄泻是以大便次数增多，粪质稀薄，甚至泻如水样为主要临床特征的一种病证。泄与泻在病情上有一定区别，粪出少而势缓，若漏泄之状者为泄；粪大出而势直无阻，若倾泻之状者为泻，然近代多泄、泻并称，统称为泄泻。泄泻是一种常见的脾胃肠病证，一年四季均可发生，但以夏秋季较为多见。现代医学中的急慢性肠炎、肠结核、肠易激综合征、吸收不良综合征等疾病出现泄泻时，均可参考本病辨证论治。

泄泻的病因主要有感受外邪，饮食所伤，情志失调，脾胃虚弱，命门火衰等。泄泻的外感病因之中湿邪最为重要，湿邪最易困阻脾土，致脾失健运，升降失调，水谷不化，清浊不分，混杂而下，形成泄泻。内伤病因之中脾虚最为关键，泄泻的病位在脾胃肠，脾胃的运化和升清降浊功能失常，大小肠的分清别浊和传导变化功能失司。脾胃为泄泻之本，脾主运化水湿，脾胃当中又以脾为主，脾病脾虚，健运失职，清气不升，清浊不分而成泻，其他诸如寒、热、湿、食等内、外之邪，以及肝肾等脏腑所致的泄泻，一般只有在伤脾的基础上导致脾失健运时，才引起泄泻。同时，在发病和病变过程中外邪与内伤，外湿与内湿之间常相互影响，外湿最易伤脾，脾虚又易生湿，互为因果。本病的基本病机是脾虚湿盛致脾失健运，大小肠传化失常，升降失调，清浊不分。脾虚湿盛是导致本病发生的关键因素，治疗时应以运脾祛湿为原则。

（二）辨证要点

1. 辨寒热虚实　粪质清稀如水，或稀薄清冷，完谷不化，腹中冷痛，肠鸣，畏寒喜温，常因饮食生冷而诱发者，多属寒证；粪便黄褐，臭味较重，泻下急迫，肛门灼热，常因进辛辣燥热食物而诱发者，多属热证；病程较长，腹痛不甚且喜按，小便利，口不渴，进油腻或饮食稍多即泻者，多属虚证；起病急，病程短，脘腹胀满，腹痛拒按，泻后痛减，泻下物臭秽者，多属实证。

2. 辨泻下物　大便清稀，或如水样，泻物腥秽者，多属寒湿之证；大便稀溏，其色黄褐，泻物臭秽者，多属湿热之证；大便溏垢，完谷不化，臭如败卵，多属伤食之证。

3. 辨轻重缓急　泄泻而饮食如常为轻证；泄泻而不能食，消瘦，或暴泻无度，或久泄滑脱不禁为重证；急性起病，病程短为急性泄泻；病程长，病势缓为慢性泄泻。

4. 辨脏腑　稍有饮食不慎或劳倦过度泄泻即作或复发，食后脘闷不舒，面色萎黄，倦怠乏力，多属病在脾；泄泻反复不愈，每因情志因素使泄泻发作或加重，腹痛肠鸣即泻，泻后痛减，矢气频作，胸胁胀闷者，多属病在肝；五更泻，完谷不化，小腹冷痛，腰酸肢冷者，多属病在肾。

（三）诊断要点

（1）本病以大便次数增多，粪质稀薄，甚至泻如水样为主要临床表现，一般无腹痛，不伴呕吐。

（2）有不当饮食史和行大便常规或粪菌培养有助于明确病因。

（3）大便常规、大便细菌培养、结肠 X 线及内窥镜等检查有助于诊断和鉴别诊断。

（4）本病需及早排除野生菌或食物中毒，以免耽误救治时机。同时，本病也要注意观察患者水、电解质代谢情况。

（四）分型论治

（1）寒湿泄泻。

①症状：泄泻清稀，甚则如水样，腹痛肠鸣，脘闷食少，苔白腻，脉濡缓。若兼外感风寒，则恶寒发热头痛，肢体酸痛，苔薄白，脉浮。

②方药：藿香正气丸或藿香正气液。方中藿香解表散寒，芳香化湿，白术、茯苓、陈皮、半夏健脾除湿，厚朴、大腹皮理气除满，紫苏子、白芷解表散寒，桔梗宣肺以化湿。

可艾灸（按揉）天枢、足三里、阴陵泉、三阴交、上巨虚等腧穴。

（2）湿热泄泻。

①症状：泄泻腹痛，泻下急迫，或泻而不爽，粪色黄褐，气味臭秽，肛门灼热，或身热口渴，小便短黄，苔黄腻，脉滑数或濡数。

②方药：葛根黄芩黄连汤加减。该方是治疗湿热泄泻的常用方剂。方中葛根解肌清热，煨用能升清止泻，黄芩、黄连苦寒清热燥湿，甘草甘缓和中。

可针刺（按揉）天枢、足三里、阴陵泉、上巨虚、内庭等腧穴。

（3）伤食泄泻。

①症状：泻下稀便，臭如败卵，伴有不消化食物，脘腹胀满，腹痛肠鸣，泻后痛减，嗳腐酸臭，不思饮食，苔垢浊或厚腻，脉滑。

②方药：保和丸加减。方中神曲、山楂、莱菔子消食和胃，半夏、陈皮和胃降逆，茯苓健脾祛湿，连翘清热散结。

可针刺（按揉）天枢、足三里、上巨虚等腧穴。

（4）脾虚泄泻。

①症状：因稍进油腻食物或进食稍多，大便次数即明显增多而发生泄泻，伴有不消化食物，大便时泻时溏，迁延反复，饮食减少，食后脘闷不舒，面色萎黄，神疲倦怠，舌淡苔白，脉细弱。

②方药：参苓白术散加减。方中人参、白术、茯苓、甘草健脾益气，砂仁、陈皮、桔梗、扁豆、山药、莲子、薏苡仁理气健脾化湿。

可艾灸（按揉）神阙、天枢、足三里、阴陵泉、三阴交等腧穴。

（5）肾虚泄泻。

①症状：黎明之前脐腹作痛，肠鸣即泻，泻下完谷，泻后即安，小腹冷痛，形寒肢冷，腰膝酸软，舌淡苔白，脉细弱。

②方药：四神丸加减。方中补骨脂温阳补肾，吴茱萸温中散寒，肉豆蔻、五味子收涩止泻。可加附子、炮姜，或合金匮肾气丸温补脾肾。

可艾灸（按揉）天枢、关元、足三里、阴陵泉、太溪等腧穴。

（6）肝郁泄泻。

①症状：每逢抑郁恼怒，或情绪紧张之时，即发生腹痛泄泻，腹中雷鸣，攻窜作痛，腹痛即泻，泻后痛减，矢气频作，胸胁胀闷，嗳气食少，舌淡，脉弦。

②方药：痛泻要方加减。方中白芍养血柔肝，白术健脾补虚，陈皮理气醒脾，防风升清止泻。

可针刺（按揉）天枢、足三里、三阴交、太冲等腧穴。

四、便秘

（一）概述

便秘是指由多种病因所致的粪便在肠内滞留过久，秘结不通，排便周期延长；或周期不正，但粪质干结难出；或粪质不硬，有便意，但排便不畅的病证。现代医学中的功能性便秘，属于本病范畴，肠易激综合征、直肠肛门疾病、药物性便秘、内分泌代谢疾病，以及神经系统疾病所致的便秘等,可参考本病辨证论治。

便秘既可作为独立病证,也可是其他疾病的伴随症状,此处讨论前者。中医药治疗对本病证有良好的临床疗效。

本病的病因主要是肠胃积热、气机郁滞、阴寒积滞、气虚阳衰、阴亏血少。基本病机是邪滞大肠,腑气闭塞不通或肠失温润,推动无力,导致大肠传导失司。实证以祛邪为主,据热、冷、气秘之不同,分别施以泄热、温散、理气之法,辅以导滞之品,标本兼治,邪去便通;虚证以扶正为先,依阴阳气血亏虚的不同,主用滋阴养血、益气温阳之法,酌用甘温润肠之药,标本兼治。六腑以通为用,大便干结,解便困难,可用下法,但应在辨证论治后以润下为基础,个别证型虽可暂用攻下之药,也以缓下为宜,以大便软为度,不得一见便秘,便用大黄、芒硝、巴豆、牵牛之属。

(二)辨证要点

辨寒热虚实 粪质干结,排出艰难,舌淡苔白滑,多属寒;粪质干燥坚硬,便下困难,肛门灼热,舌苔黄燥或垢腻,则属热;年高体弱,久病新产,粪质不干,欲便不出,便下无力,心悸气短,腰膝酸软,四肢不温,舌淡苔白,或大便干结,潮热盗汗,舌红无苔,脉细数,多属虚;年轻气盛,腹胀腹痛,嗳气频作,面赤口臭,舌苔厚,多属实。

(三)诊断要点

(1)本病以大便干结、多日一行,或大便不干但粘连而排便不爽等为主要临床表现,可伴腹痛腹胀等临床表现。

(2)进食不当史也有助于本病诊断,必要时行结肠镜检查以排除局部病变。

(3)若出现便秘多日不下、腹痛剧烈或绞痛,或伴出血,或伴汗出、头晕、心慌等症状时,应及时急救处理。

(四)分型论治

1. 肠胃积热

(1)症状:大便干结,腹胀腹痛,面红身热,口干口臭,心烦不安,小便短赤,舌红苔黄燥,脉滑数。

(2)方药:麻子仁丸加减。方中大黄、枳实、厚朴通腑泄热,火麻仁、杏仁、白蜜润肠通便,白芍养阴和营。此方泻而不峻,润而不腻,有通腑气而行津液之效。若津液已伤,可加生地黄、玄参、麦冬以养阴生津;若兼郁怒伤肝,易怒目赤者,加服更衣丸以清肝通便;若燥热不甚,或药后通而不爽者,可用青麟丸以通便缓下,以免再秘。

可采用顺时针摩腹或针刺天枢、足三里、上巨虚、内庭等腧穴。

2. 气机郁滞

(1)症状:大便干结或不甚干结,欲便不得出,或便而不畅,肠鸣矢气,腹中胀痛,胸胁满闷,嗳气频作,饮食减少,舌苔薄腻,脉弦。

(2)方药:六磨汤。方中木香调气,乌药顺气,沉香降气,大黄、槟榔、枳实破气行滞。可加厚朴、香附、柴胡、莱菔子、炙枇杷叶以助理气之功。若气郁日久,郁而化火,可加黄芩、栀子、龙胆草清肝泻火;若七情郁结,忧郁寡言者,加白芍、柴胡、合欢皮疏肝解郁。

可采用顺时针摩腹或针刺天枢、足三里、上巨虚、太冲等腧穴。

3. 阴寒积滞

(1)症状:大便艰涩,腹痛拘急,胀满拒按,胁下偏痛,手足不温,呃逆呕吐,舌苔白腻,脉弦紧。

(2)方药:大黄附子汤。方中附子温阳散寒,大黄荡除积滞,细辛散寒止痛。可加枳实、厚朴、木香助泻下之力,加干姜、小茴香以增散寒之功。

可采用顺时针摩腹或艾灸中脘、神阙、天枢、关元、足三里、上巨虚等腧穴。

4. 气虚

(1)症状:粪质并不干硬,也有便意,但临厕排便困难,需努挣方出,挣得汗出气短,便后乏力,体质虚弱,面白神疲,肢倦懒言,舌淡苔白,脉弱。

(2)方药:黄芪汤。方中主药黄芪大补脾肺之气,火麻仁、白蜜润肠通便,陈皮理气。若气虚较甚,可加人参、白术,"中气足则便尿如常",气虚甚者,可选用红参;若气虚下陷脱肛者,则用补中益气汤。

可采用顺时针摩腹或艾灸中脘、神阙、天枢、关元、气海、足三里、上巨虚、三阴交等腧穴。

5. 血虚

(1)症状:大便干结,排出困难,面色无华,心悸气短,健忘,口唇色淡,脉细。

(2)方药:润肠丸。方中当归、生地黄滋阴养血,火麻仁、桃仁润肠通便,枳壳引气下行。可加玄参、何首乌、枸杞子养血润肠。若兼气虚,可加白术、党参、黄芪益气生血,若血虚已复,大便仍干燥者,可用五仁丸润滑肠道。

可采用顺时针摩腹或艾灸中脘、神阙、天枢、关元、足三里、血海、三阴交等腧穴。

6. 阴虚

(1)症状:大便干结如羊屎状,形体消瘦,头晕耳鸣,心烦失眠,潮热盗汗,腰膝酸软,舌红少苔,脉细数。

(2)方药:增液汤。方中玄参、麦冬、生地黄滋阴润肠,生津通便。可加白芍、玉竹、石斛以助养阴之力,加火麻仁、柏子仁、瓜蒌仁以增润肠之效。若胃阴不足,口干口渴者,可用益胃汤;若肾阴不足,腰膝酸软者,可用六味地黄丸。

可采用顺时针摩腹或针刺(按揉)天枢、足三里、三阴交、太溪等腧穴。

7. 阳虚

(1)症状:大便或干或不干,皆排出困难,小便清长,面色无华,四肢不温,腹中冷痛,得热痛减,腰膝冷痛,舌淡苔白,脉沉迟。

(2)方药:济川煎。方中肉苁蓉、牛膝温补肾阳,润肠通便;当归养血润肠;升麻、泽泻升清降浊;枳壳宽肠下气。可加肉桂以增温阳之力。若老年人虚冷便秘,可用半硫丸;若脾阳不足,中焦虚寒,可用理中汤加当归、白芍;若肾阳不足,尚可选用金匮肾气丸或右归丸。

可采用顺时针摩腹或艾灸中脘、神阙、天枢、关元、足三里、上巨虚等腧穴。

五、呕吐

(一)概述

呕吐是指胃失和降,气逆于上,迫使胃中之物从口中吐出的病证。呕是有物有声,吐是有物无声,干呕是无物有声,临床呕与吐常合并出现,故统称呕吐。现代医学中的急慢性胃炎、幽门梗阻、中枢性呕吐、神经性呕吐、肠梗阻等疾病引起的呕吐,均属于本病的范畴。辨证时,需首辨虚实,次辨病因。

《黄帝内经》第一次出现呕吐的病名,详细阐述外邪、火热、食滞和肝胆犯胃等均能引起呕吐。东汉张仲景在《金匮要略·呕吐哕》中专篇论述,可根据呕吐的病因、症状而确立不同的治疗方法和处方,一直被广泛应用于临床。

(二)辨证要点

1. 辨虚实 实证呕吐多由外邪、饮食、情志所伤,起病较急,常突然发生,病程较短,呕吐量多,呕吐如喷,吐物多酸腐臭秽,或伴表证,脉实有力。虚证呕吐,常因脾胃虚寒、胃阴不足所致,起病缓慢,或见于病后,病程较长,吐物不多,呕吐无力,吐物酸臭不甚,常伴有精神萎靡,倦怠乏力等虚弱证候,脉弱无力。

2. 辨呕吐物 吐出物常能直接反映病因、病变的脏腑及寒热虚实,所以临证时应仔细询问,亲自观察呕吐物。若呕吐物酸腐难闻,多为食积化热;吐黄水苦水,多为胆热犯胃;吐酸水绿水,多为肝气犯胃;吐痰浊涎沫,多为痰饮停胃;泛吐清水,多为胃中虚寒,或有虫积;只呕吐少量黏沫,多属胃阴不足。

3. 辨应止应吐 临证见呕吐患者,并非都要止呕,应区别不同情况,给予正确处理。一般来说,呕吐一证,多为病理反应,可用降逆止呕之剂,在祛除病因的同时,和胃止呕,而收邪去呕止之效。但若属机体自身祛除有害物质的一种保护性反应,如胃中有食积、痰饮、痈脓而致呕吐者,此时不应止呕,待有害物质排出,再辨证治疗;若属误食毒物所致的呕吐,应按中毒治疗,这类呕吐应予以解毒,并使邪有出路,邪去毒解则呕吐自止,止呕则留邪,于机体有害。若属服药不当产生的毒性反应,则应减量或停药,除非呕吐剧烈,否则亦不必止呕。

4. 辨可下与禁下 呕吐之病,一般不宜用下法,呕吐可排出痈脓等有害物质,遇此种呕吐,或可涌吐,而不宜下;兼表邪者,下之则邪陷入里,不宜下;脾胃虚者,下之则伤脾胃,不宜下;若胃中无有形实邪,也不宜下,否则徒伤胃气。若确属胃肠实热,大便秘结,腑气不通,而致浊气上逆,气逆作呕者,可用下法,通其便,折其逆,使浊气下降,呕吐自止。可见,呕吐原则上禁下,但在辨证上有灵活性,应辨证论治。

(三)诊断要点

1. 主症 呕吐饮食、痰涎、水液等胃内容物。

2. 伴随症状 恶心、纳呆、嗳腐吞酸、胸脘痞闷、恶寒发热、精神萎靡等。

3. 起病特点和诱发因素 起病或缓或急,常因饮食不节、情志失调、寒温不适、气味刺激、服用药物或误食毒物等而诱发。

(四)分型论治

(1)外邪犯胃。

①症状:突然呕吐,胸脘满闷,恶寒发热,头身疼痛,舌苔白腻,脉濡缓。

②方药:藿香正气散,中成药可选藿香正气水(液、胶囊)。

(2)食滞内停。

①症状:呕吐酸腐,脘腹胀满,嗳气厌食,大便或溏或结,舌苔厚腻,脉滑实。

②方药:可选用保和丸。

(3)痰饮中阻。

①症状:呕吐清水痰涎,脘闷不食,头眩心悸,舌苔白腻,脉滑。

②方药:小半夏汤合苓桂术甘汤加减,中成药可选香砂胃苓丸、越鞠二陈丸。

(4)肝气犯胃。

①症状:呕吐吞酸,嗳气频作,胸胁胀痛,舌淡红,苔薄,脉弦。

②方药:可选用四七汤加减,中成药可选柴胡舒肝丸、朴沉化郁丸。

(5)脾胃气虚。

①症状:恶心呕吐,食欲不振,食入难化,脘部痞闷,大便不畅,舌淡胖,苔薄,脉细。

②方药:香砂六君子汤加减,中成药可选香砂六君丸。

(6)脾胃阳虚。

①症状:饮食稍多即吐,时作时止,面色㿠白,倦怠乏力,喜温,恶寒,四肢不温,大便溏薄,舌质淡,脉濡弱。

②方药:可选用理中汤加减,中成药可选丁蔻理中丸、附子理中丸、参桂理中丸。

(7)胃阴不足。

①症状:呕吐反复发作,或时作干呕,饥不欲食,口燥咽干,舌红少津,脉细数。

②方药:麦门冬汤加减,中成药可选阴虚胃痛颗粒。

Note

六、呃逆

（一）概述

呃逆是胃气上逆动膈，以气逆上冲、喉间频发短促的呃呃声、难以自制为主要表现的病证。现代医学的单纯性膈肌痉挛、功能性消化不良等疾病引起的呃逆，都属于中医的呃逆范畴。呃逆的辨证，最重要的是要分清虚、实、寒、热。

早在春秋战国时期，《黄帝内经》记载了"哕"，如《素问·宣明五气》曰："胃为气逆，为哕"。直至元代，朱丹溪在《丹溪心法·呃逆》中系统论述了本病的病因病机，并提出分型论治的原则，推动了"呃逆"病名的规范化。

（二）诊断要点

1. 主症 因气逆上冲、喉间频发短促的呃呃声、难以自制。呃声或高或低，或疏或密，间歇时间不定。

2. 伴随症状 胸膈痞闷、胃脘不适、情绪不宁等。

3. 诱发因素 受寒、饮食不当、情志不遂等。

（三）分型论治

（1）胃寒气逆。

①症状：呃声沉缓有力，胸膈、胃脘不适，得温则减，遇寒则加重，进食减少，喜热饮，口淡不渴，舌淡苔白润，脉迟缓。

②方药：丁香散加减，中成药可选良附丸。

（2）胃火上逆。

①症状：呃声洪亮有力，冲逆而出，口臭口渴，喜冷饮，脘腹满闷，大便秘结，小便短赤，舌红苔黄燥，脉滑数。

②方药：竹叶石膏汤加减，中成药可选清胃黄连丸。

（3）气机郁滞。

①症状：呃逆连声，呃声低弱，多因情志不遂而诱发或加重，胸胁满闷，脘腹胀满，嗳气，食欲减退，肠鸣矢气，苔薄白，脉弦。

②方药：五磨饮子加减，中成药可选沉香舒气丸、宽胸舒气化滞丸、舒肝和胃丸。

（4）脾胃阳虚。

①症状：呃声低长无力，气不得续，泛吐清水，喜温喜按，手足不温，面色㿠白，脘腹不舒，食少乏力，大便溏薄，舌质淡，苔薄白，脉细弱。

②方药：理中丸、附子理中丸、桂附理中丸。

（5）胃阴不足。

①症状：呃声短促而不得续，口燥咽干，烦躁，不思饮食，或食后饱胀，大便干结，舌红苔少而干，脉细数。

②方药：益胃汤加减，中成药可选阴虚胃痛颗粒。

七、痢疾

（一）概述

痢疾是以腹痛、里急后重、下痢赤白脓血为主症的病证，常发于夏秋季，具有一定的传染性。本病主要由时邪疫毒和饮食不洁引起。现代医学中的细菌性痢疾、阿米巴痢疾等疾病，可参考本病进行论治。辨证时，最先辨久暴，察虚实主次；再看寒热偏重；最后辨伤气、伤血。

Note

痢疾有多种命名,直至南宋严用和《济生方·痢疾论治》才提出"痢疾"这个病名。清代的痢疾专著对痢疾的辨证治疗进行了系统阐述,如吴道源《痢证汇参》、孔毓礼《痢疾论》等。

（二）辨证要点

1. 辨实痢、虚痢　《景岳全书·痢疾》说:"凡治痢疾,最当察虚实,辨寒热。"一般说来,起病急骤,病程短者属实;起病缓慢,病程长者多虚。形体强壮,脉滑实有力者属实;形体薄弱,脉虚弱无力者属虚。腹痛胀满,痛而拒按,痛时窘迫欲便,便后里急后重暂时减轻者为实;腹痛绵绵,痛而喜按,便后里急后重不减,坠胀甚者为虚。

2. 识寒痢、热痢　痢下脓血鲜红,或赤多白少者属热;痢下白色黏冻涕状,或赤少白多者属寒。痢下黏稠臭秽者属热;痢下清稀而不甚臭秽者属寒。身热面赤,口渴喜饮者属热;面白肢冷形寒,口不渴者属寒。舌红苔黄腻,脉滑数者属热;舌淡苔白,脉沉细者属寒。

（三）诊断要点

1. 主症　腹痛,里急后重,下痢赤白脓血。

2. 起病、病程特点和伴随症状　急性痢疾是起病急骤,病程短,伴恶寒、发热等;慢性痢疾起病缓,反复发作,迁延不愈;疫毒痢则是起病急骤,在腹痛和腹泻出现前,即先出现高热神疲,神昏惊厥,四肢厥冷,面色青灰,呼吸浅表等病势凶险的临床表现,但痢下、呕吐的表现不一定严重。

3. 诱发因素　常发病在夏秋季,具有传染性,多有饮食不洁史等。

（四）分型论治

（1）湿热痢。

①症状:腹痛,里急后重,痢下赤白脓血,黏稠如胶冻,腥臭,肛门灼热,小便短赤,舌苔黄腻,脉滑数。

②方药:芍药汤加减,中成药可选香连丸、复方黄连素片、葛根芩连片。

（2）疫毒痢。

①症状:起病急骤,痢下鲜紫脓血,腹痛剧烈,后重感显著,壮热口渴,头痛烦躁,恶心呕吐,甚者神昏惊厥,舌红绛苔黄燥,脉滑数或微欲绝。

②方药:白头翁汤加减。

（3）寒湿痢。

①症状:腹痛拘急,里急后重,痢下赤白黏冻,白多赤少,或为纯白冻,口淡乏味,脘腹胀满,头身困重,舌淡苔白腻,脉濡缓。

②方药:不换金正气散加减。

（4）阴虚痢。

①症状:痢下赤白,日久不愈,脓血黏稠,或下鲜血,脐下灼痛,虚坐努责,食少,口干咽燥,心烦,至夜转剧,舌绛红少津,苔少或花剥,脉细数。

②方药:驻车丸加减。

（5）虚寒痢。

①症状:痢下赤白清稀,无腥臭,或为白冻,甚则滑脱不禁,肛门坠胀,便后更甚,腹部隐痛,缠绵不已,喜温喜按,畏寒肢冷,食少神疲,腰膝酸软,舌淡苔薄白,脉沉细而弱。

②方药:桃花汤合真人养脏汤,中成药可选固本益肠片、附子理中丸。

（6）休息痢。

①症状:下痢时发时止,迁延不愈,多由饮食不当、受凉、劳累等诱发,发作时大便次数增加,便中夹赤白黏冻,腹胀食少,倦怠嗜卧,舌淡苔腻,脉濡软或虚数。

②方药:连理汤加减。

八、噎膈

（一）概述

噎膈是指在吞咽食物的过程中，出现梗噎不顺、饮食难下、食而复出的表现。噎即噎塞，指吞咽之时梗噎不顺；膈为格拒，指饮食不下。临床中，噎虽可单独出现，但是噎常常是膈的前驱表现，因此多并称为噎膈。辨证时，应首辨虚实，次辨标本主次。

《黄帝内经》首先出现"膈"这个字。噎膈的病因以内伤饮食、情志，年老肾虚，脏腑失调为主，且三者之间常相互影响，互为因果，共同致病，形成本虚标实的病理变化。宋代医家严用和在《济生方·五噎五膈论治》中论述了噎和膈：阳气先结，阴气后乱，阴阳不和，脏腑生病，结于胸膈，则成膈气，留于咽嗌，则成五噎。依据噎膈的病机，其治疗原则为理气开郁，化痰消瘀，滋阴养血润燥，分清标本虚实而治。

（二）辨证要点

辨标本虚实，因忧思恼怒，饮食所伤，寒温失宜，引起气滞、痰结、血瘀阻于食管，食管狭窄所致者为实；因热饮伤津，房劳伤肾，年老肾虚，引起津枯血燥、气虚阳微、食管干涩所致者为虚。症见胸膈胀痛、刺痛，痛处不移，胸膈满闷，泛吐痰涎者多实；症见形体消瘦，皮肤干枯，舌红少津，或面色苍白，形寒气短，面浮足肿者多虚。新病多实，或实多虚少；久病多虚，或虚实并重。邪实为标，正虚为本。

（三）诊断要点

1. 轻症 胸骨后不适感，以烧灼感或疼痛为主，食物通过有滞留感或轻度梗阻感，咽部干燥或有紧缩感。

2. 重症 持续性、进行性吞咽困难，咽下梗阻，泛吐黏液或白色泡沫黏痰，甚者伴随胸骨后或背部肩胛区有持续性钝痛，且呈现进行性消瘦。

3. 病史 情志不顺、饮食不节、嗜酒、年老肾虚等病史。

（四）分型论治

（1）痰气交阻。

①症状：吞咽梗阻，胸膈痞满或疼痛，遇情志抑郁则加重，嗳气呃逆，呕吐痰涎，口燥咽干，大便不畅，舌质红，苔薄腻，脉弦滑。

②方药：启膈散加减。

（2）津亏热结。

①症状：吞咽梗涩而痛，食入而复出，甚则水饮难进，心烦口干，胃脘灼热，大便干结如羊屎，小便短赤，皮肤干枯，形体消瘦，舌质光红，干裂少津，脉细数。

②方药：沙参麦冬汤加减。

（3）瘀血内结。

①症状：饮食梗阻难下，或食入而复出，甚或呕出物如赤豆汁，胸膈疼痛固定，皮肤干枯，形体消瘦，舌质紫暗，脉细涩。

②方药：通幽汤加减，中成药可选金蒲胶囊。

（4）气虚阳微。

①症状：水饮不下，吐大量黏液白沫，面色㿠白，气短乏力，神疲肢倦，形寒肢冷，面浮肢肿，腹胀腹痛，舌质淡，苔白，脉细弱。

②方药：补气运脾汤加减，中成药可选胃疡灵颗粒。

Note

九、黄疸

（一）概述

黄疸是胆汁不循常道而外溢，以目黄、身黄、小便黄为主要症状的病证，其中目睛黄染是本病的最重要特征。黄疸的发病，从病邪来说，主要是湿浊之邪，故《金匮要略》有"黄家所得，从湿得之"的论断；从脏腑病位来看，在于脾胃肝胆，而且多是由脾胃累及肝胆。临床常见于急慢性病毒性肝炎、自身免疫性肝炎、药物性肝炎、肝硬化、胆囊炎、胆石症等以黄疸为主要表现的疾病。辨证方面，自辨清是阳黄或阴黄，次辨病势的轻重。

黄疸早在《黄帝内经》中即有记载。《素问·平人气象论》曰："溺黄赤，安卧者，黄疸。已食如饥者，胃疸。面肿曰风。足胫肿曰水。目黄者曰黄疸。"宋代医家韩祗和《伤寒微旨论·阴黄证篇》论述了黄疸的"阳证"和阴黄："伤寒病发黄者，古今皆为阳证治之……并无热药治黄病及无治阴黄法。"元代罗天益《卫生宝鉴·发黄》亦进一步系统论述阳黄与阴黄的辨证论治。

（二）诊断要点

1. 主症 目黄、身黄、小便黄，其中目睛黄染为最重要特征。

2. 伴随症状 食欲减退、恶心呕吐、胁痛腹胀等。

3. 病史 饮食不节、嗜酒、胁痛、癥积、外感湿热疫毒等病史。

4. 辅助检查 相关血液生化检测及影像学检查。

（三）分型论治

1. 阳黄

（1）热重于湿。

①症状：身黄目黄，黄色鲜明，发热口渴，或心烦，口干口苦，恶心呕吐，腹部胀闷，便秘，小便短少黄赤，舌苔黄腻，脉弦数。

②方药：茵陈蒿汤加减，中成药可选茵栀黄颗粒、茵栀黄口服液。

（2）湿重于热。

①症状：身黄目黄，黄色不如阳黄的热重于湿证的黄色鲜明，头重如裹，身重困倦，胸脘痞满，食欲减退，恶心呕吐，腹胀或大便溏垢，舌苔厚腻微黄，脉濡数或濡缓。

②方药：茵陈五苓散合甘露消毒丹。中成药可选茵陈五苓丸、甘露消毒丸。

（3）胆腑郁热。

①症状：身黄目黄，黄色鲜明，上腹部、右胁的胀闷疼痛牵引肩背，身热不退，或寒热往来，口苦咽干，呕吐呃逆，便秘，小便黄赤，苔黄舌红，脉弦滑数。

②方药：大柴胡汤加减，中成药可选益胆片。

（4）疫毒炽盛(急黄)。

①症状：发病急骤，黄疸迅速加深，黄如金色，皮肤瘙痒，高热口渴，胁痛腹满，神昏谵语，烦躁抽搐，或衄血、便血，或肌肤瘀斑，舌质红绛，苔黄而燥，脉弦滑或数。

②方药：犀角地黄汤合黄连解毒汤，中成药可选急肝退黄胶囊。

2. 阴黄

（1）寒湿阻遏。

①症状：身黄目黄，黄色晦暗，或如烟熏，神疲肢倦，畏寒，脘腹痞胀，食少纳差，口淡不渴，大便不实，舌淡苔腻，脉濡缓或沉迟。

②方药：茵陈术附汤加减。

（2）脾虚湿滞。

①症状:面目和肌肤淡黄,甚者晦暗不泽,神疲肢软,气短乏力,心悸,大便溏薄,舌质淡苔薄白,脉濡细。

②方药:黄芪建中汤加减,中成药可选健康补脾丸。

3. 黄疸消退后调治 黄疸消退后,还须根据证型继续治疗。如湿邪不清,肝脾气血未复,病情可迁延不愈,甚则转成癥积、鼓胀。

(1)湿热留恋。

①症状:黄疸消退后,脘痞腹胀,胁肋隐痛,食欲减退,口干口苦,尿黄赤,苔腻,脉濡数。

②方药:茵陈四苓散加减。

(2)肝脾不调。

①症状:黄疸消退后,脘腹痞闷,胁肋隐痛,神疲肢倦,乏力,饮食欠香,大便不调,舌苔薄白,脉细弦。

②方药:柴胡疏肝散或归芍六君子汤加减。

(3)气滞血瘀。

①症状:黄疸消退后,胁下结块,隐痛、刺痛,胸胁胀闷,面颈部有赤丝红纹,舌有紫色瘀点或瘀斑,脉涩。

②方药:逍遥散合鳖甲煎丸加减。

十、胁痛

(一)概述

胁痛是以一侧或两侧胁肋部疼痛为主要表现的病证。现代医学里的急慢性肝炎、胆囊炎、胆系结石、胆道蛔虫、肋间神经痛等引起的胁痛,皆属于中医胁痛的范畴。胁痛辨证时,应首辨在气还是在血,再辨属虚还是属实。

早在《黄帝内经》即记载了胁痛,《素问·藏气法时论》曰:"肝病者,两胁下痛引少腹,令人善怒。"病因病机方面,隋代巢元方《诸病源候论·胸胁痛候》认为胁痛主要与肝、胆、肾有关。南宋的严用和《济生方·胁痛评治》则指出主要是情志不遂所致。

(二)辨证要点

1. 辨外感内伤 外感胁痛是由湿热外邪侵袭肝胆,肝胆失于疏泄条达而致,伴有寒热表证,起病急骤,同时可出现恶心呕吐,目睛发黄,苔黄腻等肝胆湿热症状;内伤胁痛则由肝郁气滞,瘀血内阻,或肝阴不足所引起,不伴恶寒、发热等表证,起病缓慢,病程较长。

2. 辨在气在血 一般来说,气滞以胀痛为主,游走不定,时轻时重,症状的轻重与情绪变化有关;血瘀以刺痛为主,痛处固定不移,疼痛持续不已,局部拒按,入夜尤甚,或胁下有积块。

3. 辨虚实 实证由肝郁气滞,瘀血阻络,外感湿热之邪所致,起病急、病程短、疼痛剧烈而拒按,脉实有力;虚证由肝阴不足,络脉失养所引起,常因劳累而诱发,起病缓、病程长、疼痛隐隐不休而喜按,脉虚无力。

(三)诊断要点

1. 主症 一侧或两侧胁肋部疼痛,其疼痛性质可分为刺痛、灼痛、胀痛、隐痛、钝痛等。

2. 伴随症状 部分患者可伴有胸闷、腹胀、呃逆、嗳气、急躁易怒、口苦纳呆、厌食恶心等。

3. 病史 饮食不节、情志内伤、感受外湿、跌仆闪挫或劳欲久病等。

(四)分型论治

(1)肝郁气滞。

①症状:胁肋胀痛,走窜不定,甚者痛引胸背肩臂,多因情志因素而诱发或增减,嗳气后胀痛

Note

亦缓减,胸闷腹胀,食欲减退,口苦,舌苔薄白,脉弦。

②方药:柴胡疏肝丸加减,中成药可选舒肝消积丸。

（2）肝胆湿热。

①症状:胁肋胀痛或灼热疼痛,痛处固定,触痛明显。口苦口黏,胸闷纳呆,恶心呕吐,大便不爽,小便黄赤,或伴有身热恶寒,身黄目黄,舌红苔黄腻,脉弦滑数。

②方药:龙胆泻肝汤加减,中成药可选龙胆泻肝丸（颗粒）、大黄利胆胶囊。

（3）瘀血阻络。

①症状:胁肋刺痛,痛处固定不移,拒按,刺痛昼轻夜重,胁肋下或有癥积,舌质紫暗,脉沉涩。

②方药:血府逐瘀汤或复元活血汤加减,中成药可选血府逐瘀胶囊。

（4）肝络失养。

①症状:胁肋隐痛,绵绵不休,遇劳则加重,口干咽燥,烦热,头晕目眩,舌红少苔,脉细弦而数。

②方药:一贯煎加减,中成药可选滋补肝肾丸、养阴舒肝颗粒。

十一、鼓胀

（一）概述

鼓胀是以腹大胀满,绷急如鼓,皮色苍黄,络脉显露为特征的一类病证。现代医学里因肝硬化、腹腔内恶性肿瘤、肾病综合征、结核性腹膜炎等疾病导致的腹水,皆可参考鼓胀进行治疗。辨证时,首辨虚实,次辨气、血、水的轻重,最后辨寒热。

《黄帝内经》最早出现鼓胀,《灵枢·水胀》曰:"鼓胀何如？岐伯曰:腹胀,身皆大,大与肤胀等也,色苍黄,腹筋起,此其候也。"晋代葛洪《肘后备急方·治卒大腹水病方》首次记载用放腹水的方法治疗鼓胀,"若唯腹大,下之不去,便针脐下二寸,入数分,令水出孔合,须腹减乃止"。

（二）诊断要点

1. 主症 初起脘腹作胀,食后尤甚,叩之如鼓。进一步发展成腹部胀大如鼓,甚者腹壁青筋显露,脐孔突起。

2. 伴随症状 乏力、纳差、尿少及齿衄、鼻衄、皮肤紫斑等出血现象,可见面色萎黄、身黄目黄、手掌殷红、面颈胸部红丝赤缕、血痣及蟹爪纹等。

3. 病史 酒食不节、情志刺激、虫毒感染、黄疸、胁痛、癥积等。

（三）分型论治

（1）气滞湿阻。

①症状:腹胀按之不坚,胁下胀满或疼痛,食后胀甚,得嗳气、矢气稍减,食欲减退,小便短少,舌苔白腻,脉弦。

②方药:柴胡疏肝散合胃苓汤加减。

（2）寒湿困脾。

①症状:腹大胀满,按之如囊裹水,甚者颜面微浮,下肢水肿,脘腹痞胀,得热则舒,神疲肢倦,畏寒,小便少,大便溏,舌苔白腻,脉缓。

②方药:实脾饮加减。

（3）湿热蕴结。

①症状:腹大坚满,脘腹胀急,烦热口苦,渴不欲饮,或身黄、目黄,小便赤涩,大便秘结或溏垢,舌边尖红,苔黄腻或兼灰黑,脉弦数。

②方药:中满分消丸合茵陈蒿汤加减。

（4）瘀结水留。

①症状：脘腹坚满，青筋显露，胁下癥积痛如针刺，面色晦暗黧黑，或见赤丝血缕，面、颈、胸、臂有血痣或蟹爪纹，口干不欲饮，或大便黑，舌质紫暗或有紫斑，脉细涩。

②方药：调营饮加减。

（5）脾肾阳虚。

①症状：腹大胀满如蛙腹，朝宽暮急，面色苍黄或㿠白，脘闷纳呆，神疲肢倦，畏寒肢冷，水肿，小便短少，舌体胖大，舌质紫，苔白滑，脉沉细无力。

②方药：附子理中丸合五苓散或济生肾气丸。

（6）肝肾阴虚。

①症状：腹大胀满，或青筋暴露，面色晦滞，唇紫，口干而燥，心烦失眠，时或鼻衄，牙龈出血，小便短少，舌质红绛少津，苔少或光剥，脉弦细数。

②方药：六味地黄丸合一贯煎加减。

（7）鼓胀变。

①血证。

a.症状：骤然大量呕血鲜红色，便血呈暗红或油黑。可选用犀角地黄汤加减。若大出血后，汗出如油，四肢厥冷，呼吸低弱，脉细微欲绝。

b.方药：独参汤加减。

②昏迷。

a.症状：神识昏迷，烦躁不安，甚则怒目狂叫，四肢抽搐颤动，口臭便秘，溲赤尿少，舌红苔黄，脉弦滑数。

b.方药：可选用安宫牛黄丸合龙胆泻肝汤加减，或醒脑静注射液静脉滴注。

若静卧嗜睡，语无伦次，神情淡漠，舌苔厚腻，可选用苏合香丸合菖蒲郁金汤。

若病情继续恶化，昏迷加深，汗出肤冷，气促，撮空，两手抖动，脉细微弱，选用生脉散、参附龙牡汤。中成药可选生脉饮、生脉胶囊、生脉注射液。

（杨雪艳）

第三节　心　脑　疾　病

一、心悸

（一）概述

心悸是指患者自觉心中急剧跳动，甚则不能自主的一种病证，临床一般多呈发作性，每因情志波动或劳累过度而发作，且常伴胸闷、气短、失眠、健忘、眩晕、耳鸣等症。病情较轻者为惊悸，病情较重者为怔忡，可呈持续性。现代医学中各种原因引起的心律失常以及心功能不全等疾病，以心中悸动、惊惕不安为主要表现时，可参照本病辨证论治。

心悸的病因主要有体质虚弱、饮食劳倦、七情内伤、感受外邪及药食不当等。其病机是气血阴阳亏损，心神失养，心主不安，或痰、饮、火、瘀阻滞心脉，扰乱心神。心悸的病理性质主要有虚实两方面。虚者为气、血、阴、阳亏损，使心失滋养，而致心悸；实者多由痰火扰心，水饮上凌或心血瘀阻，气血运行不畅所致。虚实之间可以相互夹杂或转化。实证日久，病邪伤正，可分别兼见气、血、阴、阳之亏损,而虚证也可因虚致实,兼见实证表现。

《素问·举痛论》云:"惊则心无所倚,神无所归,虑无所定,故气乱矣。"《济生方·惊悸论治》云:"夫惊悸者,心虚胆怯之所致也。"《丹溪心法·惊悸怔忡》言:"人之所主者心,心之所养者血,心血一虚,神气不守,此惊悸之所肇端也""惊悸者血虚,惊悸有时,以朱砂安神丸""怔忡者血虚,怔忡无时,血少右多,有思虑便动,属虚;时作时止者,痰因火动",这些对心悸的病因、病机、治疗等进行了描述。

（二）诊断要点

（1）本病以自觉心慌不安,心跳剧烈,神情紧张,不能自主,心搏或快速,或心跳过重,或忽跳忽止,呈阵发性或持续不止为主要临床表现,可伴胸闷、气短、失眠、健忘、眩晕、耳鸣等症状。

（2）心电图检查可见心动过速、心动过缓、房颤或扑动、传导阻滞、病态窦房结综合征等。必要时行动态心电图。

（3）临床配合测量血压、胸片、心脏超声检查等有助于明确诊断。

（三）分型论治

（1）心虚胆怯。

①症状:心悸不宁,善惊易恐,坐卧不安,不寐多梦而易惊醒,恶闻声响,食少纳呆;苔薄白,脉细数或细弦。

②方药:安神定志丸。方中龙齿、朱砂镇惊宁神;茯苓、茯神、石菖蒲、远志安神定志;人参益气养心。可加琥珀、磁石重镇安神。若气虚夹湿,加泽泻,重用白术、茯苓;气虚夹瘀,加丹参、川芎、红花、郁金。

可针刺(按揉)心俞、巨阙、神门、内关、百会、胆俞等腧穴。

（2）心脾两虚。

①症状:心悸气短,头晕目眩,失眠健忘,面色无华,倦怠乏力,纳呆食少;舌淡红,脉细弱。

②方药:归脾汤加减。方中当归、龙眼肉补养心血;黄芪、人参、白术、炙甘草益气以生血;茯神、远志、酸枣仁宁心安神;木香行气,令补而不滞。五心烦热,自汗盗汗,胸闷心烦,舌淡红少津,苔少或无,脉细数或结代,用炙甘草汤。

可针刺(按揉)心俞、巨阙、神门、内关、脾俞、足三里等腧穴。

（3）阴虚火旺。

①症状:心悸易惊,心烦失眠,五心烦热,口干,盗汗,思虑劳心则症状加重,伴耳鸣腰酸,头晕目眩,急躁易怒;舌红少津,苔少或无,脉象细数。

②方药:黄连阿胶汤加减。方中黄连、黄芩清心火;阿胶、白芍滋阴养血;鸡子黄滋阴清热两相兼顾。常加酸枣仁、珍珠母、生牡蛎等以加强安神定悸之功。阴虚而火热不明显者,可改用天王补心丹滋阴养血,养心安神。

可针刺(按揉)心俞、神门、内关、劳宫、太溪等腧穴。

（4）心阳不振。

①症状:心悸不安,胸闷气短,动则尤甚,面色苍白,形寒肢冷,舌淡苔白,脉虚弱,或沉细无力。

②方药:桂枝甘草龙骨牡蛎汤加减。方中桂枝、炙甘草温补心阳;生龙齿、生牡蛎安神定悸。大汗出者,重用人参、黄芪,加煅龙骨、煅牡蛎、山茱萸,或用独参汤煎服;心阳不足、寒象突出者,加黄芪、人参、附子益气温阳;夹有瘀血者,加丹参、赤芍、桃仁、红花等。

可针刺(按揉)心俞、巨阙、神门、内关、关元、足三里等腧穴。

（5）水饮凌心。

①症状:心悸眩晕,胸闷痞满,渴不欲饮,小便短少,或下肢水肿,形寒肢冷,伴恶心欲吐,流

涩；舌淡胖，苔白滑，脉象弦滑或沉细而滑。

②方药：苓桂术甘汤加减。方中茯苓淡渗利水；桂枝、炙甘草通阳化气；白术健脾祛湿。若肾阳虚衰，不能制水，水气凌心，症见心悸，咳喘，不能平卧，水肿，小便不利可用真武汤，温阳化气利水。

可针刺（按揉）心俞、巨阙、神门、内关、水分、阴陵泉等腧穴。

（6）心血瘀阻。

①症状：心悸，胸闷不适，心痛时作，痛如针刺，唇甲发绀，舌质紫暗或有瘀斑，脉涩或结或代。

②方药：桃仁红花煎加减。方中桃仁、红花、丹参、赤芍、川芎活血化瘀；延胡索、香附、青皮理气通脉止痛；生地黄、当归养血和血。胸部窒闷不适，去生地黄之滋腻，加沉香、檀香、降香利气宽胸。胸痛甚，加乳香、没药、五灵脂、蒲黄、三七粉等活血化瘀，通络定痛。

可针刺（按揉）心俞、巨阙、神门、内关、曲泽、膈俞等腧穴。

（7）痰火扰心。

①症状：心悸时发时止，受惊易作，胸闷烦躁，失眠多梦，口干苦，大便秘结，小便短赤，舌红苔黄腻，脉弦滑。

②方药：黄连温胆汤加减。方中黄连苦寒泻火，清心除烦；温胆汤清热化痰。全方使痰热去，心神安。可加栀子、黄芩、全瓜蒌，以加强清火化痰之功。可加生龙骨、生牡蛎、珍珠母、石决明镇心安神。

可针刺（按揉）心俞、巨阙、神门、内关、丰隆、胆俞等腧穴。

拓展阅读

《黄帝内经》虽无心悸或惊悸、怔忡之病名，但已认识到心悸的病因有宗气外泄，心脉不通，突受惊恐，复感外邪等。如《素问·平人气象论》云："乳之下，其动应衣，宗气泄也。"《素问·举痛论》云："惊则心无所倚，神无所归，虑无所定，故气乱矣。"《素问·痹论》亦云："脉痹不已，复感于邪，内舍于心""心痹者，脉不通，烦则心下鼓"。汉代张仲景在《伤寒论》《金匮要略》中以惊悸、心动悸、心下悸等为病证名，认为其主要病因有惊扰、水饮、虚损及汗后受邪等，记载了心悸时表现的结、代、促脉及其区别，提出了基本治则及炙甘草汤等治疗心悸的常用方剂。宋代《济生方·惊悸怔忡健忘门》率先提出怔忡病名，对惊悸、怔忡的病因病机、变证、治法做了较为详细的记述。《丹溪心法·惊悸怔忡》中提出心悸当"责之虚与痰"的理论。明代《医学正传·怔忡惊悸健忘证》对惊悸、怔忡的区别与联系有详尽的描述。《景岳全书·怔忡惊恐》认为怔忡是阴虚劳损所致，且"虚微动亦微，虚甚动亦甚"，在治疗与护理上主张"速宜节欲节劳，切戒酒色""速宜养气养精，滋培根本"。清代《医林改错》论述了瘀血内阻导致心悸怔忡，记载了用血府逐瘀汤治疗心悸，每多获效。

二、失眠

（一）概述

失眠是以不能获得正常睡眠，以睡眠时间、深度及消除疲劳作用不足为主的一种病证。主要表现为睡眠时间、深度的不足，不能消除疲劳、恢复体力与精力，轻者入睡困难，或寐而不酣，时寐时醒，或醒后不能再寐，重则彻夜不寐。常伴有头痛、头昏、心悸、健忘、多梦等症。现代医学的神经官能症、更年期综合征、慢性消化不良、贫血、动脉粥样硬化等病，临床表现以失眠为主要症状时，可参考本病辨证论治。

失眠的病因主要有情志失常、饮食不节，病后及年迈体虚，禀赋不足，心虚胆怯等。其基本病机以两方面为主：心血虚、胆虚、脾虚、肾阴亏虚，进而导致心失所养的虚证；心火偏亢、肝郁、痰热、胃失和降导致心神不安的实证。其病位在心，但与肝、胆、脾、胃、肾关系密切。《素问·逆调论》云："胃不和则卧不安。"《难经·四十六难》提出："血气衰,肌肉不滑,荣卫之道涩,故昼日不能精,夜不得寐也。"《金匮要略》云："虚劳虚烦不得眠,酸枣仁汤主之。"《景岳全书·不寐》说："寐本乎阴,神其主也,神安则寐,神不安则不寐。其所以不安者,一由邪气之扰,一由营气之不足耳。"这些论述对失眠的病因、病机、治疗等做了描述。

失眠是临床常见病证之一,虽不属于危重疾病,但常对人们正常生活、工作、学习和健康产生影响,并能加重或诱发心悸、胸痹、眩晕、头痛、中风等病证。中医药通过调整人体脏腑气血阴阳的功能,常能明显改善睡眠状况,且不引起药物依赖及医源性疾患,因而颇受患者欢迎。

（二）诊断要点

(1) 轻者入睡困难或睡而易醒,醒后不能再睡,连续 3 周以上,重者彻夜难眠。

(2) 常伴有头痛、头昏、心悸、健忘、神疲乏力、心神不宁、多梦等。

(3) 经各系统及辅助检查,未发现有影响睡眠的其他器质性病变。

（三）分型论治

(1) 心火偏亢。

①症状:心烦失眠,躁扰不宁,惊悸怔忡,口干舌燥,小便短赤,口舌生疮,舌尖红,苔薄黄,脉细数。

②方药:朱砂安神丸。方中朱砂性寒可胜热,重镇安神;黄连清心泻火除烦;生地黄、当归滋阴养血,养阴以配阳。可加黄芩、栀子、连翘,增强清心泻火之功。本方宜改丸为汤,朱砂少量冲服。

可针刺(按揉)神门、内关、百会、安眠等腧穴。

(2) 肝郁化火。

①症状:急躁易怒,失眠多梦,甚至彻夜不眠,伴有头晕头胀,目赤耳鸣,口干而苦,便秘溲赤,舌红苔黄,脉弦而数。

②方药:龙胆泻肝汤。方用龙胆草、黄芩、栀子清肝泻火;木通、车前子利小便而清热;柴胡疏肝解郁;当归、生地黄养血滋阴柔肝;甘草和中。可加朱茯神、生龙骨、生牡蛎镇心安神。

可针刺(按揉)神门、内关、行间、太冲、风池等腧穴。

(3) 痰热内扰。

①症状:失眠,胸闷心烦,泛恶嗳气,伴有头重目眩,口苦,舌红苔黄腻,脉滑数。

②方药:黄连温胆汤。方中半夏、陈皮、竹茹化痰降逆;茯苓健脾化痰;枳实理气和胃降逆;黄连清心泻火。

可针刺(按揉)神门、内关、中脘、丰隆、内庭等腧穴。

(4) 胃气失和。

①症状:失眠,脘腹胀满,胸闷嗳气,嗳腐吞酸,或见恶心呕吐,大便不爽,舌苔腻,脉滑。

②方药:保和丸。方中山楂、神曲助消化,消食滞;半夏、陈皮、茯苓降逆和胃;莱菔子消食导滞;连翘散食滞所致的郁热。可加远志、柏子仁、首乌藤(夜交藤)以宁心安神。

可针刺(按揉)神门、内关、胃俞、足三里等腧穴。

(5) 阴虚火旺。

①症状:心烦失眠,心悸不安,腰酸足软,伴头晕耳鸣,健忘,遗精,口干津少,五心烦热,舌红少苔,脉细而数。

②方药:六味地黄丸合黄连阿胶汤。六味地黄丸滋补肾阴;黄连、黄芩直折心火;白芍、阿胶、鸡子黄滋养阴血。

可针刺(按揉)神门、内关、太溪、太冲、涌泉等腧穴。

(6) 心脾两虚。

①症状:多梦易醒,心悸健忘,神疲食少,头晕目眩,伴有四肢倦怠,面色少华,舌淡苔薄,脉细

无力。

②方药:归脾汤。方用人参、白术、黄芪、甘草益气健脾;当归补血;远志、酸枣仁、茯神、龙眼肉补心益脾,安神定志;木香行气健脾,使全方补而不滞。若产后虚烦不寐,形体消瘦,面色㿠白,易疲劳,舌淡,脉细弱,或老年人夜寐早醒而无虚烦之证,多属气血不足,治宜养血安神,亦可用归脾汤合酸枣仁汤。

可针刺(按揉)神门、内关、心俞、脾俞、三阴交等腧穴。

(7)心胆气虚。

①症状:心烦失眠,多梦易醒,胆怯心悸,触事易惊,伴有气短自汗,倦怠乏力,舌淡,脉弦细。

②方药:安神定志丸合酸枣仁汤。前方重镇惊安神,后方偏养血清热除烦,合用则益心胆之气、清心胆之虚热而定惊,安神宁心。方中人参益心胆之气;茯苓、茯神、远志化痰宁心;龙齿、石菖蒲镇惊开窍宁神;酸枣仁养肝、安神、宁心;知母泄热除烦;川芎调血安神。

可针刺(按揉)神门、内关、心俞、胆俞、安眠等腧穴。

三、胸痹

(一)概述

胸痹是以膻中或左胸部发作性憋闷、疼痛为主要临床表现的一种病证。轻者偶发短暂轻微的胸部沉闷或隐痛,或为发作性胸骨后或左胸含糊不清的不适感;重者疼痛剧烈,或呈压榨样绞痛。常伴有心悸、气短、呼吸不畅,甚至喘促,惊恐不安,面色苍白,冷汗自出等。多由劳累、饱餐、寒冷及情绪激动而诱发,亦可无明显诱因或安静时发病。本病相当于现代医学的心绞痛,其重症(真心痛)相当于心肌梗死。现代医学中其他疾病表现为膻中及左胸部发作性憋闷疼痛为主症时,可参照本病辨证论治。

胸痹的病因主要有寒邪内侵、饮食不节、情志失调、劳倦内伤等。其主要病机为外感或内伤引起心脉痹阻,其病位在心,但与肝、脾、肾三脏功能的失调有密切的关系。其病性属本虚标实,虚实夹杂,虚者多见气虚、阳虚、阴虚、血虚,尤以气虚、阳虚多见;实者不外气滞、寒凝、痰浊、血瘀,并可交互为患,其中又以血瘀、痰浊多见。发作期以标实表现为主,血瘀、痰浊为突出,缓解期主要有心、脾、肾气血阴阳之亏虚,其中又以心气虚、心阳虚最为常见。以上病因病机可同时并存,交互为患,病情进一步发展,可见下述病变:瘀血闭阻心脉,心胸猝然大痛,而发为真心痛;心阳阻遏,心气不足,鼓动无力,而表现为心动悸,脉结代,甚至脉微欲绝;心肾阳衰,水邪泛滥,凌心射肺而为咳喘、水肿,多为病情深重的表现。

(二)诊断要点

(1)心前区或膻中突发憋闷疼痛,疼痛常可窜及左肩背、前臂、咽喉、胃脘部等,甚者可至手少阴、手厥阴经循行部位窜至中指或小指,呈反复发作。常伴有心悸、气短、汗出,甚则喘息不得卧。

(2)突然发病,时作时止,反复发作。持续时间短暂,一般几秒至数十分钟,经休息或服药后可迅速缓解。

(3)多见于中年以上,常因操劳过度,抑郁恼怒,多饮暴食,气候变化等而诱发。亦有无明显诱因或安静时发病者。

(4)辅助检查:心电图或心电图运动负荷试验提示有心肌缺血的征象,如 ST 段压低/抬高、T 波倒置等;冠心病发作时,心肌酶(如肌酸激酶、肌钙蛋白等)的水平会升高。

若疼痛剧烈,持续时间长,达 30 min 以上,含化硝酸甘油片后难以缓解,见汗出肢冷,面色苍白,唇甲发绀,手足青冷至肘、膝关节处,脉散乱或微细欲绝等危候,可发生猝死,常合并心律失常、心功能不全及休克,多为急性心肌梗死的表现,应配合心电图动态观察及心肌酶谱、血常规、血沉等检查,以进一步明确诊断。

Note

（三）分型论治

（1）寒凝心脉。

①症状：猝然心痛如绞，或心痛彻背，背痛彻心，或感寒痛甚，心悸气短，形寒肢冷，冷汗自出，苔薄白，脉沉紧或促。多因气候骤冷或感寒而发病或加重。

②方药：当归四逆汤。方以桂枝、细辛温散寒邪，通阳止痛；当归、白芍养血活血；甘草缓急止痛；通草通利血脉；大枣健脾益气。可加瓜蒌、薤白，通阳开痹。若疼痛剧烈，心痛彻背，背痛彻心，痛无休止，伴有身寒肢冷，气短喘息，脉沉紧或沉微者，为阴寒极盛，胸痹心痛重证，治以温阳逐寒止痛，方用乌头赤石脂丸。苏合香丸或冠心苏合香丸，芳香化浊，理气温通开窍，发作时舌下含化可迅速止痛。

（2）气滞心胸。

①症状：心胸满闷不适，隐痛阵发，痛无定处，时欲太息，遇情志不遂时容易诱发或加重，或兼有脘腹胀闷，得嗳气或矢气则舒，苔薄或薄腻，脉细弦。

②方药：柴胡疏肝散。本方由四逆散（枳实改枳壳）加香附、川芎、陈皮组成，四逆散能疏肝理气，其中柴胡与枳壳相配可升降气机，白芍与甘草同用可缓急舒脉止痛，加香附、陈皮以增强理气解郁之功，香附又为气中血药，川芎为血中气药，故可活血且能调畅气机。如胸闷心痛明显，为气滞血瘀之象，可合用失笑散，以增强活血行瘀、散结止痛之功效。

（3）痰浊闭阻。

①症状：胸闷重而心痛轻，形体肥胖，痰多气短，遇阴雨天而易发作或加重，伴有倦怠乏力，纳呆便溏，口黏，恶心，咯吐痰涎，苔白腻或白滑，脉滑。

②方药：瓜蒌薤白半夏汤加减。方以瓜蒌、薤白化痰通阳，行气止痛；半夏理气化痰。常加枳实、陈皮行气滞，破痰结；加石菖蒲化浊开窍；加桂枝温阳化气通脉；加干姜、细辛温阳化饮，散寒止痛。若患者痰黏稠，色黄，大便干，苔黄腻，脉滑数，为痰浊郁而化热之象，用黄连温胆汤清热化痰。

（4）瘀血痹阻。

①症状：心胸疼痛剧烈，如刺如绞，痛有定处，甚则心痛彻背，背痛彻心，或痛引肩背，伴有胸闷，日久不愈，可因暴怒而加重，舌质暗红，或紫暗，有瘀斑，舌下瘀筋，苔薄，脉涩或结、代、促。

②方药：血府逐瘀汤加减。由桃红四物汤合四逆散加牛膝、桔梗组成。以桃仁、红花、川芎、赤芍、牛膝活血祛瘀而通血脉；柴胡、桔梗、枳壳、甘草调气疏肝；当归、生地黄补血调肝，活血而不耗血，理气而不伤阴。

（5）心气不足。

①症状：心胸阵阵隐痛，胸闷气短，动则益甚，心中动悸，倦怠乏力，神疲懒言，面色㿠白，或易出汗，舌质淡红，舌体胖且边有齿痕，苔薄白，脉细缓或结代。

②方药：保元汤加减。方以人参、黄芪大补元气，扶助心气；甘草炙用，甘温益气，通经利脉，行血气；肉桂辛热补阳，温通血脉；或以桂枝易肉桂，有通阳、行瘀之功；生姜温中。可加丹参或当归，养血活血。若兼见心悸气短，头昏乏力，胸闷隐痛，口燥咽干，心烦失眠，舌红或有齿痕者，为气阴两虚，可用养心汤，养心宁神。

（6）心阴亏损。

①症状：心胸疼痛时作，或灼痛，或隐痛，心悸怔忡，五心烦热，口燥咽干，潮热盗汗，舌红少津，苔薄或剥，脉细数或结代。

②方药：天王补心丹加减。本方以生地黄、玄参、天冬、麦冬、丹参、当归滋阴养血而泻虚火；人参、茯苓、柏子仁、酸枣仁、五味子、远志补心气，养心神；朱砂重镇安神；桔梗载药上行，直达病所。若阴虚导致阴阳气血失和，心悸怔忡症状明显，脉结代者，用炙甘草汤。

（7）心阳不振。

①症状：胸闷或心痛较著，气短，心悸怔忡，自汗，动则更甚，神倦怯寒，面色㿠白，四肢欠温或

肿胀,舌质淡胖,苔白腻,脉沉细迟。

②方药:参附汤合桂枝甘草汤加减。方中人参、附子大补元气,温补真阳;桂枝、甘草温阳化气,振奋心阳。若心肾阳虚,可合肾气丸治疗。心肾阳虚兼见水饮凌心射肺,而出现水肿、喘促、心悸,用真武汤温阳化气行水。若心肾阳虚,虚阳欲脱厥逆者,用四逆加人参汤,温阳益气,回阳救逆。若见大汗淋漓、脉微欲绝等亡阳证,应用参附龙牡汤,并加用大剂山茱萸,以温阳益气,回阳固脱。

四、眩晕

(一)概述

眩晕是以头晕、眼花为主要临床表现的一类病证。"眩"即眼花,"晕"是头晕,两者常同时并见,故统称为眩晕。轻者闭目可止,重者如坐车船,旋转不定,不能站立,或伴有恶心、呕吐、汗出、面色苍白等症状。现代医学中的高血压、低血压、低血糖、贫血、梅尼埃病、脑动脉硬化症、神经衰弱等病,临床表现以眩晕为主状时,可参照本病辨证论治。

眩晕主要由于情志、饮食内伤、体虚久病、失血劳倦及外伤、手术等,引起风、火、痰、瘀上扰清空或精亏血少,清窍失养。本病病位在清窍,由气血亏虚、肾精不足致脑髓空虚,清窍失养,或肝阳上亢、痰火上逆、瘀血阻窍而扰动清窍发生眩晕,与肝、脾、肾三脏关系密切。眩晕的病性以虚者居多,故明代张景岳谓"虚者居其八九",如肝肾阴虚、肝风内动,气血亏虚、清窍失养,肾精亏虚、脑髓失充。眩晕实证多由痰浊阻遏,升降失常,痰火气逆,上犯清窍,瘀血停着,痹阻清窍而成。眩晕的发病过程中,各种病因病机,可以相互影响,相互转化,形成虚实夹杂;或阴损及阳,阴阳两虚。肝风、痰火上扰清窍,进一步发展可上蒙清窍,阻滞经络,而形成中风;或突发气机逆乱,清窍暂闭或失养,而引起晕厥。

(二)诊断要点

(1)头晕目眩,视物旋转,轻者闭目即止,重者如坐车船,甚则仆倒。

(2)可伴有恶心呕吐,眼球震颤,耳鸣耳聋,汗出,面色苍白等。

(3)多慢性起病,反复发作,逐渐加重。也可见急性起病者。

(4)血常规、测血压、心电图、颈椎影像学检查、颅脑 CT、MRI 等检查,有助于明确诊断。

(5)应注意排除颅内肿瘤、血液病等。

(三)分型论治

(1)肝阳上亢。

①症状:眩晕耳鸣,头痛且胀,遇过劳、恼怒加重,肢麻震颤,失眠多梦,急躁易怒,舌红苔黄,脉弦。

②方药:天麻钩藤饮加减。方中天麻、钩藤、石决明平肝息风;黄芩、栀子清肝泻火;益母草活血利水;牛膝引血下行,配合杜仲、桑寄生补益肝肾;茯神、夜交藤养血安神定志。眩晕剧烈,呕恶,手足麻木或肌肉困动者,有肝阳化风之势,尤其对中年以上者要注意是否有引发中风的可能,应及时治疗,切莫延误病情。

可针刺百会、风池、头维、太阳、悬钟、行间、太冲、太溪等腧穴。

(2)肝火上炎。

①症状:头晕且痛,其势较剧,目赤口苦,胸胁胀痛,烦躁易怒,寐少多梦,小便黄,大便干结,舌红苔黄,脉弦数。

②方药:龙胆泻肝汤加减。方中龙胆草、栀子、黄芩清肝泻火;柴胡、甘草疏肝清热调中;木通、泽泻、车前子清利湿热;生地黄、当归滋阴养血。

可针刺百会、风池、头维、太阳、悬钟、行间等腧穴。

Note

（3）痰浊上蒙。

①症状：眩晕，头重如蒙，视物旋转，胸闷，呕吐痰涎，食少多寐，苔白腻，脉弦滑。

②方药：半夏白术天麻汤加减。方中二陈汤理气调中，燥湿祛痰；配白术补脾除湿，天麻养肝息风；甘草、生姜、大枣健脾和胃，调和诸药。若素体阳虚，痰从寒化，痰饮内停，上犯清窍者，用苓桂术甘汤合泽泻汤温化痰饮。

可针刺百会、风池、头维、太阳、悬钟、内关、中脘、丰隆等腧穴。

（4）瘀血阻窍。

①症状：眩晕头痛，兼见健忘，失眠，心悸，精神不振，耳鸣耳聋，面唇紫暗，舌瘀点或瘀斑，脉弦涩或细涩。

②方药：通窍活血汤加减。方中用赤芍、川芎、桃仁、红花活血化瘀通络；麝香芳香走窜，开窍散结止痛，老葱散结通阳，二者共呈开窍通阳之功；黄酒辛窜，以助血行；大枣甘温益气，缓和药性，配合活血化瘀、通阳散结开窍之品，以防耗伤气血。

可针刺百会、风池、头维、太阳、悬钟、合谷、太冲、膈俞等腧穴。

（5）气血亏虚。

①症状：头晕目眩，动则加剧，遇劳则发，面色㿠白，爪甲不荣，神疲乏力，心悸少寐，纳差食少，便溏，舌淡苔薄白，脉细弱。

②方药：归脾汤加减。方中黄芪、人参、白术、当归健脾益气生血；龙眼肉、茯神、远志、酸枣仁养心安神；木香理气醒脾，使其补而不滞；甘草调和诸药。若中气不足，清阳不升，表现为时时眩晕，气短乏力，纳差神疲，便溏下坠，脉象无力者，用补中益气汤补中益气，升清降浊。

可针刺百会、风池、头维、太阳、悬钟、气海、血海、足三里等腧穴。

（6）肝肾阴虚。

①症状：眩晕久发不已，视力减退，两目干涩，少寐健忘，心烦口干，耳鸣，神疲乏力，腰膝酸软，遗精，舌红少苔，脉弦细。

②方药：左归丸加减。方中熟地黄、山茱萸、山药滋阴补肾；枸杞子、菟丝子补益肝肾，鹿角霜助肾气，三者生精补髓，牛膝强肾益精，引药入肾；龟甲胶滋阴降火，补肾壮骨。

可针刺百会、风池、头维、太阳、悬钟、肝俞、肾俞、太溪等腧穴。

五、中风

（一）概述

中风是以突然昏仆、半身不遂、口舌歪斜、偏身麻木为主要临床表现的病证。根据脑髓神经受损程度的不同，有中经络、中脏腑之分，分别有相应的临床表现。本病多见于中老年人。四季皆可发病，但以冬春季为多见。现代医学的脑血管病，不论是出血性脑血管病还是缺血性脑血管病，均可参考本病辨证论治。

由正气亏虚，饮食、情志、劳倦内伤等引起气血逆乱，产生风、火、痰、瘀，导致脑脉痹阻或血溢脑脉之外为基本病机。由于患者脏腑功能失调，气血素虚或痰浊、瘀血内生，加之劳倦内伤、忧思恼怒、饮酒饱食、用力过度、气候骤变等诱因，而致瘀血阻滞、痰热内蕴，或阳化风动、血随气逆，导致脑脉痹阻或血逸脉外，引起昏仆不遂，发为中风。其病位在脑，与心、肾、肝、脾密切相关。其病机有虚（阴虚、气虚）、火（肝火、心火）、风（肝风）、痰（风痰、湿痰）、气（气逆）、血（血瘀）六端，此六端多在一定条件下相互影响，相互作用。病性多为本虚标实，上盛下虚。在本为肝肾阴虚，气血衰少，在标为风火相煽，痰湿壅盛，瘀血阻滞，气血逆乱。而其基本病机为气血逆乱，上犯于脑，神明失用。

（二）诊断要点

（1）以神志恍惚、迷蒙，甚至昏迷或昏愦，半身不遂，口舌歪斜，舌强言謇或不语，偏身麻木为主症。

（2）多急性起病。

（3）病发多有诱因,病前常有头晕、头痛、肢体麻木、力弱等先兆症。

（4）好发年龄为 40 岁以上。

（5）血压检测、脑脊液检查、眼底检查、颅脑 CT 检查等,有助于诊断。

诊断时,在中风的诊断基础上,还要根据有无神志不清诊断为中经络与中脏腑两大类。

中风的急性期是指发病后 2 周内,中脏腑类最长可至 1 个月;恢复期是发病 2 周或 1 个月至半年以内;后遗症期系发病半年以上者。

（三）分型论治

1. 中经络

（1）风痰瘀血,痹阻络脉。

①症状:半身不遂,口舌歪斜,舌强言謇或不语,偏身麻木,头晕目眩,舌质暗淡,舌苔薄白或白腻,脉弦滑。

②方药:桃红四物汤合涤痰汤加减。方中桃红四物汤活血化瘀通络;涤痰汤涤痰开窍。瘀血症状突出,舌质紫暗或有瘀斑,可加重桃仁、红花等药物剂量,以增强活血化瘀之力。

可针刺百会、内关、极泉、尺泽、委中、三阴交、足三里等腧穴。

（2）肝阳暴亢,风火上扰。

①症状:半身不遂,偏身麻木,舌强言謇或不语,或口舌歪斜,眩晕头痛,面红目赤,口苦咽干,心烦易怒,尿赤便干,舌质红或红绛,脉弦有力。

②方药:天麻钩藤饮加减。方中天麻、钩藤平肝息风;生石决明镇肝潜阳;黄芩、栀子清热泻火;川牛膝引血下行;益母草活血利水;杜仲、桑寄生补益肝肾;夜交藤、茯神安神定志。若症见神志恍惚,迷蒙者,为风火上扰清窍,由中经络向中脏腑转化,可配合喂服牛黄清心丸或安宫牛黄丸以开窍醒神。

可针刺百会、内关、极泉、尺泽、委中、三阴交、足三里、太冲、太溪等腧穴。

（3）痰热腑实,风痰上扰。

①症状:半身不遂,口舌歪斜,偏身麻木,腹胀便干便秘,头晕目眩,咳痰或痰多,舌质暗红或暗淡,苔黄或黄腻,脉弦滑或偏瘫侧脉弦滑而大。

②方药:大承气汤加味加减。方中生大黄荡涤肠胃,通腑泄热;芒硝咸寒软坚;枳实泄痞;厚朴宽满。可加瓜蒌、胆南星清热化痰;加丹参活血通络。本型也可选用现代经验方星蒌承气汤,方中大黄、芒硝荡涤肠胃,通腑泄热;瓜蒌、胆南星清热化痰。

可针刺百会、内关、极泉、尺泽、委中、三阴交、足三里、曲池、内庭、丰隆等腧穴。

（4）气虚血瘀。

①症状:半身不遂,口舌歪斜,口角流涎,言语謇涩或不语,偏身麻木,面色㿠白,气短乏力,心悸,自汗,便溏,手足肿胀,舌质暗淡,舌苔薄白或白腻,脉沉细、细缓或细弦。

②方药:补阳还五汤加减。本方重用黄芪补气,配当归养血,合赤芍、川芎、桃仁、红花、地龙以活血化瘀通络。中风恢复期和后遗症期多以气虚血瘀为基本病机,故此方亦常用于恢复期和后遗症期的治疗。可针刺百会、内关、极泉、尺泽、委中、三阴交、足三里、气海、血海等;口眼歪斜加颊车、地仓;上肢不遂加肩髃、曲池、手三里、合谷;下肢不遂加环跳、阳陵泉、阴陵泉、风市。

（5）肝阳上亢。

①症状:半身不遂,口舌歪斜,舌强言謇或不语,偏身麻木,烦躁失眠,眩晕耳鸣,手足心热,舌质红绛或暗红,少苔或无苔,脉细弦或细弦数。

②方药:镇肝熄风汤加减。方中怀牛膝补肝肾,并引血下行;龙骨、牡蛎、代赭石镇肝潜阳;龟板、白芍、玄参、天冬滋养阴液,以制亢阳;茵陈、麦芽、川楝子清泄肝阳,条达肝气;甘草、麦芽和胃

调中。并可配以钩藤、菊花息风清热。可针刺百会、内关、极泉、尺泽、委中、三阴交、足三里、太溪、风池等腧穴。

2. 中腑脏

(1) 痰热内闭清窍(阳闭)。

①症状:起病骤急,神昏或昏愦,半身不遂,鼻鼾痰鸣,肢体强痉拘急,项背身热,躁扰不宁,甚则手足厥冷,频繁抽搐,偶见呕血,舌质红绛,舌苔黄腻或干腻,脉弦滑数。

②方药:羚角钩藤汤配合灌服或鼻饲安宫牛黄丸。羚羊角为清肝息风主药;桑叶疏风清热;钩藤、菊花平肝息风;生地黄清热凉血;白芍柔肝养血;川贝母、竹茹清热化痰;茯神养心安神;甘草调和诸药。安宫牛黄丸可辛凉开窍。可针刺水沟、素髎、风池、风府、百会、内关、合谷、太冲、涌泉等腧穴,三棱针点刺十宣穴放血。

(2) 痰湿蒙塞心神(阴闭)。

①症状:素体阳虚,突发神昏,半身不遂,肢体松懈,瘫软不温,甚则四肢厥冷,面白唇暗,痰涎壅盛,舌质暗淡,舌苔白腻,脉沉滑或沉缓。

②方药:涤痰汤配合灌服或鼻饲苏合香丸。方中半夏、陈皮、茯苓健脾燥湿化痰;胆南星、竹茹清化痰热;石菖蒲化痰开窍;人参扶助正气。苏合香丸芳香化浊,开窍醒神。可针刺水沟、素髎、风池、风府、百会、内关、合谷、太冲、丰隆等腧穴,三棱针点刺十宣放血。

(3) 元气败脱,神明散乱(脱证)。

①症状:突然神昏或昏愦,肢体瘫软,四肢冷汗多,重则周身湿冷,二便失禁,舌痿,舌质紫暗,苔白腻,脉沉缓、沉微。

②方药:参附汤。方中人参大补元气,附子温肾壮阳,二药合用以奏益气回阳固脱之功。汗出不止加山茱萸、黄芪、龙骨、牡蛎以敛汗固脱;兼有瘀象者,加丹参。

可于关元、气海、神阙行隔盐灸。

(余琴华)

第四节　泌尿系统疾病

案例导入

案例 9-1

王××,男,50 岁。反复尿频尿急,尿道口均痛 4 天。3 天前天气炎热,加之过食辛热肥甘的烤羊腿后,开始出现尿频尿急,尿道口灼热,排尿不畅。自服药物无效后,遂来就诊。刻诊:小便频数短涩,灼热刺痛,溺色黄赤,少腹拘急胀痛,发热,体温 38.7 ℃,口苦,呕恶,大便秘结。舌苔黄腻,脉滑数。

请你思考:

1. 结合所学知识,请你谈谈该患者的诊断(病名及证型)是什么?

2. 如果你接诊该患者,需进一步做哪些辅助检查?

3. 可服用哪些中药或中成药?

一、淋证

(一) 概述

淋证是指因饮食劳倦、湿热侵袭而致的以肾与膀胱气化不利或气化无权为主要病机,以小便频数短涩,淋漓刺痛,少腹拘急,痛引腰腹为主要临床表现的一类病证。其名称始见于《黄帝内经》。《金匮要略·消渴小便不利淋病脉证并治》中描述其症状为"淋之为病,小便如粟状,小腹弦急,痛引脐中。"隋代《诸病源候论·淋病诸候》对本病的病机进行了高度明确地概括:"诸淋者,由肾虚而膀胱热故也。"临床以小便频急,尿道涩痛,小腹拘急,痛引腰腹为辨证要点。

现代医学的泌尿系统感染、尿路结石、泌尿系统肿瘤、乳糜尿等,当临床表现为淋证时,可参照本病辨证论治。

(二) 诊断要点

(1) 以小便频数短涩、淋漓刺痛,小腹拘急,痛引腰腹为各种淋证的基本临床特征。不同淋证尚有各自的特征。病久或反复发作后,常伴有低热,腰痛,小腹坠胀,疲劳等症。

(2) 多见于已婚女性,每因劳累过度,情志变化,感受外邪而诱发。

(3) 一般尿常规为首选,尿细菌培养、肾盂造影、双肾及膀胱B超、膀胱镜检查等。

(三) 分型论治

(1) 热淋。

①症状:小便频急短涩,尿道灼热刺痛,尿色黄赤,少腹拘急胀痛,或有寒热,口苦,呕恶,或腰痛拒按,或有大便秘结,苔黄腻,脉滑数。

②方药:八正散加减。中成药可选热淋清颗粒、尿石通丸等。

(2) 石淋。

①症状:尿中时夹沙石,小便艰涩,或排尿时突然中断,尿道窘迫疼痛,少腹拘急,或腰腹绞痛难忍,痛引少腹,连及外阴,尿中带血,舌红,苔薄黄,脉滑数或弦数。

②方药:石韦散加减。中成药可选金钱草颗粒、排石颗粒等。

(3) 气淋。

①症状:实证表现为郁怒之后,小便涩痛,淋漓不宣,少腹胀满疼痛,苔薄白,脉多沉弦。虚证表现为尿时涩滞,少腹坠胀,尿有余沥,面白不华,舌质淡,脉虚细无力。

②方药:实证用沉香散加味,虚证用补中益气汤加减。中成药可选柴胡舒肝丸、复方石韦片等。

(4) 血淋。

①症状:实证表现为小便热涩刺痛,尿色深红,或夹有血块,疼痛满急加剧,或见心烦,舌苔黄,脉滑数。虚证表现为尿色淡红,尿痛涩滞不明显,腰膝酸软,神疲乏力,舌淡红,脉细数。

②方药:实证用小蓟饮子加减,虚证用知柏地黄丸加减。中成药可选大败毒胶囊、龙胆泻肝丸等。

(5) 膏淋。

①症状:实证表现为小便浑浊如米泔水,置之沉淀如絮状,上有浮油如脂,或夹有凝块,或混有血液,尿道热涩疼痛,舌红,苔黄腻,脉濡数。虚证表现为病久不已,反复发作,淋出如脂,小便涩痛反见减轻,但形体日渐消瘦,头昏无力,腰膝酸软,舌淡,苔腻,脉细弱无力。

②方药:实证可用程氏萆薢分清饮加减,虚证用膏淋汤加减。中成药可选萆薢分清丸,前列泰片等。

(6) 劳淋。

①症状:小便不甚赤涩,但淋漓不尽,时作时止,遇劳即发,腰膝酸软,神疲乏力,舌质淡,脉细弱。

②方药:无比山药丸加减。中成药可选萆薢分清丸、前列泰片等。

Note

二、癃闭

（一）概述

癃闭是肾和膀胱气化失司导致的以排尿困难、全日总尿量明显减少、小便点滴而出,甚则闭塞不通为临床特征的一种病证。其中以小便不利,点滴而短少,病势较缓者称为"癃";以小便闭塞,点滴全无,病势较急者称为"闭"。癃和闭虽有区别,但都是指排尿困难,只是轻重程度上的不同,因此多统称为癃闭。《灵枢·本输》称为闭癃。《类证治裁·闭癃遗溺》曰:"闭者,小便不通,癃者,小便不利。"凡小便排出甚少或完全无尿排出者,统称癃闭。

临床以排尿困难,全日总尿量明显减少,甚则小便闭塞不通,点滴全无为辨证要点。

现代医学中各种原因引起的尿潴留和无尿症,如尿路结石、尿道狭窄、前列腺增生等病,以及肾功能衰竭引起的少尿、无尿症等,皆可参照本病内容辨证论治。

（二）诊断要点

（1）以排尿困难,全日总尿量明显减少,点滴而出,或小便闭塞不通,点滴全无为临床特征。病情严重者,可伴头晕头痛、呕吐、腹胀、喘促、水肿、烦躁不宁等,严重者可出现神昏。

（2）多见于老年男性、产后妇女、手术后患者。常有淋证、水肿病病史。

（3）肛门指诊、B超、腹部及尿道膀胱造影、膀胱镜、肾功能检查等,有助于明确是肾、膀胱、尿道,还是前列腺等疾病引起的癃闭。

（三）分型论治

（1）膀胱湿热。

①症状:小便点滴不通,或量少而短赤灼热,少腹胀满,口苦口黏,或口渴不欲饮,或大便不畅,舌质红,苔黄腻,脉数。

②方药:八正散加减。中成药可选八正合剂、三金片等。

（2）肺热壅盛。

①症状:小便量少或点滴不通,咽干,烦渴欲饮,呼吸急促或咳嗽,舌红,苔薄黄,脉数。

②方药:可选用清肺饮加减。中成药可选八正合剂。

（3）肝郁气滞。

①症状:小便不通,或通而不爽,胁腹胀满、情志抑郁或多烦易怒,舌红,苔薄黄,脉弦。

②方药:沉香散加味。中成药可选柴胡舒肝丸。

（4）浊瘀阻塞。

①症状:小便点滴而下,或尿细如线,甚则阻塞不通,少腹胀满疼痛,舌质紫暗或有瘀点,脉细涩。

②方药:代抵当丸加减。中成药可选桂枝茯苓胶囊、瘀血颗粒等。

（5）脾气下陷。

①症状:时欲小便而不得出,或量少而不爽利,气短,语声低微,少腹坠胀,精神疲乏,食欲不振,舌质淡,脉弱。

②方药:补中益气汤加减,中成药可选补中益气丸。

（6）肾阳衰惫。

①症状:小便不通或点滴不爽,排出无力,面色㿠白,神气怯弱,畏寒怕冷,腰膝冷而酸软无力,舌淡,苔薄白,脉沉细而弱。

②方药:济生肾气丸加减。中成药可选金匮肾气丸。

三、遗精

（一）概述

遗精是指非性生活状态下精液异常遗泄的病证。多因劳欲过度、饮食不节、恣情纵欲等引起,基本病机为肾失封藏,精关不固。病变脏腑在肾、心、肝、脾。本病名首见于《黄帝内经》,称遗精病为"精自下"。《金匮要略·血痹虚劳病脉证并治》称本病为"失精",认为本病是虚劳所致。《诸病源候论·虚劳溢精、见闻精出候》曰:"肾气虚弱,故精溢也。见闻感触,则动肾气,肾藏精,今虚弱不能制于精,故因见闻而精溢出也。"为后世肾虚遗精的理论奠定了基础。

现代医学中的神经衰弱、神经官能症、前列腺炎、精囊炎,或包皮过长、包茎等疾患,造成以遗精为主症者,可参照本病内容辨证论治。

（二）诊断要点

（1）男子梦中遗精,每周超过2次以上;或清醒时,不因性生活而排泄精液者。常伴有头昏、精神萎靡、腰腿酸软、失眠等症。

（2）本病常有恣情纵欲,情志内伤,久嗜醇酒厚味等病史。

（3）尿常规、前列腺液、精液常规、促性腺激素、直肠指诊等检查。

（三）分型论治

（1）君相火旺。

①症状:少寐多梦,梦则遗精,阳事易举,心中烦热,头晕目眩,口苦胁痛,小溲短赤,舌红,苔薄黄,脉弦数。

②方药:黄连清心饮合三才封髓丹加减。中成药可选黄连清心丸、三才封髓丹。

（2）湿热下注。

①症状:遗精时作,小溲黄赤,热涩不畅,口苦而腻,舌质红,苔黄腻,脉濡数。

②方药:程氏萆薢分清饮加减。中成药可选知柏地黄丸、化瘀固精合剂等。

（3）劳伤心脾。

①症状:劳则遗精,失眠健忘,心悸不宁,面色萎黄,神疲乏力,纳差便溏,舌淡苔薄,脉弱。

②方药:妙香散加减。中成药可六味地黄丸、大补阴丸等。

（4）肾气不固。

①症状:多为无梦而遗,甚则滑泄不禁,精液清稀而冷,形寒肢冷,面色苍白,头昏目眩,腰膝酸软,阳痿早泄,夜尿清长,舌淡胖,苔白滑,脉沉细。

②方药:金锁固精丸加减。中成药可选金锁固精丸、桑螵蛸散等。

四、阳痿

（一）概述

阳痿是指男性除未发育成熟或已到性欲衰退时期,性交时阴茎不能勃起,或虽勃起但勃起不坚,或勃起不能维持,以致不能进行或完成性交全过程的一种疾病。《黄帝内经》中称为"阴痿""筋痿",直至明代周之干首次以"阳痿"命名该病,在《慎斋遗书·阳痿》中有"阳痿多属于寒"的记载。

现代医学的男子性功能障碍、性神经衰弱和某些慢性病表现以阳痿为主者,可参照本病内容辨证论治。

（二）诊断要点

（1）以成年男子性交时,阴茎痿而不举,或举而不坚,或坚而不久,无法进行正常性生活为临床特征。但须除外阴茎发育不良引起的性交不能。常伴有神疲乏力,腰膝酸软,畏寒肢冷,夜寐不安,精神苦闷,胆怯多疑,或小便不畅,滴沥不尽等症。

（2）患者常有房劳过度,手淫频繁,久病体弱或有消渴、惊悸、郁证等病史。

（3）尿常规、前列腺液、夜间阴茎勃起实验、睾酮、促性腺激素、多普勒超声、阴茎动脉测压等。

Note

（三）分型论治

（1）肝气郁结。

①症状：阳事不兴，或举而不坚；心情抑郁，烦躁易怒，胸胁胀满，善太息，苔薄，脉弦。

②方药：逍遥散加减。中成药可选舒肝丸。

（2）湿热下注。

①症状：阴茎痿软，阴囊潮湿，瘙痒腥臭，睾丸坠胀作痛；小便色黄，尿道灼痛，胁胀腹闷，肢体困倦，泛恶口苦；舌红苔黄腻，脉滑数。

②方药：萆薢渗湿汤加减。中成药可选龙胆泻肝丸。

（3）心脾两虚。

①症状：阳痿不举，心悸，失眠多梦，神疲乏力，面色无华，食少纳呆，腹胀便溏；苔薄白，脉细弱。

②方药：归脾汤加减。中成药可选用归脾丸。

（4）肾阳不足。

①症状：阳事不举，或举而不坚，精薄清冷；神疲倦怠，形寒肢冷，阴部冷凉，面色无华，头晕耳鸣，腰膝酸软，小便清长；舌淡胖，苔薄白，脉沉细。

②方药：右归丸加减。中成药可选金匮肾气丸、五子衍宗丸等。

（5）惊恐伤肾。

①症状：阳痿不振；心悸易惊，胆怯多疑，夜多噩梦，常有被惊吓史；苔薄白，脉弦细。

②方药：启阳娱心丹加减。中成药可选用金锁固精丸。

（许照艳）

第五节　气血津液疾病

案例导入

案例 9-2

张某，男，42 岁。

初诊：一年前自觉咽喉不舒畅，渐有梗阻之象，继则食管天突处似有阻物，咯之不出，咽之不下，数医院皆疑为肿瘤，心情更加忧郁。据述曾有中医认为系工作繁忙，劳累致虚，服中药二百多剂，病情未见改善。自觉梗阻之物增大如鸡子，妨碍吞咽，甚则微痛，不能吃硬的食物，大便秘结，不思饮食，胸部不适，平时常有头晕头痛，形体渐瘦。在北京某医院检查已排除食管癌，唯十二指肠有痉挛现象，自觉症状依然如上，近四日未大便，脘腹胀满，嗳气厌食，得矢气较舒，睡眠不实，多梦，小便黄，舌质正红，苔薄白带秽，脉沉弦迟。

请你思考：

1. 中医诊断为何病证？辨证为何证型？

2. 中医治法是什么？如何选方用药？应如何调养？

一、郁病

（一）概述

郁证是以心情抑郁，情绪不宁，胸部满闷，胁肋胀痛，或易怒易哭，或咽中如有异物梗阻为主要临床表现的一类疾病。郁有广义和狭义之分。广义的郁，包括外邪、情志等因素所致之郁；狭义的郁，单指情志不舒之郁。本节所论主要为狭义之郁。现代医学中的抑郁症、焦虑障碍、癔症等均属于本病范畴，可参照本病辨证论治。

郁证的概念最早可以追溯到春秋战国时期，虽然当时并未直接使用"郁证"病名，但《黄帝内经》等经典著作中已有关于情志致病的论述，如《素问·六元正纪大论》中提到的"五气郁"，即"木郁达之，火郁发之，土郁夺之，金郁泄之，水郁折之"，这为后世郁证理论的发展奠定了基础。金元时期，郁证理论得到了进一步的发展和完善。朱丹溪提出了六郁学说，即气郁、血郁、痰郁、火郁、湿郁、食郁，并阐述了郁证的发展演变多从气郁开始，进而累及并产生其他五郁；创立了六郁汤、越鞠丸等相应治疗方剂，极大地丰富了郁证的内容。张景岳认为情志之郁分为怒、思、忧三郁，并详细阐述了各种情志之郁的病因、病机和治疗方法。叶天士等清代医家在临床实践中积累了丰富的经验，对郁证的辨证论治有了更深入的理解。

（二）诊断要点

（1）以心情抑郁、情绪不宁、善太息、胁肋胀满疼痛为主要临床表现，或有易怒易哭，或有咽中有异物感、吞之不下、咯之不出的特殊症状。

（2）有愤怒、忧愁、焦虑、恐惧、悲哀等情志内伤的病史。

（3）多发于中青年女性，无其他病证的症状及体征。

抑郁量表、焦虑量表测定有助于郁证的诊断及鉴别诊断。有吞之不下、咯之不出等以咽部症状为主要表现时，食管内镜检查有助于排除咽喉或食管疾病。

（三）分型论治

（1）肝气郁结。

①症状：精神抑郁，情绪不宁，善太息，胸部满闷，胁肋胀痛，痛无定处，脘闷嗳气，不思饮食，大便不调，女子月事不行，舌质淡红，苔薄腻，脉弦。

②方药：柴胡疏肝散加减。中成药可用越鞠丸、逍遥丸、丹栀逍遥丸。

（2）气郁化火。

①症状：急躁易怒，胸闷胁胀，口苦而干，或头痛、目赤、耳鸣，或嘈杂吞酸，大便秘结，舌质红，苔黄，脉弦数。

②方药：丹栀逍遥散加减。中成药可选丹栀逍遥丸。

（3）痰气郁结。

①症状：精神抑郁，胸部满闷，胁肋胀满，咽中如有异物梗阻，吞之不下，咯之不出，苔白腻，脉弦滑。《金匮要略·妇人杂病脉证并治》载有"妇人咽中如有炙脔，半夏厚朴汤主之"，明代孙一奎《赤水玄珠·咽喉门》称为"梅核气"。

②方药：半夏厚朴汤加减。中成药可用舒肝平胃丸。

（4）心神失养。

①症状：精神恍惚，心神不宁，多疑易惊，悲忧善哭，喜怒无常，时时欠伸，或手舞足蹈，喊叫骂詈，舌质淡，脉弦。多见于女性，常因精神刺激而诱发，主症多种多样，但同一患者每次发作多为同样几种症状的重复。《金匮要略·妇人杂病脉证并治》将此种证候称为"脏躁"。

②方药：甘麦大枣汤。中成药可用脑乐静、脑力静糖浆。

（5）心脾两虚。

①症状：多思善虑，心悸胆怯，失眠健忘，头晕神疲，面色无华，纳差，舌质淡，苔薄白，脉细弱。

②方药：归脾汤加减。中成药可用归脾丸、人参归脾丸。

（6）心肾阴虚。

①症状：虚烦少寐，惊悸，健忘，多梦，头晕耳鸣，五心烦热，腰膝酸软，盗汗，口干咽燥，男子遗精，女子月经不调，舌红，苔少或无，脉细数。

②方药：天王补心丹合六味地黄丸加减。前方滋阴降火，养心安神，后方滋补肾阴。若心肾不交而见心烦失眠、多梦遗精者，合交泰丸；遗精较甚者，加芡实、莲须、金樱子补肾固涩。中成药可选天王补心丹合六味地黄丸。

二、血证

（一）概述

血证是血液不循常道，或上溢于口鼻诸窍，或下泄于前后二阴，或渗出于肌肤所形成的一类出血性疾病，常见的有鼻衄、齿衄、咯血、吐血、便血、尿血、紫斑等。现代医学中多种急慢性病所引起的出血，包括多系统疾病有出血症状者以及血液系统疾病所引起的出血性疾病，可参照本病辨证论治。

《黄帝内经》中，就有关于血溢、血泄等类似血证症状的描述，但并未直接使用"血证"这一病名。张仲景《金匮要略》中称为"吐衄下血"，对吐血、衄血、便血进行辨证论治，并记载了泻心汤、柏叶汤、黄土汤等方剂，沿用至今。明代虞抟《医学正传》则首先采用"血证"之名，标志着血证作为独立病证的确立。

（二）诊断要点

出血表现为血液或从口、鼻，或从尿道、肛门，或从肌肤而外溢。应根据出血的不同临床表现进行诊断。

1. 鼻衄 凡血自鼻道外溢，而非因外伤、倒经所致者。

2. 齿衄 血自牙龈或牙缝外溢，且排除外伤所致者。

3. 咯血 血由肺、气道而来，经咳嗽而出，或觉喉痒胸闷，一咯即出，血色鲜红，或夹泡沫，或痰血相兼，痰中带血。多有慢性咳嗽、痰喘、肺痨等病史。

4. 吐血 发病急骤，吐血前多有恶心、胃脘不适、头晕等症。血随呕吐而出，常夹有食物残渣等胃内容物。血色多为咖啡色或紫暗色，也可为鲜红色。大便呈暗红色或黑如柏油。常有胃痛、胁痛、黄疸、癥积等病史。

5. 便血 大便色鲜红、暗红或紫暗，或黑如柏油样，次数增多。常有胃肠或肝病病史。便血有远近之别，远血指病位在上消化道（食管、胃、十二指肠），血与粪便相混，血色如黑漆色或暗紫色；近血指病位在下消化道（结肠、直肠、肛门），血便分开或便外裹血，血色多鲜红或暗红。

6. 尿血 小便中混有血液或夹有血丝，排尿时无疼痛。

7. 紫斑 肌肤出现青紫斑点，小如针尖，大者融合成片，压之不褪色。好发于四肢，尤以下肢为甚，常反复发作。可伴有鼻衄、齿衄、尿血、便血及崩漏。

红细胞、白细胞计数及分类、血小板计数、血红蛋白测定以及凝血功能、骨髓穿刺等检查有助于血证的诊断与鉴别诊断。

（三）分型论治

1. 鼻衄

鼻腔出血即为鼻衄，多是火热迫血妄行所致，其中以肺热、胃热、肝火为常见，但也可由血失统摄或阴虚火旺引起。鼻衄可由鼻腔局部疾病及全身疾病而引起。内科范围的鼻衄主要见于某些传染病、发热性疾病、血液病、风湿热、高血压、维生素缺乏症、化学药品及药物中毒等引起的鼻出血。

（1）热邪犯肺。

①症状：鼻燥衄血，其色鲜红，口干咽燥，或伴恶风身热，咳嗽头痛，口干痰少，舌红，苔薄，脉数。

②方药：桑菊饮加减。常用药：桑叶、菊花、薄荷、连翘、桔梗、杏仁、甘草、芦根、牡丹皮、白茅根、墨旱莲、侧柏叶等。中成药可选夏桑菊颗粒。

（2）胃热炽盛。

①症状：鼻干衄血，血色鲜红，或兼齿衄，伴口渴欲饮，口中臭秽，烦躁便秘，舌红，苔黄，脉数。

②方药：玉女煎加减。常用药：石膏、知母、生地黄、麦冬、牛膝、大蓟、小蓟、白茅根、藕节等。中成药可选玉女煎颗粒。

（3）肝火上炎。

①症状：鼻衄，血色鲜红，伴口苦，烦躁易怒，两目红赤，耳鸣目眩，舌红，苔黄，脉弦数。

②方药：龙胆泻肝汤加减。常用药：龙胆草、柴胡、栀子、黄芩、泽泻、车前子、生地黄、当归、甘草、白茅根、蒲黄、大蓟、小蓟、藕节等。中成药可选龙胆泻肝丸。

（4）气血两虚。

①症状：鼻血淡红，时作时休，或兼齿衄、肌衄，伴神疲乏力，面色㿠白，头晕心悸，夜寐不宁，舌淡，脉细无力。

②方药：归脾汤加减。常用药：党参、茯苓、白术、甘草、当归、黄芪、酸枣仁、远志、龙眼肉、木香、阿胶、仙鹤草、茜草等。中成药可选归脾丸。

对以上各种证候的鼻衄，除内服汤药治疗外，应结合局部用药治疗，及时止血。可选用：①局部外用云南白药填塞止血；②用棉花蘸青黛粉塞入鼻腔止血；③用湿棉条蘸塞鼻散（百草霜15 g，龙骨15 g，枯矾60 g，共研极细末）塞鼻等。

2. 齿衄 牙龈出血即齿衄。胃热、肾虚是其主要病机，尤以胃热所致者多见。齿衄可由牙龈局部病变或全身疾病所引起。内科范围的齿衄，多由血液病、维生素缺乏症及肝硬化等疾病所引起。

（1）胃火炽盛。

①症状：齿衄，血色鲜红，伴牙龈红肿疼痛，口渴口臭，舌红，苔黄，脉洪数。

②方药：加味清胃散合泻心汤加减。前方清胃凉血，后方泻火解毒。常用药：生地黄、牡丹皮、水牛角、大黄、黄连、黄芩、连翘、当归、甘草、白茅根、大蓟、小蓟、藕节等。中成药可选黄连上清丸、牛黄解毒片。

（2）阴虚火旺。

①症状：齿衄，血色淡红，起病较缓，常因受热及烦劳而诱发，伴齿摇不坚，舌红，苔少，脉细数。

②方药：六味地黄丸合茜根散加减。前方滋阴补肾，后方养阴清热，凉血止血。常用药：熟地黄、山药、山茱萸、茯苓、牡丹皮、泽泻、茜草根、黄芩、侧柏叶、阿胶等。中成药可选六味地黄丸合清胃黄连丸。

3. 咯血 血由肺及气管外溢，经口咳出，表现为痰中带血，或痰血相兼，或纯血鲜红，兼夹泡沫，均称为咯血，亦称为嗽血。咯血见于多种内伤杂病及外感温热病。内科范围的咯血，主要见于支气管扩张、急性支气管炎、慢性支气管炎、肺炎、肺结核、肺癌等。其中由肺结核、肺癌所致者，尚需参阅肺痨及癌病相关内容。

（1）燥热伤肺。

①症状：喉痒咳嗽，痰中带血，血色鲜红，伴口干鼻燥，或有身热，舌红，苔薄黄少津，脉数。

②方药：桑杏汤加减。常用药：桑叶、栀子、淡豆豉、沙参、梨皮、贝母、杏仁、白茅根、茜草、藕

Note

节、侧柏叶等。中成药可选润肺止咳胶囊或川贝枇杷膏。

（2）肝火犯肺。

①症状：咳嗽阵作，痰中带血或纯血鲜红，伴胸胁胀痛，烦躁易怒，口苦目赤，舌红，苔薄黄，脉弦数。

②方药：泻白散合黛蛤散加减。前方清泄肺热，后方清肝凉血。常用药：青黛、黄芩、桑白皮、地骨皮、海蛤壳、甘草、墨旱莲、白茅根、大蓟、小蓟等。若咯血量较多，纯血鲜红，用犀角地黄汤加三七粉（冲服）。中成药可选当归龙荟丸。

（3）阴虚肺热。

①症状：咳嗽痰少，痰中带血，或反复咯血，血色鲜红，伴口干咽燥，颧红，潮热盗汗，舌红苔少，脉细数。

②方药：百合固金汤加减。常用药：百合、麦冬、玄参、生地黄、熟地黄、当归、白芍、贝母、甘草、白及、藕节、白茅根、茜草等。本证常合用十灰散凉血止血。中成药可选养阴清肺丸。

4. 吐血　血由胃来，经呕吐而出，血色红或紫暗，常夹有食物残渣，称为吐血，亦称为呕血。吐血主要见于上消化道出血，其中以消化性溃疡出血及肝硬化所致的食管、胃底静脉曲张破裂出血为多见，其次见于食管炎、急慢性胃炎、胃黏膜脱垂以及某些全身性疾病（如血液病、尿毒症、应激性溃疡）引起的出血。

（1）胃热壅盛。

①症状：吐血色红或紫暗，常夹有食物残渣，伴脘腹胀闷，嘈杂不适，甚则作痛，口臭便秘，大便色黑，舌红，苔黄腻，脉滑数。

②方药：泻心汤合十灰散加减。常用药：黄芩、黄连、大黄、牡丹皮、栀子、大蓟、小蓟、侧柏叶、茜草根、白茅根、棕榈皮等。中成药可选用清胃黄连丸。

（2）肝火犯胃。

①症状：吐血色红或紫暗，伴口苦胁痛，心烦易怒，寐少梦多，舌红，苔黄，脉弦数。

②方药：龙胆泻肝汤加减。常用药：龙胆草、柴胡、黄芩、栀子、泽泻、车前子、生地黄、当归、白茅根、藕节、墨旱莲、茜草等。中成药可选龙胆泻肝丸。

（3）气虚血溢。

①症状：吐血缠绵不止，时轻时重，血色暗淡，伴神疲乏力，心悸气短，面色苍白，舌淡，脉细弱。

②方药：归脾汤加减。常用药：党参、茯苓、白术、甘草、当归、黄芪、木香、阿胶、仙鹤草、炮姜炭、白及、海螵蛸等。若出血量多，易致气随血脱。当出现面色苍白、汗出肢冷、脉微欲绝等症，亟当用独参汤等益气固脱，并结合现代医学方法积极救治。中成药可选归脾丸。

5. 便血　便血系胃肠络脉受损，血不循经，溢入胃肠，随大便而下，或大便色黑呈柏油样。内科杂病的便血主要见于胃肠道的炎症、溃疡、肿瘤、息肉、憩室炎等。

（1）肠道湿热。

①症状：大便状如柏油，或色红黏稠，伴大便黏滞不爽，或有腹痛，口苦口臭，舌红，苔黄腻，脉濡数。

②方药：地榆散合槐角丸加减。常用药：地榆、茜草、槐角、栀子、黄芩、黄连、茯苓、防风、枳壳、当归等。中成药可选香连丸。

（2）热灼胃络。

①症状：便色如柏油，或稀或稠，常有饮食伤胃史，伴胃脘疼痛，口干尿赤，舌淡红，苔薄黄，脉弦细。

②方药：泻心汤合十灰散加减。常用药：黄芩、黄连、大黄、牡丹皮、栀子、大蓟、小蓟、侧柏叶、茜草根、白茅根、棕榈皮等。中成药可选黄连上清片。

（3）气虚不摄。

①症状：便血淡红或紫暗不稠，伴倦怠食少，面色萎黄，心悸少寐，舌淡，脉细。

②方药：归脾汤加减。常用药：党参、茯苓、白术、甘草、当归、黄芪、酸枣仁、远志、龙眼肉、木香、阿胶、槐花、地榆、仙鹤草等。中成药可选归脾丸。

（4）脾胃虚寒。

①症状：便血紫暗，甚则色黑状如柏油，反复发作，伴脘腹隐痛，素喜热饮，面色不华，神疲懒言，平素便溏，舌淡，苔白滑，脉细。

②方药：黄土汤加减。常用药：灶心土、炮姜、白术、附子、甘草、地黄、阿胶珠、黄芩、白及、海螵蛸、三七、花蕊石等。便血严重时应予禁食。轻症便血应注意休息，重症者则应卧床。应注意观察便血的颜色、性状及次数。若出现头昏、心慌、烦躁不安、面色苍白、脉细数等，常为大出血的征兆，应积极救治。中成药可选附子理中丸。

6. 尿血　小便中混有血液，甚或伴有血块的病证，称为尿血。因出血量及病位不同，而使小便呈淡红色、鲜红色或茶褐色。尿血一般指肉眼血尿而言，出血量小的"镜下血尿"，也属于尿血范畴。现代医学中的尿路感染、肾结核、肾小球肾炎以及全身性疾病（如血液病、结缔组织病等）出现的血尿，均可参照本病辨证论治。

（1）下焦湿热。

①症状：小便黄赤灼热，尿血鲜红，伴心烦口渴，面赤口疮，夜寐不安，舌红，脉数。

②方药：小蓟饮子加减。常用药：小蓟、生地黄、藕节、蒲黄、栀子、通草、竹叶、滑石、甘草、当归等。中成药可选八正颗粒或三金片。

（2）肾虚火旺。

①症状：小便短赤带血，时作时止，伴头晕耳鸣，颧红潮热，腰膝酸软，舌红，苔少，脉细数。

②方药：知柏地黄丸加减。常用药：生地黄、山药、山茱萸、茯苓、泽泻、牡丹皮、知母、黄柏、墨旱莲、大蓟、小蓟、藕节、蒲黄等。中成药可选知柏地黄丸。

（3）脾不统血。

①症状：久病尿血，量多色淡，甚或兼见齿衄、肌衄，伴食少便溏，体倦乏力，气短声低，面色不华，舌淡，脉细弱。

②方药：归脾汤加减。常用药：党参、茯苓、白术、甘草、当归、黄芪、酸枣仁、远志、龙眼肉、木香、熟地黄、阿胶、仙鹤草、槐花等。中成药可选归脾丸。

（4）肾气不固。

①症状：久病尿血，血色淡红，伴头晕耳鸣，精神困惫，腰脊酸痛，舌淡，脉沉弱。

②方药：无比山药丸加减。常用药：熟地黄、山药、山茱萸、怀牛膝、肉苁蓉、菟丝子、杜仲、巴戟天、茯苓、泽泻、五味子、赤石脂、仙鹤草、蒲黄、槐花、紫珠草等。中成药可选肾气丸。

7. 紫斑　血液溢出于肌肤，皮肤表现青紫斑点或斑块的病证，称为紫斑，亦称肌衄。由外感温毒所致者称为葡萄疫。紫斑多发生在四肢，尤以下肢多见。皮肤呈点状或片状青紫斑块，大小不等，形状不一，用手指按压紫斑处，其色不褪，部分患者可伴有发热、头痛、纳差、腹痛、肢体关节疼痛等症。多种外感及内伤的原因都会引起紫斑。以下内容主要讨论内科杂病范围的紫斑，常见于现代医学的原发性血小板减少性紫癜及过敏性紫癜。药物、化学和物理因素等引起的继发性血小板减少性紫癜，亦可参考本病辨证论治。

（1）血热妄行。

①症状：皮肤出现青紫斑点或斑块，斑色偏红，甚则鼻衄、齿衄、便血、尿血，伴发热口渴，便秘尿赤，舌红，苔黄，脉弦数。

②方药:犀角地黄汤合十灰散加减。常用药:水牛角、生地黄、赤芍、牡丹皮、栀子、大蓟、小蓟、侧柏叶、茜草根、白茅根、棕榈皮、大黄等。中成药可选连翘败毒丸。

（2）阴虚火旺。

①症状:皮肤出现青紫斑点或斑块,时发时止,斑色偏暗,常兼鼻衄、齿衄,伴颧红头晕,口渴心烦,手足心热,或有潮热盗汗,舌红,苔少,脉细数。

②方药:茜根散加减。常用药:茜草根、黄芩、侧柏叶、生地黄、阿胶、甘草等。中成药可选知柏地黄丸。

（3）气不摄血。

①症状:皮肤青紫斑点或斑块反复发生,其色偏淡,伴神疲乏力,头晕目眩,面色苍白或萎黄,食欲不振,舌淡,脉细弱。

②方药:归脾汤加减。常用药:人参、茯苓、白术、甘草、当归、黄芪、酸枣仁、远志、龙眼肉、木香、仙鹤草、棕榈炭、地榆、蒲黄、茜草根、紫草等。中成药可选归脾丸。

上述各种证候的紫斑,兼有齿衄且较甚者,合用漱口药(生石膏 30 g,黄柏 15 g,五倍子 15 g,儿茶 6 g,浓煎漱口,每次 5～10 min)。

三、汗病

（一）概述

汗病是以汗液外泄失常为主要症状的疾病。不受外界环境因素的影响,白昼时时汗出,动则益甚者,称为自汗;寐中汗出,醒来即止者,称为盗汗。现代医学中的甲状腺功能亢进症、自主神经功能障碍、风湿热、低血糖、休克及结核病、肝病等所致的自汗、盗汗均属本病范畴,可参照本病辨证论治。

《黄帝内经》认为汗的产生与阴阳、气血、脏腑功能密切相关。张仲景在《金匮要略》中首次记载了盗汗的名称,对出汗相关病症有丰富的论治,为后世治疗汗病提供了许多经方和思路。金元时期,医家们对自汗、盗汗的认识更加深入,比如朱丹溪认为"自汗属气虚、血虚、阳虚,盗汗属阴虚"。明代张景岳在《景岳全书》中对汗证的辨证更为精细,指出自汗、盗汗有阴阳虚实之分。

（二）诊断要点

（1）不受外界环境的影响,头面、颈胸或四肢、全身汗出为本病的主要临床症状。

（2）白昼时时汗出,动则益甚者为自汗;寐中汗出,醒来即止者为盗汗。

（3）有病后体虚、表虚受风、烦劳过度、情志不舒、嗜食辛辣等易引起自汗、盗汗的病因存在。

血沉、抗链球菌溶血素 O 试验、血清甲状腺激素和性激素测定、胸部 X 线摄片、痰培养等检查有助于本病的诊断。

（三）分型论治

（1）肺卫不固。

①症状:汗出恶风,稍劳尤甚,易于感冒,或表现半身、某一局部出汗,体倦乏力,面色少华,苔薄白,脉细弱。

②方药:玉屏风散加减。常用药:黄芪、党参、白术、黄精、防风等。中成药可用玉屏风颗粒、复芪止汗颗粒、虚汗停颗粒。

（2）阴虚火旺。

①症状:夜寐盗汗,或有自汗,五心烦热,或兼午后潮热,两颧色红,口渴,舌红少苔,脉细数。

②方药:当归六黄汤加减。常用药:当归、生地黄、熟地黄、黄连、黄芩、黄柏、五味子、乌梅等。中成药可用知柏地黄丸、心脑舒口服液。

（3）心血不足。

①症状:睡则汗出,醒则自止,心悸怔忡,失眠多梦,神疲气短,面色少华,舌淡,苔白,脉细。

②方药:归脾汤加减。常用药:人参、黄芪、白术、茯苓、当归、龙眼肉、酸枣仁、远志、五味子、牡蛎、浮小麦等。中成药可用归脾丸、参茸卫生丸、健脾生血颗粒。

（4）邪热郁蒸。

①症状:蒸蒸汗出,汗黏,易使衣服黄染,面赤烘热,烦躁,口苦,小便色黄,苔薄黄,脉弦数。

②方药:龙胆泻肝汤。常用药:龙胆草、黄芩、栀子、柴胡、泽泻、木通、车前子、当归、生地黄、糯稻根等。中成药可用龙胆泻肝丸。

四、消渴

（一）概述

消渴是以多饮、多食、多尿、乏力、消瘦或尿有甜味为主要症状的疾病。现代医学中的糖尿病、尿崩症,或其他疾病出现以消渴为主要症状特点者,可参照本病辨证论治。

《黄帝内经》中已经有关于消渴相关症状的记载,初步认识到消渴与饮食肥甘、五脏虚弱等因素有关,同时提到了消渴患者会出现多饮、多食、多尿等典型症状的部分表现,为后世对消渴的研究奠定了基础。张仲景在《伤寒杂病论》中对消渴的辨证论治有了进一步的发展。其设立白虎加人参汤、肾气丸等方剂,从不同角度对消渴进行治疗。巢元方在《诸病源候论》中对消渴的病因病机进行了详细的阐述,认为消渴的发生与多种因素有关。

（二）诊断要点

（1）以口渴多饮、多食易饥、尿频量多、形体消瘦或尿有甜味等为主要症状。

（2）如"三多"症状不显著,但中年之后,嗜食膏粱厚味、醇酒炙煿,出现眩晕、肺痨、胸痹、中风、雀目、疮痈等病证者,应考虑消渴的可能性。

（3）本病的发生与禀赋不足有关。

空腹血糖测定、随机血糖测定、口服葡萄糖耐量试验(OGTT)、糖化血红蛋白(HbA1c)测定、胰岛素释放试验、C肽释放试验及尿常规等检查有助于本病诊断。

（三）分型论治

1. 上消—肺热津伤

①症状:口渴多饮,口舌干燥,尿频量多,烦热多汗,舌边尖红,苔薄黄,脉洪数。

②方药:消渴方。常用药:天花粉、葛根、麦冬、生地黄、藕汁、黄连、黄芩、知母等。若烦渴不止,小便频数,脉数乏力者,为肺热津亏,气阴两伤,用玉泉丸或二冬汤。中成药可选消渴丸。

2. 中消

（1）胃热炽盛。

①症状:多食易饥,口渴,尿多,形体消瘦,大便干燥,苔黄,脉滑实有力。

②方药:玉女煎。常用药:生石膏、知母、黄连、栀子、玄参、生地黄、麦冬、川牛膝等。中成药可用参芪降糖胶囊、消糖灵胶囊、消渴平片。

（2）气阴亏虚。

①症状:口渴引饮,能食与便溏并见,或饮食减少,精神不振,四肢乏力,体瘦,舌质淡红,苔白而干,脉弱。

Note

②方药：七味白术散。常用药：黄芪、党参、白术、茯苓、山药、甘草、木香、藿香、葛根、天冬、麦冬等。中成药可用参芪降糖胶囊、参精止渴丸、消渴丸。

3．下消

（1）肾阴亏虚。

①症状：尿频量多，浑浊如脂膏，或尿甜，腰膝酸软，乏力，头晕耳鸣，口干唇燥，皮肤干燥，瘙痒，舌红苔少，脉细数。

②方药：六味地黄丸。常用药：熟地黄、山茱萸、枸杞子、五味子、山药、茯苓、泽泻、牡丹皮等。中成药可用六味地黄丸、麦味地黄丸。

（2）阴阳两虚。

①症状：小便频数，浑浊如膏，甚至饮一溲一，面容憔悴，耳轮干枯，腰膝酸软，四肢欠温，畏寒肢冷，阳痿或月经不调，舌苔淡白而干，脉沉细无力。

②方药：金匮肾气丸。常用药：熟地黄、山茱萸、枸杞子、五味子、山药、茯苓、附子、肉桂等。中成药可用金匮肾气丸。

五、虚劳

（一）概述

虚劳是以脏腑亏损、气血阴阳虚衰、久虚不复成劳为主要病机，以多种慢性虚弱表现为主症的疾病。现代医学中各系统、各器官发生的多种慢性消耗性疾病和自身免疫病等，可参照本病辨证论治。

张仲景在《金匮要略》中正式提出"虚劳"病名，并对其病因、辨证及治疗进行了详细描述。巢元方在《诸病源候论》中对虚劳病的病因、病机、症状等方面进行了更为详细的阐述。孙思邈在《备急千金要方》中对虚劳病的治疗提出了丰富多样的方法，除了大量的内服方剂外，还包括针灸、按摩、食疗等综合治疗手段。李东垣创立的补中益气汤等方剂在治疗因脾胃虚弱所致的虚劳病方面具有显著疗效。

（二）诊断要点

（1）脏腑、气血、阴阳的亏虚以一组或多组有内在联系的症候群出现，并呈慢性演变的过程。起病多缓慢或隐匿，亦可明显、急骤，但以前者多见。

（2）可见消瘦憔悴，面色无华，身体羸弱，甚或形神衰败，大肉尽脱，食少便溏，心悸气促，呼多吸少，自汗盗汗，或五心烦热，或畏寒肢冷，男性阳痿遗精，女性不孕，白带如水，质清稀量多，舌质淡胖，或伴舌边有齿痕，脉虚无力等诸多证候。

（3）有长期慢性病史，或存在引起虚劳的其他致病因素，多见于大病、久病之后。

（4）应排除内科其他疾病中出现的虚证。

（三）分型论治

虚劳的证候繁多，但总不离乎五脏，而五脏之伤，又不外乎阴、阳、气、血，因此以气、血、阴、阳为纲，五脏虚证为目，分类辨证施治。

1．气虚　主要证候有面色白或萎黄，气短懒言，语声低微，头昏神疲，肢体无力，舌苔淡白，脉细软弱。

（1）肺气虚。

①症状：咳嗽无力，痰液清稀，短气自汗，声音低怯，时寒时热，平素易于感冒，面白，舌淡，脉弱。

②方药：补肺汤加减。常用药：人参、黄芪、沙参、熟地黄、五味子。中成药可选补肺丸。

（2）心气虚。

①症状:心悸,气短,劳则尤甚,神疲体倦,自汗,舌淡,脉弱。

②方药:七福饮加减。常用药:人参、白术、炙甘草、熟地黄、当归、酸枣仁、远志等。中成药可选归脾丸。

(3)脾气虚。

①症状:饮食减少,食后胃脘不舒,倦怠乏力,大便溏薄,面色萎黄,舌淡,苔薄,脉弱。

②方药:加味四君子汤。常用药:人参、黄芪、白术、甘草、茯苓、白扁豆等。中成药可用十一味参芪胶囊、参芪十一味颗粒。

(4)肾气虚。

①症状:神疲乏力,腰膝酸软,小便频数而清,白带清稀,舌淡,脉弱。

②方药:大补元煎。常用药:人参、山药、炙甘草、杜仲、山茱萸、熟地黄、枸杞子、当归等。中成药可选金匮肾气丸。

2. 血虚 主要证候有面色淡黄或淡白无华,唇、舌、指甲色淡,头晕眼花,肌肤枯糙,舌淡红,苔少,脉细。

(1)心血虚。

①症状:心悸怔忡,健忘,失眠,多梦,面色不华,舌淡,脉细或结代。

②方药:养心汤。常用药:人参、黄芪、茯苓、五味子、甘草、当归、川芎、柏子仁、酸枣仁、远志、肉桂、半夏曲等。由于心血虚往往与脾血虚并存,称为心脾血虚,临证时常用归脾汤加减治疗。中成药可选归脾丸。

(2)肝血虚。

①症状:头晕目眩,胁痛,肢体麻木,筋脉拘急,或肌肉瞤动,妇女月经不调甚则闭经,面色不华,舌淡,脉弦细或细涩。

②方药:四物汤加减。常用药:熟地黄、当归、白芍、川芎等。中成药可用薯蓣丸、归芪口服液、再造生血片。

3. 阴虚 主要证候有面颧红赤,唇红,低烧潮热,手足心热,虚烦不安,盗汗,口干,舌光红少津,脉细数无力。

(1)肺阴虚。

①症状:干咳,咽燥,甚或失声,咯血,潮热,盗汗,面色潮红,舌红少津,脉细数。

②方药:沙参麦冬汤。常用药:沙参、麦冬、玉竹、天花粉、桑叶、甘草等。中成药可用河车大造丸、人参固本丸。

(2)心阴虚。

①症状:心悸,失眠,烦躁,潮热,盗汗,或口舌生疮,面色潮红,舌红少津,脉细数。

②方药:天王补心丹加减。常用药:生地黄、玄参、麦冬、天冬、人参、茯苓、五味子、当归、丹参、柏子仁、酸枣仁、远志等。中成药可选天王补心丸。

(3)脾胃阴虚。

①症状:口渴,唇舌干燥,不思饮食,甚则干呕,呃逆,大便燥结,面色潮红,舌红少苔,脉细数。

②方药:益胃汤。常用药:沙参、麦冬、生地黄、玉竹等。中成药可选养胃舒颗粒。

(4)肝阴虚。

①症状:头痛,眩晕,耳鸣,目干畏光,视物不明,急躁易怒,或肢体麻木,筋惕肉瞤,面潮红,舌干红,脉弦细数。

②方药:补肝汤加减。常用药:地黄、当归、白芍、川芎、酸枣仁、木瓜、甘草等。中成药可选左归丸。

(5)肾阴虚。

①症状:腰酸,遗精,两足痿弱,眩晕,耳鸣,甚则耳聋,口干,咽痛,颧红,舌红少津,脉沉细。

Note

②方药:左归丸加减。常用药:熟地黄、龟甲胶、枸杞子、山药、菟丝子、牛膝、山茱萸、鹿角胶等。中成药可选左归丸。

4. 阳虚 阳虚常由气虚进一步发展而成,以心、脾、肾的阳虚为多见。主要证候有面色苍白或晦暗,怕冷,手足不温,冷汗出,精神疲倦,气息微弱,或有水肿,下肢为甚,舌质胖嫩,边有齿痕,苔淡白润,脉细微、沉迟或虚大。

(1)心阳虚。

①症状:心悸,自汗,神倦嗜卧,心胸憋闷疼痛,形寒肢冷,面色苍白,舌淡或紫暗,脉细弱或沉迟。

②方药:保元汤加减。常用药:人参、黄芪、肉桂、炙甘草、生姜等。中成药可选柏子养心丸。

(2)脾阳虚。

①症状:面色萎黄,食少,形寒,神倦乏力,少气懒言,大便溏薄,肠鸣腹痛,每因受寒或饮食不慎而加剧,舌淡,苔白,脉弱。

②方药:附子理中汤加减。常用药:人参、白术、甘草、附子、干姜等。中成药可用补白颗粒、附子理中丸。

(3)肾阳虚。

①症状:腰背酸痛,遗精,阳痿,多尿或不禁,面色苍白,畏寒肢冷,下利清谷或五更泻,舌淡,舌边齿痕,脉沉迟。

②方药:右归丸加减。常用药:附子、肉桂温补肾阳;杜仲、山茱萸、菟丝子、鹿角胶温补肾气;熟地黄、山药、枸杞子、当归补益精血。若遗精者,加金樱子、桑螵蛸补肾固精,或合金锁固精丸;命门火衰而致五更泻者,合用四神丸;阳虚水泛以致水肿、尿少者,加茯苓、泽泻、白术、车前子,或合五苓散。中成药可选右归丸。

六、瘿病

(一)概述

瘿病是以颈前喉结两旁结块肿大为主症的疾病。古籍中又有瘿、瘿气、瘿瘤、瘿囊、影袋等名。现代医学中单纯性甲状腺肿、甲状腺结节、甲状腺功能亢进症、甲状腺炎、甲状腺瘤、甲状腺癌等,可参照本病辨证论治。

战国时期《庄子·德充符》中已有"瘿"的病名记载。《吕氏春秋·季春纪》提到"轻水所,多秃与瘿人",不仅记载了瘿病的存在,还观察到了瘿病的发病与地理环境之间的密切关系。巢元方在《诸病源候论·瘿候》中明确指出瘿病的病因主要是情志内伤及水土因素,认为"诸山水黑土中出泉流者,不可久居,常食令人作瘿病,动气增患"。孙思邈的《备急千金要方》及王焘的《外台秘要》记载了数十个治疗瘿病的方剂,常用药物海藻、昆布等至今仍被临床广泛运用。陈实功在《外科正宗·瘿瘤论》中指出瘿瘤主要由气、痰、瘀壅结而成,治疗需行散气血、行痰顺气、活血散坚,用海藻玉壶汤进行治疗。

(二)诊断要点

(1)以颈前喉结两旁结块肿大为临床特征。初作可如樱桃或指头大小,一般生长缓慢,大小不一,大者可如囊如袋,触之多柔软、光滑,病程日久则质地较硬,或可扪及结节。

(2)多发生于女性,常有饮食不节、情志不舒的病史,或发病有一定的地域性。

(3)早期多无明显的伴随症状,发生阴虚火旺的病机转化时,可见低热、多汗、心悸、眼突、手抖、多食易饥、面赤、脉数等表现。

血清T_3、T_4、TSH检测,促甲状腺激素释放激素(TRH)兴奋试验,以及甲状腺超声和甲状腺核素扫描等检查有助于本病的诊断及鉴别诊断。

（三）分型论治

（1）气郁痰阻。

①症状：颈前喉结两旁结块肿大，质软不痛，颈部觉胀，胸闷，喜太息，或兼胸胁窜痛，病情常随情志波动，苔薄白，脉弦。

②方药：四海舒郁丸加减。常用药：昆布、海带、海藻、海螵蛸、海蛤壳、贝母、郁金、青木香、青皮、陈皮、桔梗等。中成药可选半夏厚朴汤合小金丸。

（2）痰结血瘀。

①症状：颈前喉结两旁结块肿大，按之较硬或有结节，肿块经久未消，胸闷，纳差，舌暗或紫，苔薄白或白腻，脉弦或涩。

②方药：海藻玉壶汤加减。常用药：海藻、昆布、海带、青皮、陈皮、半夏、胆南星、贝母、连翘、甘草、当归、赤芍、川芎、丹参等。中成药可选五海瘿瘤丸。

（3）肝火旺盛。

①症状：颈前喉结两旁轻度或中度肿大，一般柔软光滑，烦热，容易出汗，性情急躁易怒，眼球突出，手指颤抖，面部烘热，口苦，舌红，苔薄黄，脉弦数。

②方药：栀子清肝汤合消瘰丸加减。常用药：柴胡疏肝解郁；栀子、牡丹皮、当归、白芍、牛蒡子、生牡蛎、贝母、玄参等。中成药可选丹栀逍遥丸。

（4）心肝阴虚。

①症状：颈前喉结两旁结块或大或小，质软，病起较缓，心悸不宁，心烦少寐，易出汗，手指颤动，眼干，目眩，倦怠乏力，舌红，苔少或无苔，舌体颤动，脉弦细数。

②方药：天王补心丹或一贯煎加减。常用药：生地黄、沙参、玄参、麦冬、天冬、人参、茯苓、当归、枸杞子、丹参、酸枣仁、柏子仁、五味子、远志、川楝子等。中成药可选知柏地黄丸。

七、痰饮

（一）概述

痰饮是指体内水液输布、运化失常，停积于某些部位为主症的疾病。痰饮有广义和狭义之分，广义痰饮包括痰饮、悬饮、溢饮、支饮四类，是诸饮的总称。饮停胃肠则为狭义的痰饮；饮流胁下则为悬饮；饮溢肢体则为溢饮；饮撑胸肺则为支饮。痰饮所涉及的临床病种广泛，表现复杂。现代医学中的慢性支气管炎、支气管哮喘、渗出性胸膜炎、慢性胃炎、心力衰竭等出现痰饮表现者，可参照本病辨证论治。

中医对痰的理论溯源于《黄帝内经》，当时无痰饮之分，多称为水饮、饮积、水湿等。如《素问·五常政大论》："太阳司天……湿气变物，水饮内蓄，中满不食。"《素问·脉要精微论》云："溢饮者，渴暴多饮而易入肌皮，肠胃之外也。"这些论述是痰饮认识的开端，为后世痰饮学说的形成和发展奠定了理论基础。

"痰饮"一词最早源自张仲景，他在《金匮要略》中首次以专篇形式系统论述饮病的名称、分类、病因及治疗问题，将痰饮分为广义、狭义两种。他提出的"病痰饮者，当以温药和之"的治疗原则，至今仍被临床所遵循。

隋唐至金元时期关于痰饮的学说有了长足发展。痰饮的概念逐渐明确并被广泛接受。孙思邈在《备急千金要方·痰饮第六》中提出了五饮之说，并详细描述了痰饮的成因、症状及治疗方法。他的治疗方法如吐法、温下法等，对后世痰饮病的治疗产生了深远的影响。南宋医家杨仁斋在《仁斋直指方论》中，首次将"饮"与"痰"的概念进行了明确的区分，提出"饮清稀而痰稠浊"。朱丹溪在《丹溪心法》中说，"痰之为物，随气升降，无处不到"，强调了痰的流动性和致病性，他还提出了"百病多因痰作祟"的观点,认为许多疾病的发生、发展都与痰有着密切的关系,这一论点在临床实践中得到了广泛的应用和验证。

（二）诊断要点

根据四饮的不同临床特征,并结合病因、病史进行诊断。

1. 痰饮 心下满闷,呕吐清水痰涎,胃肠沥沥有声,形体昔肥今瘦,属饮停胃肠。

2. 悬饮 胸胁饱满,咳唾引痛,喘促不能平卧,或有肺痨病史,属饮流胁下。

3. 溢饮 身体疼痛而沉重,甚则肢体水肿,汗当出而不出,或伴咳喘,属饮溢肢体。

4. 支饮 咳逆倚息,短气不得平卧,其形如肿,属饮邪支撑胸肺。

胸部影像学检查有助于慢性支气管炎、支气管哮喘、渗出性胸膜炎的诊断;胃镜检查可明确慢性胃炎诊断;有心功能不全的临床表现者,颈静脉压或肺毛细血管楔压(PCWP)增高,有助于右心衰或左心衰的诊断;尿常规、肾功能等检查有助于肾炎等疾病的诊断。

（三）分型论治

1. 痰饮 多由素体脾虚,运化不健,复加饮食不当,或为外湿所伤,而致脾阳虚弱,饮留胃肠引起。

（1）脾阳虚弱。

①症状:胸胁支满,心下痞闷,胃中有水声,伴脘腹喜温畏冷,泛吐清水痰涎,饮入易吐,口渴不欲饮水,头晕目眩,心悸气短,食少,大便或溏,形体逐渐消瘦,舌苔白滑,脉弦细而滑。

②方药:苓桂术甘汤合小半夏加茯苓汤加减。常用药:桂枝、生姜、茯苓、白术、炙甘草、陈皮、半夏等。中成药可选附子理中丸。

（2）饮留胃肠。

①症状:心下坚满或痛,自利,利后反快,或虽利,但心下续坚满,或水走肠间,沥沥有声,腹满,排便不畅,舌苔腻,色白或黄,脉沉弦或伏。

②方药:甘遂半夏汤或己椒苈黄丸加减。常用药:甘遂、半夏、白芍、蜂蜜、甘草、大黄、葶苈子、防己、椒目等。中成药可选四消丸。

2. 悬饮 多因素体不强,或原有其他慢性病,肺虚卫弱,时邪外袭,肺失宣通,饮停胸胁,络气不和。如若饮阻气郁,久则可以化火伤阴或耗损肺气。

（1）邪犯胸肺。

①症状:咳痰胸痛,咳甚气急,伴寒热往来,身热起伏,汗少,或发热不恶寒,有汗而热不解,咳嗽,痰少,呼吸、转侧则疼痛加重,心下痞硬,舌苔薄白或黄,脉弦数。

②方药:柴枳半夏汤加减。常用药:柴胡、黄芩清解少阳;瓜蒌、半夏宽胸化痰;青皮、枳壳理气开结;赤芍和络止痛;桔梗、杏仁宣肺止咳。中成药可选清气化痰丸。

（2）饮停胸胁。

①症状:胸胁疼痛,咳唾引痛,痛势较前减轻,而呼吸困难加重,伴咳逆气喘,息促不能平卧,或仅能偏卧于停饮一侧,病侧肋间胀满,甚则可见偏侧胸廓隆起,舌苔白,脉沉弦或弦滑。

②方药:椒目瓜蒌汤合十枣汤加减。常用药:葶苈子、桑白皮、苏子、瓜蒌皮、杏仁、枳壳、椒目、茯苓、猪苓、泽泻、冬瓜皮、车前子、甘遂、大戟、芫花等。用十枣汤或控涎丹峻下逐水,剂量均应从小量递增,一般连服3～5天,必要时停二三日后再服。应注意顾护胃气,如药后呕吐、腹痛、腹泻过剧,宜减量或停服。中成药可选蠲哮片。

（3）络气不和。

①症状:胸胁疼痛,如灼如刺,伴胸闷不舒,呼吸不畅,或有闷咳,甚则迁延,经久不已,阴雨天更甚,可见病侧胸廓变形,舌暗,苔薄,脉弦。

②方药:香附旋覆花汤加减。常用药:旋覆花、半夏、苏子降气化痰;柴胡、香附、枳壳疏肝理

气解郁;郁金、当归、赤芍、延胡索活血止痛;茯苓、薏苡仁健脾祛饮。中成药可选清气化痰丸。

（4）阴虚内热。

①症状:咳呛时作,胸胁闷痛,咯吐少量黏痰,伴口干咽燥,或午后潮热,颧红,心烦,手足心热,盗汗,或伴胸胁闷痛,病久不复,形体消瘦,舌偏红,少苔,脉稍数。

②方药:沙参麦冬汤合泻白散加减。常用药:沙参、麦冬、玉竹、白芍、桑白皮、桑叶、地骨皮、生甘草等。中成药可选养阴清肺丸。

3．溢饮（表寒里饮） 多因外感风寒,玄府闭塞,以致肺脾输布失职,水饮流溢四肢肌肉,寒水相杂为患,或宿有痰饮,复加外寒客表而致者,多属表里俱寒。

①症状:身体沉重而疼痛,甚则肢体水肿,伴恶寒无汗,或有咳喘,痰多白沫,胸闷,干呕,口不渴,苔白,脉弦紧。

②方药:小青龙汤加减。常用药:麻黄、桂枝、半夏、干姜、细辛、五味子、白芍、炙甘草等。中成药可选小青龙颗粒。

4．支饮 多由受寒饮冷,饮邪留伏,或因久咳致喘,迁延反复伤肺,肺气不能布津,阳虚不运,饮邪留伏,支撑胸膈,上逆迫肺。此证多反复发作,在感寒触发之时,以邪实为主,缓解期以正虚为主。

（1）寒饮伏肺。

①症状:咳逆喘满不得卧,伴痰吐白沫量多,经久不愈,天冷受寒加重,甚至引起面浮跗肿,或平素伏而不作,遇寒即发,发则寒热,背痛,腰痛,目泣自出,身体阵阵晌动,舌苔白滑或白腻,脉弦紧。

②方药:小青龙汤加减。常用药:麻黄、桂枝、干姜、细辛、半夏、厚朴、苏子、杏仁、五味子。若无寒热、身痛等表证,动则喘甚,易汗出,为肺气已虚,用苓甘五味姜辛汤;饮多寒少,外无表证,喘咳痰稀或不得息,胸满气逆者,用葶苈大枣泻肺汤加白芥子、莱菔子以泻肺祛饮;久病邪实正已虚,饮郁化热,喘满胸闷,心下痞坚,烦渴,面色黧黑,苔黄而腻,脉沉紧,或经吐下而不愈者,当行水散结,补虚清热,用木防己汤加减;痰饮久郁,酿生痰热,损伤肺阴,喘咳咳痰,稠厚而黄,口干咽燥,舌红少津,脉细滑数者,用麦门冬汤加瓜蒌、贝母、木防己、海蛤粉、黄芩养肺生津,清化痰热。中成药可选小青龙颗粒。

（2）脾肾阳虚。

①症状:喘促动则为甚,心悸气短,或咳而气怯,痰多胸闷,伴怯寒肢冷,神疲,少腹拘急不仁,脐下动悸,小便不利,足跗水肿,或吐涎沫而头目昏眩,舌体胖大,质淡,苔白润或腻,脉沉细而滑。

②方药:金匮肾气丸合苓桂术甘汤加减。常用药:桂枝、炮附子、黄芪、山药、白术、炙甘草、苏子、干姜、款冬花、钟乳石、沉香、补骨脂、山茱萸、泽泻、茯苓等。若脐下悸,吐涎沫,头目昏眩,是饮邪上犯,虚中夹实之候,用五苓散化气行水。中成药可选金匮肾气丸合附子理中丸。

八、水肿

（一）概述

水肿是体内水液滞留,泛滥肌肤,以头面、眼睑、四肢、腹背甚至全身水肿为主症的疾病,严重的还可能伴有胸腔积液、腹水等。现代医学中的慢性肾盂肾炎、肾病综合征、继发性肾小球病等以水肿为主要表现者,可参照本病辨证论治。

《黄帝内经》对水肿的病因、病机、治疗及预防有了初步的认识。书中提出了"水病"的记载,并指出水肿与肺、脾、肾等脏腑功能失调有关,治疗可发汗、利小便或攻逐水饮。《金匮要略》中有"水气病"专篇,指出"腰以下肿,当利小便;腰以上肿,当发汗乃愈","病水腹大,小便不利,其脉沉绝者,有水,可下之。"创立了越婢汤、越婢加术汤、防己黄芪汤、防己茯苓汤等方剂,至今仍为临床

Note

应用。《景岳全书》指出："凡水肿等证,乃肺脾肾三脏相干之病,盖水为至阴,故其本在肾;水化于气,故其标在肺;水惟畏土,故其制在脾。"

(二)诊断要点

(1)水肿先从眼睑或下肢开始,继及四肢全身。轻者仅眼睑或足胫水肿,重者全身皆肿,腹大胀满,气喘不能平卧,甚则出现尿闭或尿少,恶心呕吐,口有秽味,鼻衄齿衄,头痛,抽搐,神昏谵语等危象。

(2)发病可急可缓。阳水,尤其是风水证发病急,病程短,多发生于青少年;阴水证多隐匿发病,病程长,常见于久病体虚者。

(3)常因外感、乳蛾(扁桃体)红肿、疮毒内陷等诱发,或继发于紫斑、痹证、消渴等。病程中常因劳累或外感使病情加重。

尿常规检查、24 h尿蛋白总量测定、肝肾功能检查、肾小球滤过率检查、血浆免疫球蛋白检查、抗核抗体检查及心电图、B超等检查有助于本病的诊断。

(三)分型论治

1.阳水

(1)风水相搏。

①症状:眼睑水肿,继则四肢及全身皆肿,来势迅速。可兼恶寒,发热,肢节酸楚,小便不利等症。偏于风热者,伴咽喉红肿疼痛,舌红,脉浮滑数。偏于风寒者,兼恶寒,咳喘,舌苔薄白,脉浮滑或浮紧。

②方药:越婢加术汤加减。常用药:麻黄、杏仁、防风、浮萍、白术、茯苓、车前子、石膏、桑白皮、黄芩等。

(2)湿毒浸淫。

①症状:眼睑水肿,延及全身,皮肤光亮,尿少色赤,身发疮痍,甚则溃烂,恶风发热,舌红,苔薄黄,脉浮数或滑数。

②方药:麻黄连翘赤小豆汤合五味消毒饮加减。常用药:麻黄、杏仁、桑白皮、赤小豆、金银花、连翘、野菊花、蒲公英、紫花地丁、紫背天葵子、丹参等。

(3)水湿浸渍。

①症状:起病缓慢,病程较长,全身水肿,下肢为甚,按之没指,小便短少,身体困重,胸闷,纳呆,泛恶,苔白腻,脉沉缓。

②方药:五皮饮合胃苓汤加减。前方理气化湿利水,后方通阳利水,燥湿运脾。常用药:桑白皮、陈皮、大腹皮、茯苓皮、生姜皮、苍术、厚朴、陈皮、草果、桂枝、白术、茯苓、猪苓等。

(4)湿热壅盛。

①症状:遍体水肿,皮肤绷紧光亮,胸脘痞闷,烦热口渴,小便短赤,或大便干结,舌红,苔黄腻,脉沉数或濡数。

②方药:疏凿饮子加减。常用药:羌活、秦艽、防风、大腹皮、茯苓皮、生姜皮、猪苓、茯苓、土茯苓、石韦、半枝莲、白花蛇舌草、木通、椒目、赤小豆、槟榔等。

2.阴水

(1)脾阳亏虚。

①症状:身肿日久,腰以下为甚,按之凹陷不易恢复,脘腹胀闷,纳减便溏,面色不华,神疲乏力,四肢倦怠,小便短少,舌淡或胖,苔白腻或白滑,脉沉缓或沉弱。

②方药:实脾散加减。常用药:干姜、附子、草果仁、桂枝、白术、茯苓、炙甘草、生姜、大枣、茯

苓、泽泻、车前子、木瓜、木香、厚朴、大腹皮等。

（2）肾阳衰微。

①症状：水肿反复消长不已，面浮身肿，腰以下甚，按之凹陷不起，尿量减少或反多，腰酸冷痛，四肢厥冷，怯寒神疲，面色㿠白，甚者心悸胸闷，喘促难卧，腹大胀满，舌淡胖，苔白，脉沉细或沉迟无力。

②方药：济生肾气丸合真武汤加减。常用药：附子、肉桂、巴戟天、淫羊藿、熟地黄、山茱萸、山药、白术、茯苓、猪苓、牛膝、车前子等。

（3）瘀水互结。

①症状：水肿延久不退，肿势轻重不一，四肢或全身水肿，以下肢为主，皮肤瘀斑，腰部刺痛，或伴血尿，或妇女月经不调，经血色暗，有血块，肌肤甲错，舌紫暗，苔白，脉沉细涩。

②方药：桃红四物汤合五苓散加减。常用药：当归、赤芍、川芎、丹参、益母草、红花、凌霄花、路路通、桃仁、桂枝、附子、茯苓、泽泻、车前子等。

九、内伤发热

（一）概述

内伤发热是以内伤为病因，脏腑功能失调，气血阴阳失衡所致，以发热为主症的疾病。一般起病较缓，病程较长，热势轻重不一，但以低热为多，或自觉发热而体温并不升高。现代医学中的低热、肿瘤、血液病、结缔组织病、内分泌疾病、部分慢性感染和某些原因不明的发热等，可参照本病辨证论治。

《黄帝内经》中即有关于内伤发热的记载，特别是对阴虚发热的论述较为详细。张仲景在《金匮要略》中以小建中汤治疗"手足烦热"，被后世认为是甘温除热治法的先声。宋代《太平圣惠方》中，记载了治疗虚劳烦热的柴胡散、生地黄散等方剂，为后世治疗阴虚发热提供了借鉴。李东垣的补中益气汤作为甘温除热的代表方剂，对气虚发热的辨证及治疗作出了重要贡献。

（二）诊断要点

（1）内伤发热起病缓慢，病程较长，多为低热，或自觉发热而体温并不升高，表现为高热者较少。不恶寒，或虽有怯冷，但得衣被则温。常兼见头晕、神疲、自汗、盗汗、脉弱等症。

（2）多有气、血、阴、阳亏虚，或气郁、血瘀、湿阻的病史，或有反复发热史。

（3）无感受外邪所致的头身疼痛、鼻塞、流涕、脉浮等症。

临床诊疗时需监测体温，完善三大常规检查进行血生化、心电图、胸部X线等检查，必要时进行甲状腺功能、肿瘤标志物、风湿三项、狼疮细胞、骨髓穿刺等检查。

（三）分型论治

（1）阴虚发热。

①症状：午后潮热，或夜间发热，不欲近衣，手足心热，烦躁，少寐多梦，盗汗，口干咽燥，舌红，或有裂纹，苔少甚至无苔，脉细数。

②方药：清骨散加减。常用药：鳖甲、知母、当归、秦艽、银柴胡、胡黄连、地骨皮、青蒿、乌梅等。中成药可用知柏地黄丸。

（2）血虚发热。

①症状：发热，热势多为低热，头晕眼花，身倦乏力，心悸不宁，面白少华，唇甲色淡，舌淡，脉细弱。

②方药:归脾汤加减。常用药:黄芪、人参、白术、当归、木香、炙甘草、生姜、大枣等。中成药可选归脾丸。

（3）气虚发热。

①症状:发热,热势或低或高,常在劳累后发作或加剧,倦怠乏力,气短懒言,自汗,易于感冒,食少便溏,舌淡,苔薄,脉细弱。

②方药:补中益气汤。常用药:黄芪、人参、炙甘草、白术、当归、陈皮、升麻、柴胡等。中成药可用补中益气丸。

（4）阳虚发热。

①症状:发热而欲近衣,形寒怯冷,四肢不温,少气懒言,头晕嗜卧,腰膝酸软,纳少便溏,面色㿠白,舌质淡胖,或有齿痕,苔白润,脉沉细无力。

②方药:金匮肾气丸加减。常用药:制附子、桂枝、山茱萸、熟地黄、山药、茯苓、牡丹皮、泽泻等。中成药可选金匮肾气丸。

（5）气郁发热。

①症状:发热,多为低热或潮热,热势常随情绪波动而起伏,精神抑郁,胁肋胀满,烦躁易怒,口干而苦,纳呆,舌红,苔黄,脉弦数。

②方药:丹栀逍遥散。常用药:牡丹皮、栀子、柴胡、薄荷、当归、白芍、白术、茯苓、炙甘草等。中成药可用丹栀逍遥丸。

（6）痰湿郁热。

①症状:发热,午后热甚,心内烦热,胸闷脘痞,不思饮食,渴不欲饮,呕恶,大便稀薄或黏滞不爽,舌苔白腻或黄腻,脉濡数。

②方药:黄连温胆汤合中和汤。常用药:半夏、厚朴、枳实、陈皮、茯苓、通草、竹叶、黄连等。中成药可选龙胆泻肝丸合二陈丸。

（7）血瘀发热。

①症状:午后或夜晚发热,或自觉身体某些部位发热,口燥咽干,但不多饮,肢体或躯干有固定痛处或肿块,面色萎黄或晦暗,舌发绀或有瘀点、瘀斑,脉弦或涩。

②方药:血府逐瘀汤。常用药:当归、川芎、赤芍、生地黄、桃仁、红花、牛膝、柴胡、枳壳、桔梗等。中成药可用血府逐瘀口服液。

（程西子　周双双）

第六节　肢体经络疾病

案例导入

案例9-3

常某,男,30岁。

主诉:右眼内眦部痛引发右侧头痛多年,近期加重。

现病史:2年前患者出现右眼内眦部痛引发右侧头痛,每年发作数次,发无定时。常因感冒、休息不好或生气等诱发,每次发作出现睡眠差、恶心、呕吐等先兆症状,之后频繁发作。血常规、脑电图、经颅多普勒、头颅 CT、MRI 等检查均无异常;脑血流图:右侧大脑血流量较左侧略少。常年服去痛片、西比灵(盐酸氟桂利嗪胶囊)等药物治疗,开始症状可缓解。近年进行性加重,持续时间较长令其难以忍受,口服中、西药物疗效不佳。现右眼内眦剧痛,右侧头部胀痛,不敢睁眼及活动颈部。伴心烦失眠,记忆力差,头脑不清,恶心呕吐等症状。面色暗淡,舌暗红,苔白腻,脉沉迟无力。

要求:按中医的辨证理论,本病为何病何证? 治疗方案是什么?

一、头痛

(一) 概述

头痛,亦称头风,是以自觉头部疼痛为特征的一种常见病证。头痛既可单独出现,亦可伴见于多种疾病的过程中。现代医学中的偏头痛、紧张性头痛、丛集性头痛及外伤后头痛等,可参照本病辨证论治。

有关头痛病名、病因病机的论述首载于《黄帝内经》。如《素问·风论》云:"风气循风府而上,则为脑风。"《素问·五藏生成》曰:"头痛颠疾,下虚上实,过在足少阴、巨阳,甚则入肾。"这些论述奠定了头痛病证的理论基础。《伤寒论》论述了太阳、阳明、少阳、厥阴头痛的各自见症及治疗,丰富了头痛从经络辨治的理论体系。李东垣《兰室秘藏·头痛门》将头痛分为外感和内伤两类,并补充了太阴、少阴头痛,主张分经用药,如"太阳头痛,恶风,脉浮紧,川芎、羌活、独活、麻黄之类为主"。明代王肯堂对头痛、头风诊治提出新的见解。张景岳对头痛的辨证要点进行了归纳总结。《景岳全书·头痛》云:"凡诊头痛者,当先审久暂,次辨表里,盖暂痛者,必因邪气,久病者必兼元气……暂病者,当重邪气;久病者,当重元气,此固其大纲也。"清代王清任倡导瘀血之说,创立血府逐瘀汤治疗头痛顽疾,颇有新意。《医林改错·血府逐瘀汤所治症目》云:"查患头痛者,无表证,无里证,无气虚、痰饮等证,忽犯忽好,百方不效,用此方一剂而愈。"历代先贤对于头痛的治疗论述颇多,且多认识独到。朱丹溪提倡"头痛须用川芎,如不愈各加引经药",并详细列举六经的引经药,这些认识至今仍对临床具有指导意义。

(二) 辨证要点

1. 辨外感与内伤 外感头痛多因外邪致病,起病较急,一般疼痛较剧,病程较短,多表现为掣痛、跳痛、灼痛、重痛,痛无休止,多伴有外感表证,以实证为多。内伤头痛多起病缓慢,反复发作,病程较长,多表现为胀痛、刺痛、隐痛、空痛、昏痛,痛势绵绵,遇劳加重,时作时止,以虚证为多。临床亦见本虚标实,虚实夹杂者。

2. 辨头痛部位 太阳头痛,痛在脑后,下连于项;阳明头痛,在前额部及眉棱骨处;少阳头痛,在头之两侧,并连及于耳;厥阴头痛,多在巅顶部位,或连目系;太阴、少阴头痛多以全头疼痛为主。临证尚可见偏头痛,常以一侧头痛暴作为特点,痛势剧烈,可连及眼、齿,痛止则如常人,反复发作,经久不愈,多系肝经风火上扰所致。

3. 辨头痛性质 因于风寒者,头痛剧烈且连项背;因于风热者,头胀而痛;因于风湿者,头痛如裹;因于痰湿,头痛而重;因于肝阳,头痛而胀;因于肝火,头部跳痛、灼痛;因于瘀血,头部刺痛,痛处固定不移;因于虚者,多为隐痛、空痛或昏痛。

4. 辨病势顺逆 若起病急骤,头痛如破,短时间内出现神昏伴颈项强直,呕吐如喷,甚者旦发夕死者,属真头痛,病势凶险;因于外感,头痛剧烈而见神志变化,或肢体强痉抽搐,甚或角弓反张者,为脑髓受损或脑络破裂所致,皆属于逆证,预后不良。

Note

（三）诊断要点

（1）以头部疼痛为主症,可发生在前额、两颞、巅顶、枕项或全头等部位,头痛较甚者,可伴见恶心呕吐、畏光、烦躁等症。

（2）一般起病较急、病势较剧,呈掣痛、跳痛、灼痛、重痛或痛无休止,且有外感史并伴外感表证,为外感头痛;一般起病缓慢、反复发作,病程较长,呈胀痛、刺痛、空痛、昏痛或隐痛,多无外感史,为内伤头痛。外伤性头痛多有头部外伤史。

（3）必要时进行精神和心理检查,同时结合头颅 CT 或 MRI 检查、脑电图检查以及腰椎穿刺、脑脊液检查等,有助于头痛原因的鉴别。

（四）分型论治

1. 外感头痛

（1）风寒头痛。

①症状:头痛时作,连及项背,呈掣痛样,时有拘急收紧感,常伴恶风畏寒,遇风尤剧,头痛喜裹,口不渴;舌淡红,苔薄白,脉浮或浮紧。

②方药:川芎茶调散。常用药:川芎、荆芥、薄荷、羌活、细辛、白芷、防风、炙甘草,服时以清茶调下。可选用中成药川芎茶调颗粒（丸、片）。

（2）风热头痛。

①症状:头痛而胀,甚则头胀如裂,发热或恶风,面红目赤,口渴喜饮,便秘尿赤;舌尖红,苔薄黄,脉浮数。

②治以疏风清热和络。代表方药:芎芷石膏汤。常用药:川芎、白芷、石膏、菊花、藁本、羌活。可选用中成药芎菊上清丸等。

（3）风湿头痛。

①症状:头痛如裹,肢体困重,胸闷纳呆,小便不利,大便或溏;舌淡苔白腻,脉濡。

②方药:羌活胜湿汤加减。常用药:羌活、独活、川芎、防风、蔓荆子、藁本、炙甘草。可选用中成药疏风定痛丸等。

2. 内伤头痛

（1）肝阳头痛。

①症状:头胀痛而眩,以两侧为主,心烦易怒,口苦面红,或兼胁痛;舌红苔薄黄,脉弦数。

②方药:天麻钩藤饮加减。常用药:天麻、钩藤、石决明、牛膝、桑寄生、杜仲、栀子、黄芩、益母草、朱茯神、夜交藤。可选用中成药天麻钩藤丸（颗粒）、脑立清丸等。

（2）血虚头痛。

①症状:头痛而晕,心悸怔忡,神疲乏力,面色少华;舌淡,苔薄白,脉细弱。

②治以滋阴养血。代表方药:加味四物汤加减。常用药:白芍、当归、生地黄、川芎、菊花、蔓荆子、黄芩、甘草。可选用中成药养血清脑颗粒。

（3）气虚头痛。

①症状:头痛隐隐,时发时止,遇劳则加重,纳食减少,倦怠乏力,气短自汗;舌淡,苔薄白,脉细弱。

②方药:益气聪明汤加减。常用药:黄芪、人参、升麻、葛根、蔓荆子、白芍、黄柏、炙甘草。

（4）痰浊头痛。

①症状:头痛昏蒙沉重,胸脘痞闷,纳呆呕恶;舌淡苔白腻,脉滑或弦滑。

②方药:半夏白术天麻汤加减。常用药:半夏、白术、天麻、陈皮、茯苓、炙甘草、生姜、大枣。可选用中成药半夏天麻丸等。

（5）肾虚头痛。

①症状:头痛且空,眩晕耳鸣,腰膝酸软,神疲乏力,少寐健忘,遗精带下;舌红少苔,脉细无力。

②方药:大补元煎加减。常用药:人参、山药、熟地黄、杜仲、枸杞子、当归、山茱萸、炙甘草。

(6)瘀血头痛。

①症状:头痛经久不愈,痛处固定不移,痛如锥刺,或有头部外伤史;舌紫暗,可见瘀斑、瘀点,苔薄白,脉细或细涩。

②方药:通窍活血汤加减。常用药:赤芍、川芎、桃仁、红花、麝香、老葱、大枣等。可选用中成药血府逐瘀胶囊、通天口服液。

【外治法】

1. 针灸 按部位局部选穴和远端循经选穴。主穴取穴:百会、神庭、头维(双侧)、率谷透角孙(患侧)、风池(患侧)、太阳(双侧)、内关(双侧)。辨经加减穴:太阳头痛加天柱、后顶、昆仑(双侧)、后溪(双侧);阳明头痛加合谷(双侧)、内庭(双侧);少阳头痛加外关、足临泣(双侧);厥阴头痛加太冲、丘墟(双侧)。外感头痛:风寒头痛配风门、列缺;风热头痛配大椎、曲池;风湿头痛配偏历、阴陵泉。内伤头痛:肝阳上亢配太冲、侠溪、三阴交;肾精不足配肾俞、太溪、三阴交;气血亏虚配气海、足三里;痰浊上扰配中脘、丰隆;瘀阻脑络配血海、膈俞;瘀血头痛可在局部及膈俞行点刺放血并加拔火罐。头痛急性发作时可每天治疗 2 次,每次留针时间宜长。

2. 耳针 枕、颞、额、脑。毫针刺,或用埋针法、压丸法。对于顽固性头痛可在耳背静脉点刺出血。

3. 皮肤针 太阳、印堂、阿是穴。皮肤针叩刺出血,适用于外感头痛和瘀阻脑络所致头痛。

4. 腧穴注射 阿是穴、风池。维生素 B_{12} 注射液,每穴 0.5~1.0 mL,隔天 1 次。适用于顽固性头痛。

二、腰痛

(一)概述

腰痛是指因外感、内伤或挫伤跌扑导致腰部气血运行不畅,或失于濡养,引起腰脊以及腰脊两旁疼痛为主症的一种病症。现代医学中的骨质增生硬化、腰肌筋膜炎、强直性脊柱炎、腰椎间盘突出、腰肌劳损等,均可参照本病辨证论治。

《黄帝内经》有"腰痛"病名,病因与肾精亏虚、外邪侵袭、外伤瘀血、情志内伤等有关。病位在肾,与督脉相关,病性以虚为主。张仲景《金匮要略·五脏风寒积聚病脉证并治》称寒湿腰痛为"肾著",描述了其症状特点,用甘姜苓术汤治疗。《金匮要略·血痹虚劳病脉证并治》用肾气丸治疗虚劳腰痛。孙思邈《备急千金要方·腰痛》载有独活寄生汤。宋代《太平惠民和剂局方》载有青娥丸,至今仍是常用方剂。李用粹《证治汇补·腰痛》云:"治惟补肾为先,而后随邪之所见者以施治。标急则治标,本急则治本。初痛宜疏邪滞、理经隧,久痛宜补真元、养血气。"提出腰痛的治疗应分清标本先后缓急。

(二)辨证要点

1. 辨虚实 外感腰痛,多起病较急,腰痛明显,常伴表证,多属实;内伤者,多起病隐袭,腰部酸痛,病程缠绵,常伴有脏腑症状,多属虚;跌仆闪挫所致者,起病急,疼痛部位固定,多属瘀血为患,亦以实证为主。

2. 辨病理性质 腰部疼痛重着,难以转侧,身体困重,为湿;兼冷痛,得热则舒为寒湿;腰部灼热痛,为湿热;腰痛如刺,痛处拒按,多为闪挫或瘀血;腰痛酸软无力,劳则为甚,多属肾虚。

(三)诊断要点

(1)急性腰痛,病程较短,轻微活动即可引起一侧或两侧腰部疼痛加重,脊柱两旁常有明显的

Note

按压痛。

（2）慢性腰痛，病程较长，缠绵难愈，遇劳则剧，按之则舒。可因体位不当、劳累过度、天气变化等因素诱发或加重。

（3）常有居处潮湿阴冷、涉水冒雨、跌仆闪挫、劳累过度等相关病史。

血常规、尿常规、抗链球菌溶血素 O、红细胞沉降率、类风湿因子检测，腰椎、骶髂关节 X 线、CT、MRI 等检查，肾脏、妇科相关检查，有助于本病的诊断与鉴别诊断，可明确病变部位与损伤程度。

（四）分型论治

（1）寒湿腰痛。

①症状：腰部冷痛重着，转侧不利，静卧病痛不减，寒冷或阴雨天加重，舌淡，苔白腻，脉沉而迟缓。

②方药：甘姜苓术汤加减。可选用中成药疏风定痛丸等。

（2）湿热腰痛。

①症状：腰部疼痛，重着而热，暑湿阴雨天气症状加重，活动后尚可，身体困重，小便短赤，舌红，苔黄腻，脉濡数或弦数。

②方药：四妙丸。可选用中成药二妙丸等。

（3）瘀血腰痛。

①症状：腰痛如刺，痛有定处，痛处拒按，日轻夜重，轻者俯仰不便，重者不能转侧，舌暗紫，或有瘀斑，脉涩。部分患者有跌仆闪挫病史。

②方药：身痛逐瘀汤加减。可选用中成药七厘散、元胡止痛片等。

（4）肾虚腰痛。

①肾阴虚。

a.症状：腰部隐隐作痛，酸软无力，缠绵不愈，心烦少寐，口燥咽干，面色潮红，手足心热，舌红少苔，脉细数。

b.方药：左归丸加减。可选用中成药知柏地黄丸、大补阴丸。

②肾阳虚。

a.症状：腰部隐隐作痛，酸软无力，缠绵不愈，局部发凉，喜温喜按，遇劳更甚，卧则减轻，常反复发作，面色㿠白，肢冷畏寒，舌淡，苔薄白，脉沉细无力。

b.方药：右归丸加减。可选用中成药右归丸、金匮肾气丸等。

【外治法】

1. 针灸　主穴取肾俞、大肠俞、阿是穴、委中。寒湿型腰痛配腰阳关；瘀血型腰痛配膈俞；肾阳虚型腰痛配太溪、命门；肾阴虚型腰痛配太溪、志室、承山。急性期用泻法，慢性期用平补平泻法，或加用灸法。

2. 耳针疗法　取穴以腰骶椎、肾、坐骨、臀为主。疼痛较剧时用强刺激，留针 1 h；腰痛较缓时，可埋皮内针或用王不留行籽耳穴贴压。

3. 拔罐疗法　①留罐法：在治疗部位上留置一定时间，一般留罐 10～15 min，大而吸力强的火罐 5～10 min，小而吸力弱的时间宜长些。②闪罐法：火罐吸住后，立即拔下，反复多次，以皮肤潮红为度。③走罐法：在治疗部位和火罐口的边缘薄薄地涂一层凡士林等油类或水，火罐吸住皮肤后，一手扶罐底，一手扶罐体，在皮肤上、下、左、右慢慢移动，到皮肤潮红或出现瘀血时止。

4. 热熨方　吴茱萸 60 g，白芥子 60 g，莱菔子 60 g，菟丝子 60 g，粗盐 1000 g。用上药混合置锅内炒热，至粗盐变黄色为止，用布包热熨患部，施治时应注意热度，避免烫伤，若过热可裹上数层布垫，反复使用，每天 3～4 次。本法适用于寒湿、瘀血、肾虚型腰痛。

三、痹病

(一) 概述

痹病是以肢体筋骨、关节、肌肉等处发生疼痛、酸楚、重着、麻木,或关节屈伸不利、僵硬、肿大、变形及活动障碍为主要表现的病证。因其发病多与风、寒、湿、热之邪相关,故病情呈反复性、病程有黏滞性、渐进性等特点。现代医学中的痛风、类风湿关节炎、强直性脊柱炎、骨性关节炎均属于本病范畴,可参照本病辨证论治。

《素问》设"痹"病专篇,对痹病的病因及证候分类有明确的认识。如《素问·痹论》云:"所谓痹者,各以其时重感于风寒湿之气也。"在痹证的分类上,《素问·痹论》云:"其风气胜者为行痹,寒气胜者为痛痹,湿气胜者为著(着)痹也。"又根据病变部位、发病时间的不同而分为皮、脉、肉、筋、骨痹,《素问·痹论》云:"以冬遇此者,为骨痹;以春遇此者,为筋痹;以夏遇此者,为脉痹;以至阴遇此者,为肌痹;以秋遇此者,为皮痹。"《金匮要略·中风历节病脉证并治》中载有"历节"之名,将历节的特点概括为"历节疼痛,不可屈伸",并采用桂枝芍药知母汤及乌头汤治疗。隋唐时期,巢元方《诸病源候论》认为体虚外感是引起痹证的主要因素;《外台秘要》述其症状痛如虎咬、昼轻夜重,故称"白虎病";《备急千金要方·治诸风方》首载独活寄生汤治疗痹证,至今仍为临床常用方剂。明清时期,《景岳全书·风痹》概括了痹证的寒热阴阳属性;李中梓《医宗必读·痹》提倡行痹参以补血,痛痹参以补火,着痹参以补脾补气之法,并具体阐明"治风先治血,血行风自灭"的治则;叶天士对于痹证日久不愈则有"久病入络"之说,主张用活血化瘀法并重用虫类药物以活血通络;王清任《医林改错·痹症有瘀血说》认为痹证与瘀血关系密切,可用活血化瘀的身痛逐瘀汤治疗。

(二) 辨证要点

1. 辨邪气偏盛 风、寒、湿、热为病各有偏盛,可根据临床主症辨别,如疼痛游走不定者为行痹,属风邪盛;疼痛剧烈,痛有定处,遇寒加重,得热则减者为痛痹,属寒邪盛;痛处重着、酸楚、麻木不仁者为着痹,属湿邪盛;病变处焮红灼热、疼痛剧烈者为热痹,属热邪盛。

2. 辨别虚实 根据发病特点及全身症状辨别虚实。一般痹证新发,风、寒、湿、热之邪明显者多为实证;经久不愈,耗伤气血,损及脏腑,肝肾不足者多为虚证;病程缠绵,痰瘀互结,肝肾亏虚者为虚实夹杂证。

(三) 诊断要点

(1)突然或逐渐肢体关节、肌肉疼痛、酸楚、麻木、重着、屈伸不利及活动障碍为本病的临床特征。

(2)肢体关节疼痛或游走不定,恶风寒;或痛剧,遇寒则甚,得热则缓;或重着而痛,四肢沉重,活动不灵,肌肤麻木不仁;或肢体关节疼痛,痛处焮红灼热,筋脉拘急;或关节剧痛,肿大,僵硬,变形;或绵绵而痛,麻木尤甚,伴心悸、乏力者。

(3)本病可发生于任何年龄。不同年龄发病与疾病的类型有一定关系。

(4)抗链球菌溶血素 O、红细胞沉降率、C 反应蛋白、类风湿因子、抗核抗体等检查有助于本病的诊断;X 线和 CT 等影像学检查有助于了解骨关节疾病的病变部位与损伤程度;心电图、心脏彩超、肺功能等检查有助于诊断本病是否累及脏腑。

(四) 分型论治

(1)风寒湿痹。

①行痹。

a.症状:肢体关节、肌肉疼痛,屈伸不利,可累及多个关节,疼痛呈游走性,初起可见恶风、发

Note

热等表证;舌淡,苔薄白或薄腻,脉浮或浮缓。

b.方药:防风汤。常用药:防风、秦艽、麻黄、肉桂、当归、赤茯苓、杏仁、葛根、甘草、黄芩、生姜、大枣。可选用中成药疏风定痛丸、疏风活络片等。

②痛痹。

a.症状:肢体关节疼痛,疼势较剧,痛有定处,关节屈伸不利,局部皮肤或有寒冷感,遇寒痛甚,得热痛减;口淡不渴,恶风寒;舌淡,苔薄白,脉弦紧。

b.方药:乌头汤。常用药:制川乌、麻黄、白芍、黄芪、甘草。若寒邪甚,加附子、桂枝、细辛、干姜。可选用中成药寒湿痹颗粒(片、胶囊)、风湿骨痛丸、通痹片。

③着痹。

a.症状:肢体关节肌肉酸楚、重着、疼痛,关节活动不利,肌肤麻木不仁,或有肿胀,手足困重;舌淡,苔白腻,脉濡缓。

b.方药:薏苡仁汤。常用药:薏苡仁、苍术、羌活、独活、防风、制川乌、麻黄、桂枝、当归、川芎、生姜、甘草。可选用中成药疏风定痛丸等。

(2)风湿热痹。

①症状:肢体关节疼痛,活动不利,局部灼热红肿,得冷则舒,可有皮下结节或红斑,多兼有发热,恶风,汗出,口渴,烦闷不安,尿黄,便干;舌红,苔黄腻或黄燥,脉滑数或浮数。

②方药:白虎加桂枝汤。常用药:石膏、知母、桂枝、粳米、甘草。可选用中成药湿热痹颗粒(片、胶囊)、当归拈痛丸等。

(3)痰瘀痹阻。

①症状:病程日久,肢体关节肿胀刺痛,痛有定处,夜间痛甚;或关节肌肤紫暗、肿胀,按之较硬,肢体顽麻或重着;或关节僵硬变形,屈伸不利,甚则肌肉萎缩,有硬结,瘀斑,面色暗黧,肌肤甲错,眼睑水肿,或痰多胸闷;舌暗紫或有瘀点瘀斑,苔白腻,脉弦涩。

②方药:双合汤。常用药:桃仁、红花、当归、川芎、白芍、生地黄、茯苓、半夏、陈皮、白芥子、甘草、竹沥。

(4)肝肾两虚。

①症状:痹证日久不愈,关节肿大,僵硬变形,屈伸不利,肌肉瘦削,腰膝酸软;或畏寒肢冷,阳痿遗精;或头晕目眩,骨蒸潮热,面色潮红,心烦口干,失眠;舌红,少苔,脉细数。

②方药:独活寄生汤。常用药:独活、细辛、防风、秦艽、肉桂、桑寄生、杜仲、牛膝、当归、川芎、熟地黄、白芍、人参、茯苓、炙甘草。可选用中成药尪痹颗粒(片、胶囊)、独活寄生合剂、益肾蠲痹丸等。

【外治法】

1. 针灸　取穴以病痛局部腧穴为主,结合循经选穴及辨证选穴。主穴取阿是穴、局部经穴。行痹配膈俞、血海;痛痹配肾俞、腰阳关;着痹配阴陵泉、足三里;热痹配大椎、曲池。寒痹、湿痹可加灸法。大椎、曲池可点刺出血。局部腧穴可加拔罐,亦可用电针。

2. 刺络拔罐　皮肤针重叩背脊两侧及关节病痛部位,使出血少许,加拔火罐。每周1~2次。

3. 腧穴注射　当归注射液,或丹皮酚注射液,或威灵仙注射液,选取病痛部位腧穴,每穴注入0.5~1 mL,每周1~2次,注意勿注入关节腔内。

4. 火针　肩部经穴、阿是穴,每周2次。

四、面瘫

(一) 概述

面瘫是以口角向一侧歪斜、眼睑闭合不全为主症的病证,又称为口眼歪斜。本病可发生于任何年龄,无明显的季节性,发病急,多见一侧面部发病。其发生常与劳作过度、正气不足、风寒或风热乘虚而入等因素有关。本病病位在面部,与少阳、阳明经筋相关。基本病机是经气痹阻,经筋功能失调。本病多指现代医学的周围性面神经麻痹,最常见于面神经麻痹。

古代无"面瘫"病名,文献记载有"口喝""眼喝""唇喝""口眼喝邪""喝戾不端""喝僻""口僻"等,且与瘫痪、中风概念交叉较多。《灵枢·经筋》载"足阳明之筋……其病……卒口僻,急者目不合,热则筋纵,目不开,颊筋有寒,则急引颊移口,有热则筋弛纵缓,不胜收,故僻""足之阳明,手之太阳,筋急则口目为僻,眦急不能卒视",描述了本病的特征。《诸病源候论·妇人杂病诸候》言:"偏风口喝,是体虚受风,风入于夹口之筋也",指出风邪是面瘫发病的外在因素;《类证治裁》载"口眼喝斜,血液衰涸,不能荣润经脉",指出了疾病的内在因素。在病机方面,《金匮要略·中风历节病脉证并治》曰:"贼邪不泻,或左或右,邪气反缓,正气即急,正气引邪,喝僻不遂,邪在于络,肌肤不仁",认为风邪入中人体之后,留于经络之间而不去,阻碍气血运行,经脉失于濡养,故而发病。关于病位,《针灸资生经》曰:"口眼喝斜,其状喝向右者,谓左边脉中风而缓",《卫生宝鉴》《神灸经纶》等书中也有相似论述,认为喝向右者,病位在左;喝向左者,病位在右,这与现代医学对面神经麻痹病位的认识相一致。

（二）辨证要点

本病常急性发作,多在睡眠醒来时出现一侧面部肌肉板滞、麻木、瘫痪,额纹消失,眼裂变大,露睛流泪,鼻唇沟变浅,口角下垂歪向健侧,病侧不能皱眉、蹙额、闭目、露齿、鼓颊;部分患者初起时有耳后疼痛,还可出现患侧舌前 2/3 味觉减退或消失、听觉过敏等症。

兼见发病时面部有受凉史,舌淡,苔薄白,为风寒证;继发于感冒发热,舌红,苔薄黄,为风热证;伴头重如蒙、胸闷或呕吐痰涎,舌胖大,苔白腻,脉弦滑,为风痰阻络;病程较长,口眼歪斜,眼睑闭合不全日久不愈,面肌时有抽搐,舌淡紫,苔薄白,脉细涩或细弱,为气虚血瘀。

（三）诊断要点

（1）起病突然,常有受寒史或有一侧面颊、耳内、耳后完骨处的疼痛或发热。

（2）一侧面部板滞,麻木,流泪,额纹消失,鼻唇沟变浅,眼不能闭合,口角向健侧牵拉。

（3）一侧不能做闭眼,鼓腮,露齿等动作。

（4）肌电图可表现异常,脑 CT、MRI 检查正常。

（四）分型论治

（1）风寒袭络。

①症状:突然口眼歪斜,眼睑闭合不全,兼面部有受寒史,舌淡,苔薄白,脉浮紧。

②方药:麻黄附子细辛汤加减。常用药:炙麻黄、熟附子、细辛、荆芥、防风、白芷、藁本、桂枝、炙甘草等。

（2）风热袭络。

①症状:突然口眼歪斜,眼睑闭合不全,继发于感冒发热,或咽部感染史,舌红,苔黄腻,脉浮数。

②方药:大秦艽汤加减。常用药:秦艽、当归、蝉蜕、赤芍、白芍、金银花、连翘、防风、板蓝根、地龙、生地黄、生石膏等。

（3）风痰阻络。

①症状:突然口眼歪斜,眼睑闭合不全,或面部抽搐,颜面麻木作胀,伴头重如蒙、胸闷或呕吐痰涎,舌胖大,苔白腻,脉弦滑。

②方药:牵正散加减。常用药:制白附子、白芥子、僵蚕、全蝎、防风、白芷、天麻、胆南星、陈皮等。

（4）气虚血瘀。

Note

①症状：口眼歪斜，眼睑闭合不全日久不愈，面肌时有抽搐，舌淡紫，苔薄白，脉细涩或细弱。

②方药：补阳还五汤加减。常用药：黄芪、党参、鸡血藤、当归、川芎、赤芍、桃仁、红花、地龙、全蝎、僵蚕等。

【外治法】

1. 针刺 取穴以局部穴和手足阳明经穴为主。主穴：阳白、颧髎、颊车、地仓、翳风、合谷。配穴：风寒证配风池、列缺；风热证配外关、曲池；风痰阻络证加足三里、丰隆；气虚血瘀证足三里、膈俞。人中沟歪斜配水沟；鼻唇沟浅配迎香；颏唇沟歪斜配承浆；舌麻、味觉减退配廉泉；目合困难配攒竹、昆仑；流泪配承泣；听觉过敏配听宫、中渚。在急性期面部腧穴手法宜轻，针刺宜浅，取穴宜少，肢体远端的腧穴手法宜重。

2. 灸法 适用于风寒袭络证者，选取太阳、下关、翳风、承浆、阳白、鱼腰、承泣、四白、地仓、颊车、印堂、巨髎、夹承浆等面部腧穴，采用温和灸、回旋灸、雀啄灸，或者热敏灸等方法。每次施灸约 20 min。

3. 皮肤针 阳白、颧髎、地仓、颊车。皮肤针叩刺，以局部潮红为度，每天或隔天 1 次，适用于恢复期。

4. 刺络拔罐 阳白、颧髎、地仓、颊车。三棱针点刺，拔罐，每周 2 次。适用于恢复期。

5. 腧穴贴敷 取太阳、阳白、颧髎、地仓、颊车等腧穴，根据使用药物调整疗程。

五、痿证

（一）概述

痿证是以肢体筋脉弛缓，软弱无力，不能随意运动，或伴有肌肉萎缩的一种病证。临床以下肢痿弱较为常见，亦称“痿躄”。“痿”是指机体痿弱不用；“躄”是指下肢软弱无力，不能步履之意。现代医学中的吉兰-巴雷综合征、重症肌无力、脊髓病变、肌营养不良、周期性瘫痪等均可参照本病辨证论治。

春秋战国时期，即有相关论著阐述痿证的病名、病因病机、病症分类及治疗原则。《素问·痿论》指出热伤五脏、焦虑太过、思想无穷、有渐于湿及远行劳倦、房劳太过等为主要病因，主要病机是“肺热叶焦”；还将痿证分为皮、脉、筋、骨、肉五痿。在病因上，《素问·生气通天论》指出：“因于湿，首如裹，湿热不攘，大筋软短，小筋弛长，软短为拘，弛长为痿。”认为湿热也是痿证的成因之一。在治疗上，《素问·痿论》提出“治痿者，独取阳明”的基本原则。隋唐至北宋时期，将痿列入风门，且较少进行专题讨论。直到金元时期，张子和《儒门事亲·指风痹痿厥近世差玄说》把风、痹、厥与痿证进行了鉴别，强调“痿病无寒”，认为痿证的病机是“由肾水不能胜心火，心火上烁肺金。肺金受火制，六叶皆焦，皮毛虚弱，急而薄著，则生痿躄”，其临床表现“四末之疾，动而或劲者为风，不仁或痛者为痹，弱而不用者为痿，逆而寒热者为厥，此其状未尝同也。”朱丹溪承张子和之说，力纠“风痿混同”之弊，提出了“泻南方，补北方”的治疗原则，“泻南方则肺金清而东方不实……补北方则心火降而西方不虚”，在具体辨证方面又有湿热、湿痰、气虚、瘀血之别，对后世影响颇深。明清以后对痿证的辨证论治日渐完善。《景岳全书·痿证》指出，痿证实际上并非尽是阴虚火旺，认为“元气败伤，则精虚不能灌溉，血虚不能营养者，亦不少矣。若概从火论，则恐真阳亏败，及土衰水涸者，有不能堪，故当酌寒热之浅深，审虚实之缓急，以施治疗，庶得治痿之全”。

（二）辨证要点

1. 辨脏腑病位 痿证初起，症见发热、咳嗽、咽痛，或在热病之后出现肢体软弱不用者，病位多在肺；凡见四肢痿软、食少便溏、面浮、下肢微肿、纳呆腹胀，病位多在脾胃；凡以下肢痿软无力明显，甚则不能站立、腰脊酸软、头晕耳鸣、遗精阳痿、月经不调、咽干目眩，病位多在肝肾。

2. 审标本虚实 因感受温热毒邪或湿热浸淫者，多急性发病，病程发展较快，属实证。热邪最易耗津伤正,故疾病早期就常见虚实错杂。先天禀赋不足,内伤积损,久病不愈,主要为肝肾阴虚和脾胃虚弱,多属虚证,可兼夹郁热、湿热、痰浊、瘀血而虚中有实。跌打损伤,瘀阻络脉;或痿证日久,气虚血瘀,也属常见。

（三）诊断要点

（1）肢体筋脉弛缓不收,下肢或上肢,一侧或双侧,软弱无力,甚则瘫痪,部分患者伴有肌肉萎缩。

（2）由于肌肉痿软无力,可有睑废、视歧、声嘶低暗、抬头无力等症状,甚则影响呼吸、吞咽。

（3）部分患者发病前有感冒、腹泻病史,有的患者有神经毒性药物接触史或家族遗传史。脑脊液检查、肌肉组织检查、血清酶学检测、乙酰胆碱受体检查,有助于明确诊断。头颅 MRI 或 CT 检查,有助于疾病的鉴别诊断。

（四）分型论治

（1）肺热津伤。

①症状:发病急,病起发热,或热后突然出现肢体软弱无力,可较快发生肌肉瘦削,皮肤干燥,心烦口渴,咳呛少痰,咽干不利,小便黄赤或热痛,大便干燥;舌红,苔黄,脉细数。

②方药:清燥救肺汤。常用药:桑叶、生石膏、麦冬、人参、甘草、火麻仁、阿胶、杏仁、枇杷叶等。

（2）湿热浸淫。

①症状:起病较缓,逐渐出现肢体困重,痿软无力,尤以下肢或两足痿弱为甚,兼见微肿,手足麻木,扪及微热,喜凉恶热,或有发热,胸脘痞闷,小便赤涩热痛;舌红,苔黄腻,脉濡数或滑数。

②方药:加味二妙丸。常用药:黄柏、苍术、粉萆薢、防己、薏苡仁、蚕砂、木瓜等。可选用中成药二妙丸、四妙丸。

（3）脾胃虚弱。

①症状:起病缓慢,肢体软弱无力逐渐加重,神疲肢倦,肌肉萎缩,少气懒言,纳呆便溏,面色萎黄无华,面浮;舌淡,苔薄白,脉细弱。

②方药:参苓白术散。常用药:人参、白术、茯苓、炙甘草、山药、莲子、白扁豆、砂仁、薏苡仁、桔梗、大枣等。可选用中成药参苓白术丸、补中益气汤。

（4）肝肾亏损。

①症状:起病缓慢,渐见肢体痿软无力,尤以下肢明显,腰膝酸软,不能久立,甚至步履全废,腿胫大肉渐脱,或伴有眩晕耳鸣,舌咽干燥,遗精或遗尿,或妇女月经不调;舌红少苔,脉细数。

②方药:虎潜丸。常用药:熟地黄、龟甲、虎骨（用狗骨代）、白芍、知母、黄柏、锁阳、陈皮、干姜等。可选用中成药知柏地黄丸、大补阴丸等。

（5）络脉瘀阻。

①症状:久病体虚,四肢痿弱,肌肉瘦削,手足麻木不仁,四肢青筋显露,可伴有肌肉活动时隐痛不适,舌痿不能伸缩,舌暗淡或有瘀点瘀斑,脉细涩。

②方药:圣愈汤合补阳还五汤。圣愈汤由熟地黄、白芍、川芎、党参、黄芪、当归组成;补阳还五汤由黄芪、当归尾、赤芍、地龙、川芎、红花、桃仁组成。可选用中成药血府逐瘀胶囊等。

【外治法】

1. 针灸 主穴:上肢取肩髃、曲池、手三里、合谷、外关、颈胸夹脊;下肢取髀关、伏兔、阳陵泉、足三里、三阴交、腰夹脊。配穴:肺热伤津配尺泽、肺俞;湿热浸淫配阴陵泉、大椎;脾胃虚弱配脾俞、胃俞、中脘;肝肾亏虚配肝俞、肾俞、太冲、太溪。上肢肌肉萎缩在手阳明经上多针排刺;下肢肌肉萎缩在足阳明经上多针排刺。

2. 皮肤针 肺俞、脾俞、胃腧、膈俞及手足明经体表循行线,皮肤针叩刺,以皮肤微红为度,隔

Note

天1次。

3. 腧穴注射 选取华佗夹脊,当归注射液、甲钴胺注射液每穴注入0.5~1 mL,每周1~2次,注意勿注入关节腔内。

六、肥胖

(一)概述

肥胖是由过食、缺乏体力活动等因素导致体内膏脂堆积过多,使体重超过一定范围,或伴有头晕乏力、神疲懒言、少动气短等症状的一种疾病,是多种疾病发生的基础。现代医学中的单纯性(体质性)肥胖、代谢综合征等属于本病范畴。其他具有明确病因的继发性肥胖,应以治疗原发病为主。对于无症状的2型糖尿病,若肥胖者可参照本病辨证论治。

历代医籍对肥胖病的论述非常多。对本病的最早记载见于《黄帝内经》,《素问·通评虚实论》有"肥贵人"的描述。在证候方面,《灵枢·逆顺肥瘦》载:"广肩腋项,肉薄厚皮而黑色,唇临临然,其血黑以浊,其气涩以迟。"《灵枢·卫气失常》根据人皮肉气血的多少对肥胖进行分类,分为"有肥,有膏,有肉"三种证型。此外,《素问·奇病论》中有"喜食甘美而多肥"的记载,说明肥胖的发生与过食肥甘、先天禀赋、劳作运动太少等多种因素有关。后世医家在此基础上认识到肥胖的病机还与气虚、痰湿、七情及地理环境等因素有关,如《景岳全书·杂证谟·非风》认为肥人多气虚,《丹溪心法》《医门法律》认为肥人多痰湿。在治疗方面,《丹溪心法·中湿》认为肥胖应从湿热及气虚两方面论治。《石室秘录·肥治法》认为治痰须补气兼消痰,并补命火,使气足而痰消。此外,前人还认识到肥胖与其他多种病证有关,如《黄帝内经》认识到肥胖可转化为消渴,还与仆击、偏枯、痿厥、气满发逆等多种疾病有关。《女科切要》中指出:"肥白妇人,经闭而不通者,必是痰湿与脂膜壅塞之故也。"

(二)辨证要点

1. 辨虚实 本病辨证虽有虚实之不同,但由于实邪停滞是导致体重增加的根本,故总体上是实多而虚少,早期以虚为主,病久可由虚致实,证见虚实夹杂。实主要在于胃热、痰湿、气郁、血瘀。虚主要是脾气亏虚,进而出现脾肾阳气不足。虚实相兼者,当同时有虚实两类证候,又当细辨其虚与实孰多孰少之不同。

2. 辨标本 本病之标主要是膏脂堆积,可同时兼有水湿、痰湿壅郁。而导致膏脂堆积的根本,多在于胃热消灼、脾虚失运、脾肾阳气不足等;痰湿、气郁、瘀血久留,也是膏脂堆积不化的原因。临床辨证应抓住标本关键,若以脾胃等脏腑功能失调为主,痰湿、瘀血症状不重时,视其标缓可先治其本,后治其标;若痰浊、气滞、血瘀作祟,阻滞气机变生急证者,视其标急则先治其标,后治其本;标本并重者,可标本同治。

3. 辨脏腑病位 以脾、胃为主,涉及五脏。肥胖而多食,或伴口干、大便偏干,病多在胃。肥胖伴乏力、少气懒言、疲倦少动,或伴大便溏薄、四肢欠温,病多在脾。或伴腰酸背痛,或腿膝酸软、尿频清长、畏寒足冷,病多在肾。或伴心悸气短、少气懒言、神疲自汗等,则常病及心肺。或伴胸胁胀闷、烦躁眩晕、口干口苦、大便秘结、脉弦等,则常病及肝胆。

(三)诊断要点

(1)以形体肥胖为主要表现。

(2)起病缓慢,病程长,常伴有身体沉重、头晕乏力、行动迟缓,甚或动则喘促等症状。一旦形成肥胖,不易短时间内减轻体重。

(3)常有嗜食肥甘、缺乏运动的习惯,或有肥胖的家族史。可因长期过重的精神压力以及不适当地服用药物诱发。

(4)肥胖病变日久,常变生他病,易合并消渴、眩晕、中风等。

测量体重、身高、腰围、腹围、血压,进行血脂、血糖、血清胰岛素、黄体生成素、皮质醇、睾酮等检查,计算体重指数可反映身体肥胖程度,腰围或腰臀比可反映脂肪分布,必要时行 CT 或 MRI 检查计算皮下脂肪厚度或内脏脂肪量检查,也可通过身体密度测量法、生物电阻抗法、双能量 X 线吸收法测定体脂总量。

（四）分型论治

（1）胃热火郁。

①症状:肥胖多食,消谷善饥,可有大便不爽,甚或干结,尿黄,或有口干口苦,喜饮水;舌红,苔黄,脉数。

②方药:白虎汤合小承气汤。前方由生石膏、知母、炙甘草、粳米等组成;后方由大黄、枳实、厚朴等组成。可选用中成药降脂通便胶囊等。

（2）痰湿内盛。

①症状:形体肥胖,身体沉重,肢体困倦,脘痞胸满,可伴头晕,口干而不欲饮,大便黏滞不爽,嗜食肥甘醇酒,喜卧懒动;舌淡胖或大,苔白腻或白滑,脉滑。

②方药:导痰汤合四苓散。导痰汤由半夏、制天南星、陈皮、枳实、茯苓、炙甘草、生姜等组成;四苓散由白术、茯苓、猪苓、泽泻等组成。可选用中成药降脂宁颗粒。

（3）气郁血瘀。

①症状:肥胖懒动,喜太息,胸闷胁满,面晦唇暗,肢端色泽不鲜,甚或发绀,可伴便干,失眠,男性性欲下降甚至阳痿,女性月经不调、量少甚或闭经,经血色暗或有血块,舌暗或有瘀斑、瘀点,舌苔薄,脉或滑或涩。

②方药:血府逐瘀汤加减。常用药:枳壳、柴胡、白芍、香附、桃仁、当归、红花、川芎、川牛膝、赤芍、生地黄等。可选用中成药脂必妥胶囊。

（4）脾虚不运。

①症状:肥胖臃肿,神疲乏力,身体困重,脘腹痞闷,或有四肢轻度水肿,晨轻暮重,劳累后更为明显,饮食如常或偏少,既往多有暴饮暴食史,小便不利,大便溏或便秘;舌质淡胖,边有齿痕,苔薄白或白腻,脉濡细。

②方药:参苓白术散合防己黄芪汤加减。常用药:党参、黄芪、茯苓、白术、大枣、桔梗、山药、白扁豆、薏苡仁、莲子、陈皮、砂仁、防己、猪苓、泽泻、车前子等。可选用中成药参苓白术丸(颗粒)等。

（5）脾肾阳虚。

①症状:形体肥胖,易于疲劳,可见四肢不温,甚或四肢厥冷,喜食热饮,小便清长;舌淡胖,舌苔薄白,脉沉细。

②方药:真武汤合苓桂术甘汤加减。常用药:炮附子、桂枝、茯苓、白术、白芍、生姜、炙甘草等。可选用中成药附子理中丸。

【外治法】

1. 针刺　取穴以手足阳明、足太阴脾经为主,常取中脘、天枢、曲池、阴陵泉、丰隆、太冲,根据不同的辨证分型及肥胖突出的部位选取相应配穴。胃肠积热配上巨虚、内庭;脾胃虚弱配脾俞、足三里;肾阳亏虚配肾俞、关元。心悸配神门、内关;胸闷配膻中、内关;嗜睡配照海、申脉;腹部肥胖配大横、归来、下脘、中极;便秘配支沟、上巨虚;性功能减退配关元、肾俞;下肢水肿配三阴交、水分。

2. 耳穴压丸　耳穴压丸疗法减肥方便有效,可调理脾胃、利湿降脂、抑制食欲。耳穴疗法主穴取饥点、神门、交感、内分泌、三焦;便秘加便秘点、大肠、肺;多食加脾、胃;血压高加降压沟,月经不调加内分泌。嘱患者餐前或有饥饿感时,自行按压 2～3 min。

3. 腧穴埋线　其机制同针刺法,与针刺治疗单纯性肥胖相比,腧穴埋线疗法间隔时间长,效果稳固而持久,与现代快节奏的生活方式相适应。主穴:中脘、下脘、天枢、大横、气海、足三里、丰隆;局部肥胖者阿是穴加减:腰部肥胖加带脉,上臂肥胖加臂臑,下肢肥胖加髀关、伏兔、梁丘、承筋、承山。

4. 推拿　主要是对患者腧穴、经脉等进行推按按摩达到减肥的效果。采用运腹法、推腹法、点腹法、拿腹法、拍腹法,同时随证加减相关腧穴,对虚实夹杂型及虚证采用擦肾俞、擦命门至热、捏脊、摩腹、抖腹以消脂等;对实证采取摩腹法,顺时针摩腹以通腑导滞,推下七节骨 300～500次,擦胁肋,指振中脘,振腹以排脂等推拿手法。

5. 拔罐　通过拔火罐刺激腧穴,通过对经络的调节作用,可加强脾肾的功能,扶助正气,祛除停在体内的邪气,促进人体代谢,达到全身减肥目的;亦可局部取穴,促进局部代谢,消除局部过多脂肪,达到局部减肥目的。

第七节　妇儿科疾病

案例导入

案例 9-4

刘某,女,25 岁,因经行腹痛 5 年就诊。既往月经规律,14 岁初潮,5～6/26～28 天,量中,色暗红,无血块,5 年前因吹风受寒后出现经前及经期小腹胀痛,拒按,得热痛减;月经量少,有瘀块,乳房胀,饮食可,睡眠可,二便可,舌暗苔白,脉沉紧。既往妇科检查及 B 超显示子宫附件未见异常。辨病:痛经。辨证:寒凝血瘀证。

请你思考:

1. 如何区别诊断原发性痛经和继发性痛经?

2. 痛经的病因病机是什么?

3. 痛经如何辨证论治?

一、痛经

(一) 概述

妇女正值经期或经行前后,出现周期性小腹疼痛,或痛引腰骶,甚至剧痛晕厥者,称为痛经,又称经行腹痛,是临床常见病。

现代医学中的妇产科学将痛经划分为原发性痛经和继发性痛经。原发性痛经又称功能性痛经,是指生殖器官无器质性病变者,由盆腔器质性疾病如子宫内膜异位症、子宫腺肌病、盆腔炎或宫颈狭窄等所引起的属继发性痛经。原发性痛经以青少年女性多见,继发性痛经则常见于育龄期妇女。

原发性痛经在中医学中被归类为经行腹痛范畴。早在东汉时期,《金匮要略·妇人杂病脉证并治》中就有关于原发性痛经的描述,使用土瓜根散来治疗带下、经水不利以及少腹满痛等症状,是目前已知最早的对原发性痛经的认识性描述。《诸病源候论》进一步探讨了痛经的病因,指出月经期间的腹痛是气血劳伤导致的体虚,以及风冷之气侵入胞络,损伤冲任之脉所致。这一观点为后世中医研究原发性痛经的病因和病机奠定了基础。南宋时期的陈自明在《妇人良方大全》中详细阐述了原发性痛经的形成原因,将其归因于寒邪、气郁和血结等因素。而《丹溪心法》则明确了痛经的虚实之分,认为经期过后出现的疼痛是由于气血俱虚,而经期前的疼痛则是由于血实。《景岳全书·妇人规》进一步提出了原发性痛经的辨证方法,根据疼痛的性质和发生的时间来区分虚实,并提供了关于辨证的要点。清代名医傅青主则认为原发性痛经的形成与肝气的舒畅与否有关,当经欲行而肝气不畅时,就会引发疼痛。从东汉到清代,中医对原发性痛经的认识逐渐深入,不仅描述了其症状,还探讨了病因、病机以及治疗方法,为现代中医治疗原发性痛经提供了宝贵的经验和理论基础。

痛经病位在胞宫、冲任以"不通则痛"或"不荣则痛"为主要病机。实者可由气滞血瘀、寒凝血瘀、湿热瘀阻导致胞宫的气血运行不畅,"不通则痛";虚者主要由于气血虚弱、肾气亏损致胞宫失于濡养,"不荣则痛"。未行经期间,由于冲任气血平和,致病因素尚不足以引起冲任、胞宫气血瘀滞或不足,故平时不发生疼痛。经期前后,血海由满盈而泄溢,气血由盛实而骤虚,胞宫、冲任气血变化较平时急剧,易受致病因素干扰,加之体质因素的影响,导致胞宫、冲任气血运行不畅或失于濡养,不通或不荣而痛。经净后胞宫、冲任血气渐复则疼痛自止。

（二）诊断要点

（1）有痛经史,或有经量异常、不孕、宫内节育器使用史、盆腔炎等病史。

（2）腹痛多发生在经潮前1~2天,行经第1天达高峰,可呈阵发性痉挛性或胀痛伴下坠感,严重者可放射到腰骶部、肛门、阴道、股内侧。甚至可见面色苍白、出冷汗、手足发凉等晕厥之象。也有少数于经血将净或经净后1~2天始觉腹痛或腰腹痛者。

（3）一般不伴腹肌紧张或反跳痛。无阳性体征者属功能性痛经,如盆腔内有粘连、包块、结节或增厚者,可能是盆腔炎、子宫内膜异位症等病所致。部分患者可见子宫体极度屈曲或宫颈口狭窄。

（4）辅助检查:超声检查、盆腔MRI检查、腹腔镜检查、子宫输卵管造影、宫腔镜检查有助于明确痛经的原因。

鉴别诊断:应与发生在经期或于经期加重的内、外、妇诸学科引起腹痛症状的疾病如急性阑尾炎、结肠炎、膀胱炎、卵巢囊肿蒂扭转等鉴别。若患者有短暂停经史,又见腹痛、阴道流血,应易与异位妊娠、胎动不安或堕胎等妊娠病证鉴别。

（三）分型论治

（1）气滞血瘀。

①症状:经前或经期小腹胀痛拒按,经血量少,行而不畅,血色紫暗有块,块下痛暂减;乳房胀痛,胸闷不舒;舌暗紫或有瘀点,脉弦。

②方药:膈下逐瘀汤加减。常用药:当归、赤芍、桃仁、红花、枳壳、延胡索、五灵脂、乌药、香附、牡丹皮、甘草。

（2）寒凝血瘀。

①症状:经前或经期小腹冷痛拒按,得热痛减;或月经推后,量少,经色暗而有瘀块;面色青白、肢冷畏寒;舌暗苔白、脉沉紧。

②方药:少腹逐瘀汤加减。常用药:小茴香、干姜、延胡索、没药、当归、川芎、肉桂、赤芍、蒲黄、五灵脂。

（3）湿热瘀阻。

①症状:经前或经期小腹疼痛或胀痛不适,有灼热感,或痛连腰骶,或平时小腹疼痛,经前加剧;经血量多或经期长,色暗红,质稠或夹较多黏液;平素带下量多,色黄质稠有臭味;或伴有低热起伏,小便黄赤;舌质红,苔黄腻,脉滑数或弦数。

Note

②方药:清热调血汤加减。常用药:牡丹皮、黄连、生地黄、当归、白芍、川芎、红花、桃仁、延胡索、莪术、香附。

（4）气血虚弱。

①症状:经期或经后小腹隐隐作痛,喜按或小腹及阴部空坠不适;月经量少,色淡质清稀;面色无华,头晕心悸,神疲乏力;舌质淡,脉细无力。

②方药:圣愈汤加减。常用药:人参、黄芪、熟地黄、当归、川芎、白芍、炙甘草。

（5）肾气亏损。

①症状:经期或经后1～2天内小腹绵绵作痛,伴腰骶酸痛;经色暗淡,量少质稀薄;头晕耳鸣,面色晦暗、健忘失眠;舌淡红,苔薄,脉沉细。

②方药:益肾调经汤加减。常用药:巴戟天、杜仲、续断、乌药、艾叶、当归、熟地黄、白芍、益母草。

③转归与预后:中医药治疗痛经有良好临床疗效。功能性痛经,经及时、有效治疗,常能痊愈;属器质性病变所引起者,虽病程缠绵,难获速效,辨证施治,也可取得较好消减疼痛作用。

二、月经不调

【月经先期】

（一）概述

月经周期提前7天以上,甚至10余天一行,连续两个月经周期以上者,称为月经先期,月经先期属于以周期异常为主的月经病,需与月经过多并见,严重者可发展为前漏,应及时进行治疗。现代医学中的功能失调性子宫出血和盆腔炎等出现月经提前符合本病证者可按本病治疗。

宋代《妇人大全良方·调经门》指出本病病机是由于"过于阳则前期而来",《普济本事方·妇人诸疾》进一步提出"阳气乘阴,则血流散溢……故令乍多,而在月前"。后世医家多宗"先期属热"之说,如元代朱丹溪有"经水不及期而来者,血热也"的见解。明代《万氏妇人科·调经章》分别将"不及期而经先行""经过期后行""一月而经再行""数月而经一行"等逐一辨证论治,为月经先期作为一个病症开创了先例。《景岳全书·妇人规》对本病的病因、辨证、论治进行了较全面的阐述,提出气虚不摄也是导致先期的重要发病机理,指出"若脉证无火而经早不及期者,乃其心脾气虚,不能固摄而然。"清代《傅青主女科》提出根据经血量的多少以辨血热证之虚实,有临证参考价值。

本病的病因病机,主要是气虚和血热。气虚包括脾气虚和肾气虚,气虚则统摄无权,冲任不固;血热分阳盛血热、阴虚血热、肝郁血热,血热则热扰冲任,伤及胞宫,血海不宁,均可使月经先期而至。

（二）诊断要点

（1）有血热病史或有情志内伤、盆腔炎等病史。

（2）月经提前来潮,周期不足21天,且连续出现两个月经周期以上,经期本正常,可伴有月经过多。

（3）检查。

①妇科检查:盆腔无明显器质性病变者,多属黄体功能不足之排卵性月经失调;有盆腔炎症体征者,应属盆腔炎所引起的月经先期。

②辅助检查:因黄体功能不足而月经先期者,基础体温（BBT）呈双相型,但黄体期少于12天,或排卵后体温上升缓慢,上升幅度<0.3 ℃;月经来潮12 h内诊断性刮宫,子宫内膜呈分泌反应不良。

鉴别诊断:本病若提前至10余天一行者,应注意与经间期出血相鉴别。经间期出血常发生在月经周期第12~16天,出血量较少,或表现为透明黏稠的白带夹有血丝,出血常持续数小时以至2~7天自行停止,现代医学称为排卵期出血。经间期出血量较月经期出血量少,临床常表现为出血量一次多、一次少的现象,结合BBT测定,即可确诊月经先期则每次出血量大致相同,且出血时间不一定在排卵期内,持续时间一般与正常月经基本相同。

（三）分型论治

1. 气虚证

（1）脾气虚证。

①症状:月经周期提前,或经量多,色淡红,质清稀;神疲肢倦,气短懒言,小腹空坠,纳少便溏;舌淡红,苔薄白,脉细弱。

②方药:补中益气汤加减。常用药:炙黄芪、白术、人参、升麻、当归、山药、炙甘草。中成药可选用补中益气丸。

（2）肾气虚证。

①症状:周期提前,经量或多或少,色暗淡,质清稀;腰膝酸软,头晕耳鸣,面色晦暗或有暗斑;舌淡暗,苔白润,脉沉细。

②方药:固阴煎加减。常用药:菟丝子、熟地黄、山茱萸、人参、山药、炙甘草、五味子、远志。中成药可用金匮肾气丸。

2. 血热证

（1）阳盛血热。

①症状:经来先期,量多,色深红或紫红,质黏稠;或伴心烦,面红口干,小便短黄,大便燥结;舌质红,苔黄,脉数或滑数。

②方药:清经散加减。常用药:牡丹皮、地骨皮、白芍、熟地黄、青蒿、盐黄柏、茯苓。

（2）阴虚血热。

①症状:经来先期,量少或量多,色红,质稠;或伴两颧潮红,手足心热,咽干口燥;舌质红,苔少,脉细数。

②方药:两地汤加减。常用药:生地黄、地骨皮、玄参、麦冬、阿胶、白芍。

（3）肝郁血热。

①症状:月经提前,量或多或少,经色深红或紫红,质稠,经行不畅,或有块;少腹胀痛,或胸闷胁胀,或乳房胀痛,或烦躁易怒,口苦咽干;舌红,苔薄黄,脉弦数。

②方药:丹栀逍遥散加减。常用药:牡丹皮、栀子、当归、白芍、柴胡、白术、茯苓、煨姜、薄荷、炙甘草。中成药可用丹栀逍遥丸。

转归与预后:本病治疗得当,多易痊愈,若伴经量过多、经期延长者,可发展为崩漏,使病情反复难愈,故应积极治疗。

【月经后期】

（一）概述

月经周期延后7天以上,甚至3~5个月一行者,称为月经后期。一般认为需连续出现两个周期以上,若每次仅延后三五天,或偶然延后一次,下次仍如期来潮者,均不作月经后期论。此外,青春期月经初潮后1年内或围绝经期,周期时有延后,而无其他证候者,亦不作病论。月经后期如伴经量过少,常可发展为闭经。现代医学中的功能失调性子宫出血,出现月经延后等症者可参照本病治疗。

本病首见于汉代《金匮要略·妇人杂病脉证并治》温经汤条下谓"至期不来"。唐代《备急千金要方·妇人方》中有"隔月不来""两月三月一来"的记载。宋代《妇人大全良方·调经门》引王子亨所言:"过于阴则后时而至。"认为月经后期为阴盛血寒所致。《丹溪心法·妇人》中提出"血虚""血热""痰多"均可导致月经后期的发生,并指出相应的方药,进一步丰富了月经后期的内容。明代《医方考·妇人门》论述月经后期为寒、为郁、为气、为痰。《万病回春·妇人科》认为过期而来,紫黑有块是气郁血滞。薛己、万全、张景岳等更提出了"脾经血虚""肝经血少""气血虚弱""气血虚少""气逆血少""脾胃虚损""痰湿壅滞"以及"水亏血少,燥涩而然""阳虚内寒,生化失期"等月经后期的发病机理,并提出补脾养血、滋水涵木、气血双补、疏肝理气、导痰行气、清热滋阴、温经活血、温养气血等治法和相应的方药,使本病在病因、病机、治法、方药等方面逐渐完备。

本病的发病机制有虚实之别。虚多因肾虚、血虚、虚寒导致精血不足,冲任不充,血海不能按时满溢而经迟;实者多因血寒、气滞等导致血行不畅,冲任受阻,血海不能如期满盈,致使月经后期而来。

（二）诊断要点

（1）禀赋不足,或有感寒饮冷、情志不遂史。

（2）月经周期延后7天以上,甚至3～5个月一行,可伴有经量及经期的异常,一般认为需连续出现两个月经周期以上。

（3）检查。

①妇科检查:子宫大小正常或略小。

②辅助检查:通过BBT测定、阴道细胞学、宫颈黏液结晶等检查及内分泌激素测定,以了解性腺功能。B超检查以了解子宫、卵巢的发育和病变。先天不足者,多有发育不良的体征。

鉴别诊断包括两个方面。

1. 与早孕的鉴别　育龄期妇女月经过期未来,应首先排除妊娠。早孕者,有早孕反应,妇科检查宫颈着色,子宫体增大、变软,妊娠试验阳性,B超检查可见子宫腔内有孕囊。月经后期者则无以上表现,且以往多有月经失调病史。

2. 与妊娠期出血病证的鉴别　若以往月经周期正常,本次月经延后又伴有阴道流血,量、色、质异于平时,或伴小腹疼痛者,应注意与胎漏、胎动不安、异位妊娠相鉴别。

（三）分证论治

1. 肾虚证

(1)症状:周期延后,量少,色淡,质清稀,或白带清稀;腰膝酸软,头晕耳鸣,面色晦暗,或面部暗斑;舌淡,苔薄白,脉沉细。

(2)方药:当归地黄饮加减。常用药:当归、熟地黄、山茱萸、山药、盐杜仲、怀牛膝、炙甘草。

2. 血虚证

(1)症状:周期延后,量少,色淡红,质清稀;或小腹绵绵作痛;或头晕眼花,心悸少寐,面色苍白或萎黄;舌质淡红,脉细弱。

(2)方药:大补元煎加减。常用药:人参、山药、熟地黄、盐杜仲、当归、山茱萸、枸杞子、炙甘草。

3. 血寒证

(1)虚寒证。

①症状:月经延后,量少,色淡红,质清稀,小腹隐痛,喜暖喜按;腰酸无力,小便清长,大便稀溏;舌淡,苔白,脉沉迟或细弱。

②方药:温经汤加减。常用药:当归、吴茱萸、桂枝、白芍、川芎、生姜、牡丹皮、法半夏、麦冬、人参、阿胶、炙甘草。

(2)实寒证。

①症状:月经周期延后,量少,色暗有块,小腹冷痛拒按,得热痛减;畏寒肢冷,或面色青白;舌质暗淡,苔白,脉沉紧。

②方药:温经汤加减。常用药:当归、川芎、赤芍、桂枝、牡丹皮、醋莪术、人参、炙甘草、牛膝。

4. 气滞证

(1)症状:月经周期延后,量少或正常,色暗红,或有血块,小腹胀痛;或精神抑郁,经前胸胁乳房胀痛;舌质正常或红,苔薄白或微黄,脉弦或弦数。

(2)方药:乌药汤加减。常用药:乌药、香附、木香、当归、炙甘草。

(3)转归与预后:本病常与月经量少兼见,治疗及时得当,预后较好,否则可发展为闭经。生育年龄,若月经后期、少,常可导致不孕。

【月经不定期】

(一) 概述

月经周期或提前或延后 7 天以上,连续 3 个周期以上者,称为月经先后无定期、经水先后无定期、月经愆期、经乱等。本病以月经周期紊乱为特征,可连续两个月经周期提前又出现一次延后,或两三个周期延后又见一次提前,或见提前延后错杂更迭定。

本病若伴有经量增多及经期延长,常可因经乱之甚发展为崩漏。现代医学功能失调性子宫血出现月经先后无定期征象者可按本病治疗。

本病首见于《备急千金要方·月经不调》,书中云:"妇人月经一月再来或隔月不来。"宋代《圣济总录·妇人血气门》则称为"经水不定"。明代万全《万氏妇人科·调经章》始提出"经行或前或后"的病名,并指出应"悉从虚治,加减八物汤主之"。《景岳全书·妇人规·经脉类》则将本病称为"经乱",分为"血虚经乱"和"肾虚经乱",较详细地论述了病因病机、治法、方药、预后和调养方法,为后世医家所推崇。清代《医宗金鉴·妇科心法要诀·调经门》称本病为"愆期",认为提前为热,延后为滞,淡少不胀者为虚,紫多胀痛者为实。《傅青主女科》依据"经水出诸肾"汲肝肾"子母相关"等理论,认为经水先后无定期为肝肾之郁所致,重在肝郁,由肝郁而致肾郁,治法主张"舒肝之郁即开肾之郁方用定经汤"。以上诸家之说,为后世研究本病提供了理论和临床依据。

本病的发病机制主要是肝肾功能失常,冲任失调,血海蓄溢无常。其病因多为肝郁和肾虚。

(二) 诊断要点

(1) 有七情内伤或慢性病等病史。

(2) 月经不按周期来潮,提前或延后 7 天以上,并连续出现 3 个月经周期以上,一般周期正常、经量不多。

(3) 检查。

①妇科检查:子宫大小正常或偏小。

②辅助检查:内分泌激素测定有助于诊断,常可表现为黄体不健或伴催乳素升高。

鉴别诊断:本病应与崩漏相鉴别。本病以月经周期紊乱为特征,一般经期正常,经量不多。崩漏是以月经周期、经期、经量均发生严重紊乱为特征的病证,除见周期紊乱,并同时出现阴道出血或量多如注,或淋漓不断。

(三) 分型论治

1. 肝郁证

(1)症状:经水先后无定期,经量或多或少,色暗红或紫红,或有血块,或经行不畅;胸胁、乳房、少腹胀痛,脘闷不舒,时叹息,嗳气食少;苔薄白或薄黄,脉弦。

(2)方药:逍遥散加减。常用药:柴胡、白术、茯苓、当归、白芍、薄荷、煨姜。

2. 肾虚证

(1)症状:经行或先或后,量少,色暗淡,质清;或腰骶酸痛,或头晕耳鸣;舌淡苔白,脉细弱。

(2)方药:固阴煎加减。常用药:柴胡、炒荆芥、当归、白芍、山药、茯苓、菟丝子、熟地黄。

(3)转归与预后:本病如及时治疗,又能重视调护,可望治愈。若治不及时,或调护不当,则可转化为崩漏或闭经,故应及早积极治疗。

三、带下病

(一)带下过多

1. 概述　带下过多是指带下量明显增多,并伴有色、质、气味异常,或伴有局部及全身症状者。古代有"白沃""赤白沥""下白物"等名称。现代医学的各类阴道炎、宫颈炎、盆腔炎且内分泌功能失调(尤其是雌激素水平偏高)等疾病引起的阴道分泌物异常与中医学带下过多的临床表现相类似时,可参照本病辨证论治。

《金匮要略·妇人杂病脉证并治》最早记载经、带合病:"妇人经水闭不利……下白物,矾石丸主之。"《诸病源候论·妇人杂病诸候·带下候》明确提出了"带下病"之名,并分"带五色俱下候"。金元时期,刘完素在《素问玄机原病式》中云:"故下部任脉湿热甚者,津液涌而溢,已为带下。"《丹溪心法》认为带下过多与湿痰有关,主张燥湿为先,佐以升提。明代《万氏妇人科》指出了带下过多与白浊、白淫的鉴别。《女科撮要》提出带下过多乃是脾胃亏损、阳气下陷所致,主张健脾升阳止带。《景岳全书·妇人规·带浊梦遗类》则强调:"心旌之摇""多欲之滑""房室之逆""虚寒不固"等伤肾而致带下过多,治法除药物外,尚宜节欲。清代《傅青主女科·带下》将带下病列为该书首卷,分别以白、黄、赤、青、黑五色带下论述其病机、证象、治法;认为"带下俱是湿证",所创完带汤、易黄汤、清肝止淋汤至今仍为临床所推崇。历代医家所论虽各有侧重,但多认识到带下过多当责脾肾之虚或湿热内侵阴器、胞宫,累及任带,使任脉失固、带脉失约所致。

本病的主要病机是湿邪伤及任带二脉,使任脉不固,带脉失约。湿邪是导致本病的主要原因,但有内外之别。脾、肾、肝三脏功能失调是产生内湿之因:脾虚失运,水湿内生;肾阳衰弱,气化失常,水湿内停;肝郁侮脾,肝火夹脾湿下注。外湿多因久居湿地,或涉水淋雨,或摄生不洁,或不洁性交等,以致感受湿热毒虫邪。

2. 诊断要点

(1)经期、产后余血未净,摄生不洁,或不禁房事,或妇科手术后感染邪毒,或素体虚弱等病史。

(2)带下增多,伴有带下的色、质、气味异常,或伴有阴部瘙痒、灼热、疼痛,或兼有尿频、尿痛等局部及全身症状。

(3)检查。

①妇科检查:可见各类阴道炎、宫颈炎、盆腔炎的体征。

②辅助检查:阴道炎患者阴道分泌物涂片检查阴道清洁度Ⅲ度以上,或可查到滴虫、白色念珠菌及其他病原体。急性或亚急性盆腔炎者,血白细胞计数增高。必要时行宫颈拭子病原体培养、病变局部活组织检查、卵巢功能检测。B超检查对盆腔炎症及盆腔肿瘤有诊断意义。

3. 鉴别诊断　包括以下三个方面。

(1)带下呈赤色时应与经间期出血、经漏鉴别。

①经间期出血是指月经周期正常,在两次月经中间出现周期性出血,一般持续3～7天,能自行停止。赤带者,其出现无周期性,且月经周期正常。

②经漏是经血非时而下,淋漓不尽,无正常月经周期可言。而赤带者,月经周期正常。

(2)带下呈赤白带或黄带淋漓时,需与阴疮、子宫黏膜下肌瘤鉴别。

①阴疮溃破时虽可出现赤白样分泌物,但伴有阴户红肿热痛,或阴户结块,带下病无此症,分泌物的部位亦大不相同。

②子宫黏膜下肌瘤突入阴道伴感染时,可见脓性白带或赤白带、或伴臭味,与黄带、赤带粗似,通过妇科检查可见悬吊于阴道内的黏膜下肌瘤,即可鉴别。

（3）带下腥白色时需与白浊鉴别。

白浊是指尿窍流出浑浊如米泔样物的一种疾患，多由小便排出，可有小便淋漓涩痛。而带下过多，出自阴道。由于带下多常是一种症状，许多疾病均可出现。若出现大量浆液性黄水或脓性或米汤样恶臭白带时，需警惕输卵管癌、宫颈癌、子宫内膜癌，可通过妇科检查和借助阴道细胞学、宫颈或子宫内膜病理检查，B超、宫腔镜及腹腔镜等检查进行鉴别。

4. 分型论治

（1）脾虚证。

①症状：带下量多，色白或淡黄，质稀薄，或如涕如唾，绵绵不断，无臭；面色㿠白或萎黄，四肢倦怠，脘胁不舒，纳少便溏，或四肢水肿；舌淡胖，苔白或腻，脉细缓。

②方药：完带汤加减。常用药：人参、白术、白芍、山药、苍术、陈皮、柴胡、荆芥穗、车前子、甘草。

（2）肾阳虚证。

①症状：带下量多，绵绵不断，质清稀如水；腰酸如折，畏寒肢冷，小腹冷感，面色晦暗，小便清长，或夜尿多，大便溏薄；舌质淡，苔白润，脉沉迟。

②方药：内补丸加减。常用药：鹿茸、肉苁蓉、菟丝子、沙苑子、肉桂、制附子、黄芪、桑螵蛸、刺蒺藜、紫菀。

（3）阴虚夹湿。

①症状：带下量多，色黄或赤白相兼，质稠，有气味，阴部灼热感，或阴部瘙痒；腰酸腿软，头晕耳鸣，五心烦热，咽干口燥，或烘热汗出，失眠多梦；舌质红，苔少或黄腻，脉细数。

②方药：知柏地黄丸加减。常用药：熟地黄、山茱萸、山药、泽泻、牡丹皮、茯苓、知母、黄柏。

（4）湿热下注。

①症状：带下量多，色黄或呈脓性，质黏稠，有臭气，或带下色白质黏，呈豆渣样，外阴瘙痒；小腹作痛，口苦口腻，胸闷纳呆，小便短赤；舌红，苔黄腻，脉滑数。

②方药：止带方加减。常用药：猪苓、茯苓、车前子、泽泻、茵陈蒿、赤芍、牡丹皮、黄柏、栀子、牛膝。

（5）热毒蕴结。

①症状：带下量多，黄绿如脓或赤白相兼。或五色杂下，质黏腻，臭秽难闻；少腹疼痛，腰骶酸痛，烦热头晕，口苦咽干，小便短赤，大便干结；舌红，苔黄或黄腻，脉滑数。

②方药：五味消毒饮加减。常用药：蒲公英、金银花、野菊花、紫花地丁、天葵子、土茯苓、败酱草、鱼腥草、薏苡仁。

【外治法】

1. 外洗法 蛇床子散。蛇床子、川椒、明矾、苦参、百部各15g，煎汤趁热先熏后坐浴，每天1次，10次为1疗程，若阴痒溃破则去川椒。亦可酌情选用洁尔阴、肤阴洁等洗剂。

2. 阴道纳药 洁尔阴泡腾片、保妇康栓等，适用于阴道炎；双料喉风散、珍珠层粉等，适用于宫颈柱状上皮异位及老年性阴道炎。

3. 热熨法 火熨、电灼、激光等，使病变组织凝固、坏死、脱落、修复、愈合而达到治疗的目的，适用于治疗宫颈柱状上皮异位者。术后禁房事2个月。

外治时配合内服中药以清热祛湿、止血生肌，往往可促进创面修复。

转归与预后：带下过多经及时治疗多可痊愈，预后良好。若治不及时或治不彻底，或病程迁延日久，致使邪毒上客胞宫、胞脉，可导致月经异常、癥瘕和不孕等病证。

（二）带下过少

1. 概述 带下过少是指带下量明显减少，导致阴中干涩痒痛，甚至外阴萎缩者。本病与现代医学的卵巢功能早衰、绝经后卵巢功能下降、手术切除卵巢后、盆腔放疗后、严重卵巢炎及希恩综合征、长期服用某些药物抑制卵巢功能等导致雌激素水平低落而引起的阴道分泌物减少相类似。

带下过少在前人文献中缺乏专论,仅散见于绝经前后诸证及闭经、不孕、阴痒、阴冷、阴萎、阴痛等病证中。本病可影响妇女的生育和生活质量,甚至影响夫妻性生活及家庭稳定。近年来临床发现本病并不少见,故此列为专病论述。

病因病机:本病的主要病机是阴液不足,不能渗润阴道。肝肾亏损、血枯瘀阻是导致带下过少的主要原因。

2. 诊断要点

(1)有卵巢早衰、手术切除卵巢、盆腔放疗、盆腔炎、反复流产、产后大出血或长期服用某些药物抑制卵巢功能等病史。

(2)带下过少或无,阴道干涩、痒痛,甚至外阴萎缩,或伴性欲低下,性交疼痛,烘热汗出,月经错后、稀发、经量偏少,闭经,不孕等。

(3)检查。

①妇科检查:阴道黏膜皱襞明显减少或消失,或阴道壁薄充血,分泌物极少,宫颈、宫体或有萎缩。

②辅助检查:阴道脱落细胞涂片提示雌激素水平较低。内分泌激素测定:卵巢功能减退者,促卵泡生成素(FSH)、促黄体生成素(LH)升高,而雌二醇(E_2)下降;希恩综合征者,激素水平均下降。

3. 鉴别诊断 许多妇产科疾病都可出现带下过少的症状,故主要是鉴别引起带下过少的各种疾病及原因,如卵巢早衰、绝经后、手术切除卵巢或盆腔放疗后、希恩综合征(由产后大出血、休克造成垂体前叶功能衰退、丧失正常分泌功能而引起)。

4. 分型论治

(1)肝肾亏损。

①症状:带下过少甚至全无,阴部干涩灼痛,或伴阴痒,外阴萎缩,性交疼痛,甚则性交干涩困难;头晕耳鸣,腰膝酸软,烘热汗出,烦热胸闷,夜寐不安,小便黄,大便干结;舌红少苔,脉细数或沉弦细。

②方药:左归丸加减。常用药:熟地黄、山药、山茱萸、枸杞子、牛膝、菟丝子、鹿角胶、龟甲胶、知母、肉苁蓉、紫河车、麦冬。

(2)血枯瘀阻。

①症状:带下过少,甚至全无,阴中干涩,阴痒;或面色无华,头晕眼花,心悸失眠,神疲乏力,或经行腹痛,经色紫暗,有血块,肌肤甲错,或下腹有包块;舌质暗,边有瘀点瘀斑,脉细涩。

②方药:小营煎加减。常用药:熟地黄、山药、枸杞子、当归、白芍、丹参、桃仁、牛膝、炙甘草。

③转归与预后:带下过少非器质性病变者,经及时正确治疗,一般可好转,预后良好。未及时或彻底治疗,可出现月经过少、月经稀发,甚至闭经和不孕等病证。若卵巢早衰或因手术切除术后以及放射治疗引起的带下过少,则预后较差。

案例导入

案例 9-5

柳××,女,5岁。主诉(家长代诉):咳嗽、咳痰1周,发热3天。患儿于1周前受凉后出现咳嗽,痰白量少,不易咳出,家人未重视,未予处理。3天前开始发热,体温最高39.0 ℃,咳嗽加重,无恶寒,痰色黄,量多,气促。于外诊所就诊,诊断为"肺炎",用药(具体不详)后体温波动于 37～38 ℃。刻下症:咳嗽频作,痰多色黄质黏,气促,咽痛,无发热、恶寒,无腹痛、腹泻、呕吐;精神尚可,食少纳差,寐欠,大便干结,小便短黄。查体:T:37.3 ℃,舌质红,苔黄厚稍腻,脉滑数,咽红,双肺听诊呼吸音粗,左肺可闻及中小湿啰音。既往史:无。辅助检查:肺部 CT 示左肺下叶可见模糊小斑片影。

请你思考:

1. 结合所学知识,请你谈谈该患者的诊断(病名及证型)是什么?

2. 如果你接诊该患者,需进一步做哪些辅助检查?

3. 如何选择中医治疗方法?

四、肺炎喘嗽

(一) 概述

肺炎喘嗽,是以发热、咳喘、气促、痰鸣为临床特征的儿科肺系疾病。本病一年四季均可发生,尤其以冬春季为多。好发于婴幼儿,年龄越小,发病率越高,病情越重。本病若治疗及时、得当,一般预后良好。年幼体弱者常反复发作,迁延难愈。病情严重者容易合并心阳虚衰或邪陷心肝等变证,甚至危及生命。本病相当于现代医学的小儿支气管肺炎。

本病病因有内外之分。外因多为感受风邪,或由其他疾病转变而来;内因为小儿肺脏娇嫩,卫外不固。病变部位主要在肺,常可累及于脾,亦可内窜心、肝发展成重症危候。病机关键为肺失宣肃,肺气郁闭。本病的治疗以宣肺开闭,化痰平喘为基本法则,根据疾病不同阶段的证型分别治以辛温开肺、辛凉开肺、清热解毒、清热涤痰。如出现变证,宜中西医结合治疗,心阳虚衰者治以益气温阳,救逆固脱;邪陷厥阴者治以泻火平肝,开窍息风,随证施治。疾病后期,正虚或正虚邪恋,治疗以扶正为主,兼清余热。

(二) 诊断要点

(1) 有感受外邪病史,或有与感冒患者接触史。

(2) 起病较急,伴有发热、咳喘、气促、痰鸣等症,或轻度发绀。病情严重时,常见喘促不安,烦躁不宁,面色苍白,口唇发绀,或高热不退。新生儿肺炎常表现为不乳、精神萎靡、口吐白沫等症状,而无上述典型表现。肺部听诊可闻及较固定的中细湿啰音,常伴干啰音;如病灶融合,可闻及管状呼吸音。

(3) 辅助检查。

①血常规检查:细菌感染者,白细胞总数及中性粒细胞均增高;如为病毒感染,白细胞总数正常或偏低,淋巴细胞增多,有时可见异形淋巴细胞。

②C 反应蛋白(CRP):细菌感染时,CRP 浓度上升;非细菌感染时上升多不明显。

③胸部 X 线检查:可见小片状、斑片状阴影,也可出现不均匀的大片状阴影,或为肺纹理增多、紊乱,肺部透亮度降低或增强。

鉴别诊断主要包括以下几个方面。

(1) 急性支气管炎:以咳嗽为主,一般无发热或仅有低热,肺部呼吸音粗糙或有不固定的干、湿啰音。婴幼儿全身症状重,因气管狭窄,易致呼吸困难。毛细支气管炎应按肺炎处理。

(2) 肺结核:常有结核接触史,肺部啰音常不明显。婴幼儿活动性肺结核的症状及 X 线影像改变与支气管肺炎有相似之处,应根据结核菌素试验、血清结核抗体检测、抗生素治疗后的反应等加以鉴别。

(3) 呼吸道异物:气道异物包括喉、气管、支气管异物,多发生在 5 岁以下儿童,其中 2/3 以上

Note

的病例发生在 3 岁以下幼儿。临床表现多样，根据不同的异物性质、位置、滞留时间不同而迥异。异物刺激局部黏膜产生炎症反应，可合并细菌等病原体感染，引起反复发热、咳嗽、痰多等症状。应根据异物吸入史、典型症状、体征及影像学检查鉴别，可弯曲支气管镜检查是目前儿童呼吸道异物的金标准。

（三）辨证要点

1. 初期辨风寒与风热 感受风寒者多表现为恶寒无汗，咳声不扬，痰多清稀，舌不红，苔薄白，脉浮紧；感受风热者多表现为发热微汗，咳声响亮，痰黄黏稠，咽红疼痛，舌红，苔薄黄，脉浮数。

2. 极期辨痰重热重 痰重者咳嗽剧烈，喉间痰鸣，呼吸喘急，甚则胸膈满闷，呼吸困难，苔多厚腻；热重者高热不退，面赤唇红，呼吸气粗，便秘溲赤，舌红，苔黄而燥，或干燥无津。若烦躁口渴，可为毒热闭肺。

3. 后期辨气虚阴伤 病程长者虚证居多。如肺脾气虚则面色少华，动则汗出，咳嗽无力，少痰或咳稀薄白痰，舌淡，苔薄白；如阴虚肺热，则可有低热盗汗，干咳无痰或痰少而黏，舌红，少苔。

4. 重症辨常证、变证 常证指病位在肺，常证轻者为风寒闭肺、风热闭肺。重者为毒热闭肺、痰热闭肺，可有高热炽盛，喘憋严重，呼吸困难等表现。变证常因正虚邪盛，可见喘促肢厥，脉细弱而数之心阳虚衰证，或神昏抽搐之热陷厥阴证。

（四）分证论治

1. 常证

（1）风寒闭肺。

①症状：恶寒发热，头身疼痛，无汗，咳嗽，痰白清稀，呼吸急促，口不渴，咽不红。舌质淡，苔薄白或白腻，脉浮紧，指纹浮红。

②方药：华盖散（《太平惠民和剂局方》）加减。常用药：紫苏子、茯苓、桑白皮、陈皮、苦杏仁、麻黄、甘草。若寒邪外束，内有郁热，症见发热口渴，面赤心烦，苔白，脉数者，宜用大青龙汤。

（2）风热闭肺。

①症状：发热恶风，头痛有汗，咳嗽气急，痰黏或黄，咽红肿，口渴引饮，舌红，苔薄黄或薄白而干，脉浮数，指纹浮紫或紫滞。

②方药：偏表证，身热较甚而咳喘不剧，银翘散（《温病条辨》）主之，常用药：金银花、连翘、桔梗、薄荷、淡豆豉、淡竹叶、牛蒡子、荆芥穗、芦根、甘草。偏里证，热较甚，咳嗽频作，气促，痰多，麻黄杏仁甘草石膏汤（《伤寒论》）主之，常用药：麻黄、苦杏仁、甘草、石膏。

（3）痰热闭肺。

①症状：发热，咳嗽，咳痰黄稠或喉间痰鸣，气急喘促，声如拽锯，鼻翼扇动，声高息涌，呼吸困难，胸高胁满，张口抬肩，烦躁不安。或颜面口唇发绀，口渴欲饮，纳呆，便秘，小便黄少，舌质红，苔黄腻，脉滑数，指纹紫滞。

②方药：五虎汤（《仁斋直指方》）合葶苈大枣泻肺汤（《金匮要略》）加减。常用药：麻黄、苦杏仁、石膏、甘草、细茶叶、生姜；葶苈子、大枣。高热惊惕者，加服紫雪丹清热解毒，开窍定惊。

（4）毒热闭肺。

①症状：壮热不退，咳嗽剧烈，痰黄稠难咯或痰中带血，气急鼻扇，胸胁满闷，张口抬肩，甚至喘憋，呼吸困难，涕泪俱无，鼻孔干燥，面赤唇红，烦躁或嗜睡，甚至神昏谵语，口渴引饮，溲赤便秘。舌红少津，苔黄腻或黄燥，脉洪数，指纹紫滞。

②方药：黄连解毒汤（《肘后备急方》）合麻黄杏仁甘草石膏汤（《伤寒论》）加减。常用药：黄连、黄芩、黄柏、栀子、麻黄、苦杏仁、甘草、石膏。

（5）阴虚肺热。

①症状:咳喘日久,低热盗汗,手足心热,面唇潮红,干咳少痰,甚至痰带血丝。舌质干红,苔少或光剥,脉细数,指纹沉略紫。

②方药:沙参麦冬汤(《温病条辨》)加减。常用药:北沙参、玉竹、甘草、桑叶、麦冬、白扁豆、天花粉。

(6)肺脾气虚。

①症状:久咳无力,喉中有痰,或有低热起伏,面色无华,自汗,纳呆便溏。舌淡胖嫩,苔薄白或薄白腻,脉细无力,指纹淡。

②方药:人参五味子汤(《幼幼集成》)加减。常用药:人参、白术、茯苓、五味子、麦冬、甘草、生姜、大枣。

2. 变证

(1)心阳虚衰。

①症状:突然面色苍白,口唇肢端发绀,呼吸浅促,四肢不温,多冷汗,右胁下有痞块,烦躁不宁,神萎淡漠,尿少。舌质淡紫,苔白,脉微弱疾数,指纹紫滞,可达命关。

②方药:参附龙牡救逆汤(《经验方》)加减。常用药:人参、附子、龙骨、牡蛎、白芍、甘草。

(2)邪陷厥阴。

症状:壮热不退,口唇发绀,烦躁不安,神昏谵语,两目上视,项强,四肢抽搐。舌质红绛,苔黄腻,脉细数,指纹发绀,可达命关,或透关射甲。

方药:羚角钩藤汤(《重订通俗伤寒论》)合牛黄清心丸(《痘疹世医心法》)加减。常用药:羚羊角、桑叶、川贝母、生地黄、钩藤、菊花、茯神、白芍、甘草、竹茹;黄连、黄芩、栀子、郁金、朱砂、牛黄。高热神昏者,加服安宫牛黄丸或至宝丹清热醒脑。

【其他疗法】

1. 中成药

(1)风寒闭肺证:通宣理肺颗粒。

(2)风热闭肺证:小儿咳喘灵口服液、双黄连口服液、小儿咳喘灵泡腾片。

(3)痰热闭肺证:小儿清肺化痰口服液。

(4)阴虚肺热证:养阴清肺口服液。

(5)肺脾气虚证:玉屏风口服液。

2. 药物外治

(1)超声雾化吸入:用鲜竹沥水适量制成雾化液雾化吸入,每次 10 min,每天 1~2 次,可用于痰热闭肺证;鱼腥草注射液适量制成雾化液雾化吸入,每次 10 min,每天 2 次,5~7 天为 1 个疗程,用于风热闭肺证。

(2)中药敷贴:取白芥子末、面粉各 30 g,加水调和,用纱布包后,敷贴背部,每天 1 次,每次约15 min,皮肤发红为止,连贴 3 天。用于后期迁延不愈,或痰多、肺部湿啰音久不消失者。

3. 针灸疗法 毫针刺法取尺泽、列缺、合谷、孔最、肺俞、足三里等。若痰热闭肺,加少商、曲池、丰隆、中脘,泻法,中等刺激,不留针;阳气虚脱,加百会、气海、关元,补法,中等刺激,不留针。

4. 拔罐疗法 取穴肩胛骨双侧下部,用拔罐法每次 5~10 min,每天 1 次,5 天为 1 个疗程。用于肺部湿啰音长期不消者,多用于年长儿。

5. 西医治疗 主要是病因治疗、对症治疗、糖皮质激素的应用,肺炎合并心力衰竭及肺炎合并中毒性脑病的治疗等,应根据患儿的临床表现、辅助检查等合理选择应用。

【预防与调护】

1. 预防

(1)加强锻炼,合理营养,增强体质。

(2)顺应时节,及时增减衣服,预防感冒。

（3）感冒流行期间少去公共场所，避免与感冒患者接触。

2. 护理

（1）注意休息，保持室内清洁和空气流通，室内温度、湿度适宜。

（2）发热期间多饮温水，以流质、半流质、清淡、有营养饮食为宜。忌辛辣、冷饮、油腻食物，以防助热或生痰。

（3）重症者宜加强巡视，密切观察呼吸、心率、面色及神志的变化。

五、厌食

（一）概述

厌食指小儿长时期厌恶进食，食量减少，甚至拒绝进食，为儿科临床常见脾胃病证。本病四季可见，各年龄儿童均可见，尤以1～6岁发病为多。本病一般预后良好，但长期不愈者，因气血生化乏源，抗病能力下降，易罹患他病，甚或影响生长发育转化为疳证。现代医学的厌食症、食欲缺乏、功能性消化不良等可参照本病治疗。

本病多由喂养不当、他病伤脾、先天不足、情志失调引起，其病变脏腑主要在脾胃。脾胃纳运功能失健为其主要病机，以饮食不节、喂养不当引起者多见。正如《诸病源候论·脾胃病诸候》说："……胃受谷而脾磨之，二气平调，则谷化而能食"，胃主受纳腐熟，脾主运化，脾胃调和，纳运协调，维持着饮食物的不断受纳、消化以及精微的不断吸收与转输过程。若先天禀赋不足，或后天调护失宜，致脾胃失和，则造成厌食。本病病位以脾胃为主，因"脾健不在补，贵在运"，故以运脾开胃为基本法则。在药物治疗的同时，应注意饮食调养，纠正不良的饮食习惯，方能取效。

（二）诊断要点

（1）既往可有先天不足史、喂养不当史、不良饮食习惯史、饮食不节史、情志失调史、病后失调史或他病伤脾史。

（2）食欲不振，食量减少，甚至厌恶进食等。可伴有面色少华、形体偏瘦，患儿精神尚好且活动如常。除外其他外感、内伤慢性病。

（3）可进行微量锌元素含量的检测，有助于本病的诊断与治疗。还应做肝功能检查以排除肝脏疾病。

鉴别诊断主要包括以下3个方面。

（1）积滞：有伤乳或伤食史，以不思乳食，食而不化，脘腹胀满、嗳气酸腐、大便溏薄或秘结酸臭为特征。而厌食患儿，一般无积食征象。

（2）疳证：有喂养不当或病后饮食失调及长期消瘦史。形体明显消瘦，饮食异常，大便干稀不调，或脘腹鼓胀，兼有精神不振，或好发脾气，烦躁易怒，或喜揉眉擦眼，或吮指磨牙等。可涉及五脏，出现舌疳、眼疳、疳肿胀等。厌食患儿虽食欲不振，形体正常或略瘦，但未至羸瘦程度，一般不涉及他脏。

（3）疰夏：主要表现为倦怠嗜卧、低热、纳差。为季节性疾病，部分患儿可呈现逢暑必发的周期性特点。

（三）辨证要点

本病应以脏腑辨证为纲，结合虚实辨证区别。虚证应分析是以运化功能失健为主，还是以脾胃气阴亏虚为主。病之初起，仅表现纳呆食少，饮食稍多即感腹胀，形体尚可，多为脾失健运；在厌食的同时，若伴神倦乏力，面色萎黄，大便不实者，为脾胃气虚；若伴口干多饮，大便偏干，舌红苔少或花剥苔者，为胃阴不足。实证除厌恶饮食，或伴见口臭，口腻泛恶，便黏，舌红，苔黄腻，多为脾胃湿热。厌食伴食而乏味，还可见性情急躁，嗳气呃逆，胸胁痞满，舌质淡，苔薄白，多为肝脾不和之虚实夹杂。临床中以虚证多见。

（四）分证论治

1.脾失健运

（1）症状：食欲不振，厌恶进食，或拒绝进食，食量减少，偶尔多食则脘腹饱胀，嗳气泛恶；面色欠华，精神、形体尚可，口淡乏味，小便可，大便不调；舌淡红，苔薄白或薄腻，脉尚有力，指纹淡红。

（2）方药：不换金正气散（《太平惠民和剂局方》）加减。常用药：苍术、佩兰、陈皮、半夏、藿香叶、枳壳。

2.脾胃气虚

（1）症状：不思进食，大便偏稀夹不消化食物，面色萎黄，形体偏瘦，神倦乏力。舌质淡，苔薄白，脉缓无力，指纹淡红。

（2）方药：异功散（《小儿药证直诀》）或参苓白术散（《太平惠民和剂局方》）加减。常用药：人参、甘草、茯苓、白术、陈皮；白扁豆、白术、茯苓、甘草、桔梗、莲子、人参、砂仁、山药、薏苡仁。

3.胃阴不足

（1）症状：不思进食，口干多饮，皮肤失润，大便干结，小便黄短，甚或烦躁少寐，手足心热。舌红少津，苔少或花剥，脉细数，指纹淡紫。

（2）方药：养胃增液汤（《经验方》）或益胃汤（《温病条辨》）加减。常用药：石斛、乌梅、北沙参、麦冬、玉竹、甘草、白芍；北沙参、麦冬、冰糖、生地黄、玉竹。

4.肝脾不和

（1）症状：食欲不振，甚至厌恶进食；性情急躁，嗳气呃逆，胸胁痞满，夜寐欠安，好动多啼，咬齿磨牙，面色少华，形体偏瘦，大便不调；舌质淡，苔薄白，脉弦细，指纹紫滞。

（2）方药：逍遥散（《太平惠民和剂局方》）加减。常用药：柴胡、白术、当归、茯苓、白芍、甘草、生姜、薄荷。

5.脾胃湿热

（1）症状：不思进食，甚至厌恶进食；伴口渴不欲饮，口臭，口腻泛恶，甚则呕吐，胃胀满疼痛，肢体困重，汗出而黏，小便黄少，大便黏滞；舌红，苔黄腻，脉滑数，指纹紫滞。

（2）方药：三仁汤（《温病条辨》）加减。常用药：杏仁、白豆蔻、薏苡仁、滑石、通草、淡竹叶、厚朴、半夏。

【其他疗法】

1.中成药

（1）脾失健运证：可选用保和丸（片）、小儿香橘丸、山麦健脾口服液或健脾消食丸。

（2）脾胃气虚证：可选用小儿健脾丸、启脾丸、醒脾养儿颗粒或健胃消食片（口服液）。

（3）肝脾不和证：可选用逍遥颗粒。

2.药物外治　中药敷贴，取焦神曲、焦山楂、焦麦芽、茯苓、白术、党参、丁香各等份研末混匀，取 2 g，用黄酒调成糊状，置于带防渗圈的无纺布胶贴中，敷于脐上，每天 1 贴，贴 3～6 h 后揭掉。此法多配合捏脊法应用，适用于厌食各证型。新生儿脐带脱落前暂不使用本法。应注意皮肤是否对胶贴过敏，及时调整。

3.推拿疗法

（1）基础方：补脾经，揉中脘，摩腹，揉板门以健脾和中、开胃消食。

（2）辨证加减：脾失健运者运内八卦，按揉脾俞、胃俞、肝俞和中消食，掐揉四横纹运脾理气；胃阴不足者分手阴阳（阴重阳轻），补胃经养胃生津，运内八卦健脾助运，按揉胃俞、三焦俞、肾俞养胃生津；脾胃气虚者运内八卦和胃益气，推大肠、补肾经温中止泻，温养下元，捏脊健脾和胃。

4.针灸疗法

（1）体针。

①脾失健运证：取脾俞、足三里、三阴交、阴陵泉，平补平泻。

②脾胃气虚证:取脾俞、足三里、三阴交、胃俞,用补法。

③胃阴不足证:取脾俞、足三里、三阴交、中脘、内关,用补法。

④肝脾不和证:取肝俞,用泻法;脾俞、足三里、胃俞,用补法。

以上均以中等刺激,不留针,每天1次,10天为一疗程。

(2)刺四缝疗法:常规消毒后,三棱针快速点刺四横纹,挤压出黄色黏液或少许血液,每周2次,用于各证。

(3)耳穴:取脾、胃、肾、神门、皮质下。用胶布贴王不留行籽于腧穴上,隔天1次,双耳轮换,10次为1个疗程。每天按压3~5次,每次3~5 min,以稍感疼痛为度。用于各证。

【预防与调护】

1. 预防

(1)掌握正确的喂养方法,帮助小儿建立良好的进食习惯。饮食按时、有度,饭前勿食糖果饮料,夏季勿贪凉饮冷。母乳喂养的婴儿4个月后应逐步添加辅食。动物食品含锌较多,需在膳食中保持一定比例。此外可适当增加锌的摄入量,可以增进食欲。根据不同年龄给予富含营养、易于消化、品种多样的食品。

(2)创造良好的进食气氛,使孩子在愉快心情下摄食。在小儿进食时,需要耐心讲解各种食品的味道及其营养价值,让小儿养成良好的饮食习惯。

2. 护理

(1)遵照"胃以喜为补"的原则。注重饭菜多样化,讲究色香味,以增进食欲。先喂小儿喜欢的食物,诱导进食、开胃,暂时不要考虑营养价值,待食欲恢复后,再按营养的需要添加食物。

(2)"乳贵有时,食贵有节",饮食定时适量,荤素搭配,少食肥甘厚味、生冷坚硬等不易消化食物,鼓励多食蔬菜及粗粮。不强迫进食,纠正不良饮食习惯,引导小儿做到不偏食、不挑食。

(3)不要使用补药和补品去弥补孩子营养的不足。出现食欲不振症状时,要及时查明原因,如有慢性病和营养不良,须及早治愈。对病后胃气刚刚恢复者,要逐步增加饮食,切勿暴饮暴食而致脾胃复伤。

六、夜啼

(一)概述

夜啼是指婴儿入夜啼哭不安,时哭时止,或每夜定时啼哭,甚则通宵达旦,但白天如常的一种病证,又称为儿啼、惊啼等。多见于新生儿及6个月内的小婴儿,四季均可发病。

啼哭是新生儿及婴儿的一种正常生理活动,是表达要求或不适的方式。如果由饥饿、惊恐、衣被寒热不适、尿布潮湿等引起啼哭,常在喂食、安抚、更换衣被调节冷暖、更换潮湿尿布后,啼哭可随之逐渐停止,此时不应以病态论处。

本节主要论述新生儿或婴儿夜间不明原因的反复啼哭。如有明确原因(如发热、口疮、腹痛或其他疾病不适)引起的啼哭,不属本病范围。

本病病因有先天因素和后天因素两个方面。先天因素责之于孕母素体虚寒,孕期过食寒凉,或孕母性情急躁,孕期过食辛辣,皆可遗患于胎儿;后天因素包括腹部受寒,体内积热,暴受惊恐。病位主要在心、脾。调和脏腑,调匀气血,是夜啼的治疗原则。注意去除病因,如因脾寒气滞者,治以温脾行气;因心经积热者,治以清心安神;因暴受惊恐者,治以镇惊安神。

(二)诊断要点

(1)乳母饮食寒热不当史,或婴儿有腹部受寒、护养过温、暴受惊恐等病史。

(2)多见于新生儿或婴儿,入夜啼哭,不得安睡,时哭时止,或每夜定时啼哭,甚则通宵达旦,而白天如常。全身一般情况良好,排除因外感发热、口疮、肠套叠、寒疝、外伤等疾病引起的啼哭。

各项体征及检查均无异常发现。

鉴别诊断包括以下 3 个方面。

(1) 生理性啼哭：哭时声调一致，无其他临床症状，在经过详细检查后未发现病理状态，此时应考虑为生理性哭闹。大多由饥饿、尿布潮湿、衣被过热或过冷引起，在喂食、更换尿布、调整衣被后即逐渐停止啼哭可鉴别。

(2) 其他疾病所致啼哭：因疾病引起患儿不适，啼哭常无分昼夜，且除啼哭外还可有其他表现，一般可找到明确病因。如肠套叠时，突然惊醒剧烈夜啼，继而间歇性哭喊，发作次数越多，持续时间越长，间歇期越短，并逐渐衰弱，常伴呕吐胆汁或粪汁，起病 4~12 h 可见血便，腹部可扪及腊肠状包块，影像学检查可明确；维生素 D 缺乏性佝偻病小儿夜啼烦躁，同时伴多汗、发稀、枕秃等；营养不良小儿常好哭，但哭声无力，易烦躁。

(3) 拗哭：多由于某些不良习惯造成小儿烦躁不安而啼哭，如夜间开灯睡觉，摇篮中摇摆、怀抱、边走边拍才能入睡等。

(三) 辨证要点

1. 辨轻重 入夜啼哭，白天入睡，哭时声调一致，确认夜啼无原发性疾病者，为轻证，可按脾寒、心热、惊恐辨治；若小儿早产、难产或分娩时有损伤，哭声尖厉、持久、嘶哑持续或反复发作，昼夜无明显差异，或哭声逐渐衰弱，多重证，应予重视，尽早明确诊断。

2. 辨虚实寒热 以哭声的强弱、持续时间的长短、兼症的属性来辨别。哭声低弱，时缓时急，四肢不温，便溏，面色白者属虚寒；哭声响亮，啼哭不止，身腹温暖，便秘尿赤者属实热；惊惕不安，面色青灰，紧偎母怀，常需安抚，大便色青，面色时白时青者属惊啼。

(四) 分证论治

1. 脾寒气滞

(1) 症状：夜间啼哭，哭声低微，面色无华，口唇色淡，睡喜蜷卧，腹部喜温喜摩按，四肢欠温，吮乳无力，大便溏薄，小便清长，舌质淡，苔薄白，指纹淡红。

(2) 方药：乌药散（《小儿药证直诀》）加减。常用药：乌药、香附、高良姜、白芍。若胎禀怯弱，面色苍白，哭声低微，手足不温，形体羸瘦者，酌用附子理中汤温补元阳。

2. 心经积热

(1) 症状：夜间啼哭，哭声响亮，见灯火尤甚，哭时面赤唇红，烦躁不安，身腹俱暖而多汗，伴大便秘结，小便短赤，舌尖红，苔薄黄，指纹紫滞。

(2) 方药：导赤散（《医宗金鉴》）加减。常用药：生地黄、淡竹叶、木通、甘草梢、黄连、灯心草。

3. 暴受惊恐

(1) 症状：入夜突然啼哭，或睡中突然惊醒而哭，如见异物状，哭声尖锐，时高时低，时急时缓，紧偎母怀，面色乍青乍白，时作惊惕，舌脉多无异常，或有夜间脉来急数，指纹发绀。

(2) 方药：远志丸（《济生方》）加减。常用药：远志、石菖蒲、茯神、茯苓、龙骨、人参。若睡中惊惕时作者，加钩藤、蝉蜕、菊花凉肝息风止痉；腹痛便溏者，加白芍、木香健脾行气止痛。严重者暂用琥珀抱龙丸安神化痰。

【其他疗法】

1. 中成药 琥珀抱龙丸，用于暴受惊恐证。

2. 药物外治

(1) 中药热熨：以干姜、艾叶适量研粉，混合炒热布包，熨胃脘小腹，从上至下，反复多次，用于脾寒气滞证。应注意动作柔和，控制温度，避免过热烫伤或因难以适应致小儿哭闹。

(2) 中药敷贴：以丁香、肉桂、吴茱萸等量研细末混匀，置于普通膏药上，贴于脐部，用于脾寒气滞证。新生儿及婴儿用醋或水调药末直接敷于脐部，避免膏药损伤皮肤。新生儿脐带脱落前暂不使用本法。如使用膏药贴应注意皮肤是否过敏,及时调整。

3. 推拿疗法

(1)基础方:清肝经、清肺经安神定魄;揉五指节、掐五指节镇惊安神。

(2)辨证加减:脾寒者加补脾经,揉外劳宫,摩腹温中健脾止痛;心热者加清心经,清天水河,揉内劳宫清热除烦;惊恐者加清心经、推攒竹、掐小天心、捣小天心镇静安神。

4. 针灸疗法

(1)针刺:取中冲,浅刺出血即可。心热者加大陵、少商;惊啼者加神门、行间,泻法,中等强度,不留针。

(2)艾灸:选取神阙,将艾条燃着后在其周围温灸,不能触到皮肤,以皮肤潮红为度。每天1次,连灸7天,用于脾寒气滞证。

【预防与调护】

1. 预防

(1)孕妇及乳母保持心情舒畅,避免惊吓;不宜进过多寒凉与辛辣热性食物,孕期适当补充钙剂。

(2)新生儿注意保暖而不过热,腹部保暖。

(3)居室内日常不宜刻意避免声响,过分安静。

(4)睡眠时光线适度,不宜通宵开灯;日间室内保持一定的自然光照,逐步建立婴儿对昼夜的认知。

(5)乳儿喂食以满足需要而不过量为原则。

(6)不要将婴儿抱在怀中睡眠,逐渐减少夜间哺乳次数,养成良好的睡眠习惯。

2. 护理　啼哭不止时,注意寻找啼哭原因,如由过饥过饱、寒热不适、衣被不舒等引起,应及时解除。密切观察小儿,排除器质性病变的发生。消除病因,除内外治法的使用外,脾寒者注意保暖,心热者勿过暖,惊恐者注意避免异物、异声的突然出现。

（夏雪　叶汝萍）

第八节　皮外科疾病

一、瘾疹

（一）概述

瘾疹是一种皮肤出现红色或苍白风团,时隐时现的瘙痒性、过敏性皮肤病。《医宗金鉴·外科心法要诀》云:"此证俗名鬼饭疙瘩,由汗出受风,或露卧乘凉,风邪多中表虚之人。初起皮肤作痒,次发扁疙瘩,形如豆瓣,堆累成片,日痒甚者,宜服秦艽牛蒡汤,夜痒重者,宜当归饮子服之。"本病以皮肤上出现瘙痒性风团,发无定处,骤起骤退,消退后不留任何痕迹为临床特征。一年四季均可发病,老幼都可罹患。临床上可分为急性和慢性,急性者骤发速愈,慢性者可反复发作。

（二）诊断要点

皮肤上突然出现白色、红色或正常肤色的风团,大小不等,形态不一;局部出现,或泛发全身;发无定时,以傍晚为多。风团多成批出现,持续时间长短不一,消退后不留任何痕迹。自觉剧痒、烧灼或刺痛。部分患者,搔抓后随手起条索状风团;少数患者,在急性发作期,出现气促、胸闷、呼吸困难、恶心呕吐、腹痛腹泻、心慌心悸等症。急性者,发病急来势猛,风团骤然而起,迅速消退,瘙痒随之而止;慢性者,反复发作,经久不愈,病期多在 2 个月以上,甚至更久。

(三) 分型论治

1. 风热犯表型

(1) 症状:风团鲜红,灼热剧痒,遇热则皮损加重;伴发热恶寒,咽喉肿痛,舌质红,苔薄白或薄黄,脉浮数。

(2) 方药:消风散加减,中成药可选消风止痒颗粒。

2. 风寒束表型

(1) 症状:风团色白,遇风寒加重,得暖则减,口不渴;舌质淡,苔白,脉浮紧。

(2) 方药:桂枝汤或桂枝麻黄各半汤加减,中成药可选桂枝合剂。

3. 血虚风燥型

(1) 症状:风团反复发作,迁延月久,午后或夜间加剧;伴心烦易怒,口干,手足心热;舌红少津,脉沉细。

(2) 方药:当归饮子加减。中成药可选当归饮子丸。

【外治法】

(1) 香樟木、蚕砂各 30～60 g,煎水外洗。

(2) 炉甘石洗剂外搽。

(3) 针刺:皮损发于上半身者,取曲池、内关;发于下半身者,取血海、足三里、三阴交;发于全身者,配风市、风池、大肠俞等。手法:除血虚风燥证外,其他均用泻法。

(4) 耳针疗法:取神门、肺区、枕部、肝区、脾区、肾上腺、皮质下等穴,针刺后留针 1 h,每次选 2～3 穴。

二、湿疹

(一) 概述

湿疹是一种过敏性炎症性皮肤病,又称湿癣或湿毒疮。《医宗金鉴·血风疮》载:"此症由肝、脾二经湿热,外受风邪,袭于皮肤,郁于肺经,致遍身生疮,形如粟米,瘙痒无度,抓破时津脂浸淫成片,令人烦躁、口渴、瘙痒,日轻夜甚。"其主要特点:皮损形态多形性损害,分布对称,剧烈瘙痒,有渗出,结痂,反复发作,易呈慢性病程等。根据病情演变一般分为急性、亚急性、慢性三类。本病男女老幼均可发病。

(二) 诊断要点

1. 急性湿疹 发病较快,可发生于身体的任何部位,也可泛发全身,头面、耳后、手足、外阴、阴囊等部位常发,皮损分布多对称。初起皮肤潮红、肿胀、瘙痒,病变常为片状或弥漫性,无明显边界。继之为密集的粟粒大小的丘疹、丘疱疹、水疱,基底潮红,因搔抓,丘疹、丘疱疹或水疱顶端抓破后流滋、糜烂、结痂,皮损中心偏重,外周散在丘疹、红斑,丘疱疹。4～8 周可脱去痂皮愈合,有复发倾向。自觉瘙痒,或微痒或剧烈,严重者影响睡眠,饮酒、食辛辣刺激和鱼腥等发物及遇搔抓、肥皂、热水烫洗使皮损加重或诱发。搔抓染毒易致渗液、糜烂、化脓,可发生淋巴结肿大等。

2. 亚急性湿疹 多因急性湿疹治疗不当或未能及时治疗,病程迁延而来;有的病例初发即为亚急性湿疹。红肿、水疱减轻,流滋减少,表现为红斑、丘疹、结痂、鳞屑,可有少量水疱及轻度糜烂。通常无全身不适,或兼胸闷腹胀、纳呆、便溏、舌淡苔腻、脉滑或濡缓等。

3. 慢性湿疹 多因急性和亚急性湿疹治疗不当,经久不愈,或反复发作形成。部分起病即表现为慢性者。皮损多局限于手足、肘窝、小腿、外阴、肛门等某一部位。其特点是皮肤增厚粗糙,触之较硬,呈暗红或紫褐,皮纹显著或出现苔藓样变。伴有抓痕、血痂、鳞屑、色素沉着,部分皮损可出现新的丘疹或水疱,抓破后有少量流滋。发生于手足及关节部位易出现皲裂,引起疼痛。自觉瘙痒,尤以夜间或精神紧张、进辛辣食物、饮酒时更剧。病程较长,时轻时重可延及数月至数年,常伴头晕腰酸、神疲乏力、舌淡苔薄、脉濡细弱等。

(三) 分型论治

1. 湿热浸淫型

(1) 症状:起病急,皮损潮红灼热,布有散在或密集粟粒大小丘疹、疱疹,流滋、糜烂、结黄痂,瘙痒无止,抓破渗夜流脂;伴身热,口渴烦躁,便秘,小溲短赤,舌红,苔薄白或黄,脉滑或数。

(2) 方药:龙胆泻肝汤、萆薢渗湿汤合二妙散加减。

2. 脾虚湿蕴型

(1) 症状:病起缓慢,皮损潮红,以丘疹、丘疱疹为主,瘙痒,水疱破后或抓后糜烂渗出,液清稀,可见鳞屑;伴倦怠乏力,胸闷纳呆,腹胀便溏,舌淡苔腻,脉濡缓。

(2) 方药:参苓白术散合除湿胃苓汤加减。

3. 血虚风燥型

(1) 症状:病程日久,反复发作,皮损色暗或色素沉着,粗糙肥厚,苔藓样变,阵发剧痒,尤以夜间或精神紧张、进辛辣食物、饮酒时更剧;伴头晕腰酸、神疲乏力、腹胀纳差,舌淡苔薄白、脉濡细弱或弦细。

(2) 方药:当归饮子或四物消风饮加减。

【外治法】

(1) 针刺疗法:以曲池、大椎、足三里为主穴,备穴三阴交、阴陵泉、合谷、血海。

(2) 外治宜用性质温和的药物,避免加重病情。

①急性湿疹:皮损初起仅有潮红、丘疹,或少数水疱又无渗液时,可选黄柏、苦参、地肤子、千里光等煎汤温洗湿敷,或用炉甘石洗剂、10%黄柏溶液外搽。若水疱糜烂、渗出明显时,可选用苍术、蒲公英、生地榆、黄柏、野菊花、马齿苋、五倍子煎汤,或2%~3%硼酸溶液冷敷,用青黛散(麻油调)搽。急性湿疹后期滋水减少时,可选黄连膏、青黛膏外搽。

②亚急性湿疹:选用三黄洗剂、青黛膏、2%冰片、3%黑豆馏油、5%黑豆馏油软膏外搽。

③慢性湿疹:可选用各种软膏剂、乳剂,结合瘙痒及皮损肥厚程度用相应浓度的止痒剂、角质促成和溶解剂,一般可外搽青黛膏、5%硫黄软膏、10%~20%黑豆馏油软膏。

三、疥疮

(一) 概述

疥疮是由疥螨寄生在人体皮肤所引起的一种接触传染性皮肤病。《诸病源候论》云:"疥者,……多生于足,乃至遍体。……干疥者,但痒,搔之皮起干痂。湿疥者,小疮皮薄,常有汁出,并皆有虫,人往往以针头挑得,状如水内瘑虫"。以皮肤皱褶处出现隧道、丘疹、水疱、结节,夜间剧痒,可找到疥虫为临床特征。本病由接触传染所致。其传染性很强,在家庭或集体宿舍中往往相互传染,集体发病。

(二) 诊断要点

本病好发于皮肤细嫩、皱褶部位,常从手指缝开始,1~2周内可广泛传布至上肢屈侧、肘窝、腋窝前、乳房下、下腹部、臀沟、外生殖器、大腿内上侧等处,偶尔侵犯其他部位,但不侵犯头部及面部,但婴幼儿例外。

皮损主要为红色丘疹、丘疱疹、小水疱、隧道、结节。结节常见于阴茎、阴囊、少腹等处,水疱常见于指缝,隧道为疥疮的特异性皮损,长约0.5 cm,微微隆起,稍弯曲呈淡灰色或皮色,在隧道末端有个针头大的灰白色或微红的小点,为疥虫隐藏的地方。

自觉奇痒,遇热或夜间尤甚,常影响睡眠,由于剧烈的搔抓往往造成皮肤上出现抓痕、血痂,日久皮肤出现苔藓样变或湿疹样变。继发感染可引起脓疱疮、疖病、痈等,并发肾炎。

实验室检查:刮取患处丘疹、水疱等的皮屑,在显微镜下可发现疥螨或虫卵;如果发现隧道,可用针尖挑破直达闭端,挑取肉眼可看到的针头大灰白色小点,显微镜下可发现疥螨。

(三)分型论治

湿热毒聚型

(1)症状:皮肤水疱多,丘疱疹泛发,壁薄液多,破流脂水,浸淫湿烂;或脓疱叠起,或起红丝,淋巴结肿痛;舌红,苔黄腻,脉滑数。

(2)方药:黄连解毒汤合五味消毒饮加减。

【外治法】

本病以外治法为主,以杀虫止痒为原则。硫黄为古今治疗疥疮的特效药物,目前临床上常用5%～20%硫黄软膏(小儿:5%～10%;成人:10%～15%;若患病时间长,可用20%),但浓度不宜过高,否则易产生接触性皮炎。

用法:先用川椒 15 g,白鲜皮、地肤子各 30 g,煎水外洗,或用温肥皂水洗涤全身。搽药,一般先搽好发部位,再搽全身,每天早、晚各 1 次,连续 3 天,第 4 天洗澡,换洗衣、被罩、床单,此为 1 个疗程。一般治疗 1～2 个疗程,停药后观察 1 周左右,如无新的皮损出现,即为痊愈。

四、冻疮

(一)概述

冻疮,是发生于寒冷季节的一种瘀血性皮肤病。《诸病源候论·冻烂肿疮候》记述:"严冬之月,触冒风雪寒毒之气,伤于肌肤,血气壅涩,因即瘃冻,焮赤痛肿,便成冻疮。"

(二)诊断要点

本病多发于寒冷季节。初起时,在手背、足背、耳壳和面颊部等处发生局部充血性红斑,后由红色转紫色。重者局部肿胀,可有水疱或大疱,疱破后形成溃疡。自觉有肿胀感,受热后瘙痒烧灼感,溃破后疼痛。天气转暖时皮损可自愈。

(三)分型论治

1. 寒凝血瘀型

(1)症状:形寒肢冷,颜色苍白,继而红肿,有灼痛或瘙痒,麻木,或出现水疱、肿块,皮色紫暗,感觉迟钝或消失;舌淡苔白,脉弦细。

(2)方药:当归四逆汤加减。

2. 寒盛阳衰型

(1)症状:寒战,四肢厥冷,倦怠,嗜睡,呼吸微弱;舌淡苔白,脉沉细弱。

(2)方药:四逆加人参汤。

3. 瘀滞化热型

(1)症状:患处暗红肿胀,甚则灼热溃烂,脓水淋漓;恶寒,发热,口干;舌红,苔黄,脉弦数。

(2)方药:四妙勇安汤加黄芪、紫花地丁、蒲公英等。

(四)外治单方验方

(1)将经过霜冻的茄子秆连根拔出,洗除根上泥土,然后用水煎煮 20～30 min,用其热水及秆皮洗泡患处,以能耐受不致引起烫伤为佳。每次泡 20～30 min,每晚治疗一次,洗后入睡,直到治愈为止。

(2)取夹竹桃绿叶于 60～70 ℃低温烘干,研末,过筛后,备用。将夹竹桃粉 0.5 g 放在盆内,

Note

305

用热开水一瓶(约 2 L)冲开,拌匀。待水温到 40～50 ℃时,则将患部放入浸泡半小时以上。如水温下降,可加热水。每天晚上睡前浸泡一次。

(3)局部糜烂者,将鲜山楂肉捣成糊状外敷。如干山楂须先煮熟,方可捣成糊状外用,或用山楂糕外敷。每天换药一次。局部不烂者,用山楂 120 g、水 2.5 kg,煎半小时后去渣,取温水洗患处,每天一次。

五、痤疮

(一)概述

痤疮是一种毛囊皮脂腺慢性炎症性皮肤病。因典型皮损能挤出白色半透明状脂栓,也称为粉刺。《医宗金鉴·肺风粉刺》云:"此证由肺经血热而成,每发于面鼻,起碎疙瘩,形如黍屑,色赤肿痛,破出白粉刺,日久皆成白屑,形如黍米白屑,宜内服清肺饮,外敷颠倒散。"本病以皮肤散在性粉刺、丘疹、脓疱、结节及囊肿,伴皮脂溢出为临床特征。好发于颜面、胸、背部。多见于青春期男女。

(二)诊断要点

好发于颜面,亦可见于胸背上部及肩胛部等处,典型皮损为毛囊性丘疹,多数呈黑头粉刺,周围色红,用手挤压,有小米或米粒样白色脂栓排出,少数呈灰白色的小丘疹,以后色红,胸部发生小脓疱,破溃后痊愈,遗留暂时性色素沉着或有轻度凹陷的瘢痕。有时形成结节、脓肿、囊肿等多种形态损害,愈后留下明显瘢痕,皮肤粗糙不平,伴有油性皮脂溢出。

一般无自觉症状或稍有瘙痒,若炎症明显时,可引起疼痛或触痛。病程缠绵,往往此起彼伏,有的可迁延数年或十余年,一般到 30 岁左右可逐渐痊愈。

(三)分型论治

1. 肺经风热型

(1)症状:丘疹色红,或有痒痛;舌红,苔薄黄,脉浮数。

(2)方药:枇杷清肺饮加减。

2. 湿热蕴结型

(1)症状:皮损红肿疼痛,或有脓疱;伴口臭,便秘,尿黄;舌红,苔黄腻,脉滑数。

(2)方药:枇杷清肺饮合黄连解毒汤加减。

3. 痰湿凝结型

(1)症状:皮损结成囊肿;或伴有纳呆,便溏;舌淡胖,苔薄,脉滑。

(2)方药:海藻玉壶汤合参苓白术散加减。

【外治法】

三黄洗剂、颠倒散洗剂、痤疮洗剂等外搽。

六、水火烫伤

(一)概述

水火烫伤是指由热力(火焰、灼热气体、液体、固体)、化学物质、放射性物质及电流而引起的损伤,现代医学统称为烧伤。早在晋代《肘后备急方》中就有"烫火灼伤用年久石灰敷之,或加油调""猪脂煎柳白皮成膏外敷"的记载。烫伤后轻则局部红斑,次则水疱,重则皮肉焦黑或筋骨外露,损及脏腑。

(二)诊断要点

一般而言,烧伤后伤情的严重程度与烧伤面积、烧伤深度、烧伤部位、患者年龄、体质、烧伤原因及是否有并发症等有关。

1. 烧伤面积估计

(1) 中国九分法:此法将成人体表面积分为11个9等份。其中,头面颈部为9%,双上肢为2个9%(即18%),躯干前后(各占13%)及会阴(占1%)为3个9%,双下肢包括臀部为5个9%+1%(46%)。

(2) 手掌法:伤员五指并拢时手掌的面积,约占其体表面积的1%。此法计算简便,常用于小面积或散在的烧伤面积估算。

(3) 小儿烧伤面积估算法:在各个不同年龄期的婴儿和儿童,身体各部体表百分比亦不同。其特点是头大肢小,年龄越小,头部相对面积越大,而下肢体表面积越小,其他部位相对体表面积与成人大致相同,计算公式如下:

$$头面颈=9\%+(12-年龄)\%$$
$$双下肢=46\%-(12-年龄)\%$$

2. 烧伤深度估计 烧伤深度一般采用三度四分法,即Ⅰ度、Ⅱ度(又分浅Ⅱ度、深Ⅱ度)、Ⅲ度烧伤。

(1) Ⅰ度:仅伤及表皮浅层,生发层健在。表面红斑状、干燥,可有烧灼感。

(2) 浅Ⅱ度:伤及表皮的生发层和真皮乳头层。局部红肿明显,有大小不一的水疱,内含淡黄色澄清液体,剥脱后创面红润、潮湿,伴明显疼痛。

(3) 深Ⅱ度:伤及真皮乳头层以下,但仍残留部分网状层,深浅不一,可有水疱,去除水疱皮后,创面湿润,红白相间,痛觉较迟钝。

(4) Ⅲ度:也称焦痂型烧伤,全层皮肤烧伤,可深及肌肉、骨骼、内脏器官等。创面焦黄,甚至炭化,较硬,干燥无渗液,发凉,针刺和拔毛无痛觉。

(三) 分型论治

1. 火热伤津型

(1) 症状:发热,口干欲饮,大便秘结,小便短赤;舌红,苔黄,脉数。

(2) 方药:黄连解毒汤合增液汤加减。

2. 阴伤阳脱型

(1) 症状:面色苍白,神疲乏力,气息低促,自汗肢冷,体温反低,嗜睡,甚则神志恍惚;舌质红绛或紫暗,无苔,脉细欲绝。

(2) 方药:参附汤合生脉散加减。

3. 火毒内陷型

(1) 症状:壮热烦渴或高热神昏,躁动不安,口唇干燥,大便秘结,小便短赤;舌质红绛,脉细数。

(2) 方药:清营汤加减。

4. 气血两虚型

(1) 症状:低热或不发热,神疲乏力,食欲不振,形体消瘦,面色少华,创面肉芽色淡,难以愈合;舌淡,苔薄白,脉细弱。

(2) 方药:八珍汤加减。

5. 脾胃虚弱型

(1) 症状:病程日久,创面难以愈合,疲乏无力,食欲不振,腰腹胀满,或呕吐腹泻,面色少华,形体消瘦;舌淡,苔白腻,脉弱。

(2) 方药:参苓白术散加减。

【外治法】

创面是一系列并发症的根源,创面的处理直接关系疾病的病情演变过程和创面愈合情况,故

Note

必须保持创面清洁以预防和控制感染。Ⅱ度创面争取痂下愈合,减少瘢痕形成。Ⅲ度创面,早期保持焦痂完整干燥,争取早期切痂植皮,缩短疗程。

1. 清创术 严格遵守无菌操作技术,清创时可先予镇痛药,再用37 ℃左右的生理盐水或2%黄柏溶液清洗创面,较大水疱应刺破,小水疱可不刺破,创面周围用酒精或苯扎溴铵消毒,创面清洗干净后用消毒纱布吸干。

2. 包扎疗法 中小面积烧伤,不合作的小儿患者,或病室条件较差者,在清创后,可内用紫草油纱布敷创面,外用3~5层纱布加厚棉垫包扎。浅Ⅱ度烧伤可于伤后2周左右首次换药,如发生感染可提前换药。Ⅲ度烧伤可在伤后5天换药,包扎期间应密切观察敷料是否有渗液,如渗出液为绿色恶臭分泌物,则考虑铜绿假单胞菌感染的可能。

3. 暴露疗法 适用于大面积和不便包扎的烧伤,以及创面污染较严重的烧伤。此法要求患者须住单独隔离病房,保持室内温度在25~30 ℃。创面经清创术后,外涂湿润烧伤膏,每日1次。

4. 焦痂处理与植皮 干焦痂下细菌不易生长,因此应保持焦痂干燥。无感染的焦痂,面积在10%~20%以内,应争取伤后2~7天将痂皮切除,立即植皮。面积较大的可分期分区切痂,或用中药浸泡患处促使痂皮早日脱落,再行植皮。手部深Ⅱ度和Ⅲ度烧伤,可在伤后72 h左右行早期植皮,植皮原则上取自体皮。

七、乳癖

(一)概述

乳癖是乳腺组织的良性增生性疾病,好发于25~45岁的中青年女性,是临床上最常见的乳房疾病。其特点是单侧或双侧乳房疼痛并出现肿块,乳痛和肿块与月经周期及情志变化密切相关。乳房肿块大小不等,形态不一,边界不清,质地不硬,活动度好,相当于现代医学的乳腺增生。

(二)诊断要点

1. 乳房疼痛 乳房疼痛以胀痛为主,可有刺痛或牵拉痛。乳房疼痛与月经周期和情志变化密切相关,表现为月经前加剧,经后疼痛减轻,或疼痛随情绪波动而变化。痛甚者,触碰、行走或活动时也有乳痛。

2. 乳房肿块 乳房肿块可见于单侧或双侧,大多位于乳房的外上象限。肿块大小不一,质地中等或硬韧,表面光滑或颗粒状,活动度好,可伴有压痛。大部分乳房肿块也有随月经周期而变化的特点,月经前肿块增大变硬,经后肿块缩小变软。肿块的形态多呈结节状、片状或条索状。

3. 乳房溢液 少数患者可出现乳头溢液,多为淡黄色或淡乳白色。

(三)分型论治

1. 肝郁痰凝型

(1)症状:乳房肿块,质韧不坚,胀痛或刺痛,随喜怒消长;伴有胸闷胁胀,善郁易怒,失眠多梦,心烦口苦;苔薄黄,脉弦滑。多见于青壮年妇女。

(2)方药:逍遥蒌贝散加减。中成药可选用逍遥丸、红花逍遥胶囊等。

2. 冲任失调型

(1)症状:乳房肿块月经前加重,经后减缓;乳房疼痛较轻或无疼痛;伴有腰酸乏力,神疲倦怠,月经失调,量少色淡,或闭经;舌淡,苔白,脉沉细。多见于中年妇女。

(2)方药:二仙汤合四物汤加减。中成药可选用岩鹿乳康片、乳增宁片等。

【外治法】
阳和解凝膏加黑退消外贴,7天换一次。

（徐智广）

主要参考文献

ZHUYAOCANKAOWENXIAN

［1］ 中共中央党史和文献研究院.习近平关于健康中国论述摘编［M］.北京:中央文献出版社,2024.

［2］ 肖文冲,蒋宗伦,郭新荣.中国传统康复技术［M］.武汉:华中科技大学出版社,2018.

［3］ 肖文冲.中医诊疗技术［M］.北京:北京大学医学出版社,2017.

［4］ 骆瑞鹤.《山海经》病名考(下)［J］.长江学术,2006(3):137-144.

［5］ 姚林红,周鑫媛,王琳,等.穴位贴敷联合艾灸治疗脾胃虚寒型胃痞的临床观察［J］.中国民间疗法,2024,32(17):32-34.

［6］ 杨一涵,谭程,杨超,等.以辨病位为核心探讨中风后遗症的针灸诊疗思路［J］.中国针灸,2024,44(11):1317-1322.

［7］ 张金莲.中成药学［M］.北京:中国中医药出版社,2018.

［8］ 徐俊本,陈凯章.常见病中成药实用速查宝典［M］.北京:中国中医药出版社,2014.

［9］ 郭维,刘敬霞.内科中成药辨证论治［M］.北京:中国中医药出版社,2021.

［10］ 张伯礼,吴勉华.中医内科学［M］.10版.北京:中国中医药出版社,2017.

［11］ 张安仁,冯晓东.临床康复学［M］.2版.北京:人民卫生出版社,2018.

［12］ 王晓戎.方剂与中成药［M］.北京:中国中医药出版社,2018.